国家卫生健康委员会"十四五"规划教材

全国高等中医药教育教材

供中医学、针灸推拿学、养生康复学、中西医临床医学等专业用

医 古 文

第4版

中醫

主　　编　王兴伊　傅海燕

副主编　周祖亮　李具双　崔　为　杨东方　周路红

主　　审　段逸山

编　　委　（按姓氏笔画排序）

王　丽（成都中医药大学）　　　　　罗宝珍（福建中医药大学）

王兴伊（上海中医药大学）　　　　　季顺欣（黑龙江中医药大学

史马广寒（南阳理工学院）　　　　　　　　　佳木斯学院）

付新军（陕西中医药大学）　　　　　周　峨（上海中医药大学）

包红梅（内蒙古医科大学）　　　　　周祖亮（广西中医药大学）

冯　春（湖北中医药大学）　　　　　周路红（山西中医药大学）

刘　娟（山东中医药大学）　　　　　单　博（黑龙江中医药大学）

孙　晓（山东药品食品职业学院）　　战佳阳（辽宁中医药大学）

李　冰（辽宁中医药大学杏林学院）　段鸣鸣（江西中医药大学）

李具双（河南中医药大学）　　　　　贺松其（南方医科大学）

李荷莲（贵州中医药大学）　　　　　徐　梅（云南中医药大学）

杨东方（北京中医药大学）　　　　　高　静（新疆医科大学）

张　星（浙江中医药大学）　　　　　崔　为（长春中医药大学）

张　继（南京中医药大学）　　　　　葛晓舒（湖南中医药大学）

张　靖（河北中医药大学）　　　　　韩宇霞（广州中医药大学）

张净秋（首都医科大学）　　　　　　惠　宏（宁夏医科大学）

张雪梅（安徽中医药大学）　　　　　傅海燕（辽宁中医药大学）

陈红梅（天津中医药大学）

学术秘书　周　峨（兼）

人民卫生出版社

·北京·

图书在版编目（CIP）数据

医古文/王兴伊，傅海燕主编. —4 版. —北京：
人民卫生出版社，2023.12（2025.4 重印）
ISBN 978-7-117-34888-1

Ⅰ.①医…　Ⅱ.①王…②傅…　Ⅲ.①医古文　Ⅳ.
①R2

中国国家版本馆 CIP 数据核字（2023）第 237024 号

人卫智网	www.ipmph.com	医学教育、学术、考试、健康，购书智慧智能综合服务平台
人卫官网	www.pmph.com	人卫官方资讯发布平台

医　古　文
Yiguwen
第 4 版

主　　编：王兴伊　傅海燕
出版发行：人民卫生出版社（中继线 010-59780011）
地　　址：北京市朝阳区潘家园南里 19 号
邮　　编：100021
E - mail：pmph @ pmph. com
购书热线：010-59787592　010-59787584　010-65264830
印　　刷：天津画中画印刷有限公司
经　　销：新华书店
开　　本：850×1168　1/16　印张：20
字　　数：524 千字
版　　次：2001 年 7 月第 1 版　　2023 年 12 月第 4 版
印　　次：2025 年 4 月第 4 次印刷
标准书号：ISBN 978-7-117-34888-1
定　　价：69.00 元

打击盗版举报电话：010-59787491　E-mail：WQ @ pmph. com
质量问题联系电话：010-59787234　E-mail：zhiliang @ pmph. com
数字融合服务电话：4001118166　E-mail：zengzhi @ pmph. com

◇◇◇ 修 订 说 明 ◇◇◇

为了更好地贯彻落实党的二十大精神和《"十四五"中医药发展规划》《中医药振兴发展重大工程实施方案》及《教育部 国家卫生健康委 国家中医药管理局关于深化医教协同进一步推动中医药教育改革与高质量发展的实施意见》的要求,做好第四轮全国高等中医药教育教材建设工作,人民卫生出版社在教育部、国家卫生健康委员会、国家中医药管理局的领导下,在上一轮教材建设的基础上,组织和规划了全国高等中医药教育本科国家卫生健康委员会"十四五"规划教材的编写和修订工作。

党的二十大报告指出:"加强教材建设和管理""加快建设高质量教育体系"。为做好新一轮教材的出版工作,人民卫生出版社在教育部高等学校中医学类专业教学指导委员会、中药学类专业教学指导委员会、中西医结合类专业教学指导委员会和第三届全国高等中医药教育教材建设指导委员会的大力支持下,先后成立了第四届全国高等中医药教育教材建设指导委员会和相应的教材评审委员会,以指导和组织教材的遴选、评审和修订工作,确保教材编写质量。

根据"十四五"期间高等中医药教育教学改革和高等中医药人才培养目标,在上述工作的基础上,人民卫生出版社规划、确定了中医学、针灸推拿学、中医骨伤科学、中药学、中西医临床医学、护理学、康复治疗学7个专业155种规划教材。教材主编、副主编和编委的遴选按照公开、公平、公正的原则进行。在全国60余所高等院校4 500余位专家和学者申报的基础上,3 000余位申报者经教材建设指导委员会、教材评审委员会审定批准,被聘任为主编、副主编、编委。

本套教材的主要特色如下:

1. **立德树人,思政教育** 教材以习近平新时代中国特色社会主义思想为引领,坚守"为党育人、为国育才"的初心和使命,坚持以文化人,以文载道,以德育人,以德为先。将立德树人深化到各学科、各领域,加强学生理想信念教育,厚植爱国主义情怀,把社会主义核心价值观融入教育教学全过程。根据不同专业人才培养特点和专业能力素质要求,科学合理地设计思政教育内容。教材中有机融入中医药文化元素和思想政治教育元素,形成专业课教学与思政理论教育、课程思政与专业思政紧密结合的教材建设格局。

2. **准确定位,联系实际** 教材的深度和广度符合各专业教学大纲的要求和特定学制、特定对象、特定层次的培养目标,紧扣教学活动和知识结构。以解决目前各院校教材使用中的突出问题为出发点和落脚点,对人才培养体系、课程体系、教材体系进行充分调研和论证,使之更加符合教改实际、适应中医药人才培养要求和社会需求。

3. **夯实基础,整体优化** 以科学严谨的治学态度,对教材体系进行科学设计、整体优化,体现中医药基本理论、基本知识、基本思维、基本技能;教材编写综合考虑学科的分化、交叉,既充分体现不同学科自身特点,又注意各学科之间有机衔接;确保理论体系完善,知识点结合完备,内容精练、完整,概念准确,切合教学实际。

4. **注重衔接,合理区分** 严格界定本科教材与职业教育教材、研究生教材、毕业后教育教材的知识范畴,认真总结、详细讨论现阶段中医药本科各课程的知识和理论框架,使其在教材中得以凸

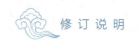

显,既要相互联系,又要在编写思路、框架设计、内容取舍等方面有一定的区分度。

5. 体现传承,突出特色 本套教材是培养复合型、创新型中医药人才的重要工具,是中医药文明传承的重要载体。传统的中医药文化是国家软实力的重要体现。因此,教材必须遵循中医药传承发展规律,既要反映原汁原味的中医药知识,培养学生的中医思维,又要使学生中西医学融会贯通;既要传承经典,又要创新发挥,体现新版教材"传承精华、守正创新"的特点。

6. 与时俱进,纸数融合 本套教材新增中医抗疫知识,培养学生的探索精神、创新精神,强化中医药防疫人才培养。同时,教材编写充分体现与时代融合、与现代科技融合、与现代医学融合的特色和理念,将移动互联、网络增值、慕课、翻转课堂等新的教学理念和教学技术、学习方式融入教材建设之中。书中设有随文二维码,通过扫码,学生可对教材的数字增值服务内容进行自主学习。

7. 创新形式,提高效用 教材在形式上仍将传承上版模块化编写的设计思路,图文并茂、版式精美;内容方面注重提高效用,同时应用问题导入、案例教学、探究教学等教材编写理念,以提高学生的学习兴趣和学习效果。

8. 突出实用,注重技能 增设技能教材、实验实训内容及相关栏目,适当增加实践教学学时数,增强学生综合运用所学知识的能力和动手能力,体现医学生早临床、多临床、反复临床的特点,使学生好学、临床好用、教师好教。

9. 立足精品,树立标准 始终坚持具有中国特色的教材建设机制和模式,编委会精心编写,出版社精心审校,全程全员坚持质量控制体系,把打造精品教材作为崇高的历史使命,严把各个环节质量关,力保教材的精品属性,使精品和金课互相促进,通过教材建设推动和深化高等中医药教育教学改革,力争打造国内外高等中医药教育标准化教材。

10. 三点兼顾,有机结合 以基本知识点作为主体内容,适度增加新进展、新技术、新方法,并与相关部门制定的职业技能鉴定规范和国家执业医师(药师)资格考试有效衔接,使知识点、创新点、执业点三点结合;紧密联系临床和科研实际情况,避免理论与实践脱节、教学与临床脱节。

本轮教材的修订编写,教育部、国家卫生健康委员会、国家中医药管理局有关领导和教育部高等学校中医学类专业教学指导委员会、中药学类专业教学指导委员会、中西医结合类专业教学指导委员会等相关专家给予了大力支持和指导,得到了全国各医药卫生院校和部分医院、科研机构领导、专家和教师的积极支持和参与,在此,对有关单位和个人表示衷心的感谢!为了保持教材内容的先进性,在本版教材使用过程中,我们力争做到教材纸质版内容不断勘误,数字内容与时俱进,实时更新。希望各院校在教学使用中,以及在探索课程体系、课程标准和教材建设与改革的进程中,及时提出宝贵意见或建议,以便不断修订和完善,为下一轮教材的修订工作奠定坚实的基础。

人民卫生出版社

2023 年 3 月

◇◇◇ 前　言 ◇◇◇

　　醫古文是一門研究古代醫藥文獻語言文化的學科,是高等中醫藥院校的專業基礎課,是對學生進行德育教育與人文素質教育的重要課程,也是對中醫藥從業人員進行終身教育的主幹課程。中醫藥學的經典著作均以古文撰成,且中醫藥學植根于中國傳統文化的沃土中,如欲"通經致用",必須具有較高的古漢語水平與閱讀理解中醫藥文獻的能力。醫古文課程的教學目標,正是通過對古代中醫藥文選與古漢語基礎知識的學習與訓練,培養大學生閱讀理解古代醫籍的能力,爲學習後續的中醫藥古典醫學課程及研讀古醫籍打好基礎。同時,通過對文選中歷代名醫醫德典範的學習,涵育高尚的醫德修養與人文情懷,實現立德樹人的核心目標。

　　在國家大力弘揚中華優秀傳統文化、大力發展中醫藥事業的背景下,爲了更好地適應全國高等中醫藥教育教學改革和發展的需要,培養傳承中醫藥文化、創新中醫藥事業的複合型、創新性高等中醫藥專業人才,按照全國高等院校中醫藥類各專業的培養目標,確立本課程的教學内容并編寫本教材。

　　圍繞培養閱讀理解能力、涵育高尚的醫德修養與人文情懷這一根本目標,本教材在編寫中傳承歷版教材的優點,突出專業性與實用性,同時發揮數字信息時代特色。教材整體分爲上編、下編與附錄三個部分,具有如下特點:

　　1. 上編爲閱讀文選,分爲六個單元,包括醫家傳記、醫籍序跋、醫德典範、經典理論、醫藥針灸和提要雜記,共計 34 篇文選。除保留了歷版教材的傳統名篇外,還廣泛選取了中醫藥類專業的各種文體,以期强化學生對中醫藥古籍字詞知識的積累和對古代醫書概貌的瞭解。各單元設有"概述",使學生在學習相關文選前,瞭解該類文選的總體概貌與重要書籍。特別新增了"醫德典範"單元,首列集醫學職業道德之大成的《大醫精誠》,次列待患者"如手足之親,無所不致其意""以濟人之急爲心"的古代醫者高尚醫德的典範,對學生進行德育教育,涵育高尚的醫德修養與人文情懷。同時結合全書文選内容,在一些篇章之後新設"思政元素",引導學生從醫家的品質修養、職業操守、倫理規範、理想人格、道德觀念等角度去學習,進一步加强思政教育。

　　2. 下編爲基礎知識,共設十章,包括工具書與網絡資源、漢字、詞彙、語法、修辭、注釋、標點與今譯、文意理解、古代文化知識和中醫藥詞語選釋。在保留歷版教材中有助于提高閱讀理解水平的基本理論、基本知識和基本技能的基礎上,發揮信息時代特色。在"網絡資源"章節,介紹了優秀可利用的網絡資源。新增"語法"章節,重點介紹詞語的活用、特殊語序及常見虛詞。在"文意理解"一章,重點選取課内文選,闡述正確理解文意的方法,深入分析段落的内涵,爲教學提供借鑒。針對閱讀古醫籍不識處方劑量的草書體,在"古代文化知識"一章中增設了"古代處方劑量草書體"表。

　　3. 附錄設《繁簡字對照表》《异體字整理表》,有助于學生識認繁體字與异體字。

　　4. 每篇文選後均設有複習思考題,從詞語注釋、句子今譯、文意理解三方面回顧課文,掌握重點難點,深度挖掘課文内涵;設有課外閱讀,從標點斷句、注釋詞語、今譯句子、文意理解幾方面,加强實踐訓練,提高古醫籍的閱讀理解能力。

　　5. 本教材新增設大量數字資源,包括事件的"背景資料"、詞語與典故出處的"引經據典"、補充醫家介紹的"人物春秋"、文選相關中醫學内容的科普"醫學鏈接"、全文配樂朗誦、數字句讀練習及文選PPT等，内容豐富，掃描二維碼即可查閱、聆聽，便于學習，有助于拓展閱讀空間，提高學生的學習能力。

使用本教材的參考教學時數爲72~108學時，總體上鼓勵學生自學，講授文理，兼顧醫理。閱讀文選，着重講解疑難詞語，引導并啓發學生分析課文深層次内涵，以提高閱讀理解的能力；同時要求學生背誦膾炙人口的章節或全篇，加深理解并提高人文素養。通過歸納分析文選和中醫藥古籍的實例，講清基本概念，闡明基礎知識，傳授基本技能。注意結合數字化教學改革成果，增加圖文、影像、視頻、音頻資源，以增強教學效果。

本教材是在國家衛生健康委員會"十三五"規劃教材《醫古文》（第3版）的基礎上，參照段逸山教授主編的新世紀（第二版）全國高等中醫藥院校規劃教材《醫古文》修訂而成。整體策劃由王興伊、傅海燕完成，徵求各參編單位教師的意見補充完善。在編寫過程中，編委會成員通力合作，精誠團結，在較短時間内較高質量完成了編寫任務。主審段逸山教授逐字逐句審核全書，更好地保證了教材的質量。

本教材編寫分工如下：閱讀文選部分：第一單元，概述由孫曉編寫，文選一由段鳴鳴編寫，文選二由周峨編寫，文選三由付新軍編寫，文選四由賀松其編寫，文選五由陳紅梅編寫，文選六由張净秋編寫，文選七由劉娟編寫；第二單元，概述由王麗編寫，文選八由張净秋編寫，文選九由徐梅編寫，文選十由孫曉編寫，文選十一由惠宏編寫，文選十二由王麗編寫，文選十三由包紅梅編寫，文選十四由韓宇霞編寫；第三單元，概述由周祖亮編寫，文選十五由惠宏編寫，文選十六由張雪梅編寫，文選十七、十八由李荷蓮編寫，文選十九由葛曉舒編寫；第四單元，概述由葛曉舒、付新軍編寫，文選二十、二十一由李具雙編寫，文選二十二由戰佳陽編寫，文選二十三由李冰編寫，文選二十四由楊東方編寫；第五單元，概述由賀松其、張星、陳紅梅、李冰、史馬廣寒編寫，文選二十五由包紅梅編寫，文選二十六由韓宇霞編寫，文選二十七由張星編寫，文選二十八由張雪梅、張靖、張繼編寫，文選二十九由季順欣編寫，文選三十由史馬廣寒編寫；第六單元，概述及文選三十一由馮春編寫，文選三十二由戰佳陽編寫，文選三十三、三十四由單博編寫。基礎知識部分：第一章，第一節由劉娟編寫，第二節由季順欣編寫；第二章，第一節、第二節由周祖亮編寫，第三節由周峨、王麗編寫；第三章由羅寶珍編寫；第四章，第一節由張靖編寫，第二節由張繼編寫，第三節由徐梅、段鳴鳴編寫；第五章由高静編寫；第六章由崔爲編寫；第七章由周路紅編寫；第八章由傅海燕編寫；第九章由王興伊編寫；第十章，第一節由傅海燕編寫，第二節由段鳴鳴編寫，第三節、第四節由楊東方編寫，第五節由張繼編寫。附録由傅海燕編寫。數字增值服務中的PPT課件由全體編委共同完成，部分重點文選的全文朗誦由上海廣播電視臺東方廣播中心原高級資深播音員王琦朗誦，張亭立承擔數字融合教材的整體規劃與設計。

全體編委在本教材的編寫過程中盡心盡力、認真負責，但百密一疏，錯漏之處在所難免，敬請讀者多提寶貴意見。

編者

2023年2月

◇◇◇ 目　　録 ◇◇◇

上編　閱讀文選

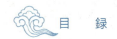

下編　基礎知識

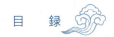

附　　録

上　編

閱　讀　文　選

❖❖❖ 第一單元 ❖❖❖

醫 家 傳 記

概　述

　　傳記是一種常見的文體形式,主要記述人物的生平事迹,根據各種書面記載、口述回憶及調查所得,加以選擇性編排描寫與説明而成。傳記多由他人記述,亦有自述生平者(自傳),他人所寫的墓志銘包含傳記之内容。司馬遷的《史記·扁鵲倉公列傳》首開"正史"爲醫家作傳之先河,此後正史多有歷代名醫傳記。據統計,"二十六史"中的"方技傳"分别爲中國歷史上的 68 位著名醫家作了傳記,如扁鵲、倉公、郭玉、華佗、皇甫謐、葛洪、陶弘景、孫思邈、錢乙、劉完素、張從正、李杲、朱震亨、王肯堂、李時珍、葉桂、王清任等皆有傳記。明代李濂所撰《醫史》是我國現存最早的古代醫家傳記專著,記載了上自春秋、下到元代的醫家71 人,包括醫和、淳于意、褚澄、李杲、張仲景、王叔和、王冰等。一些類書,如明代徐春甫的《古今醫統大全》中收録了 270 餘位醫家,巢元方、楊上善、全元起、竇漢卿、成無己、羅知悌等傳記資料見于其中。清代陳夢雷等輯的《古今圖書集成醫部全録·醫術名流列傳》收載了上古周秦至明代醫學人物 1 362 人,不僅包括醫學名家,道家與民間醫生也收録其中,資料非常豐富,所引文獻皆標明出處,有較大的參考價值。名人文集,如明代宋濂《宋文憲公全集》中載有《周漢卿傳》《故丹溪先生朱公石表辭》。醫家著作中也間有醫家傳記,如宋代張杲所著《醫説》卷一中記載了三皇至唐代 114 位名醫的傳記資料。

　　學習醫家傳記,可以從中瞭解醫家學醫和從醫的經歷、主要醫學成就、典型醫案、學術著作與學術傳人以及作傳者對所記醫家的評價等,同時領悟醫家的人文精神。我國傳統人文精神主要體現爲仁民愛物、修己安人、以義爲上等基本精神和價值觀念,這些在古代許多醫家身上都有很好的體現。在學習醫家傳記時,還應注意比較閱讀同一位醫家的不同傳記資料,以便從多方面加深對醫家的認識。另外,比較閱讀醫家的傳記資料與醫家自身的著作,如學習《丹溪翁傳》同時閱讀朱丹溪所著《格致餘論》中的《相火論》《陽有餘陰不足論》等文章、學習《李時珍傳》同時閱讀瞭解《本草綱目》的相關内容,都對學習有所幫助。

●（孫　曉）

文 選

一、秦 醫 緩 和

ER-1-1

秦醫緩和
PPT

📝 學習目標

1. 知識目標　掌握課文的重點字詞、典故、三個文句的今譯。
2. 能力目標　通過閱讀分析,深入領會本文所展示的早期醫學成就,瞭解當時對病因的認識、對蠱病的見解和早期六氣致病理論。
3. 情感目標　通過學習文選,瞭解中醫理論萌芽時期的醫學理論,學習中醫學發展的悠久歷史和傳統醫藥文化的深厚底蘊。

【導學】本文節選自《春秋左傳正義》,據《十三經注疏》中華書局 1980 年影印本排印。《春秋左氏傳》亦稱《左氏春秋》,簡稱《左傳》,是我國第一部叙事詳細的編年史著作,相傳爲魯國左丘明所作。全書以魯國紀年爲綱,記載了由魯隱公元年(前 722)至魯哀公二十七年(前 468)間魯國和各國的歷史事件,較真實地反映了春秋時代各國的政治、經濟、軍事和文化等方面的情况,是研究中國古代社會很有價值的歷史文獻。《左傳》長于描繪戰争,善于鋪叙辭令,爲後代歷史著作和叙事散文樹立了典範。

本文所選的兩則文獻,是我國古代醫史的重要資料。“晋侯夢大厲”一節反映了醫緩診斷的正確,體現了當時治療手段的多樣,文中“膏肓”“二竪”的典故爲後世廣泛引用。醫和的故事記載了“六氣致病”的病因學説,對中醫理論的形成有一定的影響。

（成公十年[1]）,晋侯夢大厲[2],被髮及地[3],搏膺而踊[4],曰:“殺余孫,不義。余得請於帝矣!”壞大門及寢門而入[5]。公懼,入于室。又壞戶[6]。公覺[7],召桑田巫[8]。巫言如夢。公曰:“何如?”曰:“不食新矣[9]。”

[1] 成公十年:前 581 年。
[2] 晋侯:指晋景公姬獳(nòu),前 599—前 581 年在位。　厲:惡鬼。
[3] 被:“披”的古字。披散。
[4] 搏:捶打。　膺:胸。　踊:跳躍。
[5] 寢門:古代宮室最裏層的正門。古禮天子五門,諸侯三門,大夫二門。亦作“寑門”“路門”。
[6] 戶:單扇的門。
[7] 覺:睡中醒來。此指驚醒。
[8] 桑田巫:桑田地方的巫者。桑田,古地名,春秋時屬虢(guó)國,在今河南靈寶附近。
[9] 新:此指新收獲的麥子。形容詞活用作名詞。

公疾病,求醫于秦。秦伯使醫緩爲之[1]。未至,公夢疾爲二竪子[2],曰:“彼良醫也。懼傷我,焉逃之?”其一曰:“居肓之上、膏之下[3],若我何?”醫至,曰:“疾不可爲也。在肓之上,膏之下;攻之不可[4],達之不及[5],藥不至焉,不可爲也。”公曰:“良醫也!”厚爲之禮而歸之[6]。

[1] 秦伯:指秦桓公,前 603—前 577 年在位。
[2] 二竪子:簡稱“二竪”。兩個兒童。竪,“豎”的異體字。後人稱疾病爲“二竪”本此。
[3] 膏肓:指心下膈上。此處爲人體深層部位,又喻病重,成語“病入膏肓”本此。膏,心尖脂肪。肓,

ER-1-2

下宫之難

心臟和橫膈膜之間。

　　[4] 攻：指用灸法治療。

　　[5] 達：貫通。此指用針刺治療。

　　[6] 歸：使……歸。使動用法。一説通"饋"，贈送。

　　六月丙午[1]，晉侯欲麥[2]，使甸人獻麥[3]，饋人爲之[4]。召桑田巫，示而殺之。將食，張[5]，如廁[6]，陷而卒。小臣有晨夢負公以登天[7]，及日中，負晉侯出諸廁，遂以爲殉[8]。

　　[1] 六月：此指周曆六月，即今陰曆四月。　丙午：丙午日，即初七。

　　[2] 欲麥：要嘗新麥。麥，名詞活用作動詞。

　　[3] 甸人：古官名，爲天子諸侯管理籍田。甸，古時郭（外城）外曰郊，郊外曰甸。

　　[4] 饋（kuì）人：主管宮中飲食的廚師，即王之庖厨。

　　[5] 張："脹"的古字。

　　[6] 如：到……去。

　　[7] 小臣：官名。即内小臣，宮中的太監。

　　[8] 殉：陪葬。此指陪葬的人。

　　（昭公元年[1]）晉侯求醫於秦[2]。秦伯使醫和視之[3]，曰："疾不可爲也，是謂近女室[4]，疾如蠱[5]。非鬼非食，惑以喪志。良臣將死，天命不祐。"公曰："女不可近乎？"對曰："節之。先王之樂，所以節百事也[6]，故有五節[7]。遲速本末以相及，中聲以降。五降之後，不容彈矣[8]。於是有煩手淫聲[9]，慆堙心耳[10]，乃忘平和[11]，君子弗聽也。物亦如之。至於煩，乃舍也已，無以生疾。君子之近琴瑟[12]，以儀節也[13]，非以慆心也。天有六氣，降生五味，發爲五色[14]，徵爲五聲。淫生六疾。六氣曰陰、陽、風、雨、晦、明也。分爲四時，序爲五節[15]，過則爲菑[16]：陰淫寒疾，陽淫熱疾，風淫末疾[17]，雨淫腹疾[18]，晦淫惑疾[19]，明淫心疾[20]。女，陽物而晦時[21]，淫則生内熱惑蠱之疾。今君不節不時[22]，能無及此乎？"

　　[1] 昭公元年：即前 541 年。

　　[2] 晉侯：指晉平公姬彪，前 557—前 532 年在位。

　　[3] 秦伯：即秦景公，前 576—前 537 年在位。

　　[4] 謂：通"爲"，因爲。　女室：女色。

　　[5] 如：就是。　蠱（gǔ）：蠱疾，心志沉迷惑亂的病。多爲宴寢過度，沉迷嗜欲所致。

　　[6] 節：節制。

　　[7] 五節：指宮、商、角、徵、羽五聲之節奏。

　　[8] 遲速……不容彈矣：意爲奏樂時曲聲忽快忽慢，始終連貫，漸至和諧之聲，之後五聲減弱，曲終樂停。中聲，指中正和諧之聲。

　　[9] 煩手：亦作"繁手"。指手法繁雜混亂。　淫聲：淫靡過度之聲。淫，過度。

　　[10] 慆堙（tāo yīn）心耳：即"慆心堙耳"，使心志惑亂，使耳際堵塞。慆，惑亂。堙，填塞。均爲使動用法。

　　[11] 忘：通"亡"。失去。　平和：平正和諧之聲，即"中聲"。

　　[12] 琴瑟：古代弦樂器名。原喻夫婦和合，此喻女色。

　　[13] 以儀節：用禮儀來節制。

　　[14] 發：表現。

　　[15] 五節：五行之節。古代以五行配四時，而成春、夏、長夏、秋、冬五個季節。

　　[16] 菑："灾"的异體字。此指疾病。

　　[17] 末：指四肢。

　　[18] 腹疾：指腸胃疾病。

　　[19] 晦淫惑疾：夜晚寢息失宜，易患心神惑亂的疾病。晦，夜晚。

[20] 明淫心疾：白天思慮過度，易患心神疲憊的疾病。明，白晝。

[21] 陽物：意爲男性的附屬物。陽，此指男性。

[22] 時：按時。

　　出，告趙孟。趙孟曰："誰當良臣?"對曰："主是謂矣[1]。主相晉國[2]，於今八年，晉國無亂，諸侯無闕[3]，可謂良矣。和聞之，國之大臣，榮其寵禄[4]，任其大節[5]。有菑禍興，而無改焉，必受其咎。今君至於淫以生疾，將不能圖恤社稷，禍孰大焉?主不能禦[6]，吾是以云也。"趙孟曰："何謂蠱?"對曰："淫溺惑亂之所生也。於文，皿蟲爲蠱。穀之飛亦爲蠱[7]。在《周易》，女惑男、風落山謂之蠱[8]。皆同物也[9]。"趙孟曰："良醫也。"厚其禮而歸之。

[1] 主是謂：即"謂主"。賓語前置。主，大夫的敬稱，此指趙孟。

[2] 相：輔佐。

[3] 無闕：指諸侯間外交不失禮。

[4] 榮：榮受。形容詞活用作動詞。

[5] 大節：指關係國家安危存亡的大事。原作"寵節"，據《十三經注疏校勘記》改。

[6] 禦：阻止。

[7] 穀之飛亦爲蠱：穀物儲藏過久或受濕而生的飛蟲也叫蠱。

[8] 在《周易》，女惑男、風落山謂之蠱：意爲在《周易》中，蠱卦的含義是長女迷惑少男，不是恰當的配偶；又如同大風吹落山上的草木。蠱（☶），卦名。下卦爲巽（xùn）卦（☴），爲長女，爲風；上卦爲艮（gèn）卦（☶），爲少男，爲山。

[9] 同物：同類。

複習思考題

課文回顧

1. 詞語注釋

（夢大）厲　被（髮及地）　（搏）膺　（公）覺　豎子　肓（之上）　膏（之下）　攻（之不可）　達（之不及）　（至）焉　（欲）麥　（將食，）張　如（廁）　諸（廁）　（疾）如（蠱）　五節　淫聲　慆堙　（近）琴瑟　徵（爲五聲）　淫（生）　末（疾）　主（是謂矣）　相（晉國）（諸侯無）闕　榮（其寵禄）

2. 句子今譯

（1）醫至，曰："疾不可爲也。在肓之上，膏之下；攻之不可，達之不及，藥不至焉，不可爲也。"公曰："良醫也!"厚爲之禮而歸之。

（2）對曰："節之。先王之樂，所以節百事也，故有五節。遲速本末以相及，中聲以降。五降之後，不容彈矣。"

（3）天有六氣，降生五味，發爲五色，徵爲五聲。淫生六疾。六氣曰陰、陽、風、雨、晦、明也。

3. 文意理解

（1）文中"疾不可爲也。在肓之上，膏之下；攻之不可，達之不及，藥不至焉，不可爲也"一句，蘊藏了哪些醫學信息?從對疾病病位的認識、當時治病的方法、對疾病預後的判斷三方面來回答。何爲"病入膏肓"?

（2）文中"疾不可爲也，是謂近女室，疾如蠱。非鬼非食，惑以喪志"一句，蘊藏了哪些醫學信息?從病名、病因、病機、症狀四方面來回答。"非鬼非食"又說明什麽?

（3）文中所言"六氣""六淫"各指什麼?與中醫學通常所說的"六氣""六淫"有何不同?

筆記欄

課外閱讀

董奉者字君異侯官人也吳先主時有少年爲奉本縣長見奉年四十餘不知其道罷官去後五十餘年復爲他職行經侯官諸故吏人皆老而奉顏貌一如往日問言君得道耶吾昔見君如此吾今已皓首而君轉少何也奉曰偶然耳……奉居山不種田日爲人治病亦不取錢重病癒者使栽杏五株輕者一株如此數年得十萬餘株郁然成林乃使山中百禽群獸遊戲其下卒不生草常如芸治也後杏子大熟於林中作一草倉示時人曰欲買杏者不須報奉但將穀一器置倉中即自往取一器杏去常有人置穀來少而取杏去多者林中群虎出吼逐之大怖急挈杏走路傍傾覆至家量杏一如穀多少或有人偷杏者虎逐之到家嚙至死家人知其偷杏乃送還奉叩頭謝過乃却使活奉每年貨杏得穀旋以賑救貧乏供給行旅不逮者歲二萬餘斛(晋·葛洪《神仙傳·董奉》)

要求:

1. 爲上文斷句。
2. 查字典,注釋文中加點詞語。
3. 今譯文中劃綫句子。
4. 文意理解　依據本文,簡要叙述中醫稱作"杏林"的原因。

● (段鳴鳴)

二、扁　鵲　傳

ER-2-1

扁鵲傳 PPT

學習目標

1. 知識目標　掌握課文的重點字詞、典故、委婉修辭、七個文句的今譯。
2. 能力目標　通過閱讀分析,瞭解扁鵲神奇的醫術,深入領會春秋戰國時期對疾病的認識及治療方法。
3. 情感目標　通過學習文選,瞭解醫技是醫者德行之本,崇敬扁鵲精通全科具有起死回生的醫技,進而景仰古代名醫的風範。

【導學】本文節選自《史記·扁鵲倉公列傳》,據中華書局 2013 年點校本排印。作者司馬遷(前145—前86?),字子長,西漢夏陽(今陝西韓城)人,杰出的歷史學家和文學家。他少而好學,弱冠游歷各地,仕爲郎,父司馬談卒,繼爲太史令,開始編撰《史記》。後因替投降的匈奴李陵辯解而獲罪下獄,受腐刑,出獄後任中書令,忍辱完成著述。《史記》是我國第一部紀傳體通史,記載上自黃帝、下至漢武帝長達三千多年的歷史。共一百三十篇,分十二本紀、十表、八書、三十世家、七十列傳,經緯交錯,叙事周詳,在史學和文學上都具有重要成就,魯迅譽之爲"史家之絶唱,無韵之離騷"。

本篇傳記以東周時的秦越人爲原型,綜合歷代傳聞,選取典型事迹,塑造了扁鵲這一位在歷史上享有盛譽、深受人民愛戴的古代名醫形象。扁鵲醫療經驗豐富,擅長各科,精于脉學和望診,隨俗爲醫,由此反映了兩千多年前我國的醫學成就。

ER-2-2

扁鵲傳全
文朗誦

扁鵲者[1],勃海郡鄭人也[2],姓秦氏[3],名越人。少時爲人舍長[4]。舍客長桑君過[5],扁鵲獨奇之[6],常謹遇之[7]。長桑君亦知扁鵲非常人也。出入十餘年,乃呼扁鵲私坐[8],間與語曰[9]:"我有禁方[10],年老,欲傳與公,公毋泄。"扁鵲曰:"敬諾[11]。"乃出其懷中藥予扁鵲:"飲是以上池之水[12],三十日當知物矣[13]。"乃悉取其禁方書盡與扁鵲。忽然不見,殆非人也。扁鵲以其言飲藥,三十日視見垣一方人[14]。以此視病,盡見五藏癥結[15],特以診脉爲名耳。爲醫或在齊,或在趙。在趙者名扁鵲。

　　[1] 扁鵲:傳說爲上古黃帝時的名醫。這裏指東周時期的秦越人。

　　[2] "勃海"句:勃海郡,漢置。今河北省東南部和山東省西北部地區。鄭,縣名。今河北省任丘市。《史記集解》引晉代徐廣《史記音義》曰:"'鄭'當爲'鄚'。鄚,縣名。"其說是。下文秦越人至虢所自言之"鄭",也當爲"鄚"之訛。

　　[3] 姓秦氏:即秦氏。上古姓、氏有別,姓是族號,氏是姓的支系。戰國以前,女子稱姓,男子祇稱氏不稱姓。戰國以後,人們往往以氏爲姓,姓氏漸趨合一。

　　[4] 舍長:客館的主管人。舍,客館。

　　[5] 長桑:複姓。　過:到。

　　[6] 奇之:認爲他奇特。意動用法。

　　[7] 謹遇:恭敬地接待。

　　[8] 私坐:指避開衆人會面。

　　[9] 間(jiàn):"間"的古字。悄悄地,私下。

　　[10] 禁方:秘不外傳的方書。

　　[11] 敬諾:猶言"遵命"。

　　[12] 上池之水:未曾沾及地面的水。

　　[13] 知物:謂見怪异。《史記索隱》:"當見鬼物也。"

　　[14] 垣(yuán):墙。一方:指墙的另一面。

　　[15] 癥結:腹中包塊。這裏指疾病所在。

勃海郡鄭人

上池之水

五藏癥結

諸大夫彊
而公族弱

　　當晉昭公時[1],諸大夫彊而公族弱[2]。趙簡子爲大夫[3],專國事[4]。簡子疾,五日不知人,大夫皆懼,於是召扁鵲。扁鵲入,視病,出,董安于問扁鵲[5],扁鵲曰:"血脈治也[6],而何怪[7]?昔秦穆公嘗如此[8],七日而寤[9]。今主君之病與之同[10],不出三日必間[11]。"居二日半,簡子寤。

　　[1] 晉昭公:春秋時晉國國君,姓姬,名夷,晉平公之子,前531—前526年在位。

　　[2] 諸大夫:指异姓大夫。大夫,官階名。春秋時,諸侯國國君以下分卿、大夫、士三等。　彊:"强"的异體字。　公族:諸侯的同族,此指晉侯的同姓大夫。

　　[3] 趙簡子:即趙鞅,謚簡子。本嬴姓,因先祖有功受封于趙城,故以趙爲氏。據《史記·趙世家》記載,下文趙簡子"五日不知人"之事,發生在晉定公(前511—前475年在位)十一年,即公元前501年。

　　[4] 專:獨攬。

　　[5] 董安于:也作"董安閼",趙簡子的家臣。

　　[6] 治:正常。

　　[7] 而:你。　何怪:驚怪什麽。賓語前置。

　　[8] 秦穆公:春秋時秦國國君,姓嬴,名任好,前659—前621年在位,春秋時的五霸之一。

　　[9] 寤(wù):醒。

　　[10] 主君:對趙簡子的尊稱。

　　[11] 間:病愈。

　　其後扁鵲過虢[1]。虢太子死,扁鵲至虢宮門下,問中庶子喜方者曰[2]:"太子何病,國中治穰過於衆事[3]?"中庶子曰:"太子病血氣不時[4],交錯而不得泄,暴發於外[5],則爲中害[6]。精神不能止邪氣[7],邪氣畜積而不得泄,是以陽緩而陰急[8],故暴蹶而死[9]。"扁鵲曰:"其死何如時?"曰:"雞鳴至今。"曰:"收乎[10]?"曰:"未也,其死未能半日也[11]。""言臣齊勃海秦越人也,家在於鄭,未嘗得望精光[12],侍謁於前也。聞太子不幸而死,臣能生之。"中庶子曰:"先生得無誕之乎[13]?何以言太子可生也?臣聞上古之時,醫有俞跗[14],治病不以湯液醴灑[15]、鑱石撟引[16]、案扤毒熨[17],一撥見病之應[18],因五藏之輸[19],乃割皮解肌,

筆記欄

訣脈結筋[20]，搦髓腦[21]，揲荒爪幕[22]，湔浣腸胃[23]，漱滌五藏，練精易形[24]。先生之方能若是，則太子可生也；不能若是，而欲生之，曾不可以告咳嬰之兒[25]！"終日，扁鵲仰天歎曰："夫子之爲方也，若以管窺天[26]，以郄視文[27]。越人之爲方也，不待切脈、望色、聽聲、寫形[28]，言病之所在。聞病之陽，論得其陰；聞病之陰，論得其陽[29]。病應見於大表[30]，不出千里，決者至衆[31]，不可曲止也[32]。子以吾言爲不誠，試入診太子，當聞其耳鳴而鼻張，循其兩股[33]，以至於陰，當尚温也。"中庶子聞扁鵲言，目眩然而不瞚[34]，舌撟然而不下[35]，乃以扁鵲言入報虢君。

[1] 虢(guó)：古國名。

[2] 中庶子喜方者：愛好方術的中庶子。定語後置。中庶子，古代官名，負責諸侯卿大夫子弟的教育管理，漢以後爲太子的屬官。

[3] 國：國都。　治：舉行。　禳：通"禳"。消灾祛邪的祭祀。

[4] 血氣不時：血氣運行不和順。

[5] 暴發：突然發作。

[6] 則：連詞，原來是。　中害：内臟受害。

[7] 精神：這裏指正氣。

[8] 陽緩而陰急：陽氣衰微而陰邪熾盛。緩、急，指虚、實而言。

[9] 暴厥：突然昏倒不省人事的病證。厥，通"厥"。

[10] 收：收殮。

[11] 能：及。

[12] 得：能。　精光：謂神采、儀容。

[13] 得無……乎：該不是……吧。　誕：欺騙。　之：我。

[14] 俞跗：相傳爲黄帝時名醫。又作踰跗、俞附。

[15] 湯液：湯劑。一説五穀汁液。　醴灑(lǐ shī)：酒劑。醴，甜酒。灑，通"釃"。濾過的酒。

[16] 鑱(chán)石：石針。　撟(jiǎo)引：導引。是古代呼吸運動與肢體運動相結合以健身除病的養生方法。撟，舉起。

[17] 案扤(wù)：推拿按摩療法。案，通"按"。扤，搖動。　毒熨(wèi)：用藥物加熱熨貼。名詞活用作狀語。毒，指藥物。

[18] 撥：診察。

[19] 因：依循。　輸："腧"的古字。腧穴。

[20] 訣脈：疏通脉絡。訣，通"決"。疏導。　結筋：連結筋脉。

[21] 搦(nuò)：按治。　髓腦：指腦髓。

[22] 揲(shé)荒：持取膏肓。揲，持。荒，通"肓"。　爪幕：疏理膈膜。爪，"抓"的古字。引申指疏理。幕，通"膜"。

[23] 湔(jiān)浣：洗滌。下句"漱滌"義同。

[24] 練精易形：修煉精氣，改變體形。練，通"煉"。

[25] 曾(zēng)：簡直。　咳(hái)嬰：剛會笑的嬰兒。咳，古又作"孩"，嬰兒笑。

[26] 以管窺天：比喻見識狹隘。語見《莊子·秋水》："是直用管窺天，用錐指地也，不亦小乎？"。

[27] 郄(xì)：同"隙"。縫隙。　文："紋"的古字。

[28] 寫形：審察病人外形。寫，摹擬，揣度。此處指望形態。

[29] "聞病之陽"四句：謂高明的醫生善于由此及彼、由表及裏，把握陰陽的盛衰、升降、變化，做出準確的診斷。《素問·陰陽別論》："知陽者知陰，知陰者知陽。"王冰注："深知則備識其變异。"一説"陽"指外表症狀，"陰"指内在病機。

[30] 見："現"的古字。呈現。　大表：體表。

[31] 決者：謂決斷疾病的方法。決，"決"的异體字。

[32] 不可曲止：不能詳述其中的原委。曲，詳盡。司馬貞《史記索隱》："止，語助也，不可委曲具言。"

暴厥

俞跗

湯液醪醴

8

[33] 循:順着。

[34] 眩然:眼睛昏花貌。　瞚:"瞬"的異體字。眨眼。

[35] 撟然:翹起貌。

虢君聞之大驚,出見扁鵲於中闕[1],曰:"竊聞高義之日久矣[2],然未嘗得拜謁於前也。先生過小國,幸而舉之[3],偏國寡臣幸甚[4]。有先生則活,無先生則弃捐填溝壑[5],長終而不得反[6]。"言未卒,因嘘唏服臆[7],魂精泄橫[8],流涕長潸[9],忽忽承映[10],悲不能自止,容貌變更。扁鵲曰:"若太子病,所謂尸蹶者也[11]。太子未死也。"扁鵲乃使弟子子陽厲鍼砥石[12],以取外三陽五會[13]。有間[14],太子蘇。乃使子豹爲五分之熨[15],以八減之齊和煮之[16],以更熨兩脅下[17]。太子起坐。更適陰陽[18],但服湯二旬而復故[19]。故天下盡以扁鵲爲能生死人。扁鵲曰:"越人非能生死人也,此自當生者,越人能使之起耳[20]。"

[1] 中闕(què):即闕門,指上文扁鵲所至之"宮門"。據禮,諸侯國從外至內有三門,中門有闕,故稱"闕門",也稱"中闕"。闕,建于宮門側邊的高臺,用以懸挂告示、布政于民。

[2] 高義:崇高的義行。

[3] 舉:救助。

[4] 寡臣:虢君自謙之詞,寡德之臣。

[5] 弃捐填溝壑(hè):謂死而不得葬。"死"的婉辭。《釋名·釋喪制》:"不得埋之曰弃,謂弃之于野也。不得其尸曰捐,捐于他境也。"壑,溝。

[6] 長終:死亡。"死"的婉辭。　反:"返"的古字。此謂復生。

[7] 嘘唏:悲咽抽泣聲。　服(bì)臆:因哀憤憂傷而氣滿鬱結。亦作"愊臆""逼臆"。

[8] 魂精:精神。　泄橫:散亂。

[9] 涕:眼泪。　潸(shān):垂泪貌。

[10] 忽忽:泪珠滾滾貌。　承映:眼泪挂滿睫毛。映,"睫"的異體字。

[11] 尸蹶:古病名。突然昏仆,其狀如尸。

[12] 厲鍼砥(dǐ)石:研磨針石。厲,"礪"的古字。礪、砥,磨刀石,引申爲"磨"。鍼,"針"的異體字。

[13] 外三陽五會:指頭頂的百會穴。

[14] 有間:不久。

[15] 五分之熨:使用藥物熨病,温暖之氣深入體内五分的熨法。

[16] 八減之齊:古方劑名。减,"減"的異體字。齊,"劑"的古字。

[17] 更(gēng):交替。

[18] 更適陰陽:再調整體内的陰陽。

[19] 但:僅僅。

[20] 起:病愈。

扁鵲過齊,齊桓侯客之[1]。入朝見,曰:"君有疾在腠理[2],不治將深。"桓侯曰:"寡人無疾。"扁鵲出,桓侯謂左右曰:"醫之好利也,欲以不疾者爲功。"後五日,扁鵲復見,曰:"君有疾在血脈,不治恐深。"桓侯曰:"寡人無疾。"扁鵲出,桓侯不悦。後五日,扁鵲復見,曰:"君有疾在腸胃間,不治將深。"桓侯不應。扁鵲出,桓侯不悦。後五日,扁鵲復見,望見桓侯而退走。桓侯使人問其故。扁鵲曰:"疾之居腠理也,湯熨之所及也[3];在血脈,鍼石之所及也;其在腸胃,酒醪之所及也[4];其在骨髓,雖司命無奈之何[5]。今在骨髓,臣是以無請也。"後五日,桓侯體病,使人召扁鵲,扁鵲已逃去。桓侯遂死。

[1] 齊桓侯:裴駰《史記集解》認爲是戰國時齊桓公田午,前374—前357年在位。此則故事首見《韓非子·喻老》,彼處作"蔡桓公"。

[2] 腠理:皮膚肌肉之間。

[3] 湯熨:用湯藥熨敷。

9

筆記欄

　　[4] 酒醪(láo):酒劑。

　　[5] 司命:古代傳説中掌管人生命之神。　無奈之何:不能對它怎麼樣。

　　使聖人預知微,能使良醫得蚤從事[1],則疾可已[2],身可活也。人之所病[3],病疾多;而醫之所病,病道少。故病有六不治:驕恣不論於理[4],一不治也;輕身重財,二不治也;衣食不能適,三不治也;陰陽并[5],藏氣不定[6],四不治也;形羸不能服藥[7],五不治也;信巫不信醫,六不治也。有此一者,則重難治也[8]。

　　扁鵲名聞天下。過邯鄲[9],聞貴婦人,即爲帶下醫[10];過雒陽[11],聞周人愛老人[12],即爲耳目痹醫;來入咸陽[13],聞秦人愛小兒,即爲小兒醫;隨俗爲變。秦太醫令李醯自知伎不如扁鵲也[14],使人刺殺之。至今天下言脈者,由扁鵲也[15]。

　　[1] 蚤:通"早"。

　　[2] 已:止。指痊愈。

　　[3] 病:擔憂。

　　[4] 驕恣:驕横放縱。

　　[5] 陰陽并:指血氣錯亂。《素問·調經論》:"血氣未并,五藏安定……陰與陽并,血氣以并,病形以成……"

　　[6] 藏氣:臟腑功能。

　　[7] 羸(léi):瘦弱。

　　[8] 重(zhòng):很。

　　[9] 邯鄲:在今河北省邯鄲市西南。戰國時爲趙國國都。

　　[10] 帶下醫:婦科醫生的古稱。帶下,婦女所患經帶胎産諸病,多屬帶脉以下,故名。

　　[11] 雒陽:即洛陽。在今河南省洛陽市。雒,同"洛"。

　　[12] 周人:指周王朝畿内的人。時洛陽爲東周王都所在地,故稱。

　　[13] 咸陽:在今陝西省咸陽市一帶。戰國時爲秦國國都。

　　[14] 太醫令:主管醫藥的長官。　伎:通"技"。才能。

　　[15] 由:遵從。

🧠 思政元素

不飲"上池之水",如何"隔垣見人"

　　《扁鵲傳》中扁鵲的醫術爲神仙長桑君所授,以"上池之水"飲藥,"三十日視見垣一方人",具有起死回生的醫技。我們不曾飲"上池之水",又如何能"隔垣見人"呢? 同學們要從思想上明確醫術不會從天而降,長桑君授予扁鵲神奇藥物的同時,也給予扁鵲"禁方書",扁鵲精通全科,成爲古代名醫,離不開刻苦學習。明·張景岳言"運陰陽于掌上,則隔垣可以目窺。"清·蕭塤言:"今之醫者,非如扁鵲遇長桑君授上池神術,舍昔聖昔賢之論,而欲冀爲洞垣之見,不其難哉!"清·黄元御言:"精于脈者,不飲上池之水,而操隔垣之明。"説明精通陰陽、精通脈學、精通醫聖之醫論等,都可以達到"隔垣見人"、醫術精湛的程度。同學們祇要勤奮努力,一定會有所成就。

複習思考題

課文回顧

1. 詞語注釋

(長桑君)過　謹(遇)　遇(之)　聞(與語)　禁方　垣(一方)　(血脈)治　而(何

怪)　(必)聞　治(穰)　收(乎)　誕(之)　易(形)　撲荒爪幕　咳嬰　以郄視文　曲止循(其兩股)　撟(然)　舉(之)　弃捐填溝壑　服臆　(流)涕　屬鍼砥石　更(熨)　蠡(從事)　(所)病　(形)羸　重(難治)　帶下醫

2. 句子今譯

(1) 扁鵲者，勃海郡鄭人也，姓秦氏，名越人。少時爲人舍長。舍客長桑君過，扁鵲獨奇之，常謹遇之。長桑君亦知扁鵲非常人也。

(2) 扁鵲曰："血脈治也，而何怪？昔秦穆公嘗如此，七日而寤。今主君之病與之同，不出三日必閒。"居二日半，簡子寤。

(3) "言臣齊勃海秦越人也，家在於鄭，未嘗得望精光，侍謁於前也。聞太子不幸而死，臣能生之。"中庶子曰："先生得無誕之乎？何以言太子可生也？"

(4) 臣聞上古之時，醫有俞跗，治病不以湯液醴灑、鑱石撟引、案扤毒熨，一撥見病之應，因五藏之輸，乃割皮解肌，訣脈結筋，搦髓腦，撲荒爪幕，湔浣腸胃，漱滌五藏，練精易形。

(5) 竊聞高義之日久矣，然未嘗得拜謁於前也。先生過小國，幸而舉之，偏國寡臣幸甚，有先生則活，無先生則弃捐填溝壑，長終而不得反。

(6) 疾之居腠理也，湯熨之所及也；在血脈，鍼石之所及也；其在腸胃，酒醪之所及也；其在骨髓，雖司命無奈之何。今在骨髓，臣是以無請也。

(7) 使聖人預知微，能使良醫得蚤從事，則疾可已，身可活也。人之所病，病疾多；而醫之所病，病道少。

3. 文意理解

(1) 怎樣理解扁鵲能"視見垣一方人。以此視病，盡見五藏癥結，特以診脈爲名耳"？

(2) 扁鵲是如何救治虢太子的？

(3) 分析扁鵲爲齊桓侯診病一段，討論其中蘊含的醫學信息。

(4) 本文從多個角度反映了扁鵲的高超醫術。請聯繫課文內容進行簡要論述。

(5) 扁鵲認爲自己"非能生死人也，此自當生者，越人能使之起耳"，反映了什麼品質？

課外閱讀

費長房者汝南人也曾爲市掾市中有老翁賣藥懸一壺於肆頭及市罷輒跳入壺中市人莫之見唯長房於樓上覩之異焉因往再拜奉酒脯翁知長房之意其神也謂之曰子明日可更來<u>長房旦日復詣翁翁乃與俱入壺中惟見玉堂嚴麗旨酒甘肴盈衍其中共飲畢而出翁約不聽與人言之後乃就樓上候長房曰我神仙之人以過見責今事畢當去子寧能相隨乎</u>樓下有少酒與卿爲別長房使人取之不能勝又令十人扛之猶不舉翁聞笑而下樓以一指提之而上視其器如一升許而二人飲之終日不盡長房遂欲求道隨從入深山翁撫之曰子可教也遂能醫療衆病(南朝劉宋·范曄《後漢書·方術列傳·費長房》)

要求：

1. 爲上文斷句。

2. 查字典，注釋文中加點詞語。

3. 今譯文中劃綫句子。

4. 文意理解

(1) 費長房是怎樣發現老翁奇異之處的？

(2) 根據文章內容解釋"懸壺濟世"的來歷。

(周　峨)

倉公傳PPT

三、倉　公　傳

學習目標

1. 知識目標　掌握課文的重點字詞、五個文句的今譯。

2. 能力目標　通過閱讀分析，瞭解倉公從公乘陽慶學醫及爲人治病的經歷，嘗試分析文中記載的診籍。

3. 情感目標　通過學習文選，瞭解倉公立起沉疴的高超醫術、爲人淡泊的高尚醫德，景仰古代名醫的風範。

【導學】本文節選自《史記·扁鵲倉公列傳》，據中華書局 2013 年點校本排印。作者司馬遷（見前文《扁鵲傳》）。本篇傳記簡述了倉公（前 205？—前 150）的生平，重點介紹了他從公乘陽慶學醫及爲人治病的經歷。文中記載的二十五例診籍（即後世的醫案），詳細記載了病人的姓名、鄉邑、職業、病狀、病機、治療、方藥及預後等內容，涉及內、外、婦、兒、五官等科屬的二十三種疾病，既反映了他的醫技高超全面，又給我們留下了研究漢代醫學的寶貴史料。二十五例診籍是我國現存最古老、最完整的醫案。

太倉公者，齊太倉長[1]，臨菑人也[2]，姓淳于氏，名意。少而喜醫方術。高后八年[3]，更受師同郡元里公乘陽慶[4]。慶年七十餘，無子，使意盡去其故方，更悉以禁方予之，傳黃帝、扁鵲之脈書，五色診病[5]，知人死生，決嫌疑[6]，定可治，及藥論[7]，甚精。受之三年，爲人治病，決死生多驗。然左右行游諸侯[8]，不以家爲家，或不爲人治病，病家多怨之者。

文帝四年中[9]，人上書言意，以刑罪當傳西之長安[10]。意有五女，隨而泣。意怒，罵曰：“生子不生男，緩急無可使者[11]！”於是少女緹縈傷父之言[12]，乃隨父西[13]。上書曰：“妾父爲吏[14]，齊中稱其廉平，今坐法當刑[15]。妾切痛死者不可復生，而刑者不可復續，雖欲改過自新，其道莫由，終不可得。妾願入身爲官婢，以贖父刑罪，使得改行自新也。”書聞，上悲其意，此歲中亦除肉刑法[16]。

意家居，詔召問所爲治病死生驗者幾何人[17]，主名爲誰[18]。

詔問故太倉長臣意：“方伎所長，及所能治病者，有其書無有？皆安受學？受學幾何歲？嘗有所驗，何縣里人也？何病？醫藥已，其病之狀皆何如？具悉而對。”

[1] 太倉長：秦漢時國家管理糧倉的長官。

[2] 臨菑（zī）：諸侯國齊國都城。今山東臨淄縣。

[3] 高后八年：前 180 年。高后，漢高祖劉邦之妻呂雉。

[4]“更受師”句：倉公先從公孫光學醫，後受學于陽慶，故云“更受師”。更，又、再。元里，地名。公乘（shèng），複姓，原是秦漢爵位名，爲第八爵。《漢書·百官公卿表上》顏師古注：“言其得乘公之車也。”《通志·氏族略》：“公乘氏，古爵也，久居是爵者，子孫氏焉。”後以爵位爲氏。

五色診病

[5] 五色診病：觀察五色以診斷疾病。張守節《史記正義》引《八十一難》云：“五藏有色，皆見于面，亦當與寸口尺內相應也。”

[6] 決嫌疑：決斷疑惑難辨的病情。

[7] 藥論：論述藥物的書。

[8] 左右：指左右之人。此處當脫“移名數”三字。《倉公傳》另一段相關的文字云：“文王病時，臣意家貧，欲爲人治病，誠恐吏以除拘臣意也，故移名數，左右不脩家生，出行游國中，問善爲方數者事之久矣。”此句中的“故移名數，左右不脩家生，出行游國中”就是“左右行游諸侯”一說的依據。《史記正義》釋爲“以名籍屬左右之人。”可知，“左右”乃是“左右之人”之義，該二字也當屬上，斷爲“故移名數左右，不脩家生”。

[9] 文帝四年:前176年。文帝,劉邦之子劉恒。按"四"疑當爲"十三"。"十三"誤爲"三",再改爲"四"。據《史記·孝文本紀》所載,以下倉公受刑之事發生在文帝十三年(前167)。《漢書·刑法志》亦記爲十三年之事。

[10] 傳(zhuàn):這裏指乘傳車押送,名詞活用作動詞。　之:往。　長安:西漢時的都城,舊址在今西安市城北之未央區一帶。

[11] 緩急:偏義複詞,偏指"急"。

[12] 傷父之言:因父之言而感傷。傷,爲動用法。

[13] 西:向西行。名詞活用作動詞。

[14] 妾:古代婦女的謙稱。

[15] 坐法:犯法獲罪。　當:判。

[16] 此歲中亦除肉刑法:據《史記·孝文本紀》記載,文帝十三年,廢除墨、劓、刖三種肉刑。故"此歲"非指文帝四年。肉刑,指傷殘肉體的刑罰,如以上的墨、劓、刖等。

[17] 詔召問:謂皇帝詔淳于意詢問診治疾病的詳情。此即以下病案得以留存的起因。

[18] 主:此指病者。

臣意對曰:"自意少時,喜醫藥,醫藥方試之多不驗者。至高后八年,得見師臨菑元里公乘陽慶。慶年七十餘,意得見事之[1]。謂意曰:'盡去而方書,非是也。慶有古先道遺傳黃帝、扁鵲之脈書[2],五色診病,知人生死,決嫌疑,定可治,及藥論書,甚精。我家給富[3],心愛公,欲盡以我禁方書悉教公。'臣意即曰:'幸甚,非意之所敢望也。'臣意即避席再拜謁[4],受其脈書、上下經[5]、五色診、奇咳術[6]、揆度、陰陽外變[7]、藥論、石神[8]、接陰陽禁書[9],受讀解驗之,可一年所[10]。明歲即驗之,有驗,然尚未精也。要事之三年所[11],即嘗已爲人治,診病,決死生,有驗,精良。今慶已死十年所,臣意年盡三年,年三十九歲也[12]。"

[1] 事:謂從師求學。

[2] 古先道:古代先輩醫家。

[3] 給富:豐足富裕。

[4] 避席:古人席地而坐,離開坐席,以示敬意。

[5] 上下經:指《上經》《下經》,古代醫書,俱佚。《內經》中引有其文。

[6] 奇咳(jī gāi)術:屬於聽診的技術。"奇咳"又作"奇胲""奇侅""奇賅"等,爲奇秘之術。

[7] 揆度、陰陽外變:《揆度》《陰陽外變》,均爲古代醫書。

[8] 石神:關于針刺砭石方面的書。

[9] 接陰陽禁書:似指房中術一類的書籍。

[10] 所:左右。

[11] 要(yào):總共。

[12] "臣意年盡三年"句:此句諸家說解不一。從崔適說,此文當作"臣意盡十三年所,年三十九歲也"。"盡"上衍"年"字,下脫"十""所"二字。

齊郎中令循病[1],衆醫皆以爲蹙入中而刺之[2]。臣意診之,曰:"湧疝也[3],令人不得前後溲[4]。"循曰:"不得前後溲三日矣。"臣意飲以火齊湯[5],一飲得前溲,再飲大溲[6],三飲而疾愈。病得之內[7]。所以知循病者,切其脈時,右口氣急[8],脈無五藏氣,右口脈大而數[9]。數者,中下熱而湧,左爲下,右爲上[10],皆無五藏應,故曰湧疝。中熱,故溺赤也[11]。

[1] 郎中令:漢代九卿之一。掌顧問參議、宿衛侍從以及傳達招待之官。因"領諸郎而爲之長",故曰郎中令。

[2] 蹙:通"厥"。氣逆。

[3] 湧疝:即下文所言"中下熱而湧",指腹痛脹滿,氣逆衝上,大小便閉塞的病症。湧,"涌"的異體字。

[4] 前後溲:小便、大便。委婉修辭。

ER-3-3

湧疝

左为心肝肾，
右为肺脾命

［5］火齊湯：古方劑名。

［6］一飲得前溲，再飲大溲：王念孫《讀書雜志》云“前”下有“後”字，謂一飲而前後溲始通，再飲則大溲，“大溲”二字，也兼前後言。“大溲”有（大小便）大爲通利之意。

［7］内：指房事。委婉修辭。

［8］右口氣急：指右寸口脉氣急迫。

［9］數（shuò）：中醫脉象之一，指脉來急速，一呼一吸在六次左右，常見于熱證。

［10］左爲下，右爲上：此句承接前句而來，言若左寸口心脉大而數，熱邪則下行，右寸口肺脉大而數，熱邪則上涌。

［11］溺（niào）：尿。

齊中大夫病齲齒[1]，臣意灸其左大陽明脉[2]，即爲苦參湯，日嗽三升[3]，出入五六日，病已。得之風及臥開口，食而不嗽。

菑川王美人懷子而不乳[4]，來召臣意。臣意往，飲以莨藥一撮[5]，以酒飲之，旋乳。臣意復診其脈，而脈躁。躁者有餘病，即飲以消石一齊[6]，出血[7]，血如豆比五六枚[8]。

［1］中大夫：漢代官名，郎中令的屬官，掌議論。

［2］大陽明脉：“大”疑爲“手”字之誤。手陽明大腸經，循行入齒中。《素問·繆刺論》云：“齒齲，刺手陽明。”

［3］嗽：通“漱”。漱口。

［4］美人：漢代嬪妃之稱號。　不乳：指難産。乳，《説文》：“人與鳥生子曰乳，獸曰産。”

［5］莨藥（làng dàng）：藥名，即“莨菪”。苦寒有毒，有鎮静止痛的作用。　撮：量詞。以三指一次撮取的量。

［6］消石：即火硝。有軟堅破血、滌蕩積熱的作用。

［7］出血：指惡露下行。

［8］豆比：豆粒。亦作“豆逼”，見《顔氏家訓·勉學》。

豆比

齊王黄姬兄黄長卿家有酒召客，召臣意。諸客坐，未上食。臣意望見王后弟宋建，告曰：“君有病，往四五日，君要脅痛不可俛仰[1]，又不得小溲。不亟治，病即入濡腎[2]。及其未舍五藏，急治之。病方今客腎濡[3]，此所謂腎痹也[4]。”宋建曰：“然。建故有要脊痛[5]。往四五日，天雨，黄氏諸倩見建京下方石[6]，即弄之。建亦欲效之，效之不能起，即復置之。暮，要脊痛，不得溺。至今不愈。”建病得之好持重。所以知建病者，臣意見其色，太陽色乾[7]，腎部上及界要以下者枯四分所[8]，故以往四五日知其發也。臣意即爲柔湯使服之[9]，十八日所而病愈。

［1］要：“腰”的古字。　俛：“俯”的異體字。

［2］濡：浸染。

［3］客腎濡：病邪正留止在腎臟。

［4］腎痹：病名。風寒濕邪痹阻于腎所致。症見腰背僂曲不能伸、下肢拘攣、腰痛等。痹，“痹”的異體字。

［5］故：通“固”。確實。

［6］倩：女婿。　京：糧倉。

［7］太陽色乾：指現于面部的太陽膀胱部位色澤乾枯。

［8］“腎部”句：指兩頰上及腰下部位的色澤枯乾四分左右。腎部，指腎臟在面上的色部。據《靈樞·五色》，腎臟之部位在兩頰，腰爲腎之府，故兩頰也可以候腰。從腎部色澤枯乾四五分，推斷腰痛四五天。《靈樞·五色》：“黄帝曰：‘廳者，首面也……中央者，大腸也；挾大腸者，腎也。’”

［9］柔湯：指温補性的湯藥，與“剛劑”相對。

腎痹

齊王侍醫遂病，自練五石服之[1]。臣意往過之，遂謂意曰：“不肖有病[2]，幸診遂也。”臣意即診之，告曰：“公病中熱。論曰[3]：‘中熱不溲者，不可服五石。’石之爲藥精悍[4]，公服之不得數溲[5]，亟勿服[6]。色將發臃[7]。”遂曰：“扁鵲曰：‘陰石以治陰病，陽石以治陽病[8]。’夫藥石者，有陰陽水火之齊[9]。故中熱，即爲陰石柔齊治之；中寒，即爲陽石剛齊治之。”臣意曰："公所論遠矣。扁鵲雖言若是,然必審診[10],起度量,立規矩,稱權衡[11],合色脈、表裏、有餘、不足、順逆之法,參其人動靜與息相應,乃可以論。論曰:'陽疾處內,陰形應外者[12],不加悍藥及鑱石。'夫悍藥入中,則邪氣辟矣[13],而宛氣愈深[14]。診法曰[15]:'二陰應外,一陽接內者,不可以剛藥[16]。'剛藥入則動陽,陰病益衰[17],陽病益箸[18],邪氣流行,爲重困於俞[19],忿發爲疽[20]。"意告之後百餘日,果爲疽發乳上,入缺盆[21],死。此謂論之大體也,必有經紀[22]。拙工有一不習,文理陰陽失矣[23]。

　　臣意曰:"他所診期決死生及所治已病衆多,久頗忘之,不能盡識[24],不敢以對。"

　　[1]　練:通"煉"。　五石:煉丹用的五種石藥。據葛洪《抱樸子·內篇·金丹》指丹砂、雄黄、白礬、曾青和磁石。

　　[2]　不肖:不才。自謙之詞。

　　[3]　論:古醫書論述。

　　[4]　精悍:意謂五石藥性燥烈。

　　[5]　不得數溲:意謂不能頻繁小便。

　　[6]　亟(jí):副詞,趕快。

　　[7]　色將發臃:從面色看將要出現癰疽。臃,"癰"的異體字。

　　[8]　"陰石"二句:陰石,寒性石藥。陰病,陰虛内熱之證,即下文所言"中熱"之證。陽石,熱性石藥。陽病,陽虛形寒之證,即下文所言"中寒"之證。

　　[9]　陰陽水火之齊:指寒涼温熱的藥劑。水火,猶寒熱。

　　[10]　審:仔細研究。

　　[11]　起度量,立規矩,稱權衡:疊喻。謂要有規範和準則。權,秤錘。衡,秤杆。

　　[12]　"陽疾"八字:裏熱表寒,即真熱假寒。

　　[13]　辟:聚積。《索隱》:"猶聚也。"

　　[14]　宛氣:謂鬱結之氣。宛,通"鬱"。

　　[15]　診法:疑爲古代論診斷之書。

　　[16]　"二陰"句:言内真熱而外假寒的疾病,不可用剛藥。二陰,手足少陰經。此指少陰病,多寒。一陽,少陽。此指少陽病,多熱。

　　[17]　衰:虛衰。

　　[18]　箸:"著"的古字。亢盛。

　　[19]　俞:"腧"的古字。腧穴。

　　[20]　忿發:暴發。

　　[21]　缺盆:人體部位名,即鎖骨上窩。

　　[22]　經紀:綱紀。

　　[23]　文理:條理。即前文的"經紀"。

　　[24]　識(zhì):記住。

陽疾處内,
陰形應外

　　問臣意:"所診治病,病名多同而診異,或死或不死,何也?"對曰:"病名多相類,不可知,故古聖人爲之脈法,以起度量,立規矩,縣權衡,案繩墨[1],調陰陽[2],別人之脈各名之,與天地相應,參合於人,故乃別百病以異之。有數者皆異之[3],無數者同之。然脈法不可勝驗,診疾人以度異之,乃可別同名,命病主在所居[4]。今臣意所診者,皆有診籍[5]。所以別之者[6],臣意所受師方適成,師死,以故表籍所診[7],期決死生,觀所失所得者合脈法,以故至今知之。"

　　太史公曰:女無美惡,居宮見妒;士無賢不肖,入朝見疑。故扁鵲以其伎見殃,倉公乃匿迹自隱而當刑[8]。緹縈通尺牘[9],父得以後寧。故老子曰:"美好者不祥之器[10]。"豈謂扁鵲等邪?若倉公者,可謂近之矣。

　　[1]　"以起"四句:謂用脈法作爲診病的總綱、大法。縣,"懸"的古字。案,通"按"。

　　[2]　調陰陽:謂測度表裏氣血之盛衰。表爲陽、裏爲陰,氣爲陽、血爲陰。

〔3〕有數者:指諳熟醫學理論,掌握診療規律的人。

〔4〕命:名。以名命之。　病主在所居:即病根所在部位。

〔5〕診籍:診治疾病的記録,即今之醫案。

〔6〕別之:謂分別記載這些。

〔7〕表籍:記録。

〔8〕匿迹自隱:意爲不願顯露醫術,爲貴族治病。

〔9〕尺牘:書信。古代書函,因長約一尺,故名。

〔10〕美好者不祥之器:語見《老子·三十一章》。作者對扁鵲被刺、倉公當刑之事極爲憤慨,故引此語痛惋二人的不幸遭遇。其中也隱含着作者對自身遭際的不平。

複習思考題

課文回顧

1. 詞語注釋

(當)傳　之(長安)　坐法(當刑)　可(一年)所　事(之)　(前後)溲　(病得之)内溺(赤)　嗽(三升)　(懷子而不)乳　(血如)豆比　要(脅痛)　濡(腎)　京(下方石)　亟(勿服)　審(診)　(邪氣)辟　宛(氣)　文理(陰陽)　(不能盡)識　縣(權衡)　案(繩墨)　(通)尺牘

2. 句子今譯

(1) 意有五女,隨而泣。意怒,罵曰:"生子不生男,緩急無可使者!"於是少女緹縈傷父之言,乃隨父西。

(2) 君有病,往四五日,君要脅痛不可俛仰,又不得小溲。不亟治,病即入濡腎。

(3) 臣意曰:"他所診期決死生及所治已病衆多,久頗忘之,不能盡識,不敢以對。"

(4) 故古聖人爲之脈法,以起度量,立規矩,縣權衡,案繩墨,調陰陽,別人之脈各名之,與天地相應,參合於人,故乃別百病以異之。

(5) 女無美惡,居官見妒;士無賢不肖,入朝見疑。故扁鵲以其伎見殃,倉公乃匿迹自隱而當刑,緹縈通尺牘,父得以後寧。

3. 文意理解

(1) 公乘陽慶傳給淳于意哪幾方面的醫學知識?反映出幾個派別?

(2) 漢代因何事廢除肉刑法?

(3) 《倉公傳》的五則診籍記録了哪幾種病症?病名爲何?

課外閱讀

郭玉者廣漢雒人也初有老父不知何出常漁釣於涪水因號涪翁乞食人間見有疾者時下針石輒應時而效乃著針經診脈法傳於世弟子程高尋求積年翁乃授之高亦隱跡不仕玉少師事高學方診六微之技陰陽隱側之術和帝時爲太醫丞多有效應帝奇之仍試令嬖臣美手腕者與女子雜處帷中使玉各診一手問所疾苦玉曰左陽右陰脈有男女狀若異人臣疑其故帝歎息稱善玉仁愛不矜雖貧賤廝養必盡其心力而醫療貴人時或不愈帝乃令貴人羸服變處一針即差召玉詰問其狀對曰醫之爲言意也腠理至微隨氣用巧針石之間毫芒即乖神存於心手之際可得解而不可得言也夫貴者處尊高以臨臣臣懷怖慴以承之其爲療也有四難焉自用意而不任臣一難也將身不謹二難也骨節不彊不能使藥三難也好逸惡勞四難也針有分寸時有破漏重以恐懼之心加以裁慎之志意畏且猶不盡何有於病哉此其所爲不愈也帝善其對年老卒官(南朝劉宋·范曄《後漢書·方術列傳·郭玉傳》)

要求:

1. 爲上文斷句。

2. 查字典,注釋文中加點詞語。

3. 今譯文中劃綫句子。

4. 文意理解

(1) 郭玉的師承關係如何?

(2) 談談你對"醫之爲言意也"的理解。

——(付新軍)

四、華 佗 傳

ER-4-1

華佗傳 PPT

學習目標

1. 知識目標　掌握課文的重點字詞、五個文句的今譯。

2. 能力目標　通過閱讀分析,瞭解華佗在醫學和養生保健方面的杰出成就;嘗試分析文中醫案。

3. 情感目標　通過學習文選,瞭解華佗長期行醫于民間,醫術高超,醫德高尚,深受百姓愛戴,産生景仰古代名醫風範的心願。

【導學】本文節選自《三國志·魏書》,據中華書局 2013 年點校本排印。作者陳壽(233—297),字承祚,巴西安漢(今四川南充)人,曾在蜀漢和晋初任觀閣令史和著作郎。《三國志》記事較翔實,反映了魏、蜀、吳三國鼎立錯綜複雜的政治形勢,對曹操、諸葛亮等在歷史上曾起過積極作用的人物,評價比較公允。南朝劉宋的裴松之援引大量資料爲之作注,彌補了原著史料簡略的不足。其中《華佗傳》部分注解中引用了《華佗別傳》的內容,有較高參考價值。

ER-4-2

華佗傳全
文朗誦

華佗(145? —208)是東漢末年杰出的醫學家,精通各科,尤長于外科,發明全身麻醉劑"麻沸散",用于腹部外科等大手術,比歐洲人使用麻醉劑早一千六百多年。他不僅善于治病,更重視預防保健,創造了"五禽戲",強調運動對于人體衛生保健的作用。他長期在中原地區行醫,因不願專門侍奉曹操而被殺。本文全面地記載了華佗的醫學成就及其不幸遭遇,文筆質樸簡煉,字裏行間表達了惋惜之情。

ER-4-3

華佗傳補充

華佗,字元化,沛國譙人也[1],一名旉[2]。遊學徐土[3],兼通數經[4]。沛相陳珪舉孝廉[5],太尉黃琬辟[6],皆不就。曉養性之術,時人以爲年且百歲,而貌有壯容。又精方藥,其療疾,合湯不過數種,心解分劑[7],不復稱量,煮熟便飲,語其節度[8],舍去輒愈。若當灸,不過一兩處,每處不過七八壯[9],病亦應除[10]。若當針,亦不過一兩處,下針言"當引某許,若至,語人",病者言"已到",應便拔針,病亦行差[11]。若病結積在內,針藥所不能及,當須刳割者[12],便飲其麻沸散,須臾便如醉死,無所知,因破取。病若在腸中,便斷腸湔洗,縫腹膏摩,四五日差,不痛,人亦不自寤,一月之間,即平復矣。

[1] 沛國:漢代分封的一個諸侯國,在今安徽宿縣西北。　譙(qiáo):沛國縣名,在今安徽省亳(bó)州市。

[2] 旉:"敷"的古字。

[3] 遊學:外出學習。　徐土:徐州一帶。

[4] 經:指《詩》《書》《易》《禮》《春秋》等儒家經典著作。

[5] 沛相:沛國的相。漢朝諸侯國設相,由中央直接委派,掌握諸侯國政事。　孝廉:漢代選舉人材的科目。孝指孝子,廉指廉潔之士。

筆記欄

［6］太尉:官名。漢代掌握軍權的最高長官。　辟(bì):徵召。

［7］分劑:指合湯的各藥分量。

［8］節度:指與服藥相關的各類事項。

［9］壯:灸一艾炷爲一壯。量詞。

［10］應:立即。

［11］行:隨即。　差:"瘥"的古字。病愈。

［12］刳(kū):剖開。

外實與内實

　　府吏兒尋、李延共止[1]，俱頭痛身熱，所苦正同。佗曰:"尋當下之，延當發汗。"或難其異，佗曰:"尋外實[2]，延内實，故治之宜殊。"即各與藥，明旦並起。

　　東陽陳叔山小男二歲得疾[3]，下利常先啼，日以羸困。問佗，佗曰:"其母懷軀[4]，陽氣内養，乳中虛冷，兒得母寒，故令不時愈[5]。"佗與四物女宛丸，十日即除。

中醫驅蛔
療法

　　彭城夫人夜之廁[6]，蠆螫其手[7]，呻呼無賴[8]。佗令溫湯近熱[9]，漬手其中，卒可得寐[10]，但旁人數爲易湯，湯令煖之[11]，其旦即愈。

　　佗行道，見一人病咽塞，嗜食而不得下，家人車載欲往就醫。佗聞其呻吟，駐車往視，語之曰:"向來道邊有賣餅家[12]，蒜齏大酢[13]，從取三升飲之，病自當去。"即如佗言，立吐虵一枚[14]，縣車邊[15]，欲造佗[16]。佗尚未還，小兒戲門前，逆見，自相謂曰[17]:"似逢我公，車邊病是也[18]。"疾者前入坐，見佗北壁縣此虵輩約以十數。

情志療法

　　又有一郡守病，佗以爲其人盛怒則差，乃多受其貨而不加治，無何棄去，留書罵之。郡守果大怒，令人追捉殺佗。郡守子知之，屬使勿逐[19]。守瞋恚既甚[20]，吐黑血數升而愈。

　　又有一士大夫不快，佗云:"君病深，當破腹取。然君壽亦不過十年，病不能殺君，忍病十歲，壽俱當盡，不足故自刳裂[21]。"士大夫不耐痛癢，必欲除之。佗遂下手，所患尋差，十年竟死。

　　廣陵太守陳登得病[22]，胸中煩懣[23]，面赤不食。佗脈之曰:"府君胃中有蟲數升[24]，欲成内疽[25]，食腥物所爲也[26]。"即作湯二升，先服一升，斯須盡服之。食頃，吐出三升許蟲，赤頭皆動，半身是生魚膾也，所苦便愈。佗曰:"此病後三期當發[27]，遇良醫乃可濟救。"依期果發動，時佗不在，如言而死。

［1］府吏:郡府中的小吏。　兒:"倪"的古字。姓氏。　止:居住。
［2］尋外實:據北宋龐安時《傷寒總病論》卷六《解華佗内外實》中稱:"某疑陳壽誤用内、外字，非華佗本意也。"元刻本《類證普濟本事方》卷九《傷寒時疫》引此作"尋内實，延外實"。按内實當泄下，外實當發汗。
［3］東陽:漢代縣名。治所在今安徽天長西北。
［4］軀:身孕。
［5］不時:不及時。
［6］彭城:漢代郡名。治所在今江蘇徐州市。　之:到。
［7］蠆(chài):蝎類毒蟲。　螫(shì):刺。
［8］無賴:不可忍耐。
［9］溫湯:加熱湯藥。
［10］卒:終于。
［11］煖:"暖"的異體字。
［12］餅:麵食的通稱。
［13］蒜齏(jī)大酢(cù):加蒜末的老陳醋。齏，剁碎的菜末。酢，"醋"的異體字。
［14］虵:"蛇"的異體字。此指寄生蟲。
［15］縣:"懸"的古字。

［16］造：前往。

［17］自相謂曰：自己對自己說。相，指代性副詞，此處代自己。

［18］病：此指掛在車邊的寄生蟲。

［19］屬（zhǔ）："囑"的古字。囑咐。

［20］瞋恚（chēn huì）：憤怒。瞋，發怒時睜大眼睛。

［21］不足：不值得。　故：特地。

［22］廣陵：漢代郡名。郡治在今江蘇省揚州市。

［23］懣（mèn）：煩悶。

［24］府君：漢代對太守的敬稱。

［25］内疽：腹内腫瘍。

［26］腥物：指生魚肉。腥，生肉。

［27］期（jī）：周年。

ER-4-7

頭風

太祖聞而召佗[1]，佗常在左右。太祖苦頭風，每發，心亂目眩，佗針鬲[2]，隨手而差。

李將軍妻病甚，呼佗視脈。曰："傷娠而胎不去[3]。"將軍言："聞實傷娠，胎已去矣。"佗曰："案脈[4]，胎未去也。"將軍以爲不然。佗舍去，婦稍小差[5]。百餘日復動，更呼佗。佗曰："此脈故事有胎[6]。前當生兩兒，一兒先出，血出甚多，後兒不及生。母不自覺，旁人亦不寤，不復迎，遂不得生。胎死，血脈不復歸，必燥著母脊[7]，故使多脊痛。今當與湯，並針一處，此死胎必出。"湯針既加，婦痛急如欲生者。佗曰："此死胎久枯，不能自出，宜使人探之。"果得一死男，手足完具，色黑，長可尺所[8]。

［1］太祖：指曹操。其子曹丕稱帝後，追尊曹操爲武皇帝，其孫曹叡又定曹操的廟號爲太祖。

［2］鬲："膈"的古字。此指膈俞穴。

［3］傷娠（shēn）：小産。

［4］案：依據。

［5］稍：漸漸。　小：稍微。

［6］故事：慣例。意爲按照慣例。

［7］燥著母脊：指死胎乾枯附着于母親的後腰部。

［8］可：大約。所，左右，表示約數。

佗之絕技，凡此類也。然本作士人，以醫見業[1]，意常自悔。後太祖親理，得病篤重[2]，使佗專視。佗曰："此近難濟，恆事攻治[3]，可延歲月。"佗久遠家思歸，因曰："當得家書[4]，方欲暫還耳[5]。"到家，辭以妻病，數乞期不反。太祖累書呼[6]，又敕郡縣發遣[7]。佗恃能厭食事[8]，猶不上道。太祖大怒，使人往檢：若妻信病[9]，賜小豆四十斛[10]，寬假限日；若其虛詐，便收送之[11]。於是傳付許獄[12]，考驗首服[13]。荀彧請曰[14]："佗術實工，人命所縣[15]，宜含宥之[16]。"太祖曰："不憂，天下當無此鼠輩耶[17]？"遂考竟佗[18]。佗臨死，出一卷書與獄吏，曰："此可以活人。"吏畏法不受，佗亦不彊，索火燒之。佗死後，太祖頭風未除。太祖曰："佗能愈此。小人養吾病[19]，欲以自重，然吾不殺此子，亦終當不爲我斷此根原耳。"及後愛子倉舒病困[20]，太祖歎曰："吾悔殺華佗，令此兒彊死也[21]。"

初，軍吏李成苦欬嗽[22]，晝夜不寐，時吐膿血，以問佗。佗言："君病腸臃，欬之所吐，非從肺來也。與君散兩錢，當吐二升餘膿血，訖[23]，快[24]，自養，一月可小起，好自將愛[25]，一年便健。十八歲當一小發，服此散，亦行復差[26]。若不得此藥，故當死[27]。"復與兩錢散，成得藥，去五六歲[28]，親中人有病如成者，謂成曰："卿今彊健，我欲死，何忍無急去藥，以待不祥？先持貸我，我差，爲卿從華佗更索。"成與之。已故到譙[29]，適值佗見收，忽忽不忍從求[30]。後十八歲，成病竟發，無藥可服，以至於死。

筆記欄

［1］見業:立業。

［2］篤重:危重。

［3］恆:"恒"的异體字。長久。

［4］當:方纔。

［5］方:正。 暫:短期。

［6］累:屢次。

［7］敕(chì):命令。 發遣:遣送。

［8］食事:食俸禄侍奉人。

［9］信:確實。

［10］斛(hú):古代以十斗爲一斛,南宋末年改爲五斗。

［11］收:逮捕。

［12］傳:遞解。 許獄:許昌的監獄。建安元年(196),曹操將東漢都城由洛陽遷至許昌(今屬河南)。

［13］考驗:審訊驗實。 首服:招供認罪。

［14］荀彧(yù):字文若,曹操的謀士。

［15］縣:"懸"的古字。懸繫。

［16］含宥(yòu):寬恕。

［17］鼠輩:辱罵他人之詞,猶言小子。

［18］考竟:指在獄中處死。《釋名·釋喪制》:"獄死曰考竟。考得其情,竟其命於獄也。"

［19］養:豢養。此謂拖延。

［20］倉舒:即曹冲,曹操的幼子,字倉舒,病死于建安十三年。

［21］彊死:死于非命。

［22］瘖:當作"瘥"。《後漢書·方術列傳》作"瘥",是。

［23］訖:停止。

［24］快:舒適。

［25］將愛:保養。

［26］行:行將。

［27］故:通"固"。一定。

［28］去(jǔ):"弆"的古字。收藏。

［29］已:隨後,隨即。 故:特地。

［30］怱怱:倉促。怱,"匆"的异體字。

廣陵吳普、彭城樊阿皆從佗學。普依準佗治,多所全濟[1]。佗語普曰:"人體欲得勞動[2],但不當使極爾。動搖則穀氣得消[3],血脈流通,病不得生,譬猶户樞不朽是也[4]。是以古之仙者爲導引之事,熊頸鴟顧[5],引輓腰體[6],動諸關節,以求難老。吾有一術,名五禽之戲[7]:一曰虎,二曰鹿,三曰熊,四曰猨[8],五曰鳥。亦以除疾,並利蹄足,以當導引。體中不快,起作一禽之戲,沾濡汗出[9],因上著粉[10],身體輕便,腹中欲食。"普施行之,年九十餘,耳目聰明,齒牙完堅。阿善針術。凡醫咸言背及胸藏之間不可妄針,針之不過四分,而阿針背入一二寸,巨闕胸藏針下五六寸[11],而病輒皆瘥[12]。阿從佗求可服食益於人者,佗授以漆葉青黏散[13]。漆葉屑一升,青黏屑十四兩,以是爲率[14]。言久服去三蟲[15],利五藏,輕體,使人頭不白。阿從其言,壽百餘歲。漆葉處所而有[16],青黏生於豐、沛、彭城及朝歌云[17]。

［1］多所全濟:完全治愈的人很多。主謂倒置。

［2］勞動:活動。

［3］穀氣:食物。氣,"餼(xì)"的古字。指糧食。"氣"與"穀"同義複用。

［4］户樞:門的轉軸。

［5］熊頸:當作"熊經"。像熊那樣攀挂樹枝。經,懸挂。　　鴟(chī)顧:像鴟鷹那樣左右顧盼。鴟,鷂鷹,常常身不動而頭回顧。

［6］引輓:伸展。輓,"挽"的异體字。

［7］禽:鳥獸的通稱。

［8］猨:"猿"的异體字。

［9］沾濡:潮濕。

［10］因:于是,就。　　上:體表。

［11］巨闕:穴位名,在臍上六寸。

［12］瘳(chōu):病愈。

［13］漆葉青黏散:方劑名,能補虛,益精,殺蟲,滋養脾肺腎。漆葉,漆樹葉。青黏,黃精。

［14］率(lǜ):比例。

［15］三蟲:指蛔蟲、赤蟲(薑片蟲)和蟯蟲等多種寄生蟲。

［16］處所:處處。

［17］豐:今江蘇豐縣。　　沛:漢代縣名。今江蘇沛縣東。　　朝歌:今河南淇縣。　　云:句末語氣詞。

複習思考題

課文回顧

1. 詞語注釋

(黃琬)辟　(不)就　輒(愈)　(七八)壯　應(除)　(當引某)許　行(差)　刳(割)　(共)止　難(其异)　向來　縣(車邊)　逆(見)　(多受其)貨　屬(使勿逐)　瞋恚　(士大夫)不快　尋(差)　竟(死)　(後三)期　苦(頭風)　案(脈)　稍(小差)　多(脊痛)　可(尺所)　暫(還耳)　敕(郡縣)　恃(能)　食事　信(病)　(便)收　含宥　考竟　將愛　故(當死)　去(五六歲)　(使)極　沾濡　(爲)率

2. 句子今譯

(1) 沛相陳珪舉孝廉,太尉黃琬辟,皆不就。曉養性之術,時人以爲年且百歲,而貌有壯容。

(2) 若病結積在內,針藥所不能及,當須刳割者,便飲其麻沸散,須臾便如醉死,無所知,因破取。

(3) 即如佗言,立吐虵一枚,縣車邊,欲造佗。佗尚未還,小兒戲門前,逆見,自相謂曰:"似逢我公,車邊病是也。"

(4) 五六歲,親中人有病如成者,謂成曰:"卿今彊健,我欲死,何忍無急去藥,以待不祥?先持貸我,我差,爲卿從華佗更索。"

(5) 普依準佗治,多所全濟。佗語普曰:"人體欲得勞動,但不當使極爾。動搖則穀氣得消,血脈流通,病不得生,譬猶戶樞不朽是也。是以古之仙者爲導引之事,熊頸鴟顧,引輓腰體,動諸關節,以求難老。"

3. 文意理解

(1) 如何理解"然本作士人,以醫見業,意常自悔"?

(2) 本文從哪幾個方面説明華佗是"人命所懸"的人?

(3) 華佗因何原因被曹操殺害?

(4) 找出華佗醫術高超、醫德高尚、處處爲患者着想的相關文句,概括叙述。

筆記欄

課外閱讀

圖上 1-1　唐·劉禹錫《劉賓客文集·華佗論》宋刻本書影

要求：

1. 録寫上文，并加標點。

2. 文意理解

（1）"自恃能至有悔悉書"的意思是什麽？其用意何在？

（2）作者認爲最大的悲哀是什麽？

（賀松其）

五、丹 溪 翁 傳

學習目標

　　1. 知識目標　掌握課文的重點字詞、六個文句的今譯。

　　2. 能力目標　通過閱讀分析，深入領會朱丹溪的學醫動機、其學術思想的淵源與成就。

　　3. 情感目標　通過學習文選，瞭解丹溪勤奮學醫，醫術高超，耿直誠正，不慕榮利，懷有推己至人的仁愛情懷和高尚醫德，產生景仰古代名醫風範的心願。

　　【導學】　本文節選自《九靈山房集》卷十，據《文淵閣四庫全書》上海古籍出版社 2012 年本排印。作者戴良（1317—1383），字叔能，號九靈山人，浦江（今屬浙江）人，元代學者。他通經史百家之説，愛好醫學，長于詩文，曾任淮南江北等處行中書省儒學提舉。著有《九靈山房集》三十卷，其中有《抱一翁傳》《滄州翁傳》和《脾胃論後序》等有關醫學方面的著作多篇。戴良因其兄戴士堯、侄戴思恭、侄戴思温、次子戴思樂均爲丹溪入室弟子，故與丹溪交往顏多。本文較全面地記述了朱丹溪（1281—1358）的生平事迹與醫學成就。詳細記叙了他的學醫經歷,説明他不自滿于已取得的成就,能深入研究劉完素、張從正、李杲三家之學,"去其短而用其長",并將哲學與醫學結合提出"相火易動""陽常有餘,陰常不足"等新的學術觀點,強調治病"不拘于古方"。本文還記叙丹溪翁對弟子誨而不倦,爲人耿直誠正,不慕榮利。《四庫總目·醫家類》説"觀戴良作朱震亨傳,知丹溪之學與宣和《局方》之學爭也",這應成爲我們理解本文的重要綫索。由于該文醫學理論部分過長,多有節删。

ER-5-2

丹溪翁傳
全文朗誦

　　丹溪翁者[1],婺之義烏人也[2],姓朱氏,諱震亨[3],字彥脩,學者尊之曰丹溪翁。翁自幼好學,日記千言。稍長,從鄉先生治經,爲舉子業。後聞許文懿公得朱子四傳之學[4],講道八華山,復往拜焉。益聞道德性命之説[5],宏深粹密,遂爲專門。一日,文懿謂曰:"吾臥病久,非精於醫者,不能以起之。子聰明異常人,其肯遊藝於醫乎[6]?"翁以母病脾,於醫亦粗習,及聞文懿之言,即慨然曰:"士苟精一藝,以推及物之仁[7],雖不仕於時,猶仕也。"乃悉焚棄向所習舉子業,一於醫致力焉[8]。

　　[1] 丹溪翁:宋濂《故丹溪先生朱公石表辭》:"先生所居曰丹溪,學者尊之而不敢字,故因其地稱之曰丹溪先生云。"

　　[2] 婺(wù):元婺州路,今浙江金華地區。　義烏:婺州路所轄屬縣。

　　[3] 諱:名諱。生前曰名,死後曰諱。指已故尊長之名。

　　[4] 許文懿:名謙,字益之,自號白雲山人,元婺州路金華縣人(屬今浙江金華地區),元代理學家。　朱子四傳之學:朱子指宋代理學家朱熹。他的學說初傳其婿黃榦,再傳于何基,三傳于王柏,四傳于金履祥。許文懿雖爲金履祥的學生,亦曾受業于王柏,故云。

　　[5] 道德性命之説:指朱熹的性理學說。朱氏認爲:性即理,人與物的性都是天理的體現;仁義禮智等封建道德是永恒的天理,是人性所固有的,應絕對遵奉。

　　[6] 其:或許。　遊藝:修習技藝。

　　[7] 以推及物之仁:把愛己的仁愛之心推及衆人。及物,即"推己及物"的省稱,今通作"推己及人"。物,萬物,此指衆人。

　　[8] 一:專一。　致力:盡力。

　　時方盛行陳師文、裴宗元所定大觀二百九十七方[1],翁窮晝夜是習[2]。既而悟曰:"操古方以治今病,其勢不能以盡合。苟將起度量,立規矩,稱權衡[3],必也《素》《難》諸經乎!然吾鄉諸醫鮮克知之者[4]。"遂治裝出遊[5],求他師而叩之[6]。乃渡浙河,走吳中,出宛陵,抵南徐,達建業[7],皆無所遇。及還武林[8],忽有以其郡羅氏告者。羅名知悌[9],字子敬,世稱太無先生,宋理宗朝寺人[10],學精於醫,得金劉完素之再傳[11],而旁通張從正、李杲二家之説[12]。然性褊甚[13],恃能厭事,難得意。翁往謁焉,凡數往返,不與接。已而求見愈篤,羅乃進之,曰:"子非朱彥脩乎?"時翁已有醫名,羅故知之。翁既得見,遂北面再拜以謁[14],受其所教。羅遇翁亦甚懽[15],即授以劉、張、李諸書,爲之敷揚三家之旨[16],而一斷於經[17],且曰:"盡去而舊學,非是也。"[18]翁聞其言,涣焉無少凝滯於胸臆[19]。居無何,盡得其學以歸。

　　[1] 大觀二百九十七方:指《太平惠民和劑局方》,簡稱《局方》。北宋徽宗大觀年間,由陳師文、裴宗元等將當時太醫局熟藥所的處方校正補充而成。

　　[2] 是習:即"習是"。賓語前置。

　　[3] "起度量"三句:謂確立診治疾病的標準。語見《史記·扁鵲倉公列傳》。度量、規矩、權衡均爲法度、標準之義。

　　[4] 鮮:少。　克:能。

　　[5] 治裝:整理行裝。

　　[6] 叩:詢問。

　　[7] 浙河:指錢塘江。　吳中:今江蘇吳縣。　宛陵:今安徽宣城。　南徐:今江蘇鎮江。　建業:今

筆記欄

南京。

[8] 武林:杭州的別稱,以武林山得名。

[9] 羅名知悌:指羅知悌,元代名醫。

[10] 宋理宗:南宋皇帝趙昀,1224—1264年在位。　寺人:宫中近侍。

[11] 劉完素:字守真,自號通玄處士,河間(今屬河北)人,世稱劉河間,金代著名醫家,著有《素問玄機原病式》等。　再傳:羅氏曾學醫于荆山浮屠,浮屠爲劉完素的門人,故羅氏是劉的再傳弟子。

[12] 旁:廣泛。

[13] 褊(biǎn):狹隘。

[14] 再拜:拜兩次。古代的一種禮節,表示恭敬。

[15] 懽:"歡"的異體字。

[16] 敷揚:陳述闡發。

[17] 一:一概。

[18] "盡去而舊學"句:謂完全抛弃過去所學的醫學理論,因爲它不正確。語見《史記·扁鵲倉公列傳》。

[19] 涣焉:消散貌。　胸臆:心胸。臆,胸。

　　鄉之諸醫泥陳、裴之學者[1],聞翁言,即大驚而笑且排,獨文懿喜曰:"吾疾其遂瘳矣乎[2]!"文懿得末疾[3],醫不能療者十餘年,翁以其法治之,良驗。於是諸醫之笑且排者,始皆心服口譽。數年之間,聲聞頓著[4]。翁不自滿足,益以三家之説推廣之。謂劉、張之學,其論臟腑氣化有六[5],而於濕熱相火三氣致病爲最多,遂以推陳致新瀉火之法療之[6],此固高出前代矣。然有陰虚火動,或陰陽兩虚濕熱自盛者,又當消息而用之[7]。謂李之論飲食勞倦,内傷脾胃,則胃脘之陽不能以升舉[8],并及心肺之氣,陷入中焦,而用補中益氣之劑治之,此亦前人之所無也。然天不足於西北,地不滿於東南[9]。天,陽也;地,陰也。西北之人,陽氣易於降;東南之人,陰火易於升。苟不知此,而徒守其法,則氣之降者固可愈,而於其升者亦從而用之,吾恐反增其病矣。乃以三家之論,去其短而用其長。又復參之以太極之理[10]、《易》《禮記》《通書》《正蒙》諸書之義[11],貫穿《内經》之言,以尋其指歸[12]。而謂《内經》之言火,蓋與太極動而生陽,五性感動之説有合[13];其言陰道虚[14],則又與《禮記》之養陰意同[15]。因作相火及陽有餘陰不足二論,以發揮之。

相火

[1] 諸醫泥陳、裴之學者:定語後置句。者,結構助詞,定語後置的標志。下文"諸醫之笑且排者"同此。

[2] 瘳(chōu):病愈。

[3] 末疾:四肢的疾病。據《續名醫類案》卷十六載,許氏的末疾因積痰兼冒寒濕而成,以致氣血不暢,行動不便,纏綿十餘年,後由朱氏調治而愈。

[4] 聲聞(wèn):聲譽。亦作"聲問"。

[5] 其論臟腑氣化有六:劉完素、張從正論述臟腑感受致病之氣,有風、寒、暑、濕、燥、火六種。

[6] 推陳致新:謂在治療上改革舊法,創導新法。即以寒凉之藥清熱瀉火。

[7] 消息:斟酌。消,消减。息,增加。

[8] 胃脘之陽:指胃氣。李氏認爲胃氣是諸陽升發之本,故云。

[9] "天不足"二句:古人以天爲陽,地爲陰。西北方地勢高氣候寒冷,陰盛陽不足;東南方地勢低氣候濕熱,陽盛而陰不足。人身的陰陽與氣候環境相應。語見《素問·陰陽應象大論》。

[10] 太極之理:古人以"太極"爲派生萬物的本原,北宋哲學家周敦頤據此繪太極圖,并撰《太極圖説》,以爲"太極動而生陽,静而生陰"。朱丹溪采其説,而以相火立論,提出"陽有餘陰不足"的論點。

[11] 通書:指周敦頤的《周子通書》。其内容主要是進一步發揮《太極圖説》的思想。　正蒙:北宋張載著。以爲宇宙萬物皆原于氣。

[12] 指歸:意旨所在。

筆記欄

[13] 五性感動:語見周敦頤《太極圖説》。原意指五行各有一性,變化而生萬物。丹溪引用爲人的五臟之性,認爲凡動皆屬火。

[14] 陰道虛:謂地之陰氣常虛,喻指五臟之氣常虛。語見《素問·太陰陽明論》:"岐伯曰:陽者,天氣也,主外。陰者,地氣也,主内。故陽道實,陰道虛。故犯賊風虛邪者,陽受之;食飲不節,起居不時者,陰受之。"

[15]《禮記》之養陰:朱丹溪《格致餘論·陽有餘陰不足論》云:"《禮記》注曰:惟五十然後養陰者有以加。"

於是,翁之醫益聞。四方以病來迎者,遂輻湊於道[1],翁咸往赴之。其所治病凡幾,病之狀何如,施何良方,飲何藥而愈,自前至今,驗者何人,何縣里、主名[2],得諸見聞,班班可紀[3]。

浦江鄭義士病滯下[4],一夕忽昏仆,目上視,溲注而汗泄[5]。翁診之,脈大無倫[6],即告曰:"此陰虛而陽暴絶也,蓋得之病後酒且内[7],然吾能愈之。"急命治人參膏,而且促灸其氣海[8]。頃之手動[9],又頃而脣動。及參膏成,三飲之甦矣[10]。其後服參膏盡數斤,病已。

陰虛而
陽暴絶

天臺周進士病惡寒,雖暑亦必以綿蒙其首,服附子數百[11],增劇。翁診之,脈滑而數,即告曰:"此熱甚而反寒也。"乃以辛涼之劑,吐痰一升許,而蒙首之綿減半;仍用防風通聖飲之[12],愈。周固喜甚,翁曰:"病愈後須淡食以養胃,内觀以養神[13],則水可生,火可降;否則,附毒必發,殆不可救。"彼不能然,後告疽發背死[14]。

熱甚而反寒

一男子病小便不通,醫治以利藥,益甚。翁診之,右寸頗弦滑[15],曰:"此積痰病也,積痰在肺。肺爲上焦,而膀胱爲下焦,上焦閉則下焦塞,辟如滴水之器[16],必上竅通而後下竅之水出焉。"乃以法大吐之,吐已,病如失。

提壺揭蓋法

一婦人產後有物不上如衣裾[17],醫不能喻[18]。翁曰:"此子宫也,氣血虛故隨子而下。"即與黄芪當歸之劑,而加升麻舉之,仍用皮工之法[19],以五倍子作湯洗濯[20],皺其皮[21]。少選,子宫上。翁慰之曰:"三年後可再生兒,無憂也。"如之。

一貧婦寡居病癩[22],翁見之惻然[23],乃曰:"是疾世號難治者,不守禁忌耳。是婦貧而無厚味,寡而無欲,庶幾可療也[24]。"即自具藥療之,病愈。後復投四物湯數百[25],遂不發動。

[1] 輻湊:亦做"輻輳"。車輻集中于軸心。喻聚集。湊,"凑"的異體字。

[2] 里:古代户籍管理的一級組織。　主名:指病人的姓名。

[3] 班班:亦作"斑斑"。明顯貌。　紀:通"記"。記録。

[4] 滯下:痢疾的古稱。

[5] 溲注:此謂小便失禁。

[6] 脈大無倫:脉象洪大而無序。

[7] 酒且内:謂飲酒後行房事。酒,名詞活用作動詞。

[8] 氣海:任脉穴位名,位于腹正中綫臍下一寸五分處。

[9] 頃之:不久。之,語氣助詞,凑足音節。

[10] 甦:"蘇"的異體字。蘇醒。

[11] 百:《格致餘論》作"日"。是。

[12] 仍:再。　防風通聖:即防風通聖散。劉完素所制,能清解熱毒、解表通裏。

[13] 内觀:猶"内視",謂排除雜念。

[14] 疽(jū):癰疽。

[15] 右寸:右手寸脉,爲肺脉的診脉部位。　弦滑:相間脉象,此處主痰飲病。

[16] 辟:通"譬"。　滴水之器:又名水滴。古代文具名,儲水以供磨墨用。

[17] 衣裾(jū):衣服的大襟。

筆記欄

［18］喻：曉喻。

［19］皮工之法：製革工匠的方法。皮匠以五倍子浸水鞣製生皮，使其性柔。

［20］五倍子：收澀藥。朱氏以五倍子煎湯浸洗脱垂的子宮，使之收縮。　濯(zhuó)：洗滌。

［21］皺：皺縮。

［22］癩：惡疾，指麻風病。

［23］惻然：悲傷貌。

［24］庶幾：或許。

［25］四物湯：方劑名。由熟地、白芍、當歸、川芎四味藥組成，能補血、和氣、調經。

翁之爲醫，皆此類也。蓋其遇病施治，不膠於古方[1]，而所療則中；然於諸家方論，則靡所不通。他人靳靳守古[2]，翁則操縱取捨[3]，而卒與古合。一時學者咸聲隨影附[4]，翁教之亹亹忘疲[5]。

翁春秋既高[6]，乃狥張翼等所請[7]，而著《格致餘論》《局方發揮》《傷寒辨疑》《本草衍義補遺》《外科精要新論》諸書，學者多誦習而取則焉[8]。

翁簡慤貞良[9]，剛嚴介特[10]；執心以正，立身以誠；而孝友之行[11]，實本乎天質。奉時祀也[12]，訂其禮文而敬泣之[13]。事母夫人也，時其節宣以忠養之[14]。寧歉於己，而必致豐於兄弟；寧薄於己子，而必施厚於兄弟之子。非其友不友[15]，非其道不道。好論古今得失，慨然有天下之憂。世之名公卿多折節下之[16]，翁爲直陳治道，無所顧忌。然但語及榮利事，則拂衣而起[17]。與人交，一以三綱五紀爲去就[18]。嘗曰：天下有道，則行有枝葉；天下無道，則辭有枝葉[19]。夫行，本也；辭，從而生者也。苟見枝葉之辭，去本而末是務[20]，輒怒溢顏面，若將浼焉[21]。翁之卓卓如是[22]，則醫特一事而已。然翁講學行事之大方[23]，已具吾友宋太史濂所爲翁墓誌[24]，茲故不録，而竊録其醫之可傳者爲翁傳，庶使後之君子得以互考焉。

［1］膠：拘泥。

［2］靳(jìn)靳：固執貌。

［3］操縱取捨：這裏比喻治療靈活多變，運用自如。

［4］聲隨影附：像回聲一樣跟隨，像影子一樣依附。聲、影，名詞活用作狀語。

［5］亹(wěi)亹：勤勉不倦貌。

［6］春秋：指年齡。

［7］狥：《四部叢刊》作“詢”。“狥”“詢”均爲“徇”的訛字。依從。

［8］焉：于之。兼詞。

［9］簡慤(què)貞良：簡樸、誠摯、堅貞、善良。

［10］介特：介立特行。謂行爲耿直清高，不隨波逐流。

［11］孝友：孝順父母，友愛兄弟。《詩經·小雅·六月》毛傳：“善父母爲孝，善兄弟爲友。”

［12］時祀：四時的祭祀。

［13］禮文：舉行祭祀的禮節儀制。　泣：原作“莅”，據《四部叢刊》本改。

［14］時其節宣：謂按時調節生活起居，使勞逸有常，氣血宣通。後常以“節宣”指養生之道。

［15］非其友不友：不是志同道合的朋友不結交。語見《孟子·公孫丑上》：“伯夷非其君不事，非其友不友。”後“友”，名詞活用作動詞。

［16］折節：降低身份。　下：下問。　折節下之：此指公卿屈身向丹溪翁請教。

［17］拂衣：猶“拂袖”，表示憤怒。

［18］三綱五紀：即三綱五常，封建社會的道德標準。三綱，指君臣、父子、夫婦。五常，指仁、義、禮、智、信。　去就：此謂斷交或親近。

［19］“天下有道”四句：天下行正道，人們的行爲好像依樹幹而生的枝葉那樣有美德；天下無道時，人們的談吐言辭猶如無本的枝葉那樣虛有其表。語見《禮記·表記》。

［20］末是務：即“務末”。追求枝節。賓語前置。

[21] 浼(měi)：玷污。

　　[22] 卓卓：超群獨立貌。

　　[23] 大方：大略。

　　[24] 宋太史：宋濂，曾任編修《元史》的總裁，故稱"宋太史"，生平與丹溪友善，見本書《贈賈思誠序》。墓誌：放在墓中刻有死者傳記的石刻。這裏指宋濂所撰《故丹溪先生朱公石表辭》。

　　論曰[1]：昔漢嚴君平，博學無不通[2]，賣卜成都。人有邪惡非正之問，則依蓍龜爲陳其利害[3]。與人子言，依於孝；與人弟言，依於順；與人臣言，依於忠。史稱其風聲氣節[4]，足以激貪而厲俗[5]。翁在婺得道學之源委[6]，而混迹於醫[7]。或以醫來見者，未嘗不以葆精毓神開其心[8]。至於一語一默，一出一處[9]，凡有關於倫理者，尤諄諄訓誨，使人奮迅感慨激厲之不暇[10]。左丘明有云："仁人之言，其利溥哉[11]！"信矣。若翁者，殆古所謂直諒多聞之益友[12]，又可以醫師少之哉[13]？

　　[1] 論：附在史傳後面的評語，又稱"史論"。

　　[2] 嚴君平：本姓莊，名遵，字君平，蜀郡(今成都)人，西漢隱士。在成都賣卜，日得百錢即閉門讀《老子》，以忠孝仁義教人，終生不仕。班固在《漢書·王貢兩龔鮑傳》中記述莊遵之事時因避東漢明帝劉莊的諱，以"嚴"代"莊"。

　　[3] 蓍(shī)龜：蓍草和龜甲，古代以此占卜。　利害：偏義于"害"。危害。

　　[4] 史：史書。這裏指《漢書》。　風聲：風采聲望。　氣節：志氣節操。

　　[5] 激貪而厲俗：抑制貪婪之風，勸勉良好世俗。厲，"勵"的古字。

　　[6] 道學：指理學。　源委：本指水的發源和聚集之處，引申爲事情的本末。

　　[7] 混迹：猶言"置身"。

　　[8] 葆精毓(yù)神：保全養育精神。葆，通"保"。毓，養育。

　　[9] "一語"八字：或開口發言，或閉口不語，或出仕任職，或隱退居家。語本《周易·繫辭上》："君子之道，或出或處，或默或語。二人同心，其利斷金。同心之言，其臭如蘭。"　一：或。

　　[10] 奮迅：精神振奮，行動迅速。　感慨：本指有所感觸而慨嘆。這裏形容因受到開導而情緒高漲。激厲：同"激勵"。受到激發而振作。厲，"勵"的古字。勸勉。　不暇：本指沒有空閒，這裏形容迫不及待的心情。

　　[11] "仁人之言"二句：語見《左傳·昭公三年》。溥(pǔ)，廣大。仁德之人的教誨，它的益處廣大呀！

　　[12] 直諒多聞之益友：語本《論語·季氏》："益者三友……友直，友諒，友多聞，益矣。"諒，誠信。

　　[13] 少：輕視。

思政元素

一代名醫朱丹溪

　　朱丹溪30多歲始學醫，後來成爲一代名醫，其原因值得我們深思。丹溪從小就有豐厚的古代文化基礎，又精通理學，學醫時"窮晝夜是習"，後又奔走各地尋訪名師，遇挫折反而"求見愈篤"，可見丹溪在學習上勤奮刻苦，又意志堅定，虛心求教，遂對諸家方論"靡所不通"，打下了堅實的中醫理論基礎。同時丹溪善于吸收各家之長，勇于創新，創立了養陰學派，成爲金元四大家之一。丹溪又是一個道德楷模，具有家國情懷和高尚的醫德。他"好論古今得失"，"有天下之憂"，與名公卿直陳治國之道。他盡孝，按時祭祀祖先，孝順母親，又友愛兄弟，以三綱五常作爲交友的標準。對待貧困病人，他"見之惻然"，"自具藥療之"；對待學生，他"教之亹亹忘疲"。朱丹溪是我們學習的楷模。

複習思考題

課文回顧

1. 詞語注釋

諱（震亨）　（拜）焉　益（聞）　（猶）仕　向（所習）　一（於醫）　鮮（克）　（鮮）克（知之）　治裝　叩（之）　旁（通）　褊（甚）　（愈）篤　進（之）　北面　一（斷）　渙焉　良（驗）　聲聞　消息　徒（守）　尋（其指歸）　輻湊　（得）諸　班班　滯下（無）倫　（酒且）内　右寸　滴水之器　少選　庶幾　亹亹　春秋　簡愨貞良　剛嚴介特　節宣　折節　拂衣　（若將）浼　卓卓　源委　毓（神）　一（語）　溥（哉）　（直）諒　少（之）

2. 句子今譯

（1）羅遇翁亦甚懽，即授以劉、張、李諸書，爲之敷揚三家之旨，而一斷於經，且曰：“盡去而舊學，非是也。”翁聞其言，渙焉無少凝滯於胸臆。

（2）鄉之諸醫泥陳、裴之學者，聞翁言，即大驚而笑且排，獨文懿喜曰：“吾疾其遂瘳矣乎！”文懿得末疾，醫不能療者十餘年，翁以其法治之，良驗。

（3）蓋其遇病施治，不膠於古方，而所療則中；然於諸家方論，則靡所不通。他人靳靳守古，翁則操縱取捨，而卒與古合。一時學者咸聲隨影附，翁教之亹亹忘疲。

（4）事母夫人也，時其節宣以忠養之。寧歉於己，而必致豐於兄弟；寧薄於己子，而必施厚於兄弟之子。非其友不友，非其道不道。好論古今得失，慨然有天下之憂。

（5）嘗曰：天下有道，則行有枝葉；天下無道，則辭有枝葉。夫行，本也；辭，從而生者也。苟見枝葉之辭，去本而末是務，輒怒溢顏面，若將浼焉。

（6）左丘明有云：“仁人之言，其利溥哉！”信矣。若翁者，殆古所謂直諒多聞之益友，又可以醫師少之哉？

3. 文意理解

（1）朱丹溪弃儒學醫的緣由是什麽？

（2）朱丹溪反對《太平惠民和劑局方》的理由是什麽？

（3）朱丹溪的“相火論”及“陽有餘陰不足論”産生的依據是什麽？

課外閲讀

素問載道之書也詞簡而義深去古漸遠衍文錯簡仍或有之故非吾儒不能讀學者以易心求之宜其茫若望洋淡如嚼蠟遂直以爲古書不宜於今厭而棄之相率以爲局方之學間有讀者又以濟其方技漫不之省醫道隱晦職此之由可嘅也震亨三十歲時因母之患脾疼衆工束手由是有志於醫遂取素問讀之三年似有所得又二年母氏之疾以藥而安因追念先子之内傷伯考之瞀悶叔考之鼻衄幼弟之腿痛室人之積痰一皆殁於藥之誤也心膽摧裂痛不可追然猶慮學之未明至四十歲復取而讀之顧以質鈍遂朝夕鑽研缺其所可疑通其所可通又四年而得羅太無諱知悌者爲之師因見河間戴人東垣海藏諸書始悟濕熱相火爲病甚多又知醫之爲書非素問無以立論非本草無以主方有方無論無以識病有論無方何以模仿夫假説問答仲景之書也而詳於外感明著性味東垣之書也而詳於内傷醫之爲書至是始備醫之爲道至是始明由是不能不致疑於局方也局方流行自宋迄今閭間南北翕然而成俗豈無其故哉徐而思之濕熱相火自王太僕注文已成湮没至張李諸老始有發明人之一身陰不足而陽有餘雖諄諄然見於素問而諸老猶未表章是宜局方之盛行也震亨不揣蕪陋陳於編册并述金匱之治法以證局方之未備間以己意附之於後古人以醫爲吾儒格物致知一事故目其篇曰格致餘論未知其果是否耶後之君子幸改而正諸（朱震亨《格致餘論·序》）

要求：

1. 爲上文斷句。

2. 查字典，注釋文中加點詞語。

3. 今譯文中劃綫句子。

4. 文意理解

（1）分析《局方》盛行的原因？

（2）簡述丹溪學醫的過程及羅知悌對丹溪的影響。

（陳紅梅）

六、東垣老人傳

東垣老人
傳 PPT

學習目標

1. 知識目標　掌握課文的重點字詞、三個文句的今譯。

2. 能力目標　通過閱讀分析，瞭解李杲的生平，熟悉其學術傳承的軌迹，瞭解金元時期疫病的流行狀況。

3. 情感目標　通過學習文選，瞭解李杲爲人嚴謹，尚仁樂施，忠信篤敬，深研醫道而非爲覓錢，重視傳授而不謀名利的高尚品質，産生景仰古代名醫典範的心願。

【導學】　本文選自明代李濂《醫史》卷五，據《續修四庫全書》上海古籍出版社 2002 年影印明刊本排印。本文作者硯堅，即硯彌堅，一名賢，字伯固，應城（今屬湖北）人。元初名士，被招北上，定居真定，以授徒爲業，後任真定教授。元初爲國子監司業，不久以病辭官還鄉。其學問淳正，文章質樸，爲人清苦持重，士人嘆服。著有《鄖城集》。

本文着重記述了李杲（1180—1251）爲人嚴謹，尚仁樂施，重視醫道，品學兼優的一生。他出身富豪，而忠信篤敬；深研醫道，而非爲覓錢；重視傳授，而不謀名利。全篇行文簡潔而生動，突出了李杲作爲醫家的優秀品質，而對其醫學成就及治法上的明效大驗則一筆帶過，在醫家傳記文中可謂別具一格。

東垣老人李君，諱杲，字明之。其先世居真定[1]，富於金財。大定初[2]，校籍真定河間[3]，戶冠兩路[4]。君之幼也，異於群兒；及長，忠信篤敬，慎交游，與人相接，無戲言。衢間衆人以爲懽洽處[5]，足跡未嘗到，蓋天性然也。朋儕頗疾之[6]，密議一席，使妓戲狎[7]，或引其衣，即怒罵，解衣焚之。由鄉豪接待國使[8]，府尹聞其妙齡有守也[9]，諷妓强之酒[10]，不得辭，稍飲，遂大吐而出。其自愛如此。受《論語》《孟子》於王内翰從之[11]，受《春秋》于馮内翰叔獻。宅有隙地，建書院，延待儒士。或不給者[12]，盡周之[13]。泰和中[14]，歲饑，民多流亡，君極力賑救，全活者甚衆。

[1] 真定：今河北正定。

[2] 大定：金世宗完顏雍的年號（1161—1189）。

[3] 校籍：查核戶籍。　河間：今屬河北。

[4] 戶冠兩路：指李家（財富）居真定、河間兩個地區之首。冠，名詞用作動詞。路，宋元時代的地方行政區域名。宋時的路，猶明清時的省；元時的路，猶明清時的府。

[5] 衢（qú）：四通八達的道路，這裏指坊間。　懽洽處：歡樂愜意的地方。

[6] 疾：嫉妒。

[7] 戲狎（xiá）：調戲。狎，親昵而不莊重。

筆記欄

［8］國使：國家派出的使節，這裏指南宋派去的使者。

［9］守：操守。

［10］諷：用委婉的語言暗示。　強之酒：強勸李杲飲酒。酒，飲酒，名詞用作動詞。

［11］內翰：翰林的別稱。

［12］不給（jǐ）：生活不充裕。

［13］周：通"賙"，周濟。

［14］泰和：金章宗完顏璟的年號（1201—1208）。

　　母王氏寢疾[1]，命里中數醫拯之，溫涼寒熱，其説異同[2]，百藥備嘗，以水濟水[3]，竟莫知爲何證而斃。君痛悼不知醫而失其親，有願曰："若遇良醫，當力學以志吾過[4]。"聞易水潔古老人張君元素，醫名天下，捐金帛詣之[5]。學數年，盡得其法。進納得官[6]，監濟源税[7]。彼中民感時行疫厲，俗呼爲大頭天行[8]。醫工遍閲方書，無與對證者；出己見，妄下之，不效；復下之，比比至死[9]。醫不以爲過，病家不以爲非。君獨惻然於心，廢寢食，循流討源，察標求本，製一方，與服之，乃效。特壽之于木[10]，刻揭於且耳聚集之地[11]，用之者無不效；時以爲仙人所傳，而鑿之于石碣[12]。

普濟消毒飲

［1］寢疾：臥病不起。

［2］異同：不同。偏義複詞，義偏指"異"。

［3］以水濟水：在水中再加水。比喻于事無補。《左傳·昭公二十年》："若以水濟水，誰能食之？"

［4］志：通"識"，記住。

［5］捐金帛詣之：謂李杲花費很多錢財拜張元素爲師。　捐，花費。

［6］納：指"納粟"。宋元富者可向官府交納錢糧而買到官職。

［7］監：主管。　濟源：地名，今屬河南。

［8］大頭天行：病名，又稱大頭瘟、大頭風、大頭傷寒。是感受風溫時毒，邪氣侵入三陰經絡，以頭面紅腫、咽喉不利爲主症的疾病。天行，亦稱時行、時氣，即流行病。

［9］比比：一個接着一個，連續不斷。

［10］壽：長久，指使之永久保存。使動用法。

［11］刻揭：刻印公布。

［12］鑿（zàn）：鑿刻。　石碣（jié）：圓頂的石碑。

　　君初不以醫爲名，人亦不知君之深於醫也。君避兵汴梁[1]，遂以醫游公卿間[2]，其明效大驗，具載別書[3]。壬辰北渡[4]，寓東平[5]，至甲辰還鄉里[6]。一日，謂友人周都運德父曰："吾老，欲道傳後世[7]，艱其人奈何[8]？"德父曰："廉臺羅天益謙父[9]，性行敦樸，嘗恨所業未精，有志於學，君欲傳道，斯人其可也。"他日，偕往拜之。君一見曰："汝來學覓錢醫人乎，學傳道醫人乎？"謙父曰："亦傳道耳[10]。"遂就學，日用飲食，仰給於君。學三年，嘉其久而不倦也，予之白金二十兩[11]，曰："吾知汝活計甚難[12]，恐汝動心，半途而止，可以此給妻子。"謙父力辭不受。君曰："吾大者不惜，何吝乎細？汝勿復辭。"君所期者可知矣。臨終，平日所著書檢勘卷帙[13]，以類相從，列于几前，囑謙父曰："此書付汝，非爲李明之、羅謙父，蓋爲天下後世，慎勿湮没，推而行之。"得年七十有二，實辛亥二月二十五日也[14]。君殁，迨今十有七年，謙父言猶在耳，念之益新。噫嘻！君之學，知所託矣。

［1］汴梁：今河南開封。金宣宗完顏珣爲避元軍，自燕京遷都于此。

［2］游：交往。

［3］別書：指《元史·李杲傳》等。

［4］壬辰：金哀宗開興元年（1232）。這年元兵南下，大舉攻金，圍困汴梁，李杲從汴梁逃出，北渡黃河。

［5］東平：今屬山東。

［6］甲辰：指南宋理宗淳祐四年（1244）。

[7] 道傳:據下文,似作"傳道"。

[8] 艱:難尋。

[9] 廉臺:廉州,今河北藁城。 羅天益:字謙父,或作謙甫,元代醫家。盡得李杲之傳,後任太醫。

[10] 亦:祇是。

[11] 白金:即白銀。

[12] 活計:生計,謀生的手段。這裏指家庭的生活。

[13] 檢勘卷帙(zhì):清檢校勘後,整理成一函一函的書。帙,書套。

[14] 實:當爲"時",同音而誤。 辛亥:指元憲宗元年(1251)。

複習思考題

課文回顧

1. 詞語注釋

疾(之) 戲狎 (妙齡有)守 諷(妓)强之酒 (或不)給 周(之) 志(吾過) 捐(金帛)詣(之) 監(濟源稅) 壽(之於木) 刻揭 游(公卿間) 艱(其人)

2. 句子今譯

(1) 君之幼也,異於群兒;及長,忠信篤敬,慎交游,與人相接,無戲言。衢間衆人以爲懽洽處,足跡未嘗到,蓋天性然也。

(2) 母王氏寢疾,命里中數醫拯之,温涼寒熱,其説異同,百藥備嘗,以水濟水,竟莫知爲何證而斃。

(3) 君一見曰:"汝來學覓錢醫人乎,學傳道醫人乎?"謙父曰:"亦傳道耳。"遂就學,日用飲食,仰給於君。

3. 文意理解

(1) 概述李杲收徒經過,説説對當下的啓示。

(2) 全文從哪些方面贊揚了東垣老人的優秀品質及高尚醫德?

課外閱讀

黃帝著内經其憂天下後世可謂厚且至矣秦越人述難經以證之傷寒爲病最大仲景廣而論之爲萬世法至於内傷脾胃之病諸書雖有其説略而未詳我東垣先生作内外傷辨脾胃論以補之先生嘗閲内經所論四時皆以養胃氣爲本宗氣之道内穀爲寶蓋飲食入胃游溢精氣上輸於脾脾氣散精上歸於肺冲和百脉頤養神明利關節通九竅滋志意者也或因飲食失節起居不時妄作勞役及喜怒悲愉傷胃之元氣使營運之氣减削不能輸精皮毛經絡故諸邪乘虚而入則疢動於體而成痼疾致真氣蕭然而内消也病之所起初受熱中心火乘脾末傳寒中腎水反來侮土乃立初中末三治及君臣佐使之製經禁病禁時禁之則使學者知此病用此藥因心會通溯流得源遠溯軒岐吻合無間善乎魯齋先生之言曰東垣先生之學醫之王道也觀此書則可見矣至元丙子三月上巳日門生羅天益謹序(元·羅天益《脾胃論·後序》)

要求:

1. 爲上文斷句。

2. 注釋文中加點詞語。

3. 今譯文中劃綫句子。

4. 文意理解 根據羅天益的敍述,分析脾胃失調造成人體患病的原因。

(張净秋)

筆記欄

李時珍
傳PPT

七、李時珍傳

📖 學習目標

1. 知識目標　掌握課文的重點字詞、四個文句的今譯。

2. 能力目標　通過閱讀分析,深入領會李時珍編著《本草綱目》的原因、目的,瞭解《本草綱目》概況。

3. 情感目標　通過學習文選,瞭解李時珍以解救百姓疾苦爲己任,親身嘗試藥物性味與功效,救治百姓疾病,撰寫中藥百科全書式巨著《本草綱目》的大醫情懷,産生景仰古代名醫典範的心願。

【導學】　本文選自《白茅堂集》第三十八卷,據《四庫全書存目叢書》齊魯書社1997年本排印。作者顧景星(1621—1687),字赤方,號黃公,清代蘄州(今湖北蘄春)人。平生著述甚多,有《讀史集論》《南渡集》《來耕集》等,今存《白茅堂集》四十六卷。李時珍曾與其曾祖父顧闕交游。

李時珍(1518—1593)是明代偉大的醫藥學家,對醫藥學的發展做出了重大貢獻。作爲李時珍的同鄉與後輩,顧景星采用李氏遺表,兼補自己所聞,爲李氏作傳。簡述李時珍生平,盛贊其高尚品德,説明其編著《本草綱目》的目的概況,反映其嚴謹的治學態度及《本草綱目》的輝煌成就。

李時珍,字東璧,祖某,父言聞[1],世孝友,以醫爲業。時珍生,白鹿入室,紫芝産庭,幼以神仙自命。年十四,補諸生[2],三試於鄉,不售[3]。讀書十年,不出户庭。博學,無所弗瞡[4],善醫,即以醫自居。富順王嬖庶孽[5],欲廢適子[6],會適子疾,時珍進藥,曰附子和氣湯。王感悟,立適。楚王聞之[7],聘爲奉祠[8],掌良醫所事[9]。世子暴厥[10],立活之。薦於朝,授太醫院判[11]。一歲告歸[12],著《本草綱目》。

[1] 言聞:李時珍父名言聞,字子郁,號月池,明代醫學家。著有《四診發明》八卷,時珍撮其精華,撰成《瀕湖脉學》。

[2] 補諸生:考取秀才。諸生,明清時指已考取府、州、縣學的各類生員。

[3] 三試于鄉,不售:三次在鄉試中落榜。明清科舉制度規定,每三年在省城舉行一次鄉試,選拔優秀生員應試,録取者稱爲舉人。

[4] 瞡(guī):看。此指閲讀。

[5] 富順王:此指第一代富順王朱厚焜。　嬖:喜愛。　庶孽:妃妾所生之子。

[6] 適子:指正妻所生之子,後寫作"嫡子"。

[7] 楚王:此指朱元璋第六子朱楨的後代朱英熾。

[8] 奉祠:即奉祠正。明代王府中管理宗廟祭祀的官員,正八品。

[9] 良醫所:王府内的醫療機構。

[10] 世子:王侯正妻所生長子。

[11] 太醫院判:明代太醫院的副主管。

[12] 告歸:官吏告假回鄉。此指辭官歸鄉。告,請求。

年七十六,預定死期,爲遺表[1],授其子建元。其略曰:"臣幼苦羸疾,長成鈍椎[2]。惟耽嗜典籍[3],奮切編摩[4],纂述諸家[5],心殫鰲定[6]。伏念本草一書[7],關係頗重,謬誤實多,竊加訂正,歷歲三十,功始成就。

[1] 遺表:臣子生前寫好死後上奏皇帝的章表。

　　[2] 鈍椎(chuí):喻愚笨。自謙之詞。

　　[3] 耽嗜:特別愛好。

　　[4] 奮切編摩:振奮精神深入整理研究。切,深切。摩,研究。

　　[5] 纂述:編集闡述。

　　[6] 心殫釐定:盡心訂正。殫,盡。釐定,整理改定。釐,"厘"的异體字。

　　[7] 伏念:猶"伏惟"。古時下對上陳述時,對自己的想法、做法,常前加"伏""竊""愚"等以表謙敬。

　　自炎皇辨百穀[1],嘗衆草,分氣味之良毒;軒轅師岐伯[2],遵伯高,剖經絡之本標[3],爰有《神農本草》三卷[4]。梁陶弘景益以注釋,爲藥三百六十五[5]。唐高宗命李勣重修,長史蘇恭表請增藥一百一十四[6]。宋太祖命劉翰詳較[7]。仁宗再詔補註,增藥一百[8]。唐慎微合爲《證類》[9],修補諸本,自是指爲全書。

　　[1] 炎皇:指神農氏。

　　[2] 軒轅:即黄帝。《史記·五帝本紀》:"黄帝姓公孫,名軒轅。"

　　[3] 經脉:經脉和絡脉的總稱。　本標:此指經絡的起點與終點。

　　[4] 爰:于是。

　　[5] "梁陶弘景"二句:指南朝齊梁時期的醫藥學家陶弘景整理注釋《神農本草經》,又增補魏晋間名醫所用新藥 365 種,成《神農本草經集注》七卷。

　　[6] "唐高宗"二句:指唐高宗李治命李勣、蘇恭主持編寫《新修本草》。李勣,即唐初大將徐世勣,字懋功,因創建唐王朝有功,封爲英國公,賜姓李,又避太宗李世民諱,故名李勣。蘇恭,即蘇敬,唐代藥學家,向皇帝呈報奏章,請求編寫《新修本草》。宋時避趙匡胤祖父諱,改稱蘇恭。

　　[7] "宋太祖"句:指宋太祖命劉翰與馬志等,將《新修本草》與《蜀本草》(後蜀韓保昇著)校訂成《開寶新詳定本草》。較,通"校"。校訂。

　　[8] "仁宗"二句:指宋仁宗命掌禹錫、林億、蘇頌等人,在校正醫書局内校訂《開寶本草》,新修成《嘉祐補注神農本草》。

　　[9] "唐慎微"句:指蜀中醫生唐慎微廣泛收集醫藥經史等諸書中有關本草資料,集成《經史證類備急本草》。

　　夷考其間[1],瑕疵不少。有當析而混者,葳蕤、女萎,二物并入一條;有當併而析者,南星、虎掌,一物分爲二種。生薑、薯蕷[2],菜也,而列草品;檳榔、龍眼,果也,而列木部。八穀,生民之天,不能辨其種類[3];三菘[4],日用之蔬,罔克灼其質名[5]。黑豆、赤菽,大小同條[6];硝石、芒硝,水火混注[7]。蘭花爲蘭草,卷丹爲百合,寇氏《衍義》之舛謬[8];黄精即鉤吻,旋花即山薑,陶氏《別録》之差譌[9]。酸漿、苦耽,草菜重出,掌氏之不審[10];天花、栝樓,兩處圖形,蘇氏之欠明[11]。五倍子,䗪蟲窠也[12],認爲木實;大蘋草,田字草也,指爲浮萍。似兹之類,不可枚舉。

　　[1] 夷:句首語氣詞。

　　[2] 薯蕷:即山藥。

　　[3] "八穀"三句:指陶弘景《神農本草經集注》中以黍、稷、稻、粱、禾、麻、菽、麥爲八穀,并言"此八穀也,俗猶莫能辨證"。天,此指人們賴以生存的食物。

　　[4] 三菘:牛肚菘、白菘和紫菘。

　　[5] "罔克"句:不能彰顯它的實物和名稱。灼,彰顯。

　　[6] "黑豆"二句:指《神農本草經》將黑大豆與赤小豆都列入大豆一條。

　　[7] "硝石"二句:李時珍認爲硝石爲火硝,芒硝爲水硝,不可混淆。

　　[8] 寇氏《衍義》:指宋藥物學家寇宗奭(shì)所著《本草衍義》。

　　[9] 陶氏《別録》:指陶弘景所集《名醫別録》。　譌:"訛"的异體字。

　　[10] 酸漿、苦耽:酸漿原作"歐漿",苦耽原作"苦膽",據金陵本《本草綱目》卷十六"酸漿"條改。兩者

經絡

爲同種植物。　掌氏:宋藥物學家掌禹錫,其主持修訂的《嘉祐本草》中,草部列酸漿,菜部又列苦耽。

[11] 蘇氏:宋藥物學家蘇頌,其編寫的《圖經本草》中,將天花、栝樓畫作兩幅圖。天花粉爲栝樓的根。

[12] 㭘(bèi)蟲:即五倍子蚜。五倍子是五倍子蚜寄生在鹽膚木上形成的蟲癭,其形似㮊,舊本草中誤認爲是鹽膚木的果實。

　　臣不揣愚陋[1],僭肆刪述[2],複者芟[3],缺者補。如磨刀水、潦水、桑柴火、艾火、鎖陽、山奈、土茯苓、番木鱉、金枯[4]、樟腦、蝎虎、狗蠅、白蠟、水蛇、狗寶,今方所用,而古本則無;三七、地羅、九仙子、竈竈香[5]、豬腰子、句金皮之類[6],方物土苴[7],而稗官不載[8]。舊藥一千五百一十八,今增三百七十四。分一十六部,五十二卷。正名爲綱,附釋爲目,次以集解、辨疑、正誤,詳其出產、氣味、主治。上自墳典[9],下至稗記,凡有攸關,靡不收掇[10]。雖命醫書,實賷物理[11]。伏願皇帝陛下,特詔儒臣補著,成昭代之典[12],臣不與草木同朽。"

[1] 揣(chuǎi):估量。

[2] 僭(jiàn):超越本分。

[3] 芟(shān):刪除。

[4] 金枯:疑爲金柑。《本草綱目》"金橘"條下,引韓彥直《橘譜》,言金橘一名金柑。此條古本所無,時珍新增。

[5] 竈竈:即"蜘蛛",聯綿詞。

[6] 句:"勾"的古字。

[7] 方物:土產。　土苴(zhǎ):猶"土芥"。比喻微賤之物。

[8] 稗(bài)官:原指收集民間街談巷議和傳說的小官。小說家出于稗官,後因稱野史小說爲稗官。此義爲後者。下文"稗記"義同。

[9] 墳典:三墳五典。傳說遠古時代三皇五帝的書。

[10] 掇(duō):收録。

[11] 賷:"賾"的異體字。　物理:事物的道理。

[12] 昭代:政治清明的時代。用以稱頌本朝。

　　萬曆中[1],敕中外獻書,建元以遺表進,命禮部謄寫[2],發兩京、各省布政刊行[3]。
　　晚年,自號瀕湖山人[4]。又著《薖所館詩》《醫案》《脈訣》《五藏圖論》《三焦客難》《命門考》《詩話》[5]。以子建中貴,封文林郎。
　　顧景星曰:余兒時聞先生軼事,孝友,饒隱德[6],晚從余曾大父游[7],讀書以日出入爲期,夜即端坐,其以神仙自命,豈偶然與? 詩文他集失傳,惟《本草綱目》行世。蒐羅百氏[8],採訪四方,始於嘉靖壬子[9],終于萬曆戊寅[10],凡二十八年而書成。舊本附方二千九百三十五,增[八]千一百六十一[11]。

[1] 萬曆:明神宗朱翊鈞的年號(1573—1620)。

[2] 禮部:古代中央官署名,爲六部之一,主管禮樂、祭祀及學校科舉等政令的機構。

[3] 兩京:北京和南京。　布政:即布政司。明代省級行政機構。

[4] 瀕湖山人:李時珍家鄉蘄春瓦屑壩有雨湖,故取以爲號。

[5] "薖(kē)所館"句:李時珍的居室名薖所館。其所著述除《本草綱目》《瀕湖脉學》《奇經八脉考》外,均失傳。脈,"脉"的異體字。

[6] 饒:富有。　隱德:指施德于人而不爲人所知。

[7] 曾大父:曾祖父。大父,祖父。

[8] 蒐羅:收集。蒐,"搜"的異體字。　氏,原作"世",據金陵本《本草綱目》王世貞序改。

[9] 嘉靖壬子:即嘉靖三十一年(1552)。

[10] 萬曆戊寅:即萬曆六年(1578)。

[11] 八:原脱,據丹波元簡《醫籍考》卷十一"李氏時珍本草綱目"條補。

贊曰:李公份份[1],樂道遺榮[2];下學上達[3],以師古人;既智且仁,道熟以成[4];遐以媲之[5]?景純通明[6]。

[1] 份份(bīn):即"彬彬"。文雅有禮貌。份,"彬"的古字。
[2] 樂道:指喜歡醫道。　遺榮:抛弃榮華。
[3] 下學上達:謂下學普通知識,上通深奧道理。語本《論語·憲問》。
[4] 道熟:指醫道精深純熟。
[5] 遐:通"何"。　媲(pì):匹配。
[6] 景純:西晋學者郭璞,字景純,博學多聞,注《爾雅》《方言》《山海經》等。　通明:陶弘景的字。

複習思考題

課文回顧

1. 詞語注釋

(不)售　(無所弗)睨　嬖(庶孽)　(一歲)告歸　耽(嗜典籍)　(心)殫　伏念(本草一書)　爰(有)　(劉翰詳)較　夷(考其間)　(生民之)天　灼(其質名)　(赤)菽　差謬　(臣不)揣　僭(肆删述)　(複者)芟　方物土苴　稗官　墳典　稗記　靡(不收)掇　(實)賷　饒(隱德)　蒐羅

2. 句子今譯

(1) 臣幼苦羸疾,長成鈍椎。惟耽嗜典籍,奮切編摩,纂述諸家,心殫鳌定。

(2) 自炎皇辨百榖,嘗衆草,分氣味之良毒;軒轅師岐伯,遵伯高,剖經絡之本標,爰有《神農本草》三卷。

(3) 八榖,生民之天,不能辨其種類;三菽,日用之蔬,罔克灼其質名。

(4) 贊曰:李公份份,樂道遺榮;下學上達,以師古人;既智且仁,道熟以成;遐以媲之?景純通明。

3. 文意理解

(1) "自是指爲全書"句中,"全書"指的是哪本書? 指爲全書的原因是什麽?

(2) "雖命醫書,實賷物理",李時珍爲何這樣説?

(3) 李時珍在《本草綱目》中仔細辨析藥物,表現了他嚴謹的專業態度與治學精神,結合課文舉例説明。

課外閱讀

余凤爲痰罿作楚近復滋甚時檢軒岐家言以自衛得楚名醫李時珍氏所輯本草綱目輒側弁其間大抵與蘇頌圖經唐慎微證類相表裏而采摭名實引據征驗不啻倍之所增藥三百七十餘種皆近世所習用而確乎有明效者其用心亦勤矣醫家者流得此書而存之庶幾可無誤乎間以質之藩枭諸大夫俱云甚善而頗訝其字畫之漫漶者多也圖更鎪之<u>於是搜積貯之所奇者悉付剞劂氏而諸大夫亦以多寡佐其不足</u>蓋六閲月而工竣既成恢復肆覽焉較前倍覺爽目……癸卯孟秋之朔巡撫江西督察院右副都御史古沭郡夏良心撰(明·夏良心《本草綱目·重刻本草綱目序》)

要求:

1. 爲上文斷句。

2. 注釋文中加點詞語。

3. 今譯文中劃綫句子。

4. 文意理解　由夏良心重刻的《本草綱目》世稱"江西本",説説得名的原因。

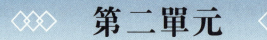

醫 籍 序 跋

概　述

　　"序"有自序和他序之分。自序是作者爲自己的書籍所作的序言,他序是他人爲書籍所作的序言。序言主要説明書籍編著或出版的原因、過程,介紹成書的編次體例、書籍的價值和意義,以及作者的希望與期許等,行文上以説明、介紹爲主。也有序言是對整個作品進行評論或對某些問題進行闡發,行文上以闡發、議論爲主。一部著作的自序通常祇有一序,而他序往往比較複雜,可有多篇。他序多是作者的師友所作,或是請當時有較高身份、地位和聲望之人作序,以期提高自己書籍的影響力,使自己的書籍得以廣泛長久地流傳。如《本草綱目》1578 年成書後,因爲經費的問題一直未能刊行。1590 年,年逾古稀的李時珍帶着五十二卷《本草綱目》,到江蘇太倉,再次找到(1580 年曾拜見王世貞,請其作序)當時的文壇巨匠、刑部尚書王世貞,請他作序。王氏不僅留李時珍做客,還寫下了對《本草綱目》評價極高的序言,因此金陵書商胡承龍決定出版這部書,經過 3 年終于刊刻完成金陵本《本草綱目》。序文之外,若人們還有一些對書籍文章的感慨、評論或補充等内容,便寫成文章附在書末,這就是跋。序跋内容豐富,作用也相當重要。

　　對於古籍來説,除書稿完成時有自序、他序之外,往往還有歷代整理者、刊刻者的序跋。從這些序跋中可以瞭解該書傳承演變的脉絡,包括源自哪些書、有何變化等,藉此把握全書的版本源流和學術淵源,也具有十分重要的價值。

　　由于序跋大多出自文人、學者、名家之手,且多爲精心撰寫之作,所以一般具有以下幾個特點:一是有着豐富的文化内涵和較高的文化價值。如《漢書·藝文志·序》用簡練的文字,概述了先秦兩漢圖書篇籍的播遷情況,可謂先秦兩漢的學術史大綱。二是序跋是作者發表個人思想、主張、見解的園地,故在序跋中可以瞭解作者的性情、風格,甚至可以見到"一家之言"。如《傷寒雜病論·序》重在闡述張仲景對醫藥方技作用的認識及對待醫學的態度。三是側重點的不同使序跋有着不同的風格和内容。如《針灸甲乙經·序》在簡要回顧醫學起源與發展的基礎上,指出已有醫著的不足之處,説明自己抱病著書的原因與目的。王冰《黃帝内經素問注·序》重在闡述傳世版本的缺陷和修訂工作的内容與過程,表達期許與希望。高保衡、林億等《重廣補注黃帝内經素問·序》則簡要叙述了"新校正"所做的具體工作。《類經·序》則重在闡述整理《内經》的必要性、整理的過程和艱辛。四是序跋語言精美凝練,典故、成語恰如其分地運用。如《本草綱目·序》從篇首"望龍光知古劍"到篇尾"味《太玄》如子雲者",巧妙運用大量典故,盛贊李時珍的醫藥成就和貢獻,序文具有鮮明的藝術特色。《温病條辨·叙》通過多個典故與成語,對吳瑭嚴謹的治學精神與醫著的重要價值給予高度贊揚,從多方面勸説其儘快出書。

　　由于序跋的主觀色彩較濃,寫序者又多是作者的師友,因此他序有時會言過其實,帶有誇飾性。相對序來説,跋以説明事務爲主,因而多較爲務實。對于同一本著作,可能有不同時代的序跋,由于作序者所處時代不同,因而對原作者、書籍内容等認識往往帶有時代特點。這樣,不同時代的序跋就可能相互有所差异,也有所補充。因此,歷代學者都很重視對古籍序跋的研讀。

● (王　麗)

文　選

八、《漢書·藝文志》序及方技略

ER-8-1

《漢書·藝文志》序及方技略 PPT

學習目標

1. 知識目標　掌握課文的重點字詞、互備修辭、三個文句的今譯。

2. 能力目標　通過閲讀分析,瞭解周秦漢時期圖書典籍播遷的歷史及西漢收集整理情况,熟悉各類醫藥典籍名録,掌握早期各類醫學典籍的分類、内涵與價值。

3. 情感目標　通過學習文選,瞭解古代學術發展的脉絡,感受中醫學發展的悠久歷史和傳統醫藥文化的深厚底藴。

【導學】本文節選自《漢書·藝文志》,據中華書局 1962 年點校本排印。作者班固(32—92),字孟堅,扶風(今陝西咸陽)人,東漢著名史學家。他繼承父親班彪的遺願,著述《漢書》,記載"起元高祖,終于孝平王莽之誅"共二百餘年的歷史,分十二紀、八表、十志、七十列傳(其中《天文志》和八表由其妹班昭和同郡馬續完成)。《漢書》不僅是我國第一部紀傳體斷代史,也是研究西漢歷史的重要資料。《漢書·藝文志》是據劉向、劉歆父子的《别録》和《七略》編纂而成,是我國第一部史志目録,收書共計 38 種,596 家,13 200 餘卷。

總序概述了周秦漢時期圖書典籍播遷的歷史,是先秦至西漢學術史大綱。《方技略》分醫經、經方、房中和神仙四種,每種先列書目,後概括闡明含義。惜所列書目,今大多亡佚。

ER-8-2

《漢書·藝文志》序及方技略全文朗誦

昔仲尼没而微言絶[1],七十子喪而大義乖[2]。故《春秋》分爲五[3],《詩》分爲四[4],《易》有數家之傳[5]。戰國從衡[6],真僞分争,諸子之言紛然殽亂[7]。至秦患之[8],乃燔滅文章[9],以愚黔首[10]。漢興,改秦之敗[11],大收篇籍,廣開獻書之路。迄孝武世[12],書缺簡脱[13],禮壞樂崩,聖上喟然而稱曰:"朕甚閔焉[14]!"於是建藏書之策[15],置寫書之官,下及諸子傳説,皆充祕府[16]。至成帝時[17],以書頗散亡,使謁者陳農求遺書於天下[18]。詔光禄大夫劉向校經傳、諸子、詩賦[19],步兵校尉任宏校兵書[20],太史令尹咸校數術[21],侍醫李柱國校方技[22]。每一書已,向輒條其篇目[23],撮其指意[24],録而奏之。會向卒,哀帝復使向子侍中奉車都尉歆卒父業[25]。歆於是總羣書而奏其《七略》,故有《輯略》[26],有《六藝略》,有《諸子略》,有《詩賦略》,有《兵書略》,有《術數略》,有《方技略》。今删其要[27],以備篇籍[28]。

[1] 没:通"殁",死亡。　微言:含義深遠精妙的言論。

[2] 七十子:指孔子門下才德出衆的部分學生。傳説孔子門生三千,其中七十二(一説七十七)人最優秀。七十子係舉其成數而言。　大義:謂儒家經典深刻要義。

[3] "春秋"句:傳注《春秋》的有五家,左丘明、公羊高、穀梁赤、鄒氏及夾氏,今存前三家,也稱"春秋三傳",爲《左傳》《公羊傳》《穀梁傳》。

[4] 詩分爲四:即齊、魯、韓、毛四家。齊指齊人轅固生,魯指魯人申培,韓指燕人韓嬰,毛指魯人毛亨

與趙人毛萇(cháng)。今傳世本僅存"毛詩"一家。

[5] "易有"句:據《漢書·六藝略》載,《易經》有施(讎)、孟(喜)、梁丘(賀)等數家傳注,今皆亡佚。

[6] 從衡:同"縱橫",指戰國七雄之間合縱連橫錯綜複雜的政治形勢。

[7] 殽(xiáo)亂:錯雜混亂。

[8] 患:憂慮。

[9] 燔(fán)滅文章:據《史記·秦始皇本紀》載,秦始皇三十四年焚書,"非博士官所職,天下敢有藏《詩》《書》百家語者,悉詣守、尉雜燒之……所不去者,醫藥、卜筮、種樹之書。"燔,焚燒。

[10] 黔首:百姓。

[11] 敗:弊病。

[12] 孝武:即漢武帝劉徹。前140—前87年在位,諡號"孝武皇帝"。顏師古注《漢書》曰:"孝子善述父之志,故漢家之諡,自惠帝以下皆稱孝也。"

[13] 書缺簡脫:文字殘缺,竹簡散脫。

[14] 閔:憂慮。

[15] 建:公布。 策:古代君王發布的教令文書。

[16] 祕府:古代帝王藏書之府。祕,"秘"的異體字。

[17] 成帝:漢成帝劉驁,前32—前7年在位。成帝河平三年(前26)八月,令陳農求遺書于天下。

[18] 謁者:秦漢官名,掌管接待賓客事宜,或奉命傳諭,或受事出使。

[19] 光祿大夫:官名。掌管顧問應對。 劉向(前77—前6):字子政,沛人,西漢經學家、文學家及目錄學家。奉命校閱群書,著成《別錄》(已佚),并有《新序》《説苑》等書及辭賦多篇。

[20] 步兵校尉:漢代武官名,掌宮城衛隊。

[21] 數術:又稱"術數",指藉助各種方術,通過觀察自然界的現象,來推測人的氣數和命運。《數術略》分天文、曆譜、五行、蓍龜、雜占、形法六類。

[22] 方技:指醫藥之書。

[23] 條:梳理。文中指分條梳理,逐一登錄。

[24] 撮:摘取。 指意:内容要旨。劉向所著各書叙錄匯集後名《別錄》,相當于後世的書目解題,已佚。

[25] 哀帝:漢哀帝劉欣,前6—前2年在位。 侍中奉車都尉:漢代官名,皇帝近侍。掌御乘輿馬,皇帝出巡時則隨從奉侍。 歆:劉歆(?—23),字子駿,劉向之子。

[26] 輯略:各略大序的匯集。略,類。

[27] 删:選取。顏師古注:"删去浮冗,取其指要也。"

[28] 以備篇籍:以使書籍完備。

《黄帝内經》十八卷　　　《外經》三十七卷
《扁鵲内經》九卷　　　　《外經》十二卷
《白氏内經》三十八卷　　《外經》三十六卷
《旁篇》二十五卷
右醫經七家,二百一十六卷[1]。

醫經者,原人血脈、經落、骨髓、陰陽、表裏[2],以起百病之本[3]、死生之分,而用度箴石湯火所施[4],調百藥齊和之所宜[5]。至齊之得[6],猶慈石取鐵[7],以物相使[8]。拙者失理[9],以瘉爲劇[10],以生爲死。

[1] 二百一十六卷:所記爲一百七十五卷,少四十一卷。故顏師古曰:"其每略所條家及篇數,有與總凡不同者,轉寫脱誤,年代久遠,無以詳知。"

[2] 原:推究。 落:通"絡"。

[3] 起:闡發。

[4] 度:揣度。 箴:"針"的異體字。 火:指灸法。

[5] 齊(jì)和:指藥物的劑量。齊,"劑"的古字。

[6] 至齊:最好的藥劑。 得:指取得的功效。

[7] 慈石:即磁石。慈,通"磁"。

[8] 相使:中藥七情之一。指在性能和功效方面具有某種共性的藥物配合使用,而以一種藥物爲主,另一種藥物爲輔,能提高主藥物的療效。

[9] 拙者失理:指技術拙劣的醫生違背醫理。

[10] 瘳:"愈"的古字,痊愈。

《五藏六府痺十二病方》三十卷
《五藏六府疝十六病方》四十卷[1]
《五藏六府癉十二病方》四十卷[2]
《風寒熱十六病方》二十六卷
《泰始黃帝扁鵲俞拊方》二十三卷
《五藏傷中十一病方》三十一卷[3]
《客疾五藏狂顛病方》十七卷
《金創瘲瘲方》三十卷[4]
《婦人嬰兒方》十九卷
《湯液經法》三十二卷
《神農黃帝食禁》七卷
右經方十一家[5],二百七十四卷[6]。

經方者,本草石之寒溫[7],量疾病之淺深,假藥味之滋[8],因氣感之宜[9],辯五苦六辛[10],致水火之齊[11],以通閉解結,反之於平。及失其宜者[12],以熱益熱,以寒增寒,精氣內傷,不見於外,是所獨失也[13]。故諺曰:"有病不治,常得中醫[14]。"

[1] 疝:病名,心腹氣積作痛。《素問·長刺節論》:"病在少腹,腹痛,不得大小便,病名曰疝,得之寒。"

[2] 癉(dǎn):通"疸"。顏師古注:"癉,黃病。"

[3] 五藏傷中:五臟被醫生針刺所傷。

[4] 瘲瘲(zòng chì):顏師古注:"小兒病也。"現多釋爲手足痙攣抽搐一類的病。

[5] 經方:此指漢代以前的方藥文獻,後世稱之爲"方書"。

[6] 二百七十四卷:所記爲二百九十五卷,多二十一卷。

[7] 本:依據。

[8] 滋:汁液,此指藥物的作用。

[9] "因氣感"句:依據人體對四時氣候感應采用適宜藥物。如天熱要慎用熱藥,天寒當慎用寒藥之類。參見《素問·六元正紀大論》。

[10] 辯:通"辨"。 五苦六辛:指五臟六腑所適用各種性味的藥物。具體説法不一,可參見《素問·至真要大論》及張從正《儒門事親》卷二。

[11] 致:獲取。 水火之齊:指寒涼與溫熱的藥劑。

[12] 及:至于。 失其宜者:指治療失當帶來的後果。

[13] 獨失:偏失。一説爲嚴重失誤。

[14] 中醫:中等水準的醫生。一説中(zhòng)醫,符合醫理。

ER-8-3

五脏伤中

《容成陰道》二十六卷[1]
《務成子陰道》三十六卷[2]
《堯舜陰道》二十三卷
《湯盤庚陰道》二十卷[3]
《天老雜子陰道》二十五卷[4]
《天一陰道》二十四卷[5]
《黃帝三王養陽方》二十卷
《三家內房有子方》十七卷

　　右房中八家,百八十六卷[6]。

　　房中者,情性之極,至道之際[7],是以聖王制外樂以禁内情[8],而爲之節文[9]。傳曰[10]:"先王之作樂,所以節百事也。"樂而有節,則和平壽考[11]。及迷者弗顧,以生疾而隕性命。

[1] 容成:相傳爲黄帝的大臣,最早發明曆法的人。　陰道:古代房中術。
[2] 務成子:即務成昭,舜的老師。
[3] 湯盤庚:殷商君主。
[4] 天老:相傳爲黄帝大臣,七輔之一。
[5] 天一:即天乙,成湯之名。成湯爲殷王朝的創建者。
[6] 百八十六卷:所記爲一百九十一卷,多五卷。
[7] 際:會合。
[8] 外樂:外在的音樂。　内情:内在的情欲。
[9] 節文:制定禮儀。
[10] 傳:指《左傳》。引文語見《左傳·昭公元年》。
[11] 和平壽考:氣血平和,壽命長久。考,老。

　　《宓戲雜子道》二十篇[1]

　　《上聖雜子道》二十六卷

　　《道要雜子》十八卷

　　《黄帝雜子步引》十二卷

　　《黄帝岐伯按摩》十卷

　　《黄帝雜子芝菌》十八卷[2]

　　《黄帝雜子十九家方》二十一卷

　　《泰壹雜子十五家方》二十二卷[3]

　　《神農雜子技道》二十三卷

　　《泰壹雜子黄冶》三十一卷[4]

　　右神僊十家[5],二百五卷[6]。

　　神僊者,所以保性命之真,而游求於其外者也[7]。聊以盪意平心[8],同死生之域[9],而無怵惕於胸中[10]。然而或者專以爲務,則誕欺怪迂之文彌以益多[11],非聖王之所以教也。孔子曰:"索隱行怪,後世有述焉,吾不爲之矣[12]。"

[1] 宓(fú)戲:即伏羲。　雜子道:神仙家修身養性以求長生的方法。
[2] 芝菌:即菌芝。《神農本草經》載有青芝、赤芝、黄芝、白芝、黑芝、紫芝等六芝。古人認爲它是瑞草(神草),古代方士視之爲仙藥,久服可以成仙。
[3] 泰壹:即泰一。天神名。
[4] 黄冶:煉丹砂之法。
[5] 神僊:指神仙家養生術。僊,"仙"的異體字。
[6] 二百五卷:所記爲二百零一卷,少四卷。
[7] 游求於其外:指向身外大自然廣求養生之道。
[8] 盪意平心:净化意念,平定心神。盪,"蕩"的異體字,蕩滌。
[9] 同死生之域:將死與生的境界等同看待。
[10] 怵惕:恐懼。
[11] 迂:迂曲。
[12] "索隱"三句:語見《禮記·中庸》。索隱行怪,謂求隱暗之事,行怪異之道。述,遵循。

　　凡方技三十六家,八百六十八卷[1]。

　　方技者,皆生生之具[2],王官之一守也[3]。太古有岐伯、俞拊,中世有扁鵲、秦和,蓋論病以及國,原診以知政[4]。漢興有倉公。今其技術晻昧[5],故論其書,以序方技爲四種[6]。

[1] "凡方技"二句:按照四類書籍的實際統計,爲三十六家,八百六十二卷,少六卷。

[2] 生生之具:使生命生長不息的工具。

[3] 王官:天子之官。 守:職守。

[4] "論病"二句:言高明的醫生通過診察國君的病情,可以推論國情政事。語本《國語·晋語》及《左傳·昭公元年》。

[5] 晻昧:湮没。晻,"暗"的異體字。

[6] 序:依次排列。

複習思考題

課文回顧

1. 重點詞語

(仲尼)没 從衡 (改秦之)敗 閔(焉) 建(藏書之)策 條(其篇目) 指意 删(其要) 原(人血脈) (用)度 齊和 辯(五苦) 水火之齊 及(失其宜) 中醫 節文 壽考 怵惕 (有)述 晻昧 序(方技)

2. 句子今譯

(1) 戰國從衡,真偽分争,諸子之言紛然殽亂。至秦患之,乃燔滅文章,以愚黔首。

(2) 醫經者,原人血脈、經落、骨髓、陰陽、表裏,以起百病之本、死生之分,而用度箴石湯火所施,調百藥齊和之所宜。

(3) 經方者,本草石之寒温,量疾病之淺深,假藥味之滋,因氣感之宜,辯五苦六辛,致水火之齊,以通閉解結,反之於平。

3. 文意理解

(1) 用文中語言概括劉向整理圖書的步驟、過程。

(2) 談談應該如何認識方技略的分類方法。

(3) 秦漢時期醫學著作數量豐富,反映了當時的醫學成就。熟悉各類醫學著作名目,嘗試分析每種著作的具體内容。

課外閱讀

圖上 2-1　明影宋刻本《脉經》王叔和自序書影

要求：

1. 録寫上文，并加標點。

2. 文意理解

（1）脉診的複雜性體現在哪些方面？作者爲什麽要編寫《脉經》？

（2）《脉經》包括哪些内容？其體例如何？

（張净秋）

九、《傷寒雜病論》序

《傷寒雜病論》序PPT

學習目標

1. 知識目標　掌握課文的重點字詞、避複與複用修辭、特殊語法、四個文句的今譯。

2. 能力目標　通過閱讀分析，瞭解張仲景撰著《傷寒雜病論》的背景、原因、時間、方法與目的，深入領會作者對當時醫學現狀的評價。

3. 情感目標　通過學習文選，感受作者因疾病失去親人的痛苦，明確醫學的重要作用。學習作者"勤求古訓，博采衆方"的治學精神與崇高職業使命，提高專業學習的積極性與自覺性。

張機補傳

《傷寒雜病論》序全文朗誦

【導學】　本文選自《傷寒論》，據《仲景全書》中醫古籍出版社 2004 年影印明代趙開美本排印。張機（150？—219），字仲景，南陽郡涅陽（今河南南陽）人，東漢末年著名醫學家，後世尊他爲"醫聖"。相傳曾任長沙太守，故世稱"張長沙"。其《傷寒雜病論》（篇名中"雜"原作"卒"，乃字之訛。文中"爲《傷寒雜病論》，合十六卷"可證）提出六經分證和辨證施治的原則，使理法方藥有機結合，奠定了中醫學沿着辨證論治原則發展的基礎，成爲中國醫學史上影響最大的著作之一。

序文盛贊醫藥方術的重要作用，針砭了當世讀書人輕醫重利的時弊，闡述自己撰寫《傷寒雜病論》的原因、經過和願望，并規勸醫生要重視醫德，鑽研醫術。

余每覽越人入虢之診、望齊侯之色，未嘗不慨然歎其才秀也[1]。怪當今居世之士，曾不留神醫藥，精究方術，上以療君親之疾，下以救貧賤之厄，中以保身長全，以養其生。但競逐榮勢，企踵權豪[2]，孜孜汲汲[3]，惟名利是務，崇飾其末[4]，忽棄其本[5]，華其外而悴其内。皮之不存，毛將安附焉[6]？卒然遭邪風之氣，嬰非常之疾[7]，患及禍至，而方震慄。降志屈節，欽望巫祝[8]，告窮歸天[9]，束手受敗；賫百年之壽命[10]，持至貴之重器，委付凡醫，恣其所措。咄嗟嗚呼！厥身已斃，神明消滅，變爲異物[11]，幽潛重泉，徒爲啼泣。痛夫！舉世昏迷，莫能覺悟，不惜其命，若是輕生，彼何榮勢之云哉？而進不能愛人知人[12]，退不能愛身知己，遇災值禍，身居厄地，蒙蒙昧昧，蠢若遊魂[13]。哀乎！趨世之士，馳競浮華，不固根本，忘軀徇物[14]，危若冰谷[15]，至於是也！

[1] 秀：出衆。

[2] 企踵：踮起脚跟。形容急切仰望之態。

[3] 孜孜：努力不已貌。　汲汲：心情急切貌。

[4] 末：此指名利榮勢。下文的"外""毛"義同。

[5] 本：此指身體。下文的"内""皮"義同。

[6] "皮之"二句：皮都不存在了，毛髮將附在哪裏呢。安，哪裏。語見《左傳·僖公十四年》。

筆記欄

[7] 嬰:纏繞。此指遭受。

[8] 巫祝:指從事占卜祭祀的人。

[9] 歸天:歸命于天。即聽天由命的意思。

[10] 賫(jī):持。

[11] 異物:指死亡之人。

[12] 進:進身爲官。後句的"退"指隱居爲民。　知:照管。下句"知"同。

[13] 惷:"蠢"的异體字。　遊魂:喻如行尸走肉的無用之人。

[14] 徇物:追求身外之物。

[15] 冰谷:比喻險境。語本《詩經·小雅·小宛》:"惴惴小心,如臨於谷。戰戰兢兢,如履薄冰。"

余宗族素多,向餘二百。建安紀年以來[1],猶未十稔[2],其死亡者,三分有二,傷寒十居其七。感往昔之淪喪[3],傷橫夭之莫救[4],乃勤求古訓,博采衆方,撰用《素問》《九卷》《八十一難》《陰陽大論》《胎臚藥録》[5],并平脉辨證[6],爲《傷寒雜病論》,合十六卷。雖未能盡愈諸病,庶可以見病知源。若能尋余所集,思過半矣[7]。

ER-9-4

曹植
《説疫氣》

[1] 建安:漢獻帝劉協的年號(196—219)。

[2] 稔(rěn):本指穀物成熟。古代穀物一年一熟,借代爲"年"。

[3] 淪喪:没落喪亡。

[4] 橫夭:意外夭亡。

[5] 撰:通"選"。　九卷:《靈樞》的異名,又稱《針經》。　八十一難:指《難經》。　陰陽大論、胎臚藥録:皆古醫書名,均已佚。

[6] 平:通"辨"。

[7] 思過半:謂收益多。語見《周易·繫辭下》:"知者觀其象辭,則思過半矣。"孔穎達疏:"思慮有益,以過半矣。"

夫天布五行,以運萬類;人禀五常[1],以有五藏。經絡府俞[2],陰陽會通,玄冥幽微,變化難極。自非才高識妙[3],豈能探其理致哉[4]?上古有神農、黄帝、岐伯、伯高、雷公、少俞、少師、仲文[5],中世有長桑、扁鵲,漢有公乘陽慶及倉公。下此以往,未之聞也。觀今之醫,不念思求經旨,以演其所知[6],各承家技,終始順舊。省疾問病,務在口給[7],相對斯須,便處湯藥。按寸不及尺[8],握手不及足[9];人迎趺陽,三部不參[10];動數發息,不滿五十[11]。短期未知決診[12],九候曾無髣髴[13];明堂闕庭[14],盡不見察,所謂窺管而已。夫欲視死別生,實爲難矣!

孔子云:生而知之者上,學則亞之[15]。多聞博識[16],知之次也[17]。余宿尚方術,請事斯語。

[1] 五常:即五行。

[2] 府俞:氣府腧穴。府,經氣會聚之處。俞,"腧"的古字。脉氣灌注之處。

[3] 自非:若非。

[4] 理致:義理要旨。

[5] "上古"句:岐伯等六人,相傳皆爲黄帝論醫之臣。

[6] 演:擴充。

[7] 口給(jǐ):口才敏捷。

[8] 按寸不及尺:按寸口脉不診尺膚。尺:尺膚。前臂內側自寸口以上至肘關節的皮膚。古代診察疾病時要觀察尺膚形色的變化情況。

[9] 握手不及足:診察手部的寸口脉,不診察足部的趺陽脉。

[10] 三部:指人迎、寸口、趺陽三部脉象。

[11] "動數"二句:謂醫生診脉時依據自己的均勻呼吸測定病人的脉搏跳動次數,不滿五十動。古代

ER-9-5

尺膚

筆記欄

ER-9-6

五十動

認爲診脉的時間不得少于"五十動"。參見《靈樞·根結》。

[12] 短期:將死之期。

[13] 髣髴:即"仿佛"。謂模糊印象。

[14] 明堂:指鼻子。　闕:指兩眉間。　庭:指前額。

[15] "生而"二句:語見《論語·季氏》:"生而知之者,上也;學而知之者,次也。"

[16] "多聞"二句:語見《論語·述而》:"多聞,擇其善者而從之,多見而識之,知之次也。　識(zhì):記。

[17] 知:"智"的古字。智慧。

思政元素

醫藥的作用

　　張仲景對中醫學的發展做出了重要的貢獻,宋代開始推爲醫聖,又稱其爲"醫方之祖"。仲景在《傷寒雜病論》序中最早提出了醫藥具有"上以療君親之疾,下以救貧賤之厄,中以保身長全,以養其生"的作用,對後世醫家帶來極大的影響。如西晋皇甫謐《針灸甲乙經》序言:"若不精通於醫道,雖有忠孝之心,仁慈之性,君父危困,赤子塗地,無以濟之。此固聖賢所以精思極論盡其理也。"唐代孫思邈《備急千金要方》序也大段引用仲景序言的内容。宋代范仲淹《能改齋漫録·文正公願爲良醫》在此基礎上提出了著名的"不爲良相即爲良醫"的觀點,其言:"果能爲良醫也,上以療君親之疾,下以救貧賤之厄,中以保身長年。在下而能及小大生民者,舍夫良醫,則未之有也。"

　　醫學生肩負着治病救人的崇高使命,要學習仲景面對傷寒病表現出的抗争精神,培養國家有難匹夫有責的高尚情懷,同時"勤學古訓,博采衆方",提高學習的積極性和自覺性。

複習思考題

課文回顧

1. 重點詞語

(其才)秀　企踵　孜孜汲汲　嬰(非常之疾)　齎(百年)　知(人)　遊魂　冰谷(猶未十)稔　横夭　撰(用)　思過半　自非　理致　演(其所知)　口給　短期　視(死)(多聞博)識

2. 句子今譯

(1)怪當今居世之士,曾不留神醫藥,精究方術,上以療君親之疾,下以救貧賤之厄,中以保身長全,以養其生。但競逐榮勢,企踵權豪,孜孜汲汲,惟名利是務,崇飾其末,忽棄其本,華其外而悴其内。

(2)痛夫!舉世昏迷,莫能覺悟,不惜其命,若是輕生,彼何榮勢之云哉?而進不能愛人知人,退不能愛身知己,遇災值禍,身居厄地,蒙蒙昧昧,惷若遊魂。

(3)趨世之士,馳競浮華,不固根本,忘軀徇物,危若冰谷,至於是也!

(4)觀今之醫,不念思求經旨,以演其所知,各承家技,終始順舊。省疾問病,務在口給,相對斯須,便處湯藥。

3. 文意理解

(1)作者對自己所處時代的醫生有何看法?

（2）張仲景撰寫《傷寒雜病論》的方法是什麼？《傷寒雜病論》大約成書于什麼時間？

（3）本文最後引用孔子的話，其寓意何在？

4. 背誦全文。

課外閱讀

論方一卷大行於世
得長沙公之言趣所著傷寒論十卷明理論三卷
實陰陽死生之說究藥病輕重去取加減之意真
以發明其奧因仲景方論以辨析其理極表裏虛
者祖張仲景但因其證而用之本難素靈諸書
若同而異者明之似是而非者辨之初未有發明其意
述傷寒義皆前人未經道者指在定體分形析證
成無己聊攝人家世儒醫性識明敏記問該博撰
成無己
張仲景方論爲三十六卷大行於世
四時之痾纖悉備具咸可按用凡九十七篇又次
門條十二經二十四氣奇經八脉五藏六府三焦
經十卷叙陰陽表裏辨三部九候分人迎氣口神
洞識養生之道深曉療病之源採摭羣論撰成脉
王叔和高平人也性度沉靜博好經方尤精診處
王叔和
仲景全書
王叔和
《列傳》
一
無以加之故後世稱爲醫聖
其外者也其書爲諸方之祖時人以爲扁鵲倉公
二方其文辭簡古奧雅古今治傷寒者未有能出
著論二十二篇證外合三百九十七法一百一十
年以來未及十稔死者三之二而傷寒居其七乃
爲名醫於當時爲上手以宗族二百餘口建安紀
治療尤精經方舉孝廉官至長沙太守後在京師
張機字仲景南陽人也受業於同郡張伯祖善於
醫林列傳
張機

圖上 2-2　明·趙開美《仲景全書》中《傷寒論》引《醫林列傳》書影
（《傷寒論》前附引《醫林列傳》張機、王叔和、成無己傳）

要求：

1. 録寫上文，并加標點。

2. 文意理解

（1）作者認爲張仲景與扁鵲、倉公相比，誰的醫學成就更高？

（2）王叔和對張仲景的著作做了哪些整理工作？

（3）成無己是如何研究《傷寒論》的？

（徐　梅）

十、《針灸甲乙經》序

學習目標

1. 知識目標　掌握課文的重點字詞、分承修辭、四個文句的今譯。

2. 能力目標　瞭解皇甫謐編撰《針灸甲乙經》的原因與意義。分析本文所述"醫道所興"在魏晉之前的發展脉絡。

3. 情感目標　感受與領悟作者抱病編著《針灸甲乙經》所體現的醫學職業使命和崇高人文情懷。

ER-10-1

《針灸甲乙經》序 PPT

【導學】　本文選自《針灸甲乙經》，據《古今醫統正脉全書》人民衛生出版社 1956 年影印明刻本排印。作者皇甫謐（215—282），字士安，號玄晏先生，安定朝那（今寧夏固原）人，魏

筆記欄

晋時期的醫學家和文學家、歷史學家。先習儒,中年患風痹,乃專研醫學。有《針灸甲乙經》《帝王世紀》《玄晏春秋》《高士傳》《列女傳》等著作。《針灸甲乙經》在《隋書·經籍志》中稱《黄帝甲乙經》,十卷;宋時稱《黄帝三部針灸甲乙經》,十二卷。《外臺秘要》引此書時有"丙卷""庚卷第七""第八辛卷"等語,可見《針灸甲乙經》初以天干列目,故以"甲乙"命名。《針灸甲乙經》爲我國現存最早的針灸學專著,對後世針灸學的發展具有深遠影響。

本文扼要回顧了醫學的起源和"針道"的産生,記述了作者抱病著書的原因及過程,勉勵人們精通醫道,拯救傷病。文中還具體記録了張仲景的一則醫案,有重要的文獻價值。

夫醫道所興,其來久矣。上古神農始嘗草木而知百藥。黄帝咨訪岐伯、伯高、少俞之徒[1],内考五藏六府,外綜經絡血氣色候,參之天地,驗之人物,本性命[2],窮神極變[3],而鍼道生焉。其論至妙,雷公受業,傳之於後。伊尹以亞聖之才,撰用《神農本艸》[4],以爲《湯液》[5]。

[1] 咨訪:詢問。咨,徵詢。訪,問。
[2] 本性命:依據生命的規律。本,依據。
[3] 窮神極變:指窮盡人的生理、病理變化。
[4] 艸:"草"的古字。
[5] 湯液:指《湯液經法》,相傳伊尹所作。

中古名醫有俞跗、醫緩、扁鵲,秦有醫和,漢有倉公,其論皆經理識本[1],非徒胗病而已[2]。漢有華佗、張仲景。其他奇方異治[3],施世者多,亦不能盡記其本末。若知直祭酒劉季琰病發於畏惡[4],治之而瘥。云:"後九年季琰病應發,發當有感,仍本於畏惡,病動必死。"終如其言。仲景見侍中王仲宣[5],時年二十餘,謂曰:"君有病,四十當眉落,眉落半年而死。"令服五石湯可免。仲宣嫌其言忤[6],受湯勿服。居三日,見仲景,謂曰:"服湯否?"曰:已服。仲景曰:"色候固非服湯之胗,君何輕命也!"仲宣猶不言。後二十年果眉落,後一百八十七日而死,終如其言。此二事雖扁鵲、倉公無以加也[7]。華佗性惡矜技[8],終以戮死。仲景論廣伊尹《湯液》爲數十卷,用之多驗。近代太醫令王叔和撰次仲景選論甚精[9],指事施用[10]。

[1] 經理:研究原理。　識本:辨識本源。
[2] 胗:"診"的異體字。
[3] 其他:據上下文意,疑爲"華佗"二字之形訛。
[4] 畏惡(wù):畏懼和厭惡,指情志不遂,不順心。
[5] 侍中王仲宣:即王粲,字仲宣,東漢末年文學家,建安七子之一。侍中,官名,侍從皇帝左右,備應對顧問。
[6] 忤(wǔ):違逆。此指逆耳。
[7] 加:超過。
[8] 性惡:指性格清高孤傲。
[9] 選論:一本作"遺論",可參。
[10] 指事施用:一本作"皆可施用",可參。

按《七略》《藝文志》:《黄帝内經》十八卷。今有《針經》九卷、《素問》九卷,二九十八卷,即《内經》也。亦有所忘失[1]。其論遐遠[2],然稱述多[3],而切事少[4],有不編次。比按《倉公傳》[5],其學皆出於《素問》,論病精微。《九卷》是原本經脉,其義深奥,不易覽也。又有《明堂孔穴針灸治要》,皆黄帝、岐伯選事也[6]。三部同歸,文多重複,錯互非一[7]。甘露中[8],吾病風加苦聾百日[9],方治要皆淺近[10]。乃撰集三部,使事類相從,删其浮辭,除其重複,論其精要,至爲十二卷。《易》曰:"觀其所聚,而天地之情事見矣。"況物理乎? 事類相從,聚之義也。夫受先人之體[11],有八尺之軀,而不知醫事,此所謂遊魂耳! 若不精通於醫道,雖有忠孝之心,仁慈之性,君父危困,赤子塗地[12],無以濟之。此固聖賢所以精思極論盡其理也[13]。由此言之,焉可忽乎? 其本論[14],其文有理,雖不切於近事[15],不甚删也。若必精要,俟其閒暇[16],當撰覈以爲教經云爾[17]。

[1] 忘:通"亡"。喪失。

[2] 遐遠:指廣博高深。遐,遠。

[3] 稱述:指闡述(理論)。一本作"稱引",可參。

[4] 切事:指切合臨診實際。

[5] 比:等到。

[6] 選事:一本作"遺事",可參。

[7] 錯互:錯雜。互,交錯。

[8] 甘露:三國時魏高貴鄉公曹髦的年號(256—260)。

[9] 病風:患風痹病。據《晉書》本傳,皇甫謐患風痹,半身麻木,右脚偏小,達十九年之久。

[10] 要(yào):總之。

[11] 先人:指亡故的父母。

[12] 赤子:本指初生嬰兒。此喻百姓。 塗地:猶"塗炭"。塗,泥潭。比喻陷入水深火熱之中。

[13] 精思極論:精密思考,透徹論述。

[14] 論:通"倫"。條理。

[15] 近事:當前的實際情況。

[16] 俟:等待。 其:我。用作第一人稱代詞。 閒:"閑"的異體字。

[17] 撰覈(hé):編輯校訂。覈,"核"的異體字。 教經:指醫經的教本。

複習思考題

課文回顧

1. 重點詞語

經理識本 (嫌其言)忤 (無以)加 比(按) 有(不編次) 錯互 要(皆淺近) 精思極論 (其本)論 俟其閒暇 撰覈

2. 句子今譯

(1) 黃帝咨訪岐伯、伯高、少俞之徒,内考五藏六府,外綜經絡血氣色候,參之天地,驗之人物,本性命,窮神極變,而鍼道生焉。

(2) 中古名醫有俞跗、醫緩、扁鵲,秦有醫和,漢有倉公,其論皆經理識本,非徒胗病而已。

(3) 夫受先人之體,有八尺之軀,而不知醫事,此所謂遊魂耳!

(4) 若不精通於醫道,雖有忠孝之心,仁慈之性,君父危困,赤子塗地,無以濟之。此固聖賢所以精思極論盡其理也。

3. 文意理解

(1)《針灸甲乙經》的編寫體例如何?

(2) 本文所談"醫道所興"之脉絡對醫學生有何啓發?

課外閱讀

皇甫謐字士安幼名靜安定朝那人漢太尉嵩之曾孫也出後叔父徙居新安年二十不好學游蕩無度或以爲癡嘗得瓜果輒進所後叔母任氏任氏曰孝經云三牲之養猶爲不孝汝今年餘二十目不存教心不入道無以慰我因歎曰昔孟母三徙以成仁曾父烹豕以存教豈我居不卜鄰教有所

筆記欄

闕何爾魯鈍之甚也修身篤學自汝得之於我何有因對之流涕謝乃感激就鄉人席坦受書勤力不息居貧躬自稼穡帶經而農遂博綜典籍百家之言沈静寡欲始有高尚之志以著述爲務自號玄晏先生著禮樂聖真之論後得風痹疾猶手不輟卷(唐·房玄齡等《晋書·皇甫謐傳》)

要求：

1. 爲上文加標點。

2. 查字典，注釋文中加點詞語。

3. 今譯文中劃綫句子。

4. 文意理解

(1) 文中引《孝經》之言"三牲之養，猶爲不孝"，如何理解？

(2) 皇甫謐早年的經歷對其成才有何影響？

（孫　曉）

十一、《黄帝内經素問注》序

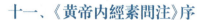

學習目標

1. 知識目標　掌握課文的重點字詞、實詞活用、五個文句的今譯。

2. 能力目標　通過閱讀分析，深入領會王冰整理《素問》的原因、經過、方法與目的，明確王冰全面整理和注解《素問》對醫學傳承的重要意義。

3. 情感目標　通過學習文選，感悟作者拯救百姓疾苦、傳承古典醫經的情懷，學習他在十二年注釋整理《素問》過程中嚴謹的治學精神和强烈的社會責任感，增强對中醫學術傳承的使命意識。

【導學】本文選自《黄帝内經素問》，據人民衛生出版社1956年影印明代顧從德翻刻宋本排印。作者王冰，號啓玄子，唐中期著名醫學家，生平不詳。據北宋林億等新校正引《唐人物志》云："冰仕唐爲太僕令，年八十餘，以壽終。"後人因稱"王太僕"。王冰歷時十二年整理注釋《黄帝内經素問》，共二十四卷，八十一篇。這是繼南朝全元起後對《素問》所做的最重要的工作。經王冰整理注釋的《素問》，成爲後世通行本。該本既有《素問》原文81篇，又有王冰注釋5551條。

序文高度評價了《内經》的學術價值及其影響，介紹了整理編次的原因、過程和方法，闡明了整理與注釋的目的和意義。

夫釋縛脱艱[1]，全真導氣，拯黎元於仁壽[2]，濟羸劣以獲安者[3]，非三聖道，則不能致之矣。孔安國序《尚書》曰："伏羲、神農、黄帝之書，謂之三墳[4]，言大道也。"班固《漢書·藝文志》曰："《黄帝内經》十八卷。"《素問》即其經之九卷也，兼《靈樞》九卷，迺其數焉[5]。雖復年移代革[6]，而授學猶存。懼非其人[7]，而時有所隱，故第七一卷，師氏藏之[8]，今之奉行，惟八卷爾。然而其文簡，其意博，其理奥，其趣深[9]。天地之象分，陰陽之候列[10]，變化之由表，死生之兆彰。不謀而遐邇自同[11]，勿約而幽明斯契[12]。稽其言有徵[13]，驗之事不忒[14]。誠可謂至道之宗[15]，奉生之始矣[16]。

[1] 縛：捆綁。此指疾病纏繞。

[2] 黎元：即黎民。百姓。　仁壽：長壽。

[3] 羸劣：瘦弱多病。

[4] 三墳(fén)：三皇之書。亦泛指古代典籍。墳，大。

[5] 逎:"乃"的异體字。

　　[6] 代革:朝代變遷。革,更改。

　　[7] 其人:指適當的人。

　　[8] 師氏:指古代主管教育的官員和官學教師。

　　[9] 趣:旨意。

　　[10] 候:徵候。此指陰陽變化的徵兆。

　　[11] 遐邇(ěr):遠近。

　　[12] 幽明:指無形和有形的事物。

　　[13] 徵:證明。

　　[14] 忒(tè):差錯。

　　[15] 宗:根本,本源。

　　[16] 奉生:養生。

　　假若天機迅發,妙識玄通[1]。葳謀雖屬乎生知[2],標格亦資於詁訓[3],未嘗有行不由逕[4],出不由户者也。然刻意研精[5],探微索隱,或識契真要[6],則目牛無全[7]。故動則有成,猶鬼神幽贊[8],而命世奇傑[9],時時閒出焉[10]。則周有秦公,漢有淳于公,魏有張公、華公,皆得斯妙道者也。咸日新其用,大濟蒸人[11],華葉遞榮[12],聲實相副。蓋教之著矣,亦天之假也[13]。

　　[1] "假若"二句:意爲假如天資聰敏,能通曉深奥的道理。

　　[2] 葳(chǎn)謀:審慎地思謀。

　　[3] 標格:規範。此指對經文正確理解的標準。

　　[4] 行不由逕:行走不經由道路。語見《論語·雍也》。逕,"徑"的异體字。

　　[5] 刻意:專心致志。

　　[6] 真要:指《素問》的要旨精髓。

　　[7] 目牛無全:即"目無全牛"。比喻技藝純熟,運用自如。語見《莊子·養生主》。

　　[8] 幽贊:暗中幫助。

　　[9] 命世:聞名于世。傑,"杰"的异體字。

　　[10] 時時閒(jiàn)出:謂不斷出現。閒,斷斷續續。

　　[11] 蒸人:衆民。蒸,通"烝"。衆多。人,本當作"民",避唐太宗李世民諱而改。

　　[12] 華葉遞榮:像鮮花綠葉遞相繁茂。比喻事業興旺不衰。華,"花"的古字。華葉,名詞活用作狀語。

　　[13] 假:借助。

　　冰弱齡慕道[1],夙好養生,幸遇真經,式爲龜鏡[2]。而世本紕繆,篇目重疊,前後不倫,文義懸隔,施行不易,披會亦難[3]。歲月既淹[4],襲以成弊。或一篇重出,而別立二名;或兩論併吞,而都爲一目;或問答未已[5],別樹篇題;或脱簡不書,而云世闕。重《合經》而冠《鍼服》[6],併《方宜》而爲《欬篇》;隔《虚實》而爲《逆從》,合《經絡》而爲《論要》;節《皮部》爲《經絡》,退《至教》以先《鍼》。諸如此流,不可勝數。且將升岱嶽[7],非逕奚爲?欲詣扶桑[8],無舟莫適。乃精勤博訪,而并有其人。歷十二年,方臻理要,詢謀得失[9],深遂夙心。時於先生郭子齋堂[10],受得先師張公秘本,文字昭晰,義理環周,一以參詳,群疑冰釋。恐散於末學,絶彼師資[11],因而撰註,用傳不朽。兼舊藏之卷,合八十一篇二十四卷,勒成一部。冀乎究尾明首,尋註會經,開發童蒙[12],宣揚至理而已。

　　[1] 弱齡:弱冠。男子二十歲左右。古代男子二十歲行冠禮。

　　[2] 式:用。　龜鏡:亦作"龜鑒"。龜可占吉凶,鏡能鑒美醜。常比喻判别是非的標準。

　　[3] 披會:翻閱領會。

［4］淹:久遠。

［5］問答未已:指黃帝與岐伯等人的對話没有結束。

［6］合經:當作"經合",全元起本第一卷有《經合論》,第二卷又重出,名《真邪論》。通行本爲《離合真邪論》。　冠,在前面加上,用作動詞。

［7］岱嶽:泰山的别稱。嶽,"岳"的异體字。

［8］扶桑:古代神話中海上日出之處。

［9］詢謀:商議。此指考量。　得失:義偏于"得"。收穫。

［10］齋堂:書房。

［11］師資:此指授學的依據。

［12］童蒙:此指初學醫的人。

其中簡脱文斷,義不相接者,搜求經論所有,遷移以補其處;篇目墜缺,指事不明者,量其意趣,加字以昭其義;篇論吞并,義不相涉,闕漏名目者,區分事類,别目以冠篇首[1];君臣請問,禮儀乖失者,考校尊卑,增益以光其意;錯簡碎文[2],前後重疊者,詳其指趣[3],削去繁雜,以存其要;辭理秘密,難粗論述者,别撰《玄珠》[4],以陳其道。凡所加字,皆朱書其文[5],使今古必分,字不雜糅。庶厥昭彰聖旨,敷暢玄言[6],有如列宿高懸[7],奎張不亂[8],深泉淨瀅[9],鱗介咸分。君臣無夭枉之期,夷夏有延齡之望。俾工徒勿誤[10],學者惟明[11],至道流行,徵音累屬[12],千載之後,方知大聖之慈惠無窮。

時大唐寶應元年歲次壬寅序[13]。

［1］别目:另立篇題。

［2］碎文:文字殘缺不全。

［3］指趣:主旨。

［4］玄珠:指《玄珠密語》。已佚。現傳《玄珠密語》十卷爲後人僞托之作。

［5］朱書:用紅色書寫。朱,名詞活用作狀語。一説用朱砂書寫。

［6］敷暢:闡述發揚。　玄言:指《素問》深奥的理論。

［7］列宿:衆星宿。此指二十八宿。

［8］奎張:二十八星宿中的奎宿和張宿。奎,西方七宿的第一宿。張,南方七宿的第五宿。

［9］深泉:即深淵。泉,當作"淵",避唐高祖李淵諱而改。

［10］工徒:指醫生。

［11］惟:語氣助詞。表肯定。

［12］徵音:福音。徵,美好。　累屬(zhǔ):不斷接續。屬,接續。

［13］寶應元年:762年。寶應,唐代宗李豫的年號(762—763)。　次:在。

複習思考題

課文回顧

1. 重點詞語

黎元　仁壽　三墳　退邇　(稽其言有)徵　(驗之事不)忒　臧謀　標格　目牛無全　命世　聞(出)　蒸人　弱齡　式(爲)龜鏡　(歲月既)淹　得失　童蒙　敷暢　(列)宿　(學者)惟(明)　徵音(累)屬　(歲)次

2. 句子今譯

(1) 夫釋縛脱艱,全真導氣,拯黎元於仁壽,濟羸劣以獲安者,非三聖道,則不能致之矣。

(2) 咸日新其用,大濟蒸人,華葉遞榮,聲實相副。蓋教之著矣,亦天之假也。

(3) 而世本紕繆,篇目重疊,前後不倫,文義懸隔,施行不易,披會亦難。歲月既淹,襲以成弊。

（4）庶厥昭彰聖旨，敷暢玄言，有如列宿高懸，奎張不亂，深泉淨瀅，鱗介咸分。

（5）君臣無夭枉之期，夷夏有延齡之望。俾工徒勿誤，學者惟明，至道流行，徽音累屬，千載之後，方知大聖之慈惠無窮。

3. 文意理解

（1）"且將升岱嶽，非逕奚爲？欲詣扶桑，無舟莫適"一句強調什麼？

（2）王冰整理《素問》的具體方法有哪些？

（3）怎樣理解"不謀而遐邇自同，勿約而幽明斯契"？

（4）通過"歷十二年，方臻理要，詢謀得失，深遂夙心"一句，分析十二年中王冰做了哪些工作？

（5）"凡所加字，皆朱書其文，使今古必分，字不雜糅"，體現了王冰怎樣的治學態度？

4. 背誦課文首段。

課外閱讀

予幼嗜岐黃家言讀書自靈素難經而下旁及道藏石室考穴自銅人內景圖而下更及太素奇經傷寒則仲景之外遍及金韓木索本草則綱目而外遠及海錄丹房有得輒鈔撮忘倦不自知結習至此老而靡倦然聞走方醫中有頂串諸術操技最神而奏效甚捷其徒侶多動色相戒秘不輕授詰其所習大率知其所以而不知其所以然鮮有通貫者以故欲宏覽而無由嘗引以爲憾有宗子柏雲者挾是術遍遊南北遠近震其名今且老矣戊寅航海歸過予譚藝質其道頗有奧理不悖於古而利於今與尋常搖鈴求售者迥異顧其方旁涉元禁瑣及遊戲不免誇新鬥異爲國醫所不道因錄其所授重加芟訂存其可濟於世者部居別白都成一編名之曰串雅使後之習是術者不致爲庸俗所詆毀殆亦柏雲所心許焉昔歐陽子暴利幾絕乞藥於牛醫李防禦治嗽得官傳方於下走誰謂小道不有可觀者歟亦視其人善用斯術否也乾隆己卯十月既望錢塘趙學敏恕軒撰（清·趙學敏《串雅·序》）

要求：

1. 爲上文斷句。

2. 注釋文中加點詞語。

3. 今譯文中劃綫句子。

4. 文意理解

（1）作者認爲走方醫的不足之處有哪些？

（2）作者是怎樣編著成《串雅》一書的？

（惠 宏）

十二、《本草綱目》序

《本草綱目》
序PPT

📖 **學習目標**

1. 知識目標　掌握課文的重點字詞、成語典故、三個文句的今譯。

2. 能力目標　通過閱讀分析，深入領會李時珍編著《本草綱目》的原因與過程。瞭解《本草綱目》的基本內容、體例及其醫藥價值和學術貢獻。

3. 情感目標　通過學習文選，體會李時珍編著《本草綱目》所付出的艱辛與努力，學習李時珍嚴謹的治學精神與崇高的職業使命感，激勵學生爭做李時珍式的名醫，樹立正確的人生觀、價值觀和世界觀。

筆記欄

【導學】　本文選自《本草綱目》，據人民衛生出版社 1957 年影印本排印。作者王世貞（1526—1590），字元美，號鳳洲，又號弇州山人，太倉（今江蘇太倉市）人，嘉靖二十六年（1547）進士，累官至南京刑部尚書，明代著名文學家。與李攀龍一起領導了"後七子"的復古運動，是"後七子"的代表人物和集大成者。王氏一生著述繁富，著有《弇州山人四部稿》《弇州山人四部續稿》《弇山堂别集》《藝苑卮言》等數百卷，其中《藝苑卮言》是體現"後七子"詩文理論的重要著作。《本草綱目》成書于萬曆六年（1578），共 52 卷，得名于"目隨綱舉"的編寫體例。李時珍在編寫過程中參考八百餘種書籍，并加以親身實踐，辨疑訂誤前代本草學著作。其書内容豐富，學術精深。該書有金陵本、江西本、湖北本、錢蔚起本、太和堂本、味古齋本等衆多版本流傳于世，并被譯爲多種文字，影響深遠。

　　本文是王世貞應李時珍之請而寫的序言。序文以嘆罕有博物之士開篇，繼以李時珍口述，言《本草綱目》編寫的原因、過程、體例和内容，文末則盛贊其價值、力主刊刻。通篇用典設喻，典雅生動。

《本草綱目》
序全文朗誦

龍光古劍

上清珠

萍實

商羊

辯字稱康

倚頓析寶玉

長物

　　紀稱：望龍光知古劍[1]，覘寶氣辯明珠[2]。故萍實商羊[3]，非天明莫洞[4]；厥後博物稱華[5]，辯字稱康[6]，析寶玉稱倚頓[7]，亦僅僅晨星耳[8]。

　　[1]　"望龍光"句：望見龍泉古劍的光芒，便知寶劍所在之處。事見《晋書·張華傳》。龍光，寶劍的光芒。

　　[2]　"覘（chān）寶氣"句：見到珠寶發出的光芒就能辨識明珠。事見唐代蘇鶚《杜陽雜編》。覘，觀察。辯，通"辨"。

　　[3]　萍實：水萍的果實。此物直觸楚昭王的乘船，唯孔子可識。事見漢代劉向《説苑·辨物》　商羊：傳説中的鳥名。晝伏夜飛，常在大雨到來之前屈其一足而舞。事見漢代劉向《説苑·辨物》。

　　[4]　天明：天賦智慧。　洞：洞察。

　　[5]　華：指西晋張華（232—300）。著有《博物志》十卷，《晋書》本傳稱其"博物洽聞，世無與比"。

　　[6]　辯字稱康：善于辨别字義者當首推嵇康。嵇康，魏晋時期的文學家、思想家和音樂家。事見《藝文類聚》卷七十八引《神仙傳》。

　　[7]　倚頓：春秋時魯國巨富，以善識别珠寶著稱。亦作"猗頓"。事見《淮南子·氾論訓》。

　　[8]　晨星：喻稀少。此喻人才稀少。

　　楚蘄陽李君東璧[1]，一日過予弇山園謁予[2]，留飲數日。予窺其人，睟然貌也[3]，癯然身也[4]，津津然譚議也[5]，真北斗以南一人[6]。解其裝，無長物[7]，有《本草綱目》數十卷。謂予曰："時珍，荊楚鄙人也。幼多羸疾，質成鈍椎，長耽典籍，若啖蔗飴。遂漁獵羣書[8]，搜羅百氏，凡子、史、經、傳、聲韻、農圃、醫卜、星相、樂府諸家，稍有得處，輒著數言。古有《本草》一書，自炎皇及漢、梁、唐、宋，下迨國朝，註解羣氏舊矣[9]。第其中舛謬差訛遺漏，不可枚數。迺敢奮編摩之志[10]，僭纂述之權[11]。歲歷三十稔[12]，書考八百餘家，稿凡三易。複者芟之[13]，闕者緝之[14]，訛者繩之[14]。舊本一千五百一十八種，今增藥三百七十四種[15]，分爲一十六部，著成五十二卷。雖非集成，亦粗大備，僭名曰《本草綱目》。願乞一言，以托不朽。"

　　[1]　楚：指湖北。湖北爲古代楚地，故稱。　蘄（qí）陽：今湖北省蘄春縣。

　　[2]　弇（yǎn）山園：爲王世貞所築，在江蘇太倉隆福寺西。

　　[3]　睟（suì）然：潤澤貌。

　　[4]　癯（qú）然：清瘦貌。

　　[5]　津津然：興味濃厚貌。　譚：通"談"。

　　[6]　北斗以南：指普天之下。

　　[7]　長（zhàng）物：多餘的東西。語出南朝劉義慶《世説新語·德行》。

　　[8]　漁獵：涉獵。

筆記欄

［9］舊：久遠。

［10］迺："乃"的异體字。

［11］僭（jiàn）：超越本分。

［12］歷："歷"的异體字。

［13］緝：通"輯"。輯録，整理。

［14］繩：糾正。

［15］"三百"六字：據人民衛生出版社劉衡如校勘本，實有 377 種。

予開卷細玩[1]，每藥標正名爲綱，附釋名爲目，正始也；次以集解、辯疑、正誤，詳其土産形狀也；次以氣味、主治、附方，著其體用也[2]。上自墳典，下及傳奇，凡有相關，靡不備采。如入金谷之園[3]，種色奪目[4]；如登龍君之宫，寶藏悉陳；如對冰壺玉鑒[5]，毛髮可指數也。博而不繁，詳而有要，綜核究竟，直窺淵海[6]。兹豈僅以醫書覯哉[7]？實性理之精微[8]，格物之通典[9]，帝王之秘録[10]，臣民之重寶也。李君用心嘉惠何勤哉[11]！噫！碔玉莫剖[12]，朱紫相傾[13]，弊也久矣。故辯專車之骨，必俟魯儒[14]；博支機之石，必訪賣卜[15]。予方著《弇州卮言》[16]，恚博古如《丹鉛卮言》後乏人也[17]，何幸覩兹集哉！兹集也，藏之深山石室無當，盍鍥之[18]，以共天下後世味《太玄》如子雲者[19]。

時萬曆歲庚寅春上元日[20]，弇州山人鳳洲王世貞拜撰。

［1］玩：研讀。

［2］體用：本體和作用。此指藥物的性味及功用。

［3］金谷之園：晋代富豪石崇在洛陽所築園名。

［4］種色：品種。色，種類。

［5］冰壺：盛冰的玉壺。喻晶瑩潔白。　玉鑒：鏡子的美稱。喻晶瑩剔透。

［6］淵海：喻内容深廣。

［7］覯（gòu）：看見。此謂看待。

［8］性理：指宋儒的性命理氣之學。

［9］通典：共同的法則。

［10］秘録（lù）：罕見珍藏的簿籍。

［11］嘉惠：施與恩惠。

［12］碔（wǔ）：即碔砆，似玉之石。

［13］朱紫相傾：言紫色排斥朱色。喻以邪亂正，真僞混淆。古代以朱爲正色，紫爲雜色。傾，排斥。

［14］"故辯"二句：因此要辨識獨占一車的巨骨，一定要等待孔子。事見漢代劉向《説苑·辨物》。專車之骨，獨占一車的巨骨。魯儒，指孔子。

［15］"博支機"二句：要通曉織女的支機石，一定要請教賣卜的嚴君平。事見《太平御覽》卷八引劉義慶《集林》。博，通曉。支機之石，指織女用以墊織布機的石塊。賣卜，指漢代嚴君平。

［16］卮（zhī）言：自然隨意之言。語出《莊子·寓言》。後人常用于對自己著作的謙辭。

［17］恚（huì）：怨恨。此謂遺憾。　丹鉛卮言：指明代楊慎所著《丹鉛餘録》《丹鉛續録》《丹鉛摘録》等考據學著作。其門人將此三書刪輯爲《丹鉛總録》。

［18］盍：何不。　鍥：刻。此謂刻版印刷。

［19］共："供"的古字。供給。　太玄：西漢學者揚雄（字子雲）模仿《周易》作的《太玄經》。

［20］萬曆歲庚寅：1590 年。萬曆，明神宗朱翊鈞的年號（1573—1619）。　上元日：農曆正月十五。

複習思考題

課文回顧

1. 重點詞語

覘（寶氣）　睟然　癯然　津津然　長物　鈍椎　漁獵　舊（矣）　僭（纂述）　緝（之）

ER-12-10

專車之骨

ER-12-11

支機之石

筆記欄

繩(之)　(細)玩　種色　冰壺玉鑒　(醫書)覩　朱紫相傾　博(支機)　恚(博古)　盍(鏐)　鏐(之)　共(天下)　味(《太玄》)　上元日

2. 句子今譯

(1) 予窺其人，睟然貌也，癯然身也，津津然譚議也，真北斗以南一人。解其裝，無長物，有《本草綱目》數十卷。

(2) 博而不繁，詳而有要，綜核究竟，直窺淵海。茲豈僅以醫書覩哉? 實性理之精微，格物之通典，帝王之秘籙，臣民之重寶也。

(3) 予方著《弇州巵言》，恚博古如《丹鉛巵言》後乏人也，何幸覩茲集哉! 茲集也，藏之深山石室無當，盍鏐之，以共天下後世味《太玄》如子雲者。

3. 文意理解

(1) 作者在第一段欲借多個典故表達何意?

(2) 作者如何評價《本草綱目》的價值?

(3) 李時珍是如何克服困難完成《本草綱目》編寫的? 我們如何學習他?

課外閱讀

余自辛丑承乏江臬臬署務簡多暇日則取署中舊刻翻閱之庶幾乎運甓之思焉一日謁中丞桐汭夏公云本草綱目一書大有神於生人非特多識資也而初刻未工行之不廣盍圖廣其傳乎余受而觀之乃楚名醫李時珍所輯蓋嘗經御覽而備上方者也……是役也中丞公倡之在事諸寅長佐之南新二縣尹成之不佞思董剞劂之事而已始刻於今歲正月竣於六月既竣喜而爲之序萬曆癸卯孟秋朔日江西按察司按察使長洲張鼎思頓首書(明·張鼎思《本草綱目·重刊本草綱目叙》)

要求:

1. 爲上文加標點。

2. 注釋文中加點詞語。

3. 今譯文中劃綫句子。

4. 文意理解　據張鼎思序，概述刊刻《本草綱目》"江西本"的原因及過程。

●———————(王　麗)

十三、《類經》序

ER-13-1

《類經》
序 PPT

📋 **學習目標**

1. 知識目標　掌握課文的重點字詞、分承與借代修辭、成語典故、八個文句的今譯。

2. 能力目標　通過閱讀分析，深入領會張介賓編撰《類經》的目的、原因及方法。考查《類經》"盡易舊制，從類分門"的"十二類"與中醫基礎理論的對應關係。

3. 情感目標　通過學習文選，瞭解作者用三十年時間編撰《類經》的艱苦歷程及良苦用心，學習他嚴謹治學的態度、刻苦鑽研的精神、強烈的社會責任感與職業使命感，立志爲中醫藥事業的發展做出貢獻。

【導學】本文選自《類經》，據日本宮內廳藏明天啓四年(1624)初刻本排印。作者張介賓(1563—1640)，字會卿，號景岳，又號通一子，山陰(今浙江紹興)人，明代著名醫學家。自少學醫，又精天文、律呂、卜筮、兵法。治病主張補益真陰元陽，提出"陽非有餘，而陰則常不足"的觀點,是温補學派的代表人物之一。張氏歷時三十年著成《類經》,共 32 卷,將《素問》和《靈樞》兩書原文按類重新編排,分爲十二大類,每類又分若干小節,各立標題,詳加注釋,并多從易理、五運六氣、臟腑陰陽氣血等理論來闡發經文蘊義,突出兩書精華,不僅爲後人學習研究和檢索兩書提供了方便,且多有啓迪。

序文盛贊《内經》的價值,指出自唐代王冰以來注釋《内經》的不足之處,闡明編撰《類經》的指導思想和緣起經過,詳述分類方法,説明編著《類經》及附著《類經圖翼》的目的。最後申明自己編著此書的良苦用心,并對後人提出殷切期望。

《内經》者,三墳之一。蓋自軒轅帝同岐伯、鬼臾區等六臣互相討論,發明至理,以遺教後世。其文義高古淵微,上極天文,下窮地紀,中悉人事。大而陰陽變化[1],小而草木昆蟲、音律象數之肇端[2]、藏府經絡之曲折[2],靡不縷指而臚列焉[3]。大哉至哉!垂不朽之仁慈,開生民之壽域。其爲德也,與天地同,與日月並,豈直規規治疾方術已哉[4]?

《類經》序
全文朗誦

[1]　而:如,好像。

[2]　象數:卜筮。　肇端:開端。　曲折:詳細情況。

[3]　縷指:詳細指明。　臚(lú)列:羅列。

[4]　規規:淺陋拘泥貌。

按晉皇甫士安《甲乙經》序曰:"《黄帝内經》十八卷。今《鍼經》九卷,《素問》九卷,即《内經》也。"而或者謂《素問》《鍼經》《明堂》三書,非黄帝書,似出於戰國[1]。夫戰國之文能是乎?宋臣高保衡等叙[2],業已辟之[3],此其臆度無稽,固不足深辨[4]。而又有目醫爲小道,并是書且弁髦置之者[5],是豈巨慧明眼人歟?觀坡仙《楞伽經》跋云[6]:"經之有《難經》,句句皆理,字字皆法。"亦豈知《難經》出自《内經》,而僅得其什一。《難經》而然,《内經》可知矣。夫《内經》之生全民命,豈殺於《十三經》之啓植民心[7]?故玄晏先生曰:"人受先人之體,有八尺之軀,而不知醫事,此所謂游魂耳!雖有忠孝之心,慈惠之性,君父危困,赤子塗地[8],無以濟之。此聖賢所以精思極論盡其理也。"繇此言之[9],儒其可不盡心是書乎?奈何今之業醫者,亦置《靈》《素》於罔聞,昧性命之玄要,盛盛虛虛,而遺人夭殃[10],致邪失正,而絶人長命。所謂業擅專門者,如是哉!此其故,正以經文奥衍[11],研閲誠難。其於至道未明[12],而欲冀夫通神運微,卬大聖上智於千古之邈[13],斷乎不能矣。

無盛盛
無虛虛

[1]　素問……戰國:見於宋代程頤《伊川先生語録》:"《素問》之書,必出於戰國,觀其氣象知之。"

[2]　高保衡:宋代醫家,和林億等奉詔校正《素問》,并作序文。《重廣補注黄帝内經素問·序》認爲《内經》是"三皇遺文,爛然可觀"。

[3]　辟(pì):駁斥。

[4]　辨:通"辯",辯解。

[5]　弁髦:喻無用之物。弁,緇布冠。髦,幼童額前的垂髮。古代男子行加冠之禮,三次加冠後,即弃弁不用,并剃去垂髮。

[6]　坡仙:指蘇軾。　楞伽(qié)經:佛經名,全稱《楞伽阿跋多羅寶經》。

[7]　殺(shài):少。

[8]　赤子:百姓。　塗地:猶"塗炭",喻灾難困苦。

[9]　繇:通"由",根據。

[10]　夭殃:灾禍。

[11]　奥衍:謂文章内容精深博大。

[12]　其:如果。

[13]　卬:"仰"的古字。　邈:遥遠。

自唐以來，雖賴有啓玄子之註，其發明玄秘盡多，而遺漏亦復不少。蓋有遇難而默者，有於義未始合者，有互見深藏而不便檢閱者[1]。凡其闡揚未盡，《靈樞》未註，皆不能無遺憾焉。及乎近代諸家，尤不過順文敷演[2]，而難者仍未能明，精處仍不能發，其何神之與有[3]？

余初究心是書，嘗爲摘要，將以自資。繼而繹之久[4]，久則言言金石，字字珠璣，竟不知孰可摘而孰可遺。因奮然鼓念，冀有以發隱就明，轉難爲易，盡啓其秘而公之於人。務俾後學了然，見便得趣，由堂入室[5]，具悉本源，斯不致誤己誤人，咸臻至善。於是乎詳求其法，則唯有盡易舊制，顛倒一番，從類分門，然後附意闡發，庶晰其輨。然懼擅動聖經，猶未敢也。

粤稽往古[6]，則周有扁鵲之摘《難》，晋有玄晏先生之類分，唐有王太僕之補削，元有滑攖寧之撮鈔[7]，鑒此四君子而後意决。且此非《十三經》之比，蓋彼無須類，而此欲醒瞶指迷[8]，則不容不類，以求便也。由是徧索兩經，先求難易，反復更秋[9]，稍得其緒[10]。然後合兩爲一，命曰《類經》。"類"之者，以《靈樞》啓《素問》之微，《素問》發《靈樞》之秘，相爲表裏，通其義也。

［1］互見深藏：謂同一類問題不集中論述而散于各篇。
［2］順文敷演：按照字面鋪陳引申。
［3］與："歟"的古字。
［4］繹（yì）：推究。
［5］由堂入室：喻學問逐步深入。語本《論語·先進》："由也升堂矣，未入于室也。"
［6］粤：句首語氣詞。
［7］滑攖寧：元末明初醫家滑壽，字伯仁，號攖寧生。著有《讀素問鈔》等。
［8］醒瞶（kuì）指迷：使不明者醒悟，爲迷惑者指路。瞶，"憒"的古字，昏憒，此指不明《內經》者。
［9］更：經歷。　秋：代指年。
［10］稍：逐漸。　緒：頭緒。

兩經既合，迺分爲十二類：夫人之大事，莫若死生，能葆其真[1]，合乎天矣，故首曰攝生類。生成之道，兩儀主之，陰陽既立，三才位矣[2]，故二曰陰陽類。人之有生，藏氣爲本，五內洞然[3]，三垣治矣[4]，故三曰藏象類。欲知其內，須察其外，脈色通神，吉凶判矣，故四曰脈色類。藏府治內[5]，經絡治外，能明終始，四大安矣[6]，故五曰經絡類。萬事萬殊，必有本末，知所先後，握其要矣，故六曰標本類。人之所賴，藥食爲天，氣味得宜，五宮強矣[7]，故七曰氣味類。駒隙百年[8]，誰保無恙？治之弗失，危者安矣，故八曰論治類。疾之中人，變態莫測，明能燭幽[9]，二竪遁矣[10]，故九曰疾病類。藥餌不及，古有鍼砭，九法搜玄[11]，道超凡矣，故十曰鍼刺類。至若天道茫茫，運行今古，苟無窮[12]，協惟一[13]，推之以理，指諸掌矣[14]，故十一曰運氣類。又若經文連屬，難以強分，或附見於別門，欲求之而不得，分條索隱，血脈貫矣，故十二曰會通類。彙分三十二卷。此外復附著《圖翼》十五卷。蓋以義有深邃，而言不能該者[15]，不拾以圖[16]，其精莫聚；圖象雖顯，而意有未達者，不翼以説，其奧難窺。自是而條理分，綱目舉，晦者明，隱者見，巨細通融，歧貳畢徹[17]，一展卷而重門洞開，秋毫在目[18]。不惟廣神乎來學，即凡志切尊生者[19]，欲求兹妙，無不信手可拈矣。

［1］葆：通"保"。
［2］三才：天、地、人。語本《周易·説卦》："立天之道曰陰與陽，立地之道曰柔與剛，立人之道曰仁與義。"
［3］五內：指五臟。　洞然：通暢貌。
［4］三垣：我國古代將天體恒星分爲三垣、二十八宿等。即太微垣、紫微垣、天市垣。此指人體上中下三焦。
［5］治：主宰。
［6］四大：此指身體。佛教認爲人體及萬物均由地、火、水、風四種物質構成，故稱。

[7]　五宮:指五臟。

[8]　駒隙百年:謂人生百年如同白駒過隙倏忽而已。語本《莊子·知北游》:"人生天地之間,若白駒之過隙,忽然而已。"

[9]　明能燭幽:意爲高明的醫術能洞察隱微的病情。

[10]　二豎:指病魔。語見《左傳·成公十年》。

[11]　九法:九針之法。

[12]　苞:通"包"。

[13]　協:和諧。　惟:句中語氣助詞。　一:指天地自然。

[14]　指諸掌:喻對事情清晰瞭解。

[15]　該:包括。

[16]　拾:拾取。此指補充。

[17]　歧貳:分歧。

[18]　秋毫在目:喻極細微的含義亦可察知。

[19]　切:謂學行上切磋相正。

　　是役也[1],余誠以前代諸賢註有未備,間有舛錯[2],掩質埋光,俾至道不盡明於世者,迨四千餘禩矣。因敢忘陋效矉[3],勉圖蚊負[4],固非敢弄斧班門,然不屑沿街持鉢[5]。故凡遇駁正之處,每多不諱,誠知非雅。第以人心積習既久,訛以傳訛,即決長波猶虞難滌,使辨之不力,將終無救正日矣。此余之所以載思而不敢避也[6]。

　　吁!余何人斯,敢妄正先賢之訓?言之未竟,知必有闞余之謬而隨議其後者[7]。其是其非,此不在余,而在乎後之明哲矣。雖然,他山之石,可以攻玉[8];斷流之水,可以鑒形。即壁影螢光[9],能資志士;竹頭木屑,曾利兵家[10]。是編者倘亦有千慮之一得[11],將見擇於聖人矣,何幸如之!獨以應策多門[12],操觚隻手[13],一言一字,偷隙毫端[14]。凡歷歲者三旬,易稿者數四[15],方就其業。所謂河海一流,泰山一壤[16],蓋亦欲共掖其高深耳[17]。後世有子雲其憫余勞而錫之斤正焉[18],豈非幸中又幸?而相成之德,謂孰非後進之吾師云。

　　時大明天啓四年[19],歲次甲子黃鐘之吉[20],景岳子自序於通一齋。

[1]　役:事。

[2]　舛(chuǎn)錯:錯誤。舛,相違背。

[3]　效矉:喻不善模仿,弄巧成拙。語見《莊子·天運》。矉,"顰"的古字,皺眉。

[4]　蚊負:蚊子背山。此喻擔任不堪勝任的使命。語見《莊子·應帝王》:"其與治天下也,猶涉海鑿河,而使蚊負山也。"

[5]　沿街持鉢:此謂一味依賴他人的注釋。鉢,僧尼的食器。

[6]　載:通"再"。

[7]　闞(kàn):看。　其:指作者自己。

[8]　"他山"二句:比喻借助外力輔助自己。語見《詩經·小雅·鶴鳴》:"他山之石,可以攻玉。"攻玉,磨玉。

[9]　壁影:指西漢匡衡鑿壁借光苦讀事。事見《西京雜記》卷二。　螢光:指晉代車胤以螢光照書苦讀事。事見《晉書·車胤傳》

[10]　"竹頭"二句:喻細小無用之物也有大用處。事見《世說新語·政事》。

[11]　千慮之一得:謂愚者的意見也有可取之處。語本《晏子春秋·雜下》:"嬰聞之,聖人千慮,必有一失;愚人千慮,必有一得。"

[12]　應策:指解答《內經》中的問題。古代稱應試者對答的文字爲策。

[13]　操觚(gū):謂寫作。觚,古人用以書寫的木簡。

[14]　偷隙毫端:謂偷空寫作。毫,借代毛筆。

[15]　數四:多次。

東施效顰

壁影

螢光

竹頭木屑

[16]"河海"八字:语本李斯《谏逐客书》:"泰山不让土壤,故能成其大;河海不择细流,故能就其深。"

[17]掖(yè):助成。

[18]锡:通"赐"。 斤正:即"斧正"。指正。

[19]天启四年:1624年。天启,明熹宗朱由校的年号(1621—1627)。

[20]黄钟:农历十一月。 吉:每月初一。

复习思考题

课文回顾

1. 重点词语

肇端 曲折 胪列 规规 辟(之) 弁髦 殺(於) 赤子涂地 縣(此言之) (经文奥)衍 绎(之久) 由堂入室 粤(稽往古) 醒瞶 更秋 葆(其真) 三才 五内 三垣治(内) 四大 五官 驹隙百年 二竖 苟(无穷) (不能)该 歧贰 效矅 蚊负 沿街持钵 戴(思) 阐(余之谬) 壁影 萤光 应策 操觚 (共)掖 锡(之斤正) 黄钟(之)吉

2. 句子今译

(1)垂不朽之仁慈,开生民之寿域。其为德也,与天地同,与日月并,岂直规规治疾方术已哉?

(2)其于至道未明,而欲冀夫通神运微,印大圣上智于千古之邈,断乎不能矣。

(3)及乎近代诸家,尤不过顺文敷演,而难者仍未能明,精处仍不能发,其何神之与有?

(4)务俾后学了然,见便得趣,由堂入室,具悉本源,斯不致误己误人,咸臻至善。

(5)盖以义有深邃,而言不能该者,不拾以图,其精莫聚;图象虽显,而意有未达者,不翼以说,其奥难窥。

(6)是役也,余诚以前代诸贤注有未备,间有舛错,掩质埋光,俾至道不尽明于世者,迨四千余祀矣。

(7)因敢忘陋效矅,勉图蚊负,固非敢弄斧班门,然不屑沿街持钵。故凡遇驳正之处,每多不讳,诚知非雅。

(8)独以应策多门,操觚隻手,一言一字,偷隙毫端。凡历岁者三旬,易稿者数四,方就其业。

3. 文意理解

(1)作者是怎样评价《内经》的?他又为何编写《类经》?

(2)怎样理解"类经"之"类"?作者为何用此方法整理《内经》?

(3)作者在文中使用"他山之石,可以攻玉;断流之水,可以鉴形""壁影萤光""竹头木屑""河海一流,泰山一壤"等典故用意何在?

(4)张介宾穷尽三十年时间编撰《类经》,表现出强烈的社会责任感与职业使命感。找出文中相关内容,体会作者的良苦用心。

课外阅读

夫任医如任将皆安危之所关察之之方岂无其道第欲以慎重与否观其仁而怯懦者实似之颖悟与否观其智而狡诈者实似之果敢与否观其勇而猛浪者实似之浅深与否观其博而强辩者实似之执拘者若有定见夸大者若有奇谋熟读几篇便见滔滔不竭道闻数语谓非凿凿有凭不反者临涯已晚自是者到老无能执两端者冀自然之天功废四诊者犹瞑行之瞎马得稳当之名者有玩阁之悞昧经权之者无格致之明有曰专门决非通达不明理性何物神圣又若以己之心度人之心者诚接物之要道其于医也则不可谓人己气血之难符三人有疑从其二同者为决断之妙方其

於醫也亦不可謂愚智寡多之非類凡此之法何非徵醫之道而徵醫之難於斯益見然必也小大方圓全其才仁聖工巧全其用能會精神於相與之際燭幽隱於玄冥之間者斯足謂之真醫而可以當性命之任矣惟是皮質之難窺心口之難辨守中者無言懷玉者不衒此知醫之所以為難也故非熟察於平時不足以識其蘊蓄不傾信於臨事不足以盡其所長使必待渴而穿井鬥而鑄兵則倉卒之間何所趨賴一旦有急不得已而付之庸劣之手最非計之得者(明·張介賓《景岳全書·病家兩要説》)

要求：

1. 爲上文加標點。

2. 注釋文中加點詞語。

3. 今譯文中劃綫句子。

4. 文意理解

(1) 作者認爲什麼樣的醫生爲真醫？

(2) 爲何真醫難辨？

(3) 如何纔能找到真醫？

● (包紅梅)

十四、《溫病條辨》叙

學習目標

1. 知識目標　掌握課文的重點字詞、成語典故、六個文句的今譯。

2. 能力目標　通過閱讀分析，瞭解中醫溫病學的發展歷程，深入領會吳瑭撰著《溫病條辨》的原因、編寫過程與現實意義。

3. 情感目標　通過學習文選，感受溫病流行給百姓帶來的疾苦，體會吳瑭"濟病者之苦，醫醫者之病"的社會責任感與職業使命感，學習他嚴謹治學的精神。

【導學】本文選自《溫病條辨》，據清同治庚午六安求我齋重刊本排印。作者汪廷珍(1757—1827)，字瑟庵，山陽(今江蘇淮安)人，清代乾隆年間進士，官至禮部尚書。著有《實事求是齋詩文集》。《溫病條辨》是溫病學名著之一，作者吳瑭(1758—1836)，字鞠通，淮陰(今江蘇淮陰)人，本習儒，因其父及侄子相繼患病，醫治無效而死，遂弃儒習醫，潛心研究溫病二十年，著成此書。他提出的溫病三焦辨證原則和治療方法，在溫病學發展史上具有重要的意義。

本文分析了"病多方少"在溫病中的突出表現及其原因，叙述了溫病學發展的艱難歷程，指出"以傷寒之法療六氣之病"所造成的嚴重後果，對吳瑭的治學精神和《溫病條辨》的重要價值給予高度的贊揚，并鼓勵吳瑭早日出書，以拯救生靈于水火之中。

昔淳于公有言[1]：人之所病，病病多；醫之所病，病方少。夫病多而方少，未有甚於溫病者矣。何也？六氣之中，君相二火無論已，風溼與燥無不兼溫，惟寒水與溫相反，然傷寒者必病熱。天下之病孰有多於溫病者乎？方書始於仲景。仲景之書專論傷寒，此六氣中之一氣耳。其中有兼言風者，亦有兼言溫者，然所謂風者，寒中之風，所謂溫者，寒中之溫，以其書本論傷寒也。其餘五氣，概未之及，是以後世無傳焉。雖然，作者謂聖，述者謂明[2]。學者誠能究其文，通其義，化而裁之，推而行之[3]，以治六氣可也，以治內傷可也。亡如世鮮知十之才

《溫病條辨》叙 PPT

《溫病條辨》叙全文朗誦

士^[4],以闕如爲恥^[5],不能舉一反三,惟務按圖索驥。

[1] 淳于公:即西漢名醫淳于意。以下引言見《史記·扁鵲倉公列傳》,并非淳于意所言。參見本教材《扁鵲傳》。

[2]"作者謂聖"二句:首創者稱作聖人,闡述者稱作賢明的人。語見《禮記·樂記》。

[3]"化而裁之"二句:意謂變通。語見《周易·繫辭上》:"化而裁之之謂之變,推而行之之謂之通。"

[4] 亡如:無奈。亡,通"無"。 鮮:少。 知十:"聞一以知十"的略語。意爲舉一反三。

[5] 闕如:指缺而不言,存疑。語見《論語·子路》:"君子於其所不知,蓋闕如也。"闕,通"缺"。如,詞尾。

闕如爲恥

蓋自叔和而下^[1],大約皆以傷寒之法療六氣之疴,禦風以絺^[2],指鹿爲馬,迨試而輒困,亦知其術之疎也^[3]。因而沿習故方,略變藥味,沖和、解肌諸湯紛然著錄^[4]。至陶氏之書出^[5],遂居然以杜撰之傷寒,治天下之六氣。不獨仲景之書所未言者不能發明,并仲景已定之書盡遭竄易^[6]。世俗樂其淺近,相與宗之,而生民之禍亟矣^[7]。又有吳又可者^[8],著《溫疫論》,其方本治一時之時疫,而世誤以治常候之溫熱。最後若方中行、喻嘉言諸子^[9],雖列溫病於傷寒之外,而治法則終未離乎傷寒之中。惟金源劉河間守真氏者^[10],獨知熱病,超出諸家,所著六書,分三焦論治,而不墨守六經,庶幾幽室一鐙^[11],中流一柱^[12]。惜其人樸而少文,其論簡而未暢,其方時亦雜而不精。承其後者又不能闡明其意,裨補其疎。而下士聞道若張景岳之徒^[13],方且怪而訾之。於是其學不明,其說不行。而世之俗醫遇溫熱之病,無不首先發表,雜以消導^[14],繼則峻投攻下,或妄用溫補,輕者以重,重者以死。倖免則自謂己功,致死則不言己過。即病者亦但知膏肓難挽,而不悟藥石殺人。父以授子,師以傳弟,舉世同風,牢不可破。肺腑無語,冤鬼夜嗥,二千餘年,略同一轍,可勝慨哉!

叔和治六氣

[1] 葢:"蓋"的異體字。

[2] 禦風以絺(chī):用細葛布抵擋風寒。喻方法不當,徒勞無效。絺,細葛布。

禦風以絺

[3] 疎:"疏"的異體字。

[4] 沖和:方劑名。指加減沖和湯。係明代陶華依金代張潔古的九味羌活湯加減而成。 解肌:方劑名。即柴葛解肌湯。陶華《傷寒六書·殺車搥法》方。

[5] 陶氏之書:指明代陶華所著《傷寒六書》,又名《陶氏傷寒全書》,共六種,包括《傷寒瑣言》《傷寒家秘的本》《傷寒殺車搥法》《傷寒一提金》《傷寒證脉藥截江網》《傷寒明理續論》。陶華對傷寒分證和治法有所發展,但明清醫家頗多指責。

[6] 竄易:竄改。同義詞連用。

[7] 宗:尊崇,效法。 亟(qì):頻繁。

[8] 吳又可:明末醫家,名有性,姑蘇(今江蘇吳縣)人。提出瘟疫是由戾氣傳染所致。

[9] 方中行:明末醫家,名有執,著有《傷寒論條辨》等。 喻嘉言:明末清初醫家,名昌,著有《傷寒尚論篇》《寓意草》《醫門法律》等。

方中行、喻嘉言治傷寒

[10] 金源:金朝的別稱。 六書:指《河間六書》。包括劉完素所著《黃帝素問宣明論方》《素問玄機原病式》《素問病機氣宜保命集》《傷寒直格論方》《傷寒標本心法類萃》及馬宗素所著《傷寒醫鑒》。

[11] 鐙:古代照明用具。青銅製,上有盤,中有柱,下有底。盤所以盛膏,或中有錐供插燭。

[12] 中流一柱:黃河三門峽中流的砥柱山。比喻能擔當重任、支撐危局的人物和力量。又作"中流砥柱"。語見《晏子春秋·諫下》。

[13] 下士聞道:下愚之人聽了高明的理論。語見《老子》第四十一章:"上士聞道,勤而行之;中士聞道,若存若亡;下士聞道,大笑之,不笑不足以爲道。"

[14] 發表:發汗解表。 消導:消食導滯。

我朝治洽學明^[1],名賢輩出,咸知泝原《靈》《素》,問道長沙^[2]。自吳人葉天士氏《溫病論》《溫病續論》出^[3],然後當名辨物^[4]。好學之士,咸知向方^[5];而貪常習故之流,猶且各是師說,惡聞至論。其粗工則又略知疏節[6],未達精旨,施之於用,罕得十全。吾友鞠通吳子,懷救世之心,秉超悟之哲[7],嗜學不厭[8],研理務精,抗志以希古人[9],虛心而師百氏。病斯世之貿貿也[10],述先賢之格言,攄生平之心得[11],窮源竟委,作爲是書。然猶未敢自信,且懼世之未信之也,藏諸笥者久之[12]。予謂學者之心,固無自信時也。然以天下至多之病,而竟無應病之方,幸而得之,亟宜出而公之。譬如拯溺救焚,豈待整冠束髮?況乎心理無異,大道不孤[13],是書一出,子雲其人必當旦暮遇之,且將有闡明其意,裨補其疏,使夭札之民咸登仁壽者。此天下後世之幸,亦吳子之幸也。若夫折楊皇荂,听然而笑[14],陽春白雪,和僅數人,自古如斯。知我罪我[15],一任當世,豈不善乎?吳子以爲然,遂相與評騭而授之梓[16]。

嘉慶十有七年壯月既望[17],同里愚弟汪廷珍謹序。

[1] 治洽:指政治和協。　學明:學術昌明。
[2] 泝:"溯"的異體字。　問道:求教。　長沙:張長沙。相傳張仲景曾任長沙太守,故名。此指張仲景的《傷寒雜病論》。
[3] "溫病論"句:指葉天士口述、弟子顧景文手録整理之《溫熱論》。
[4] 當名辨物:根據事物名稱,辨別事物之實質。語見《周易·繫辭下》。
[5] 向方:歸向正道。
[6] 疏節:此指粗淺的内容。
[7] 秉:通"稟"。稟受。　哲:聰慧。
[8] 厭:"饜"的古字。滿足。
[9] 抗志:堅持高尚的志向。　希:仰慕。
[10] 貿貿:蒙昧不明貌。
[11] 攄(shū):抒發。
[12] 諸:之于。兼詞。　笥(sì):盛飯或衣物的方形竹器。此指書箱。
[13] 大道不孤:此指重大的理論必然會引起大家爭論。
[14] 折楊皇荂:古代通俗樂曲名。語本《莊子·天地》。荂,同"華"。　听(yǐn)然:張口笑貌。
[15] 知我罪我:謂深知我與責備我。語本《孟子·滕文公下》:"《春秋》,天子之事也。是故孔子曰:'知我者,其惟《春秋》乎!罪我者,其惟《春秋》乎!'"
[16] 評騭(zhì):評定。　梓(zǐ):印書的木板。此指刊印。
[17] 嘉慶十有七年:即1812年。有,通"又"。　壯月:陰曆八月的別稱。

複習思考題

課文回顧

1. 重點詞語

無論　亡如　知十　闕如　宗(之)　(生民之禍)亟　訾(之)　問道　當名辨物　(超悟之)哲　(嗜學不)厭　抗志(以)希(古人)　貿貿　攄(生平之心得)　(藏諸)笥　听然　評騭　(而授之)梓　壯月

2. 句子今譯

(1) 雖然,作者謂聖,述者謂明。學者誠能究其文,通其義,化而裁之,推而行之,以治六氣可也,以治內傷可也。

(2) 亡如世鮮知十之才士,以闕如爲恥,不能舉一反三,惟務按圖索驥。

(3) 蓋自叔和而下,大約皆以傷寒之法療六氣之疴,禦風以絺,指鹿爲馬,迨試而輒困,亦知其術之疏也。

(4) 好學之士,咸知向方;而貪常習故之流,猶且各是師說,惡聞至論。其粗工則又略知疏節,未達精旨,施之於用,罕得十全。

(5) 吾友鞠通吳子,懷救世之心,秉超悟之哲,嗜學不厭,研理務精,抗志以希古人,虛心

ER-14-7
《溫病條辨》收藏時間

ER-14-8
當名辨物

ER-14-9
折楊皇荂

而師百氏。

（6）若夫折楊皇荂，听然而笑，陽春白雪，和僅數人，自古如斯。知我罪我，一任當世，豈不善乎？

3. 文意理解

（1）作者對張景岳有何評價？爲什麽？

（2）當時醫生治療溫病的兩種方法各宗哪家學派？

（3）作者從哪幾個方面勸説吴瑭盡快出版《溫病條辨》？

（4）根據課文，簡述溫病學的發展歷程。

（5）分析文中"按圖索驥""禦風以絺""指鹿爲馬""下士聞道""折楊皇荂，听然而笑""陽春白雪，和僅數人"等成語典故在文中各比喻什麽？

課外閲讀

夫立德立功立言聖賢事也瑭何人斯敢以自任緣瑭十九歲時父病年餘至於不起瑭愧恨難名哀痛欲絶以爲父病不知醫尚復何顔立天地閒遂購方書伏讀於苫塊之餘至張長沙外逐榮勢内忘身命之論因慨然棄舉子業專事方術越四載猶子巧官病溫初起喉痹外科吹以冰硼散喉遂閉又徧延諸時醫治之大抵不越雙解散人參敗毒散之外其於溫病治法茫乎未之聞也後至發黄而死瑭以初學未敢妄贊一詞然於是證亦未得其要領蓋張長沙悲宗族之死作玉函經爲後世醫學之祖奈玉函中之卒病論亡於兵火後世學者無從傚效遂至各起异説得不償失又越三載來游京師檢校四庫全書得明季吴又可溫疫論觀其議論宏闊實有發前人所未發遂專心學步焉細察其法亦不免支離駁雜大抵功過兩不相掩蓋用心良苦而學術未精也又徧考晉唐以來諸賢議論非不珠璧琳琅求一美備者蓋不可得其何以傳信於來茲瑭進與病謀退與心謀十閲春秋然後有得然未敢輕治一人癸丑歲都下溫役大行諸友强起瑭治之大抵已成壞病倖存活數十人其死於世俗之手者不可勝數嗚呼生民何辜不死於病而死於醫是有醫不若無醫也學醫不精不若不學醫也因有志采輯歷代名賢著述去其駁雜取其精微閒附己意以及考驗合成一書名曰溫病條辨然未敢輕易落筆又歷六年至於戊午吾鄉汪瑟庵先生促瑭曰來歲己未濕土正化二氣中溫屬大行子盍速成是書或者有益於民生乎瑭愧不敏未敢自信恐以救人之心獲欺人之罪轉相傚效至於無窮罪何自贖哉然是書不出其得失終未可見<u>因不揣固陋黾勉成章就正海内名賢指其疵謬歷爲駁正將萬世賴之無窮期也</u>淮陰吴瑭自序（清·吴瑭《溫病條辨·自序》）

要求：

1. 爲上文加標點。

2. 注釋文中加點詞語。

3. 今譯文中劃綫句子。

4. 文意理解

（1）吴瑭爲何立志學醫？

（2）吴瑭爲何撰寫《溫病條辨》？

（3）"未敢輕易落筆"反映吴瑭何種心情？其中"落筆"的具體意義是什麽？

（韓宇霞）

第三單元

醫 德 典 範

概　　述

　　我國古代醫德文獻數量衆多，見于中醫藥典籍及各種非醫典籍中，包含醫德言論、醫德故事等形式。醫德文獻蘊含了豐富的中醫醫德思想，包括醫家的品質修養、職業操守、倫理規範、理想人格、道德觀念等，它與我國古代哲學、儒家思想等傳統文化存在密切聯繫。

　　春秋戰國時期，儒家"仁愛"思想就已經融入醫藥領域，初步形成了醫學道德規範。隨着醫學發展與社會進步，醫德思想得到進一步豐富與完善，形成了高標準、全方位的醫學職業價值體系，成爲醫藥從業人員努力追求的價值目標。

　　中醫醫德文獻的源頭可追溯至《黃帝内經》。出自《素問》的《疏五過論》《徵四失論》列舉了醫生的數種醫療行爲過失，并對醫生的職業態度、行醫規範進行深入評析；《靈樞·師傳》提出"臨病人問所便"的職業禮儀和診斷要點，要求醫生診治時應尊重病人意願，衹有"未有逆而能治之也，夫惟順而已矣"，纔能達到最佳治療效果。其後，關于醫德的言論與著述不斷涌現，成爲中醫藥文獻的重要組成部分。

　　文獻是思想的載體。我國歷代醫德文獻所呈現的醫德思想是中華優秀思想文化在醫學領域結出的碩果，包含豐富的文化内涵，具有深邃的思想價值。孫思邈提出"人命至重，有貴千金，一方濟之，德逾于此"的醫學價值觀，其所著《大醫精誠》要求醫生以"蒼生大醫"作爲立業目標、行醫準則，從"大醫之心、大醫之體、大醫之法"等角度論述了醫德規範，集醫學職業道德之大成，奠定了中醫醫德的理論體系基礎。宋濂《贈賈思誠序》敘寫張君勤政愛民，因勞致疾，贊揚賈思誠醫德高尚，對患者"如手足之親，無所不致其意"。高啓《贈醫師何子才序》既揭露了當時社會的世態炎涼與薄情寡義，又高度肯定了何子才不圖回報、"以濟人之急爲心"的高尚醫德。袁枚《與薛壽魚書》闡明道與藝的關係，認爲醫學即儒學，高超精湛的醫術同樣可以傳世而不朽。龔信《箴三首警醫一首》論述醫生應當心存仁義，精通醫道，洞察病源，謹慎施藥，不做庸醫，同時要求患者及時就醫，以免延誤病情。

　　各種論述醫德的文章典籍、各家語録、醫藥掌故，匯聚成了蔚爲大觀的古代醫德文獻集成，充分反映了歷史各個時期醫療群體的職業價值觀念，展示了古代名醫的優秀醫風醫德，是中華優秀思想文化的重要組成部分。它們穿越時空，時至今日，依然是中醫藥文化的瑰寶，熠熠生輝。

　　中醫醫德文獻所承載的醫德思想和醫德文化，與社會主義核心價值觀的精神内涵相互融合、互爲補充，既對醫家提出了很高的道德要求，又爲後繼者做出了良好的言行示範。中醫醫德文獻、醫德思想、醫德文化三位一體，可以爲當代醫藥界的從業人員和醫學生的思想品德、職業道德教育提供生動事例與重要資源。

● （周祖亮）

筆記欄

大醫精誠
PPT

文　選

十五、大 醫 精 誠

學習目標

1. 知識目標　掌握課文的重點字詞、互備與借代修辭、四個文句的今譯。
2. 能力目標　通過閱讀分析,深入領會"精""誠"的含義,明確大醫之心、大醫之體和大醫之法的內涵。
3. 情感目標　通過學習文選,感悟大醫的科學精神、責任意識、醫德醫風,立志以古代名醫爲榜樣,成爲醫術高超、品德高尚的大醫。

大醫精誠
全文朗誦

【導學】本文選自《備急千金要方》卷一,據人民衛生出版社1955年影印宋刊本排印。作者孫思邈(581—682),京兆華原(今陝西耀縣)人,唐代著名醫學家。博覽群書,精通諸子百家,尤善言老莊,兼好佛典。隋、唐兩代皇帝徵召授官,皆固辭不受,而隱居山林,行醫民間,世稱真人、藥王。著有《備急千金要方》與《千金翼方》各三十卷傳世。《備急千金要方》簡稱《千金要方》或《千金方》,以爲"人命至重,有貴千金,一方濟之,德逾于此",故以爲名。全書分232門,記述婦、兒、內、外各科病證及本草、製藥、解毒、急救、食治、養生、平脉、針灸、導引等內容,載方論5 300首。保存了唐代以前許多珍貴的醫學文獻資料,是我國現存最早的一部臨床實用百科全書。

本文是一篇論述醫德規範的文章,指出作爲一個醫生應當做到"精""誠"二字。"精"即醫技要精湛。醫道是"至精至微之事",習醫之人必須"博極醫源,精勤不倦"。"誠"即品德要高尚。作者從"心""體""法"三個方面對醫生提出要求:立志"普救含靈之苦",診治"纖毫勿失",不得炫己毀人、"經略財物"。這些看法至今仍有重要的教育意義。

疾病內外
異同

張湛曰[1]:"夫經方之難精[2],由來尚矣[3]。"今病有內同而外異,亦有內異而外同,故五藏六腑之盈虛,血脉榮衛之通塞[4],固非耳目之所察,必先診候以審之。而寸口關尺,有浮沉絃緊之亂[5];俞穴流注[6],有高下淺深之差;肌膚筋骨,有厚薄剛柔之異。唯用心精微者,始可與言於茲矣。今以至精至微之事,求之於至麤至淺之思[7],其不殆哉?若盈而益之,虛而損之,通而徹之,塞而壅之,寒而冷之,熱而溫之,是重加其疾。而望其生,吾見其死矣。故醫方卜筮[8],藝能之難精者也。既非神授,何以得其幽微?世有愚者,讀方三年,便謂天下無病可治;及治病三年,乃知天下無方可用。故學者必須博極醫源,精勤不倦,不得道聽途說,而言醫道已了,深自誤哉!

　[1]　張湛:字處度,高平(今山東金鄉西北)人,東晉學者。曉養生之術,撰有《養生要集》十卷、《延生秘錄》十二卷,均已佚。今有《列子注》八卷傳世。
　[2]　經方:《漢書·藝文志》載"經方十一家"。後世一般指《傷寒雜病論》等著作中的醫方。此泛指醫道。
　[3]　尚:久遠。
　[4]　榮衛:營衛。榮,通"營"。指營氣。
　[5]　絃:"弦"的異體字。
　[6]　流注:謂經絡氣血運行灌注。
　[7]　麤:"粗"的異體字。
　[8]　卜筮(shì):占卜。古時占卜吉凶,用龜甲稱卜,用蓍草稱筮,合稱卜筮。

凡大醫治病,必當安神定志,無欲無求,先發大慈惻隱之心[1],誓願普救含靈之苦。若有疾厄來求救者[2],不得問其貴賤貧富,長幼妍蚩[3],怨親善友[4],華夷愚智[5],普同一等,皆如至親之想,亦不得瞻前顧後,自慮吉凶,護惜身命。見彼苦惱,若己有之,深心悽愴[6],勿避嶮巇、晝夜、寒暑、飢渴、疲勞[7],一心赴救,無作功夫形迹之心[8]。如此可爲蒼生大醫,反此則是含靈巨賊。自古名賢治病,多用生命以濟危急,雖曰賤畜貴人,至於愛命,人畜一也。損彼益己,物情同患[9],況於人乎[10]!夫殺生求生,去生更遠,吾今此方所以不用生命爲藥者,良由此也。其蝱蟲、水蛭之屬[11],市有先死者,則市而用之[12],不在此例。只如雞卵一物,以其混沌未分[13],必有大段要急之處[14],不得已隱忍而用之[15]。能不用者,斯爲大哲,亦所不及也[16]。其有患瘡痍、下痢,臭穢不可瞻視,人所惡見者,但發慙愧悽憐憂恤之意[17],不得起一念蒂芥之心[18],是吾之志也。

[1] 大慈:佛教用語,謂心腸極其慈善。　惻隱:憐憫。
[2] 疾厄:疾病。
[3] 妍蚩(yán chī):美醜。妍,姣美。蚩,"媸"的古字,醜陋。
[4] 怨親善友:謂關係親疏。善,交往一般者。友,過從密切者。
[5] 華夷:謂不同民族之人。華,指漢族。夷,泛稱四方的少數民族。
[6] 悽愴:悲悽。
[7] 嶮巇(xī):艱險崎嶇。嶮,"險"的異體字。
[8] 作:產生。　功夫:時間。此謂耽擱時間。　形迹:客套。此謂婉言推托。
[9] 患:厭恨。
[10] 於人:《醫心方》引作"聖人"。
[11] 蝱:"虻"的異體字。
[12] 市:購買。
[13] 混沌:古人想象中天地未分時渾然一體的狀態。此指雞雛成形前的狀態。亦作"渾沌"。
[14] 大段:重要。唐人熟語。與下文"要急"同義複用。一説,表示非常。
[15] 隱忍:勉强忍痛。
[16] 哲:哲人,即才能識見超越尋常的人。
[17] 慙:"慚"的異體字。
[18] 蒂芥:即"蔕芥",又作"芥蔕"。細小的梗塞物。喻鬱積在胸中的怨恨或不快。

夫大醫之體[1],欲得澄神內視[2],望之儼然[3],寬裕汪汪[4],不皎不昧[5]。省病診疾,至意深心;詳察形候,纖毫勿失;處判針藥,無得參差[6]。雖曰病宜速救,要須臨事不惑。唯當審諦覃思[7],不得於性命之上,率爾自逞俊快[8],邀射名譽[9],甚不仁矣!又到病家,縱綺羅滿目[10],勿左右顧眄[11];絲竹湊耳[12],無得似有所娛;珍羞迭薦[13],食如無味;醽醁兼陳[14],看有若無。所以爾者,夫壹人向隅,滿堂不樂[15],而況病人苦楚,不離斯須。而醫者安然懽娛,傲然自得,茲乃人神之所共恥,至人之所不爲[16]。斯蓋醫之本意也。

[1] 體:風度。
[2] 澄神:澄清神志。內視:謂不視外物,排除雜念。
[3] 儼然:莊重貌。
[4] 寬裕:氣度寬宏。　汪汪:水寬廣貌。此喻心胸寬闊。
[5] 不皎不昧:謂不亢不卑。皎,明亮,引申爲傲慢。昧,昏暗,引申爲卑微。
[6] 參差:不齊貌。此指差錯。
[7] 審諦:詳審。審,周詳。諦,審察。　覃思:深思。
[8] 率爾:輕率貌。　俊快:才智過人,思維敏捷。
[9] 邀射:貪求。
[10] 綺羅:絲綢衣服。此指穿着綺羅的人。多用作貴婦、美女的代稱。
[11] 顧眄(miǎn):猶顧盼。顧,回視。眄,斜視。
[12] 湊:傳入。

[13] 珍羞:貴重珍奇的食品。羞,"饈"的古字。 迭:輪流,交替。 薦:進獻。

[14] 醽醁(líng lù):美酒名。

[15] "夫壹人"二句:語本漢·劉向《説苑·貴德》:"今有滿堂飲酒者,有一人獨索然向隅而泣,則一堂之人皆不樂矣。"隅,角落。

[16] 至人:古代指思想道德達到最高境界的人。

　　夫爲醫之法,不得多語調笑,談謔諠譁[1],道説是非,議論人物,衒燿聲名[2],訾毀諸醫,自矜己德[3]。偶然治差一病,則昂頭戴面[4],而有自許之皃[5],謂天下無雙,此醫人之膏肓也[6]。

　　老君曰[7]:"人行陽德[8],人自報之;人行陰德[9],鬼神報之。人行陽惡,人自報之;人行陰惡,鬼神害之。"尋此貳途[10],陰陽報施[11],豈誣也哉[12]?所以醫人不得恃己所長,專心經略財物[13],但作救苦之心,於冥運道中[14],自感多福者耳。又不得以彼富貴,處以珍貴之藥,令彼難求,自衒功能,諒非忠恕之道[15]。志存救濟[16],故亦曲碎論之[17],學者不可恥言之鄙俚也[18]。

[1] 談謔(xuè):談笑。謔,開玩笑。 諠譁:即"喧嘩"。大聲吵鬧。

[2] 燿:"耀"的異體字。

[3] 矜:誇耀。

[4] 戴面:仰面。

[5] 許:贊許。 皃:"貌"的古字。

[6] 膏肓:此喻惡劣習氣。

[7] 老君:即老子。姓李,名耳,字伯陽,謚曰聃,春秋時思想家,道家學派的創始者。唐代乾封元年上尊號"玄元皇帝",武后時改稱"老君"。俗稱"太上老君"。

[8] 陽德:指公開做有德于人的事。

[9] 陰德:指暗中做有德于人的事。

[10] 尋:探求。

[11] 陰陽報施:即上文所云陽施有陽報,陰施有陰報。

[12] 誣:欺騙。

[13] 經略:謀取。

[14] 冥運道中:謂陰間世界的輪回路上。

[15] 諒:確實。 忠恕之道:儒家倫理思想。《論語·里仁》:"夫子之道,忠恕而已矣。"朱熹集注:"盡己之謂忠,推己之謂恕。"忠,謂盡心爲人;恕,謂推己及人。

[16] 救濟:救世濟民。

[17] 曲碎:瑣碎。

[18] 恥:"耻"的異體字。認爲……耻辱。 鄙俚:粗俗。

思政元素

《大醫精誠》

　　《大醫精誠》是醫德修養的名篇。孫思邈首先提出了醫道是"至精至微之事",習醫之人,必須"博極醫源,精勤不倦,不得道聽途説,而言醫道已了",强調從廣度、深度、專心、勤奮和持之以恒等多方面學習醫學,而醫術精湛則是成爲大醫的基本條件。其次從醫德修養的"大醫之心""大醫之體"和"大醫之法"三個方面提出了具體要求:首先具有慈悲憐憫、仁愛百姓的心情;見病人苦惱,若己有之;無欲無求,一心赴救;不分貴賤貧富、年齡長幼,普同一等,待如親人;不避艱險困苦、晝夜寒暑、飢渴疲勞,不怕污穢,莊重大方,謙虛誠懇;清正廉潔,不圖錢財;診視疾病,嚴謹認真;診察全面,深思熟慮,準確無誤。醫學生應謹記孫思邈的教導,以古代名醫爲榜樣,努力學習,爭做醫術高超、品德高尚的大醫。

複習思考題

課文回顧

1. 詞語注釋

（由來）　尚　（已）了　惻隱　妍蚩　華夷　嶮巇　形迹　市（而用之）　大段　蔕芥
（不）皎（不）昧　參差　審諦　覃思　率爾　邀射　顧眄　絲竹　珍羞　向隅　談謔
戴面　膏肓　尋（此）　誣（也哉）　經略　諒（非）　救濟　曲碎　鄙俚

2. 句子今譯

（1）今以至精至微之事，求之於至麤至淺之思，其不殆哉？

（2）若有疾厄來求救者，不得問其貴賤貧富，長幼妍蚩，怨親善友，華夷愚智，普同一等，皆如至親之想。

（3）自古名賢治病，多用生命以濟危急，雖曰賤畜貴人，至於愛命，人畜一也。損彼益己，物情同患，況於人乎！

（4）又到病家，縱綺羅滿目，勿左右顧眄；絲竹湊耳，無得似有所娛；珍羞迭薦，食如無味；醽醁兼陳，看有若無。

3. 文意理解

（1）“五藏六腑之盈虛，血脈榮衛之通塞，固非耳目之所察，必先診候以審之”是言什麼方面錯綜複雜？

（2）首段所說“至精至微之事”指什麼？“至麤至淺之思”指什麼？

（3）如何纔能精通醫術，首段從哪幾方面提出要求？

（4）本文從哪些方面論述了大醫之“誠”？

（5）孫思邈的思想體系比較複雜，在本文中有哪些具體反映？

4. 背誦全文。

課外閱讀

圖上 3-1　唐・孫思邈《備急千金要方・大醫習業》日本江戶醫學館影摹宋刻本書影

筆記欄

要求：

1. 録寫上文，并加標點。

2. 文意理解

（1）概述欲爲大醫，首先需要讀幾類書籍。

（2）文中所言涉獵群書的意義何在？

（3）文中"五行休王七耀天文"分别指什麽？

（惠　宏）

十六、贈賈思誠序

ER-16-1

贈賈思誠序
PPT

學習目標

1. 知識目標　掌握課文的重點字詞、成語典故、四個文句的今譯。

2. 能力目標　通過閱讀分析，深入領會張君"勤民成疾"與苛虐官政并存的古代社會現實，瞭解賈思誠爲張君治病時的行醫態度與基本方法。

3. 情感目標　通過學習文選，感悟作者對賈思誠三年間視患者"如手足之親"，不離不弃地照顧與診治的稱贊，感悟古代醫家高尚的醫德風範。

【導學】本文選自《宋文憲公全集》卷四十四，據《四部備要》中華書局 1912 年影印本排印。作者宋濂（1310—1381），字景濂，號潛溪，又號白牛生，浦江（今屬浙江）人，元明之際著名文學家。至正二十年（1360）受朱元璋禮聘，尊爲先生。官至翰林學士承旨知制誥，主修《元史》，屢推爲"開國文臣之首"。洪武十年（1377）辭官，閉門著述。後因長孫宋慎牽涉左丞相胡惟庸謀反案，全家流放茂州，中途病死于夔州（今四川奉節）。正德（1506—1521）年間追謚文憲。著有《宋學士全集》七十五卷。清人嚴榮又合并增編爲《宋文憲公全集》五十三卷，爲通行足本。

本文先叙寫張君"勤民成疾"的事迹，繼以濃重的筆墨表彰賈思誠待患者"如手足之親"的高尚醫德，并由此對苛虐的官政和庸俗的醫風進行抨擊。

同里張君以書來謂濂曰："壬辰之秋[1]，兵發中原，大江之南，所在皆繹騷[2]，時惟伯嘉納公持部使者節來莅浙東[3]，慎簡羣材[4]，官而任之，以保障乎一方。余雖不敏，公不以爲無似[5]，俾攝録事判官[6]。判官職在撫治一城生聚[7]，凡其捍禦綏輯之策[8]，不憚晝夜而勤行之，以酬公知遇之萬一。然節宣之功不加，日積月深，以勞而致疾。疾之初作，大熱發四體中[9]，繼之以昏仆。迨其甦也，雙目運眩[10]，耳中作秋蟬鳴，神思恍惚，若孑孑然離羣而獨立[11]，若御驚飆而遊行太空[12]，若乘不繫之舟以簸蕩於三峽四溟之間[13]，殊不能自禁。聞丹溪朱先生彦脩醫名徧四方，亟延治之[14]。先生至，既脈曰：'内摇其真，外勞其形，以虧其陰，以耗其生，宜收視返聽於太虛之庭[15]，不可專藉藥而已也。'因屬其高第弟子賈君思誠留以護治之[16]。賈君即視余如手足之親，無所不致其意：慮余怒之過也，則治之以悲；悲之過也，則治之以喜；喜之過也，則治之以恐；恐之過也，則治之以思；思之過也，則治之以怒[17]。左之右之[18]，扶之掖之，又從而調柔之[19]。不特此也，其逆厥也[20]，則藥其湧泉以寤之[21]；其怔忡也[22]，則按其心俞而定之[23]。如是者數年，不可一朝夕離去。寧食不鮮羞[24]，衣不褻裘[25]，何可一日以無賈君？寧士不魯鄒[26]，客不公侯[27]，何可一日以無賈君？余疾於是乎告瘳，而賈君有功於余者甚大矣！子幸賜之一言，多賈君之善[28]，而昭余之不敢忘德於賈君[29]，不識可不可乎[30]？"

筆記欄

〔1〕壬辰:指元惠宗至正十二年(1352)。是年農民起義軍徐壽輝部先後攻下漢陽、武昌、興國、江陰、安慶等地。

〔2〕繹騷:騷動。

〔3〕伯嘉納:人名。　部使者:官名。　節:符節。古時使臣執以示信之物。　來蒞(lì):來臨。蒞,"莅"的異體字。

〔4〕簡:通"柬"。選擇。　材:通"才"。

〔5〕無似:猶言"不肖"。謙詞。

〔6〕攝:代理。　録事判官:官名。掌管文書的屬官。

〔7〕撫治:安撫治理。　生聚:此指百姓。

〔8〕捍禦:防禦。　綏輯:安撫集聚。

〔9〕四體:指身體。

〔10〕運眩:即暈眩。運:通"暈"。此指眼昏花。

〔11〕孑孑(jié)然:孤單貌。

〔12〕驚飇(biāo):暴風。

〔13〕三峽四溟:泛指峽灣海流。溟,海。

〔14〕延:邀請。

〔15〕收視返聽:謂無視無聽。形容專心致志,心不旁騖。　太虛之庭:指清静虛無的境界。

〔16〕賈君思誠:即賈思誠。宋濂《贈醫師賈某序》:"賈思誠,濂外弟也,性醇介,有君子之行,嘗同濂師事城南聞先生,學治經。久之,思誠復去受醫説於彦修朱先生之門。諸儒家所著,無所不窺。出而治疾,往往有奇驗。"

〔17〕"慮余"十句:謂調理情志以治其病。《素問·陰陽應象大論》:"怒傷肝,悲勝怒。喜傷心,恐勝喜。思傷脾,怒勝思。憂傷肺,喜勝憂。恐傷腎,思勝恐。"

〔18〕左、右:同"佐佑"。幫助。

〔19〕調柔:調和順適。

〔20〕逆厥:謂突然昏倒,不省人事。

〔21〕湧泉:足少陰腎經的腧穴,位于足底部,蜷足時足前部凹陷處。針刺或外敷藥可以治療昏厥、癲癇、小兒驚風等急症,爲急救穴之一。湧,"涌"的異體字。

〔22〕怔忡:自覺心跳劇烈的證候。

〔23〕心俞:足太陽膀胱經的腧穴,位于背部第五胸椎棘突下,旁開1.5寸。主治驚悸、健忘、心煩、失眠等病證。

〔24〕鮮羞:鮮美的食物。用作動詞。

〔25〕褕(xī)裘:此謂華麗的衣服。褕,裘上所加的外衣。用作動詞。

〔26〕魯鄒:指孔孟那樣的聖人。用作動詞。因孔子是魯國人,孟子是鄒國人,故云。

〔27〕客:客卿。

〔28〕多:贊揚。

〔29〕昭:表明。

〔30〕識:知道。

　　余發張君之書[1],重有感焉。世之爲民宰者[2],恆飽食以嬉,其視吾民之顛連[3],漠然若秦越肥瘠之不相維繫[4],非惟不相維繫,又鹽其髓、剝其膏而不知止[5],孰有如張君勤民成疾者乎?世之醫者,酬接之繁,不暇雍容[6],末信宿輒謝去[7],至有視不暇脈,脈不暇方,而不可挽留者,孰有如賈君調護數年之久而不生厭者乎?是皆可書。余方執筆以從文章家之後,此而不書,烏乎書[8]?

　　雖然,今之官政苛虐,敲撲椎繫[9],惟日不足[10],我民病此久矣[11]。我瞻四方,何林林乎[12]!州邑之間,其有賢牧宰能施刀圭之劑以振起之者乎[13]?設有是,余雖不敏,猶能研墨濡毫[14],大書而不一書。是爲序。

[1] 發:開啓。

[2] 民宰:地方官吏。

[3] 顛連:困苦。

[4] 秦越:春秋時秦越兩國,一在西北,一在東南,相距極遠,故常并舉以喻疏遠隔膜,互不關心。　維繫:關聯。

[5] 盬(gǔ):吸飲。

[6] 雍容:從容不迫。

[7] 信宿:過兩夜。信,再宿。

[8] "此而"二句:意爲這件事如果不寫,還有什麽可寫呢。

[9] 敲撲:古代鞭打犯人的刑具,短曰敲(木杖),長曰撲。亦指敲打鞭笞。　椎(chuí)擊:捶打。擊,當作"擊"。

[10] 惟日不足:謂終日爲之而猶恐不夠。語見《尚書·泰誓中》:"我聞吉人爲善,惟日不足;凶人爲不善,亦惟日不足。"

[11] 病:怨恨。

[12] 林林:衆多貌。

[13] 牧宰:泛指郡縣長官。州官稱牧,縣官稱宰。　刀圭:量藥的器具。此指救治弊政的方法。

[14] 濡毫:以筆蘸墨。謂寫作。

複習思考題

課文回顧

1. 詞語注釋

繹騷　蒞(浙東)　(慎)簡　無似　攝(録事判官)　生聚　綏輯　四體　孑孑然　驚飆　(四)溟　收視返聽　左(之)右(之)　褐裘　魯鄒　客(不公侯)　多(賈君之善)　發(張君之書)　顛連　盬(其髓)　雍容　信(宿)　病(此久矣)　林林　牧宰　濡毫

2. 句子今譯

(1) 雙目運眩,耳中作秋蟬鳴,神思恍惚,若孑孑然離羣而獨立,若御驚飆而遊行太空,若乘不繫之舟以簸蕩於三峽四溟之間,殊不能自禁。

(2) 子幸賜之一言,多賈君之善,而昭余之不敢忘德於賈君,不識可不可乎?

(3) 世之醫者,酬接之繁,不暇雍容,未信宿輒謝去,至有視不暇脈,脈不暇方,而不可挽留者,孰有如賈君調護數年之久而不生厭者乎?

(4) 我瞻四方,何林林乎! 州邑之間,其有賢牧宰能施刀圭之劑以振起之者乎?

3. 文意理解

(1) "寧食不鮮羞,衣不褐裘,何可一日以無賈君? 寧士不魯鄒,客不公侯,何可一日以無賈君?"此句表達了張君什麽樣的感情? 對描寫賈君的人物形象有何作用?

(2) "其視吾民之顛連,漠然若秦越肥瘠之不相維繫,非惟不相維繫,又盬其髓、刳其膏而不知止,孰有如張君勤民成疾者乎?"此句反映了作者怎樣的愛憎感情? "秦越肥瘠"一語對表達文意有何作用?

(3) 賈君三年間視患者"如手足之親",不離不弃地照顧與診治,與"世之醫者"在醫德醫風方面形成鮮明的對比,文中是如何描述的?

課外閱讀

范文正公微時嘗詣靈祠求禱曰他時得位相乎不許復禱之曰不然願爲良醫亦不許既而歎曰夫不能利澤生民非大丈夫平生之志他日有人謂公曰大丈夫之志於相理則當然良醫之技君何願焉無乃失於卑耶公曰嗟乎豈爲是哉古人有云常善救人故無棄人常善救物故無棄物且大丈夫之於學也固欲遇神聖之君得行其道思天下匹夫匹婦有不被其澤者若己推而内之溝中能

及小大生民者固惟相為然既不可得矣夫能行救人利物之心者莫如良醫果能為良醫也上以療君親之疾下以救貧賤之厄中以保身長年在下而能及小大生民者舍夫良醫則未之有也(《能改齋漫錄·文正公願為良醫》)

要求：

1. 為上文加標點。

2. 查字典，注釋文中加點詞語。

3. 今譯文中劃綫句子。

4. 文意理解

（1）良醫與良相有何相同之處？

（2）醫生有何重要作用？

（張雪梅）

十七、贈醫師何子才序

ER-17-1

贈醫師何子才序 PPT

學習目標

1. 知識目標　掌握課文的重點字詞、兩個文句的今譯。

2. 能力目標　通過閱讀分析，瞭解醫師何子才爲貧苦的趙子貞一家數口治病的艱險過程，深入領會當時社會現象產生的原因。

3. 情感目標　通過學習文選，感悟醫師何子才"濟人之急爲心"、不圖報酬的高尚品德，景仰古代醫家高尚的醫德風範。

【導學】　本文選自《鳬藻集》，據《四部叢刊初編(252)》上海書店 1989 年影印本排印。作者高啓(1336—1374)，字季迪，長洲(今江蘇蘇州)人，明代詩人。元末隱居吳淞青丘，自號青丘子。明洪武初，召修《元史》，授翰林院國史編修，拜户部右侍郎，不久即辭歸。居數載，因賦詩有所諷刺，被明太祖藉故腰斬。高啓擅長詩文，其詩爽朗清逸，部分作品反映了民生疾苦。詩集有《岳鳴集》《婁江吟稿》等，後匯輯爲《高太史大全集》。文集有《鳬藻集》，并附《扣舷集》詞。《鳬藻集》共五卷，文體雜陳，主要有論、記、序、傳、贊、銘、跋、哀辭等。

本文爲高氏退歸鄉里後所作。貧苦的趙子貞一家數口，僵臥滿室，而恤問之友不至，唯獨醫師何子才，日來視之，療治周勤，終使闔門康復。文中暴露了當時的世態炎凉和薄情寡義的社會現象，着力表彰了何子才醫師不圖酬報，以濟人之急爲心的高尚醫德。

余嘗與修《元史》[1]，考其故實[2]，見士之行義於鄉能濟人之急者，皆俱録焉。或謂死喪疾病之相救助，固鄉黨朋友之事[3]，非甚難能者，夫何足書？余則以爲自世教衰[4]，人於父子昆弟[5]之恩猶或薄[6]焉，其視他人之危，能援手投足以拯之者，於世果多得乎？不多，則君子宜與之[7]，不可使遂泯也。乃采其尤卓卓者，爲著於篇。

［1］與(yù)：參預。

［2］故實：故事，史實。

［3］鄉黨：泛指鄉里。周制以五百家爲黨，一萬二千五百家爲鄉。　朋友：同師同志的人。同門爲朋，同志爲友。

［4］世教：指當世的正統思想、正統禮教。

［5］昆弟：指兄和弟。

［6］薄：淡薄。

［7］與：稱譽，表彰。

自遻伏鄉里[1]，聞有斯人之風者[2]，猶復爲興慕焉[3]。一日，趙子貞氏謁余城南，言曰：近僕自淮南攜累而東歸也[4]，奔走水陸之艱，觸冒霜露之慘，既抵家而俱病焉，蓋老稚數口無免者。呻吟呷嚶[5]，僵臥滿室，湯粥之奉不時，郵問之友不至[6]，相視盻然爲溝壑矣[7]。醫師何子才日來視之，療治周勤，藥裹成績[8]，僕有慚心，而子才無倦心。既彌月[9]，而皆起焉。今以衰暮之年，與老婦幼孫復得相依，以保其生者，皆子才之賜也。顧無以報[10]，願惠一言，識區區之感焉[11]。

[1] 遻："退"的古字。
[2] 風：作風，風度。
[3] 興：喜悅。
[4] 累：負擔。指依靠自己供養的妻子兒女。
[5] 呷嚶：象聲詞。病痛時的呻吟聲。呷，"呷"的異體字。
[6] 郵："恤"的異體字。體恤，周濟。
[7] 盻(xì)然：恨視貌。　爲溝壑："死"的婉言。這裏指待斃。
[8] 藥裹：藥袋。這裏謂用藥。　成績：成效。這裏意爲取得成效。
[9] 彌月：經月，整月。彌，遍，滿。
[10] 顧：然而，不過。
[11] 區區：謙詞，我。

余以子貞家素貧，固非常有德於子才[1]，而子才亦非有冀於子貞者，乃活其闔門於瀕死，豈非以濟人之急爲心，而世無不多得者乎[2]？若是，固不可使無聞也。然余文思荒落，不能張子才之賢[3]，姑序以復於子貞氏[4]。子才能存此心而不息，義聲積著，則固有當代之執筆者書矣[5]。

[1] 常：通"嘗"。曾經。
[2] 無：據文義，疑爲衍文。
[3] 張：弘揚，發揚。
[4] 復：告，回答。
[5] 執筆者：指編寫史書的人。

複習思考題

課文回顧

1. 詞語注釋

黨、朋、友（固鄉黨朋友之事）　（宜）與（之）　（斯人之）風　（攜）累　郵（問之友）　（相視）盻（然）　藥裹（成績）　顧（無以報）　（固非）常（有德於子才）　復（於子貞氏）

2. 句子今譯

（1）余則以爲自世教衰，人於父子昆弟之恩猶或薄焉，其視他人之危，能援手投足以拯之者，於世果多得乎？不多，則君子宜與之，不可使遂泯也。

（2）醫師何子才日來視之，療治周勤，藥裹成績，僕有慚心，而子才無倦色。既彌月，而皆起焉。

3. 文意理解

（1）"呻吟呷嚶，僵臥滿室，湯粥之奉不時，郵問之友不至，相視盻然爲溝壑矣"，反映了當時怎樣的社會現象？

（2）"醫師何子才日來視之，療治周勤，藥裹成績，僕有慚心，而子才無倦色"，表現了子才何種精神？

筆記欄

（3）作者寫作本文的目的是什麼？

（4）何子才雖非名醫,但同樣具有高尚醫德,流芳百世。找出何子才對待患者的文句,用心體會其醫德風範。

課外閱讀

先生孤高如鶴挺然不群雙目有小大輪日出明雖毅然之色不可凌犯而清明坦夷不事表襮精神充滿接物和粹人皆樂親炙之語言有精魄金鏘鐵鏗使人側耳聳聽有蹶然興起之意蓋先生之學稽諸載籍一以躬行為本以一心同天地之大以耳目為禮樂之原積養之久内外一致夜寐即平晝之為暗室即康衢之見汲汲孜孜毫而彌篤每見誇多鬥靡之士輒語之曰聖賢一言終身行之弗盡矣奚以多為<u>至於拈英摘豔之辭尤不樂顧且以吾道蟊賊目之及自為文率以理為宗非有關於綱常治化不輕論也</u>居室垣墉敦尚儉樸服禦唯大布寬衣僅取蔽體藜羹糗飯安之如八珍或在豪大姓家當其肆筵設席水陸之羞交錯於前先生正襟默坐未嘗下箸其清修苦節能為人之所不能為而於世上所悦者澹然無所嗜惟欲聞人之善如恐失之隨聞隨録用為世勸遇有不順軌則者必誨其改事有難處者又導之以其方(明·宋濂《故丹溪先生朱公石表辭》節選)

要求:

1. 為上文加標點。

2. 查字典,注釋文中加點詞語。

3. 今譯文中劃綫句子。

4. 文意理解

（1）文中哪句話體現了丹溪先生品質高潔并坦率平易、表裏如一？

（2）文中哪句話體現了丹溪先生生活簡樸、勤于勸善？

（3）文中哪句話體現了丹溪先生不僅從道德上教化百姓,還用實際行動感化百姓？

（李荷蓮）

十八、與薛壽魚書

📖 學習目標

1. 知識目標　掌握課文的重點字詞、成語典故、四個文句的今譯。

2. 能力目標　通過閱讀分析,瞭解本文"學在躬行,不在講"的論點,深入領會"藝"與"道"的關係。

3. 情感目標　通過學習文選,瞭解"拯人""壽世"的醫學"高出語録陳言萬萬"的社會意義、藝精即為道的辯證關係,增强中醫人對自己身份的認同感和自豪感。

ER-18-1

與薛壽魚書
PPT

【導學】本文選自《小倉山房文集》卷十九,據《四部備要》中華書局 1912 年影印本排印。作者袁枚(1716—1797),字子才,號簡齋,世稱隨園先生,錢塘(今浙江杭州)人,清代文學家。乾隆進士,曾任江蘇溧水、江浦、沭陽等地知縣。後辭官定居江寧(今南京)小倉山隨園,直至逝世。他反對八股時文,主張"解風趣""寫性靈",在文學批評史上有較大的影響。著有《小倉山房文集》《隨園詩話》等。

薛雪,字生白,晚號一瓢,清代著名温病學家,與袁枚交往甚深。薛雪去世後,他的孫子薛壽魚將所撰墓志銘寄給袁枚。墓志銘概述薛雪生平,"無一字及醫",反將其置於理學一流。袁枚認為這是"甘捨神奇以就臭腐",即作信以答。信中高度贊揚薛雪精湛的醫技,論述醫學的巨大作用,對薛壽魚重理學、輕醫道的錯誤思想提出了中肯的批評。

ER-18-2

與薛壽魚書
全文朗誦

談何容易^[1]！天生一不朽之人，而其子若孫必欲推而納之於必朽之處^[2]，此吾所爲悁悁而悲也^[3]。夫所謂不朽者，非必周孔而後不朽也^[4]。羿之射^[5]，秋之弈^[6]，俞跗之醫，皆可以不朽也。使必待周孔而後可以不朽，則宇宙間安得有此紛紛之周孔哉？子之大父一瓢先生，醫之不朽者也，高年不禄^[7]，僕方思輯其梗概^[8]，以永其人^[9]，而不意寄來墓志無一字及醫^[10]，反託於陳文恭公講學云云^[11]。嗚呼！自是而一瓢先生不傳矣！朽矣！

［1］談何容易：本謂臣下在君王面前談説議論、指陳得失不可輕易。語見《漢書・東方朔傳》。此謂薛壽魚要改變對薛雪的評價豈可輕易。何容，豈可。

［2］若：其。

［3］悁（yuān）悁：憂悶貌。

［4］周孔：周公、孔子。此指像周公、孔子那樣的聖賢。

［5］羿（yì）：傳説中的古人名，即后羿。善射。

［6］秋：人名，即弈秋，善弈（下棋）。

［7］不禄：古代士死的委婉語。

［8］梗概：大略。此指主要的醫學成就。

［9］永：使……不朽。

［10］墓志：放在墓中刻有死者姓名、籍貫、生平的石刻。此指抄文。

［11］陳文恭：陳宏謀，字汝咨，清代廣西臨桂人。曾從吴與弼講學。官至東閣大學士兼工部尚書，卒諡文恭。早年治周敦頤、程顥、程頤、張載、朱熹五子之學，著有《培遠堂全集》。

夫學在躬行^[1]，不在講也。聖學莫如仁，先生能以術仁其民，使無夭札，是即孔子老安少懷之學也^[2]。素位而行學^[3]，孰大於是，而何必捨之以他求？陽明勛業爛然^[4]，胡世寧笑其多一講學^[5]；文恭公亦復爲之，於余心猶以爲非。然而，文恭，相公也^[6]；子之大父，布衣也。相公借布衣以自重，則名高；而布衣挾相公以自尊，則甚陋。今執途之人而問之曰：一瓢先生非名醫乎？雖子之仇，無異詞也。又問之曰：一瓢先生其理學乎？雖子之戚，有異詞也。子不以人所共信者傳先人^[7]，而以人所共疑者傳先人，得毋以“藝成而下”之説爲斤斤乎^[8]？不知藝即道之有形者也。精求之，何藝非道？貌襲之^[9]，道藝兩失。燕噲、子之何嘗不託堯舜以鳴高^[10]，而卒爲梓匠輪輿所笑。醫之爲藝，尤非易言，神農始之，黄帝昌之，周公使冢宰領之，其道通於神聖。今天下醫絶矣，惟講學一流轉未絶者^[11]，何也？醫之效立見，故名醫百無一人；學之講無稽，故村儒舉目皆是^[12]。子不尊先人於百無一人之上，而反賤之於舉目皆是之中，過矣！既或衰年無俚^[13]，有此附會，則亦當牽連書之，而不可盡没其所由來^[14]。僕昔疾病，性命危篤，爾時雖十周、程、張、朱何益^[15]？而先生獨能以一刀圭活之^[16]，僕所以心折而信以爲不朽之人也^[17]。慮此外必有異案良方，可以拯人，可以壽世者^[18]，輯而傳焉，當高出語録陳言萬萬^[19]。而乃諱而不宣，甘捨神奇以就臭腐，在理學中未必增一偏席，而方伎中轉失一真人矣。豈不悖哉^[20]！豈不惜哉！

［1］躬行：親身實踐。

［2］老安少懷：使老年人安寧，使年輕人懷歸。語本《論語・公冶長》：“子曰：老者安之，朋友信之，少者懷之。”

［3］素位：素常所處的地位。指不求名位。《禮記・中庸》：“君子素其位而行，不願乎其外。”

［4］陽明：王守仁，字伯安，世稱陽明先生。明代哲學家、教育家，官至南京兵部尚書，卒諡文成，遺著《王文成公全書》三十八卷。他創立的陽明學派影響很大。　　勛業：功業。　　爛然：顯赫貌。

［5］胡世寧：字永清，明弘治年間進士，官至南京兵部尚書，卒諡端敏。　　多：衹是。

［6］相公：丞相。明代初期廢除丞相之職，清代因之。陳宏謀所任東閣大學士爲文臣最高官職，位同前代丞相，故稱。

［7］傳（zhuàn）：爲……立傳。

[8] 藝成而下:意爲技藝取得成就而居于下位。《禮記·樂記》:"是故德成而上,藝成而下。" 斤斤:拘謹貌。此謂拘泥。

[9] 襲:仿效。

[10] 燕噲(yān kuài):燕王噲。戰國時期燕國國君,前320—前318年在位。在位第三年把君位讓給相國子之,導致內訌外侵。 鳴高:自鳴清高。

[11] 轉:反而。

[12] 村儒:指才疏學淺的文人。

[13] 無俚:猶無聊。

[14] 沒(mò):淹没。

[15] 周程張朱:北宋理學家周敦頤、程顥與程頤兄弟、張載和南宋朱熹。

[16] 刀圭:量藥的器具。此處借代藥物。

[17] 心折:佩服。

[18] 壽:使……長壽。

[19] 語録:言論記録或摘録。此指二程與朱熹等人的言論。

[20] 悖:荒謬。

複習思考題

課文回顧

1. 詞語注釋

談何容易 (其子)若(孫) 惆惆 (秋之)弈 不禄 梗概 永(其人) 躬行 老安少懷 素位 爛然 多(一) 傳(先人) 斤斤 襲(之) 鳴高 轉(未絶) 村儒 無俚 (不可盡)没 刀圭 心折 壽(世)

2. 句子今譯

(1) 天生一不朽之人,而其子若孫必欲推而納之於必朽之處,此吾所爲惆惆而悲也。

(2) 聖學莫如仁,先生能以術仁其民,使無夭札,是即孔子老安少懷之學也。

(3) 子不以人所共信者傳先人,而以人所共疑者傳先人,得毋以"藝成而下"之説爲斤斤乎?

(4) 慮此外必有異案良方,可以拯人,可以壽世者,輯而傳焉,當高出語録陳言萬萬。

3. 文意理解

(1) 作者與薛壽魚對薛雪的看法有何不同?

(2) "藝""道"兩者的關係如何?引用燕噲讓位事典的用意是什麽?

課外閱讀

予出中年嘗遊東藩之野遇異人焉偶相問曰子亦學醫道耶醫道難矣子其慎之予曰醫雖小道而性命是關敢不知慎敬當聞命異人怒而叱曰子非知醫者也既稱性命是關醫豈小道云哉夫性命之道本乎太極散於萬殊有性命然後三教立有性命然後五倫生故造化者性命之爐冶也道學者性命之繩墨也醫藥者性命之贊育也然而其義深其旨博故不有出人之智不足以造達微妙不有執中之明不足以辯正毫釐使能明醫理之綱目則治平之道如斯而已能明醫理之得失則興亡之機如斯而已能明醫理之緩急則戰守之法如斯而已能明醫理之趨舍則出處之義如斯而已洞理氣於胸中則變化可以指計運陰陽於掌上則隔垣可以目窺修身心於至誠實儒家之自治洗業障於持戒誠釋道之自治身心人己理通於一明於此者必明於彼善乎彼者必善於斯故曰必有真人而後有真知必有真知而後有真醫醫之爲道豈易言哉若夫尋方逐跡齪齪庸庸椒硫殺疥蕫薢散風誰曰非醫也而緇衣黃冠總稱釋道矯言僞行何非儒流是泰山之與丘垤河海之與行潦固不可以同日語矣又若陰陽不識虛實悖攻心粗膽大執拗偏庸非徒無益而反害之之徒殆又椒硫

<u>蔥薤之不若小道之稱且不可當又烏足與言醫道哉醫道難矣醫道大矣是誠神聖之首傳民命之</u>先務矣吾子其毋以草木相渺必期進於精神相貫之區玄冥相通之際照終始之後先會結果之根蒂斯於斯道也其庶乎為有得矣子其勉之子其勉之予聞是教慚悚應諾退而皇皇者數月恐失其訓因筆記焉(明·張介賓《景岳全書·傳忠錄·醫非小道記》)

要求:

1. 為上文加標點。

2. 解釋加點詞語。

3. 今譯文中劃綫句子。

4. 文意理解

(1) 异人從哪兩個方面來闡述"醫非小道"?

(2) 异人認為"醫道之大"具體表現有哪些?

(3) 异人指出醫生應當如何掌握醫道?

(李荷蓮)

十九、箴三首警醫一首

箴三首警醫
一首PPT

📝 學習目標

1. 知識目標 掌握課文的重點字詞、三個文句的今譯。

2. 能力目標 通過閱讀分析,深入領會明醫與庸醫的本質區別,瞭解作爲病家應當禁忌的事情。

3. 情感目標 通過學習文選,以明醫標準作爲追求的標準,摒弃庸醫的可耻行爲,立志成爲醫德高尚、醫術高明的明醫。

【導學】本文選自《古今醫鑒》,據2016年中華書局影印金陵書林周曰校八卷本排印。《古今醫鑒》爲明代醫學家龔信、龔廷賢父子編撰,記述了内、外、婦、兒、五官等科一百餘種病證的脉、證、治、方,而且載有大量有效的民間驗方,具有重要的臨床實用價值。龔信(生卒不詳),明代醫家,字瑞芝,號西園,江西金溪(今屬江西)人。精于醫,曾任太醫院醫官。其子龔廷賢(1552—1619),字子才,號雲林、悟真子。自幼習儒,後隨父習醫,勤研《内經》《難經》及金元諸家學説,臨證遵古而不拘泥,曾任太醫院醫官。著述甚富,著有《壽世保元》《萬病回春》《雲林神彀》等書。

《古今醫鑒》爲綜合性醫書,原書爲八卷本,後經王肯堂訂補爲十六卷本。箴,古代的一種文體,主要表示規勸告誡。本文提出了明醫與庸醫的判斷標準:明醫心存仁義,博覽羣書,精通醫道;庸醫則炫奇立异,不學無術。警示醫生生死事大,當用心濟世救人。同時告誡病家不應吝惜資費,延誤病情。這是明代規勸優良醫德精神的體現。

(一)明 醫 箴

今之明醫[1],心存仁義。博覽羣書,精通道藝。洞曉陰陽,明知運氣[2]。藥辨温涼,脈分表裏。治用補瀉,病審虛實[3]。因病製方,對證投劑。妙法在心,活變不滯。不炫虛名,惟期博濟[4]。不計其功,不謀其利。不論貧富,藥施一例[5]。起死回生,恩同天地。如此明醫,芳垂萬世。

[1] 明醫:指醫術高明的好醫生。

[2] 運氣:指五運六氣之理。

　　［3］虗："虛"的異體字。

　　［4］博濟:廣泛地救濟世人。

　　［5］一例:一律,同樣。

（二）庸　醫　箴

　　今之庸醫,衒奇立異。不學經書,不通字義。妄自矜誇[1],以欺當世。爭趨人門,不速自至[2]。時獻苞苴[3],問病爲意。自逞明能,百般貢諛[4]。病家不審,模糊處治。不察病原,不分虛實。不畏生死,孟浪一試。忽然病變,急自散去。悮人性命,希圖微利。如此庸醫,可恥可忌。

　　［1］矜誇:驕傲自誇。

　　［2］速:邀請。

　　［3］苞苴:指饋贈的禮物。

　　［4］貢諛:獻媚。

（三）病　家　箴

　　今之病家,多惜所費[1]。不肯急醫[2],待至自愈。不求高明,希圖容易。不察病情,輕投妄試。或禱鬼神,諸般不啻[3]。履霜不謹,堅冰即至。方請明醫,病已將劇。縱有靈丹,難以救治。懵然不悟,遲悮所致[4]。惟説命盡,作福未至。這般糊塗,良可歎息。如此病家,當革斯弊。

　　［1］多惜所費:指吝惜資費。

　　［2］急醫:指趕快看醫生。

　　［3］不啻:不止。

　　［4］遲悮所致:遲緩延誤求醫所導致。

（四）警　　醫

　　至重惟人命,最難却是醫。病源須洞察,藥餌要詳施。當奏萬全效,莫趁十年時[1]。死生關係大,惟有上天知[2]。

　　［1］莫趁十年時:指能立刻治好的疾病就不要拖延。

　　［2］惟有上天知:此後王肯堂《王宇泰先生訂補古今醫鑒》十六卷本補"叮嚀同志者,濟世務如斯"十字。

複習思考題

課文回顧

1. 詞語注釋

箴　博濟　一例　矜誇　苞苴　貢諛　不啻

2. 句子今譯

（1）不計其功,不謀其利。不論貧富,藥施一例。起死回生,恩同天地。如此明醫,芳垂萬世。

（2）妄自矜誇,以欺當世。爭趨人門,不速自至。時獻苞苴,問病為意。自逞明能,百般貢諛。

（3）不求高明,希圖容易。不察病情,輕投妄試。或禱鬼神,諸般不啻。履霜不謹,堅冰即至。

3. 文意理解

（1）怎樣纔能成為"芳垂萬世"的明醫？

（2）作者認為庸醫的哪些行為是可恥的？

課外閱讀

古人延醫如求良將良將係眾之死生國之存亡醫係人之安危死生眷屬之悲歡聚散豈非天地間最重大事哉故非其人不可信託是必其德仁厚其學淹通諳練而後能起痾迴生奪災行之數而造天命慰人心焉然則業醫者當時兢兢業業以救人之德殺人之罪為儆戒也明矣<u>每臨病務以濟人自矢勿ုৃ重財利</u>若遇危難證當明告某方某藥勿詭言珍秘而索重價若病果易治勿故言難療致病家驚憂而妄勞如果難治勿故言易愈致病家虛喜而空費或有早晚可奏效而故以藥停阻之以勒重酬或前醫有成功而故捏詞誹謗之以自居功又或諸醫覆絕詒彼獨肩可挽如癆瘵僅存皮骨語言不能尚誘其厚餽乃不日旋斃之類又或盡心富家而忽慢貧家延請不往求藥不發此等種種不一總是重利鄙夫忍心害理之所為詎可以軀命付託乎且今醫不自揆淺陋氣傲心妒既不肯諮訪高明又不肯溫讀醫書眼則萋酒晏笑或算計財利此所謂學醫人費以人命為僥倖者也先輩云道未行謂無利益不學道既行謂應酬無暇不學尤不可犯此二語古之良醫不敢逞臆見而務博學又不敢泥俗諦而求諸閱歷又不執一二證驗而求圓變無窮之心悟至老手不釋卷虛心常廣咨詢誠以人命為重自存德行也雖然其責又在延醫者勿輕聽人言進用多誤全在鑑察精確人謀為主獨斷行之不可專憑卜筮嗟嗟醫人有胸無心病家有耳無眼人命其危矣哉（明·孫志宏《簡明醫彀·業醫須知》）

要求：

1. 為上文加標點。

2. 查字典，注釋文中加點詞語。

3. 今譯文中劃綫句子。

4. 文意理解

（1）什麼樣的醫生是為良醫？

（2）哪些行為醫生不可做？

（葛曉舒）

第四單元

經 典 理 論

概　述

　　中醫學是個偉大的寶庫,其中蘊藏着獨特的理論體系和豐富的治病經驗。奠定中醫學理論基礎的是《黃帝內經》《難經》《傷寒論》和《金匱要略》等中醫學經典著作。簡單瞭解這些經典著作,并認真閱讀經典原文,有助于更快地打開寶庫大門,進入中醫殿堂。

　　黃帝內經:《黃帝內經》(簡稱《內經》),包括《素問》和《靈樞》兩部分,合162篇,是我國現存第一部中醫經典著作,奠定了中醫學的理論基礎。

　　現存傳世《黃帝內經》是春秋戰國至秦漢之間的醫學論文匯編,其基本理論體系在春秋戰國時期已基本形成,兩漢時期逐漸完善。《黃帝內經》書名首見于《漢書·藝文志·方技略》。《漢書·藝文志》是班固據西漢末年劉向、劉歆父子所撰圖書目録專著《七略》而成,因此西漢末年十八卷本的《黃帝內經》已經成書。書名冠以"黃帝",則是崇古的假託。

　　《黃帝內經》成書後,經過輾轉傳抄,書的形式發生了變化。東漢末年張仲景撰著《傷寒雜病論》時,參考的書籍中首次出現《素問》《九卷》之名,可見東漢末年《素問》《九卷》已經成編,二書即是《黃帝內經》的不同形式。至晉代皇甫謐《針灸甲乙經·序》提到"今有《針經》九卷、《素問》九卷,二九十八卷,即《內經》也",明確了《黃帝內經》由《素問》與《針經》兩部分組成,而《針經》爲《九卷》在西晉時之別稱,或是直接由皇甫謐命名。至唐代,王冰又將《針經》易名爲《靈樞》。至此十八卷本《黃帝內經》最終形成《素問》和《靈樞》兩書。

　　比照《漢書·藝文志·方技略》中書籍的卷數,可知十八卷本《黃帝內經》應非今日162篇的《黃帝內經》。

　　最早對《素問》進行注釋的著作是南北朝齊梁時期全元起的《素問訓解》,但原書已佚。之後有隋唐醫家楊上善《黃帝內經太素》、唐代王冰次注《黃帝內經素問》、明代馬蒔《黃帝內經素問注證發微》《黃帝內經靈樞注證發微》、張介賓《類經》、吳崑《黃帝內經素問吳注》、清代張志聰等《黃帝內經素問集注》《黃帝內經靈樞集注》、高世栻《素問直解》等。日本丹波元簡《素問識》《靈樞識》,也有較大的參考價值。

　　難經:《難經》全稱《黃帝八十一難經》,舊稱秦越人著,當是托名。張仲景《傷寒雜病論·序》中首見《八十一難》之名,其成書當在此之前。書名中"難"字,有問難、探詢之意。全書以問答釋難的形式,討論了81個問題,以闡明《內經》等古醫經的要旨。

　　後世注釋研究《難經》的著作約有140餘種。最早的注本是三國時期吕廣《黃帝衆難經》,現存最早的《難經》注本爲原題北宋王惟一撰、明代王九思等輯《難經集注》(也有人認爲是宋代李駉《黃帝八十一難經纂圖句解》)。其後元代有滑壽《難經本義》,明代有張世賢《圖注八十一難經》,清代有徐大椿《難經經釋》、丁錦《古本難經闡注》等。

　　傷寒論:《傷寒論》是《傷寒雜病論》中論述傷寒的部分。《傷寒雜病論》原書16卷,約成書于建安六年至九年間(201—205)。《傷寒雜病論》問世以後,西晉太醫令王叔和第一次對其進行了整理,稱爲《張仲景方》(《隋書·經籍志》)或《張仲景藥方》(《舊唐書·經籍志》),

均 15 卷,但是流傳于世者極少。唐初孫思邈撰寫《備急千金要方》時,收入的《傷寒論》條文和方藥殘缺不全,故孫氏發出"江南諸師秘仲景要方不傳"之語。孫氏晚年始見仲景《傷寒論》(其稱"《傷寒大論》"),將其收入《千金翼方》卷九、卷十中(今稱之爲唐本《傷寒論》)。孫氏同時將原本"條證"與"方藥"分列前後的體例調整爲"今以方證通條,比類相附"的形式,影響至今。宋嘉祐二年(1057),朝廷設立校正醫書局,由高保衡、孫奇、林億等將傷寒部分的不同傳本分別整理成《傷寒論》10 卷(今稱之爲宋本《傷寒論》)、《金匱玉函經》8 卷,并將雜病、婦人病和食禁部分整理成《金匱要略方論》3 卷,刻版刊行。林億等校刻的宋版《傷寒論》早已亡佚,今所謂的"宋本"《傷寒論》,實係明代萬曆二十七年(1599)趙開美以宋本《傷寒論》爲底本的刊刻本,連同《注解傷寒論》《傷寒類證》《金匱要略方論》合輯成《仲景全書》行于世。

對《傷寒論》進行注釋始于宋代之後,代表人物和著作有金代成無己《注解傷寒論》、明代方有執《傷寒論條辨》、清代喻昌《尚論篇》、清代柯琴《傷寒來蘇集》、清代錢潢《傷寒溯源集》、清代沈金鰲的《傷寒論綱目》等。另外,日本學者丹波元簡《傷寒論輯義》、山田正珍《傷寒論集成》、森立之《傷寒論考注》等,也有很高的價值。針對《傷寒論》有關内容進行解疑補訂、分析論辨、提要發揮或歸納整理等專題整理研究的著作有宋代韓祗和《傷寒微旨論》、龐安時《傷寒總病論》、朱肱《傷寒類證活人書》等。

金匱要略:《金匱要略》全稱《金匱要略方論》,3 卷,25 篇,載病 60 余種,收方 262 首,爲東漢末年張仲景所撰《傷寒雜病論》中的雜病部分。北宋時,翰林學士王洙在宮藏書匱中發現蠹簡本《金匱玉函要略方》3 卷,上卷辨傷寒,中卷論雜病,下卷載方及婦科方論。後經林億、孫奇校勘此書,删去上卷傷寒部分,保留中、下雜病和婦人病兩部分,并改變前論後方的結構,將下卷所載之方,移易論下,使方證同條,重新編成《金匱要略方論》。至此《金匱要略方論》基本定型,流傳至今。

研究《金匱要略》的著作約有 100 餘種。《金匱要略》較早的注本是元代趙以德《金匱方論衍義》,原書已佚,清代周揚俊在其注本的基礎上爲其補注,編爲《金匱玉函經二注》,纔使此書廣爲流傳。清代出現了較多《金匱要略》注本,主要有徐彬《金匱要略論注》、程林《金匱要略直解》、尤怡《金匱要略心典》等。日本丹波元簡《金匱玉函要略輯義》、丹波元堅《金匱玉函要略述義》、山田業廣《(新篇)金匱要略方論集注》等,也頗具深義。

●（葛曉舒　付新軍）

文　選

二十、《黄帝内經》二則

學習目標

1. 知識目標　掌握課文的重點字詞、四個文句的今譯。

2. 能力目標　通過閱讀分析,瞭解《内經》關于人與自然密切關係、病生于陰與病生于陽的理論基礎。

3. 情感目標　通過學習文選,瞭解天人合一的哲學思想,認識《内經》順應自然規律、治未病的理論對于弘揚中醫藥文化的意義。

【導學】本文第一則選自《黃帝内經素問》，據人民衛生出版社1956年影印明代顧從德翻宋刻本排印。首先論述了人體與自然的密切關係，指出欲寶命全形，必須適應天地四時的陰陽變化，然後論述了針刺的原則、方法與候氣的重要意義。第二則選自《靈樞經》，據人民衛生出版社2015年影印明代趙府居敬堂刊本排印。本文論述疾病的發生、傳變及治療原則。認爲疾病發生的原由，雖有風雨、寒暑、清濕、喜怒之不同，然其根本原因，則是人體正氣虛衰。邪氣侵襲人體，滯留不去，則由淺入深，由表及裏，而成不同之積。同時亦述及五臟遭受損傷時的發病特徵。最後提出治療的原則，應是"當補則補，當瀉則瀉"，還要"毋逆天時"。

（一）寶命全形論[1]

黃帝問曰："天覆地載，萬物悉備，莫貴於人。人以天地之氣生，四時之法成[2]，君王衆庶，盡欲全形。形之疾病，莫知其情，留淫日深[3]，著於骨髓，心私慮之。余欲鍼除其疾病，爲之奈何？"岐伯對曰："夫塩[4]之味鹹者，其氣令器津泄[5]；絃絕者，其音嘶敗[6]；木敷者，其葉發[7]；病深者，其聲噦。人有此三者，是謂壞府，毒藥無治，短鍼無取[8]。此皆絕皮傷肉[9]，血氣争黑[10]。"

寶命全形論
全文朗誦

[1] 寶命：保護生命。寶，通"保"。
[2] 四時之法成：意爲隨着春生、夏長、秋收、冬藏的規律而成長。
[3] 留淫：停留并蔓延深入。
[4] 塩："鹽"的俗字。
[5] 令器津泄：使器皿滲出液體。
[6] 絃絕：琴弦斷。絃，"弦"的异體字。 嘶敗：破啞不正。
[7] 敷：通"痡"。《説文·疒部》："痡，病也。" 發：通"廢"，凋落。
[8] 短鍼：泛指治病用的針具。 取：刺。
[9] 絕：傷。
[10] 血氣争黑：意爲血氣交争而致膚色晦暗。

帝曰："余念其痛，心爲之亂惑，反甚其病，不可更代，百姓聞之，以爲殘賊[1]，爲之奈何？"岐伯曰："夫人生於地，懸命於天[2]，天地合氣，命之曰人。人能應四時者，天地爲之父母；知萬物者，謂之天子。天有陰陽，人有十二節[3]；天有寒暑，人有虛實。能經天地陰陽之化者[4]，不失四時[5]；知十二節之理者，聖智不能欺也[6]。能存八動之變[7]，五勝更立[8]，能達虛實之數者[9]，獨出獨入，呿吟至微[10]，秋毫在目。"

[1] 殘賊：灾害。賊，傷害。
[2] 懸：維繫。
[3] 十二節：人身十二處大關節。包括上肢的肩、肘、腕和下肢的髖、膝、踝關節。一説指十二經脉。
[4] 經：效法。
[5] 失：違背。
[6] 欺：超過。
[7] 存：觀察。 八動：自然界八風的變動。
[8] 五勝更立：意即五行相勝，各有旺衰之時。立，主時。
[9] 達：通曉。 數：規律。
[10] 呿(qū)吟：張口舒氣與呻吟。張志聰注："臥聲，口張而不合，氣之虛也；呻吟之聲，氣之實也。"

帝曰："人生有形，不離陰陽。天地合氣，別爲九野[1]，分爲四時，月有小大，日有短長,萬物並至,不可勝量[2]。虚實呿吟,敢問其方[3]?"岐伯曰:"木得金而伐,火得水而滅,土得木而達[4],金得火而缺,水得土而絶,萬物盡然,不可勝竭。故鍼有懸布天下者五[5],黔首共餘食[6],莫知之也。一曰治神[7],二曰知養身,三曰知毒藥爲真[8],四曰制砭石小大,五曰知府藏血氣之診[9]。五法俱立,各有所先。今末世之刺也[10],虚者實之,滿者泄之,此皆衆工所共知也。若夫法天則地,隨應而動[11],和之者若響,隨之者若影,道無鬼神,獨來獨往[12]。"

[1] 九野:九州地域。

[2] 勝:完全。

[3] 敢:謙詞。請。　方:道理。

[4] 達:貫通。

[5] 懸布:公布。

[6] 餘食:飽食。林億《新校正》引全元起本作"飽食"。

[7] 治神:調養精神。

[8] 爲:通"僞"。　真:本性。此指藥性。

[9] 診:顯于外的徵象。《素問·風論》王冰注:"診,謂可言之證。"

[10] 末世:後世。此指近世。

[11] 應:天地陰陽變化的規律。

[12] "道無"二句:意爲醫道并不神秘,祇要掌握規律,就能運用自如。獨來獨往,指人的思想、行爲活動自由,無所阻礙。

帝曰:"願聞其道。"岐伯曰:"凡刺之真[1],必先治神。五藏已定,九候已備,後乃存鍼[2]。衆脉不見,衆凶弗聞[3],外内相得[4],無以形先,可玩往來[5],乃施於人。人有虚實,五虚勿近[6],五實勿遠[7],至其當發[8],間不容瞚[9]。手動若務[10],鍼耀而匀[11],静意視義,觀適之變[12],是謂冥冥[13],莫知其形。見其烏烏,見其稷稷[14],從見其飛,不知其誰。伏如橫弩,起如發機[15]。"

[1] 真:正。指正確的治法。

[2] 存鍼:進針。

[3] 脉:當作"眿"。視。　凶:通"詾"。喧鬧聲。

[4] "外内"二句:謂針刺時要心手相應,而不要在心神未集中時手法先行。

[5] 玩:玩味。　往來:指氣的運行。

[6] 五虚:指五臟精氣不足的五種虚證。謂脉細、皮寒、氣少、泄利前後、飲食不入。　近:指急治。

[7] 五實:指邪氣阻閉五臟所致的五種實證。謂脉盛、皮熱、腹脹、二便不通、悶瞀。　遠:指緩治。

[8] 發:進針。

[9] 間不容瞚:其間不容眨眼。瞚,"瞬"的異體字。

[10] 務:專一。

[11] 耀:光亮潔净。

[12] "静意"二句:静心觀察針刺時病人儀表,觀察氣至的改變。義,通"儀"。

[13] 冥冥:渺茫無形。比喻氣血變化玄妙不能明見。

[14] "見其"四句:言經氣的往來,善診者可以感知,但難以目睹其形。如飛鳥烏烏稷稷,縱使能看見它們在上面結隊飛行,而不能辨其雌雄。依楊上善説。烏烏、稷稷,鳥鳴聲。從:通"縱"。儘管。

[15] "伏如"二句:意爲留針候氣時,要像張弓待發般静息以待;經氣到來時,要像撥動弓弩的機栝般迅疾。橫,通"彉(guō)"。張滿弓弩。機,弓弩上的機栝。

帝曰:"何如而虚?何如而實?"岐伯曰:"刺虚者須其實,刺實者須其虚[1],經氣已至,慎守勿失,深淺在志[2],遠近若一[3],如臨深淵,手如握虎[4],神無營於衆物[5]。"

[1]"刺虛"二句:針刺實證,要用瀉法,留針待經氣虛(陰氣盛,針下涼)時纔出針;刺虛證要用補法,待經氣實(陽氣盛,針下熱)時纔出針。須,待。

[2]深淺在志:意爲針刺的深淺在于醫生靈活掌握。

[3]遠近若一:意爲取穴無論是采用近道法還是遠道法,得氣的道理是一樣的。近,近道取穴法;遠,遠道取穴法。《小品方·灸法要穴》:"孔穴去病,有近遠也。頭病即灸頭穴,四支病即灸四支穴,此爲近道法也。遠道針灸法,頭病皆灸手臂穴,心腹病皆灸脛足穴,左病乃灸右,右病皆灸左,非其處病而灸其穴。"

[4]虎:虎符。

[5]營:通"熒"。眩惑。

（二）百 病 始 生

黃帝問於岐伯曰:"夫百病之始生也,皆生於風雨寒暑、清濕喜怒[1]。喜怒不節則傷藏[2],風雨則傷上,清濕則傷下。三部之氣,所傷異類,願聞其會[3]。"岐伯曰:"三部之氣各不同,或起於陰,或起於陽[4],請言其方[5]。喜怒不節則傷藏,藏傷則病起於陰也。清濕襲虛,則病起於下。風雨襲虛,則病起於上。是謂三部。至於其淫泆[6],不可勝數。"

[1]清:通"凊(qìng)"。寒凉。

[2]傷藏:五臟藏精舍神,神傷則臟傷。五臟法地在內爲陰,故下文言"藏傷則病起於陰"。

[3]會:會通。

[4]或起於陰,或起於陽:飲食喜怒不節傷臟,臟在內爲陰;寒濕邪氣脚尻受之,脚尻在下爲陰;賊風邪氣頭背受之,頭背在上在表爲陽。

[5]方:道理。

[6]淫泆(yì):浸淫蔓延。泆,水奔突溢出。

黃帝曰:"余固不能數[1],故問先師,願卒聞其道[2]。"岐伯曰:"風雨寒熱不得虛,邪不能獨傷人[3]。卒然逢疾風暴雨而不病者,蓋無虛,故邪不能獨傷人。此必因虛邪之風[4],與其身形,兩虛相得[5],乃客其形。兩實相逢,衆人肉堅[6]。其中於虛邪也,因於天時,與其身形,參以虛實[7],大病乃成。氣有定舍[8],因處爲名[9],上下中外,分爲三員[10]。"

[1]固:確實。

[2]卒:詳盡。

[3]虛:指體虛之人。一說,標點作"風雨寒熱,不得虛邪,不能獨傷人"。

[4]虛邪之風:即虛邪。泛指一切不正常的氣候。

[5]兩虛:指虛人與虛邪。 得:遇。

[6]"兩實"二句:風雨寒暑爲四時之氣,爲實風;肉堅體强爲形實。實風不遇虛體則不爲病。

[7]參以虛實:體虛實邪相合。參,雜合。虛實,體虛邪實。

[8]氣:邪氣。

[9]因處爲名:按邪氣所犯的地方施以病名。如舍頭爲頭眩等。

[10]"上下"二句:賊風邪氣三陽受之,爲上爲外;清濕寒凉自足尻入之,爲下爲外;飲食七情內傷于中,爲內爲中。三員,三處。

"是故虛邪之中人也,始於皮膚,皮膚緩則腠理開,開則邪從毛髮入,入則抵深,深則毛髮立,毛髮立則淅然[1],故皮膚痛。留而不去,則傳舍於絡脈,在絡之時,痛於肌肉,其痛之時息[2]，大經乃代[3]。留而不去，傳舍於經，在經之時，洒淅喜驚[4]。留而不去，傳舍於輸[5]，在輸之時，六經不通四肢[6]，則肢節痛，腰脊乃強[7]。留而不去，傳舍於伏衝之脈[8]，在伏衝之時，體重身痛。留而不去，傳舍於腸胃，在腸胃之時，賁響腹脹[9]，多寒則腸鳴飧泄，食不化，多熱則溏出糜[10]。留而不去，傳舍於腸胃之外，募原之間，留著於脈，稽留而不去，息而成積。或著孫脈，或著絡脈，或著經脈，或著輸脈，或著於伏衝之脈，或著於脊筋[11]，或著於腸胃之募原，上連於緩筋[12]。邪氣淫泆，不可勝論。"

　　[1] 淅然：寒栗貌。

　　[2] 息：《黄帝内經太素》卷二十七《邪傳》無"息"字。

　　[3] 大經乃代：大的經絡之氣就會流動滯澀不暢。《説文·人部》："代，更也。"《素問·脉要精微論》："代則氣衰，細則氣少。"王冰注："代脉者，動而中止，不能自還。"邪傳于絡，致肌痛脉不通，大經之氣流動滯澀不暢。

　　[4] 洒(xiǎn)淅：寒栗貌。　　喜驚：易驚。經脉連于五臟，五臟爲邪氣所動，故善驚。

　　[5] 輸："腧"的古字。此指五臟二十五腧，六腑三十六腧。

　　[6] 六經不通：三陰經發五臟氣，其腧二十五；三陽經發六腑氣，其腧三十六。邪留于腧，故三陰三陽六經爲之不通。

　　[7] 強(jiàng)：拘急僵硬。足太陽及督脈在腰脊，邪氣循之，故腰肌僵硬。

　　[8] 伏衝之脈：衝脉爲十二經脉及諸絡脉之海，邪深入衝脉則體重身痛。

　　[9] 賁(bēn)響：腸鳴聲。

　　[10] 溏出糜(mí)：指大便溏稀似糜。

　　[11] 脊(lǚ)筋：指附于脊膂的經脉。

　　[12] 緩筋：指足陽明經脉。從楊上善説。

　　黄帝曰："願盡聞其所由然。"岐伯曰："其著孫絡之脈而成積者，其積往來上下。臂手孫絡之居也[1]，浮而緩，不能句積而止之[2]，故往來移行腸胃之間，水湊滲注灌，濯濯有音，有寒則䐜䐜滿雷引[3]，故時切痛[4]。其著於陽明之經，則挾臍而居[5]，飽食則益大，饑則益小。其著於緩筋也，似陽明之積，飽食則痛，饑則安。其著於腸胃之募原也，痛而外連於緩筋，飽食則安，饑則痛。其著於伏衝之脈者，揣之應手而動，發手則熱氣下於兩股[6]，如湯沃之狀。其著於脊筋，在腸後者，饑則積見，飽則積不見，按之不得。其著於輸之脈者，閉塞不通，津液不下，孔竅乾壅。此邪氣之從外入内，從上下也。"

　　[1] 臂手孫絡之居也：著于手臂孫絡的邪氣。手三陽内屬六腑之大小腸、三焦，故邪不能止則移行腸胃間，濯濯有聲。

　　[2] "浮而緩"句：謂手三陽之孫絡浮于腠理之表且弱軟。句，"勾"的古字。句積，聚集。

　　[3] 䐜䐜(chēn)：腹部脹滿貌。　　雷引：雷動。形容腸鳴聲。引，通"殷"。雷聲。

　　[4] 切痛：急劇疼痛。切，急迫。

　　[5] 挾：依傍。此指靠近。

　　[6] 發手：舉手。

　　黄帝曰："積之始生，至其已成，奈何？"岐伯曰："積之始生，得寒乃生，厥乃成積也。"黄帝曰："其成積奈何"？岐伯曰："厥氣生足悗[1]，悗生脛寒，脛寒則血脈凝澀，血脈凝澀則寒氣上入於腸胃[2]，入於腸胃則䐜脹，䐜脹則腸外之汁沫迫聚不得散，日以成積。卒然多食飲，則腸滿。起居不節，用力過度，則絡脈傷。陽絡傷則血外溢，血外溢則衄血。陰絡傷則血内溢，血内溢則後血[3]。腸胃之絡傷，則血溢於腸外。腸外有寒，汁沫與血相搏[4]，則并合凝聚不得散，而積成矣。卒然外中於寒，若内傷於憂怒[5]，則氣上逆;氣上逆,則六輸不通[6],温氣不行,凝血蘊裏而不散,津液濇滲著而不去[7],而積皆成矣。"

黄帝曰:"其生於陰者,奈何?"岐伯曰:"憂思傷心,重寒傷肺,忿怒傷肝,醉以入房,汗出當風傷脾,用力過度,若入房汗出浴,則傷腎。此内外三部之所生病者也。"

黄帝曰:"善。治之奈何?"岐伯答曰:"察其所痛,以知其應,有餘不足,當補則補,當瀉則瀉,毋逆天時,是謂至治。"

[1] 悗(mán):痛滯不利。

[2] 血脈:即血。脉者,血之府。營血行脉中,脛寒則血行滯緩,寒血循脉上行入于腸胃則腸胃脹滿。濇:"澀"的異體字。不通暢。

[3] 後血:便血。

[4] 摶:聚。

[5] 若:或者。下文"若入房汗出"句中"若"義同此。

[6] 六輸:六腑陽經三十六腧。《黄帝内經太素‧邪傳》楊上善注:"六腑陽經六輸皆不得通,衛氣不行,寒血凝泣,蘊裏不散,著而成積。"

[7] 濇滲:凝澀不能滲灌。

複習思考題

課文回顧

1. 詞語注釋

殘賊 (留)淫 經(天地陰陽之化) 失(四時) 毒藥 (不能)欺 法天則地 (和之者若)響 (衆)凶 (當)發 瞋 清(濕喜怒) (願聞其)會 淫泆 卒(聞其道)賁響 (相)摶 濇滲

2. 句子今譯

(1) 黄帝問曰:"天覆地載,萬物悉備,莫貴於人。人以天地之氣生,四時之法成,君王衆庶,盡欲全形。形之疾病,莫知其情,留淫日深,著於骨髓,心私慮之。余欲鍼除其疾病,為之奈何?"

(2) 夫人生於地,懸命於天,天地合氣,命之曰人。人能應四時者,天地為之父母;知萬物者,謂之天子。

(3) 夫百病之始生也,皆生於風雨寒暑、清濕喜怒。喜怒不節則傷藏,風雨則傷上,清濕則傷下。

(4) 風雨寒熱不得虛,邪不能獨傷人。卒然逢疾風暴雨而不病者,蓋無虛,故邪不能獨傷人。此必因虛邪之風,與其身形,兩虛相得,乃客其形。

3. 文意理解

(1) 怎樣理解"人以天地之氣生,四時之法成"?

(2) "見其烏烏,見其稷稷,從見其飛,不知其誰"一句,體現了針刺時什麼樣的感覺?

(3) "是故虛邪之中人也,始於皮膚,皮膚緩則腠理開,開則邪從毛髮入,入則抵深,深則毛髮立,毛髮立則淅然,故皮膚痛。"這一段所描述的疾病傳變過程是怎樣的?

(4)《百病始生》認為疾病發生的根本原因是什麼?

筆記欄

課外閱讀

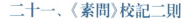

圖上4-1　明·顧從德翻刻宋本《黃帝內經素問·靈蘭秘典論》書影

要求：

1. 抄寫《黃帝內經素問·靈蘭秘典論》大字原文，并加標點。

2. 文意理解

（1）本篇怎樣用古代職官比喻人體臟腑？

（2）本篇所述十二臟的功能各是什麼？

（李具雙）

二十一、《素問》校記二則

ER-21-1

《素問》校記
二則 PPT

📝 學習目標

　　1. 知識目標　掌握課文的重點字詞、常見的訓詁校勘術語、兩個文句的今譯。

　　2. 能力目標　通過閱讀分析，瞭解清儒校勘古籍的基本方法，以及對後人閱讀整理古代醫籍的啓示。

　　3. 情感目標　通過學習文選，瞭解訓詁、校勘也是中國傳統文化的重要組成部分，對于提高閱讀分析理解古籍的能力起着重要作用，提高學習中國傳統文化知識的積極性。

　　【導學】　校記是對原稿進行核對校勘、訂正差錯所做的記録，一般兼有注釋。本文所選《素問》校記二則均爲清儒所作。考證嚴密，行文簡樸，信實有據，大致體現了清儒校釋古籍的風格和方法，對于當前閱讀整理古代醫籍具有一定啓示和借鑒作用。第一則選自《黃帝內經素問校義》，據清光緒五年（1879）世澤樓刊本排印。作者胡澍（1825—1872），字荄甫，一

筆記欄

《素問》校記
二則全文
朗誦

字甘伯，號石生，安徽績溪人，清末學者。撰《黄帝内經素問校義》一卷，惜未就而病逝。《黄帝内經素問校義》，凡 39 則。本則廣泛引用古代辭書、文獻，結合實際見聞和漢字書寫變異規律，對"汗出偏沮，使人偏枯"之"沮"加以考釋，反映胡氏知識的淵博和論證的縝密。第二則選自《香草續校書·内經素問》，據中華書局 1963 年張華民點校本排印。作者于鬯（chàng）（1854—1910），字醴尊，號香草，南匯（今屬上海市）人，清末經學家。著有《香草校書》《香草續校書》《戰國策注》等。《香草續校書》，凡 22 卷。其中卷二爲《内經·素問》，載有《素問》校記 102 條。本則以通轉之訓詁方法及古書通借之例，説明"木敷者，其葉發"的"敷"爲"陳"義，"發"爲"廢"義，進而證明王注之訛誤、林校之不明。

（一）

　　《生氣通天論》："**汗出偏沮，使人偏枯。**"王注曰："夫人之身常偏汗出而潤溼者宋本作溼潤，此從熊本、藏本[1]，久久偏枯，半身不隨[2]。"林校曰[3]："按'沮'，《千金》作'祖'，全元起本作'恒'。"

　　澍案[4]：王本并注是也。《一切經音義》卷十引《倉頡篇》曰[5]："沮，漸也。"《廣雅》曰[6]："沮、潤、漸、洳，溼也。"《魏風》[7]："彼汾沮洳[8]。"毛傳曰[9]："沮洳，其漸洳者。"《王制》[10]："山川沮澤[11]。"何氏《隱義》曰[12]："沮澤，下溼地也。"是"沮"爲潤溼之象。曩澍在西安縣署[13]，見侯官林某[14]，每動作飲食，左體汗泄，濡潤透衣，雖冬月猶爾，正如經注所云。則經文本作"沮"字無疑。且"沮"與"枯"爲韻也。孫本作"祖"[15]，乃偏旁之譌。《説文》古文"示"作"ﾛ"，與篆書川字相似，故"沮"誤爲"祖"。全本作"恒"，則全體俱誤矣。"沮"之左畔譌從心，《小雅·采薇》正義引鄭氏《易》注，所謂古書篆作立心，與水相近者也。其右畔譌作"亘"，"亘"與"且"今字亦相近，故合譌而爲"恒"[16]。

[1] "宋本"二句：爲本篇作者的自注語。原書以小字雙行夾注的形式插入正文。宋本，指宋刊本《素問》。熊本，指明成化十年熊氏種德堂刊本《素問》。藏本，指正統道藏《素問》。

[2] 隨：聽使唤。

[3] 林校：即宋代林億等《新校正》。

[4] 案：通"按"。按語。作者、編者對有關的文字所做的説明與考證。

[5] 一切經音義：書名。唐釋慧琳撰。一百卷。以古代字書釋佛經字義，共釋佛經一千三百部。一切經，佛教經書的總稱。　倉頡篇：古代字書。秦李斯等著。包括李斯《倉頡篇》、趙高《爰曆篇》、胡毋敬《博學篇》，合稱《三倉》。

[6] 廣雅：古代訓詁書。三國魏·張揖著。引文見該書卷一《釋詁》。

[7] 魏風：《詩經》十五國風之一。

[8] 汾（fén）：水名。汾河。　沮洳（rù）：低溼之地。下文"漸洳"義同。

[9] 毛傳：即《毛詩故訓傳》。西漢毛亨爲《詩經》所作的注解。

[10] 王制：《禮記》篇名。

[11] 沮澤：水草叢生之處。

[12] 何氏《隱義》：指南朝梁何胤《禮記隱義》。

[13] 曩（nǎng）：從前。

[14] 侯官：舊縣名。今福建福州。

[15] 孫本：指孫思邈《千金方》。

[16] "'沮'之"七句：意在説明"沮"訛爲"恒"的原委。正義，即《毛詩正義》，唐代孔穎達爲《詩經》所作的疏證。鄭氏，指鄭玄，東漢經學家、教育家。畔，邊側。

（二）

　　《寶命全形論》："**木敷者，其葉發。**"

邕案:"敷"與"陳"義本相通。《漢書·宣帝紀》顏注引應劭云[1]:"敷,陳也。"《韋玄成傳》注云:"陳,敷也。""敷"爲"陳布"之"陳",亦爲"久舊"之"陳"。凡一字之有分別義,悉由一義之通轉而得[2]。訓詁之法,頗無泥滯。然則,"木敷者,其葉發",即林校引《太素》云"木陳者,其葉落"也。"木陳",謂木久舊也。《漢書·文帝紀》顏注云"陳,久舊也"是也,則"木敷"亦若是義矣[3]。

"發"當讀爲"廢"[4]。《論語·微子篇》陸釋引鄭本"廢"作"發"[5]。《莊子·列禦寇篇》陸釋引司馬本"發"作"廢"[6]。《文選·江文通雜體詩》李注云[7]:"凡草木枝葉彫傷謂之廢[8]。"此其義也。故"其葉發"者,"其葉廢"也。"其葉廢",即"其葉落"矣。王注云:"敷,布也。言木氣散布,外榮於所部者[9],其病當發於肺葉之中。"此説甚戾[10]。木既敷榮,何爲病發?《靈樞·五變篇》云:"夫木之蚤花先生葉者,遇春霜烈風,則花落而葉痿。"是謂蚤花先生葉。今止一"敷"字,亦不足以盡此義。且《素問》止言"其葉發",不言"其葉發病",安得增設而爲是説也[11]?

林《校正》謂"《太素》三字與此經不同,而注意大異",不知字雖不同,而意實無別也。林言三字不同,"陳"與"敷"也,"落"與"發"也,其一乃指上文"嘶敗"之"敗"字,王本原作"嗄"。説見俞蔭甫太史《餘録》[12]。今浙局本于下文"血氣爭黑"之"黑"字作"異"[13],當屬刊誤,不得爲林指三字之一也。

[1] 顏:指顏師古,唐代經學家、訓詁學家。曾奉詔校五經,又注《漢書》。 應劭:東漢經學家、訓詁學家。所著《漢書集解音義》,顏師古注《漢書》時多有引用。

[2] 通轉:此指字義的轉訓。

[3] "則'木敷'"句:按作者以"通轉"解釋"敷"字,但"敷"并無久舊之義。《黃帝内經太素》"陳"當爲"敷"的形訛。"陳"俗作"陳",與"敷"形近而訛。

[4] 讀爲:訓詁學術語。以本字釋通假字。

[5] 陸釋:即唐代陸德明的《經典釋文》。 鄭本:指東漢鄭玄的《論語》注本。

[6] 司馬本:指晉代司馬彪的《莊子》注本。

[7] 文選:即《昭明文選》。南朝梁昭明太子蕭統選編,選録先秦至梁的各體詩文,是我國現存最早的文學總集。 李:指李善。唐代著名學者,著有《文選注》六十卷。

[8] 彫:通"凋",草木零落。

[9] 部:所屬。

[10] 戾:違背。此謂違背經文原義。

[11] "增設"句:謂增字解經。此爲訓詁大忌。

[12] "俞蔭甫"句:指俞樾所著《讀書餘録·内經辯言》。

[13] 浙局本:浙江官書局刻本。清同治、光緒年間,在江蘇、浙江、廣東、湖北等省設立官書局,刻板印書,所印版本通稱局板或局本。

複習思考題

課文回顧

1. 詞語注釋

（澍）案　襄（澍在西安）　讀爲　彫（傷）　（外榮於所）部　（此説甚）戾　沮澤

2. 句子今譯

（1）襄澍在西安縣署,見侯官林某,每動作飲食,左體汗泄,濡潤透衣,雖冬月猶爾,正如經注所云。

（2）故"其葉發"者,"其葉廢"也。"其葉廢",即"其葉落"矣。

3. 文意理解

（1）第一則作者認為"沮"的正確意思是什麼？你是如何理解《素問》原文中的"汗出偏沮,使人偏枯"的？

（2）第二則作者是怎樣解釋"木敷者,其葉發"中"敷"和"發"的？他的依據是什麼？

課外閱讀

《素問·异法方宜論》:西方者,金玉之域,沙石之處,天地之所收引也,其民陵居而多風,水土剛強,其民不衣而褐薦,其民華食而脂肥,故邪不能傷其形體。其病生於內,其治宜毒藥。故毒藥者,亦從西方來。

毒藥　張云毒藥者總括藥餌而言凡能除病者皆可稱為毒藥汪機云藥謂草木蟲魚禽獸之類以能攻病皆謂之毒簡按說文毒厚也害人之艸往往而生藥治病艸從艸樂聲而周禮天官醫師聚毒藥以共醫事鄭注毒藥之辛苦者藥之物恒多毒賈疏藥之辛苦者細辛苦參雖辛苦而無毒但有毒者多辛苦藥中有毒者巴豆狼牙之類是也藥中有無毒者人參芎藭之類是也直言聚毒藥者以毒為主也以上皆與王注同吳志高為有毒之藥誤矣攷本草藥物產於川蜀者極多此從西方之一證(日·丹波元簡《素問識·异法方宜論》)

要求:

1. 為上文加標點。

2. 文意理解　作者贊同誰的什麼觀點？反對誰的什麼觀點？

—●(李具雙)

二十二、《難經》二則

ER-22-1

《難經》
二則 PPT

學習目標

1. 知識目標　掌握課文的重點字詞、兩個文句的今譯。

2. 能力目標　通過閱讀分析,瞭解奇經八脉的含義及作用,以及"七衝門"的概念。

3. 情感目標　通過學習文選,瞭解中醫學蘊藏的豐富古代文化知識,如天人相應、取類比象,應當"博極醫源,精勤不倦",努力學習中國傳統文化知識。

【導學】本文選自《難經集注》,據人民衛生出版社1956年影印《佚存叢書》本排印。第一則討論了奇經八脉的含義及內容,并利用天人相應、取類比象的方法論述了奇經八脉的作用是盛貯十二經脉滿溢的氣血。第二則首次提出消化道上七個重要的門戶"七衝門"的概念及部位,其中的"會厭""賁門""幽門"等名稱至今仍在使用。

（一）二十七難

二十七難曰:脉有奇經八脉者[1],不拘於十二經[2],何謂也？

然[3]:有陽維,有陰維[4],有陽蹻,有陰蹻[5],有衝[6],有督[7],有任[8],有帶之脉[9]。凡此八脉者,皆不拘於經,故曰奇經八脉也。

經有十二,絡有十五。凡二十七氣,相隨上下,何獨不拘於經也？

然:聖人圖設溝渠[10],通利水道,以備不然。天雨降下,溝渠溢滿,當此之時,霶霈妄行[11],聖人不能復圖也。此絡脈滿溢,諸經不能復拘也。

[1] 奇經八脉:异于十二正經的八條經脉,督脉、任脉、衝脉、帶脉、陽維脉、陰維脉、陽蹻脉和陰蹻脉的總稱。

[2] 拘:原作"扚",據下文改。

［3］然:回答之詞,猶言是這樣。

［4］陽維、陰維:陽維脉、陰維脉。維,維繫。兩脉維繫全身陰陽經脉。

［5］陽蹻(qiāo)、陰蹻:陽蹻脉、陰蹻脉。《說文》:"蹻,舉足行高也。"兩脉有司下肢運動的功能。

［6］衝:衝脉。衝脉是體内氣血運行的大道,是十二經之血海。

［7］督:督脉。督,有察視、總管之意。

［8］任:任脉。任,"妊"(亦作"姙")的古字。任脉是與女子妊娠有關的脉。

［9］帶:帶脉。帶,束衣的腰帶。帶脉因總束諸脉而得名。

［10］圖設:規劃設計。

［11］霶霈(pāng pèi):大雨。

（二）四十四難

四十四難曰:七衝門何在[1]?

然:唇爲飛門[2],齒爲户門[3],會厭爲吸門[4],胃爲賁門[5],太倉下口爲幽門[6],大腸小腸會爲闌門[7],下極爲魄門[8],故曰七衝門也。

［1］七衝門:指消化道上七處關鍵部位。

［2］唇爲飛門:意爲口唇的張合如門扇,飲食由此而入。飛,通"扉"。門扇。

［3］齒爲户門:意爲牙齒是門户,爲飲食物進入人體後的第一道關卡。

［4］會厭爲吸門:意爲會厭是吸納的門户。會,會合。厭,遮蔽。在喉咽上方,咽食時遮蔽喉口,呼吸時則開放,是分流氣、食、水的關口。

［5］賁(bēn)門:胃上口。賁,通"奔"。食物由此奔入于胃,是入胃的關口。

［6］太倉:指胃。《靈樞·脹論》:"胃者,太倉也。"以其容納水穀故名。　幽門:胃下口。是胃與小腸銜接的關口,因其部位深隱,故名幽門。

［7］闌門:大、小腸交接匯合處。闌,阻隔。具有阻隔進入大腸的糟粕回流小腸的作用。

［8］下極爲魄門:大腸的末端是排泄糟粕之門,即肛門。魄,通"粕"。

複習思考題

課文回顧

1. 詞語注釋

然(:有陽維)　圖設　(唇爲)飛(門)

2. 句子今譯

（1）然:有陽維,有陰維,有陽蹻,有陰蹻,有衝,有督,有任,有帶之脉。凡此八脉者,皆不拘於經,故曰奇經八脉也。

（2）唇爲飛門,齒爲户門,會厭爲吸門,胃爲賁門,太倉下口爲幽門,大腸小腸會爲闌門,下極爲魄門,故曰七衝門也。

3. 文意理解

（1）奇經八脉包括哪些經脉?

（2）七衝門的名稱有哪些? 包括哪些部位?

課外閱讀

四十二難曰人腸胃長短受水穀多少各幾何然胃大一尺五寸徑五寸長二尺六寸橫屈受水穀三斗五升其中常留穀二斗水一斗五升小腸大二寸半徑八分分之少半長三丈二尺受穀二斗四升水六升合合之大半廻腸大四寸徑一寸半長二丈一尺受穀一斗水七升半廣腸大八寸徑二寸半長二尺八寸受穀九升三合八分合之一故腸胃凡長五丈八尺四寸合受水穀八斗七升六合八分合之一此腸胃長短受水穀之數也肝重四斤四兩左三葉右四葉凡七葉主藏魂心重十二兩中有七孔三毛盛精汁三合主藏神脾重二斤三兩扁廣三寸長五寸有散膏半斤主裹血温五藏主

藏意肺重三斤三兩六葉兩耳凡八葉主藏魄腎有兩枚重一斤一兩主藏志膽在肝之短葉間重三兩三銖盛精汁三合胃重二斤二兩纡曲屈伸長二尺六寸大一尺五寸徑五寸盛穀二斗水一斗五升小腸重二斤十四兩長三丈二尺廣二寸半徑八分分之少半左廻疊積十六曲盛穀二斗四升水六升三合合之大半大腸重二斤十二兩長二丈一尺廣四寸徑一寸當齊右廻十六曲盛穀一斗水七升半膀胱重九兩二株縱廣九寸盛溺九升九合(《難經·四十二難》)

要求：

1. 為上文斷句。
2. 文意理解 上文所言脾的重量、大小和功能各是什麼？

● (戰佳陽)

ER-23-1

《傷寒論》
《金匱要略》
二則PPT

二十三、《傷寒論》《金匱要略》二則

📖 學習目標

1. 知識目標 掌握課文的重點字詞、三個文句的今譯。
2. 能力目標 瞭解《傷寒論》《金匱要略》的寫作特點，嘗試分析桂枝湯的脉證與煎服法；深入領會治未病的預防醫學思想及疾病早期治療的重要性。
3. 情感目標 "讀經典，做臨床"是學好中醫的必由之路，而《傷寒論》與《金匱要略》同屬中醫四大經典，提高刻苦學習中醫經典的自覺性與主動性。

【導學】 第一則選自《傷寒論》卷二，第二則節選自《金匱要略方論·臟腑經絡先後病脉證》，據明萬曆二十七年(1599)趙開美翻刻宋版《仲景全書》本排印。第一則闡述了太陽中風的脉證特點，提出了主治方藥桂枝湯方，并詳盡叙述了煎藥與服藥的方法、注意事項及禁忌。第二則先提出治未病的預防醫學思想，從整體觀出發，掌握疾病的傳變規律，進行預防性治療，并論述了雜病的治療原則。然後論述了疾病的病因、預防及早期治療的重要性。

（一）桂 枝 湯

太陽中風[1]，陽浮而陰弱[2]。陽浮者，熱自發；陰弱者，汗自出。嗇嗇惡寒[3]，淅淅惡風[4]，翕翕發熱[5]，鼻鳴乾嘔者，桂枝湯主之。方一[6]。

桂枝三兩，去皮　芍藥三兩　甘草二兩，炙　生薑三兩，切　大棗十二枚，擘[7]

右五味，㕮咀三味[8]，以水七升，微[9]火煮取三升，去滓，適寒溫，服一升。服已，須臾歠熱稀粥一升餘[10]，以助藥力。溫覆令一時許[11]，遍身漐漐微似有汗者益佳[12]，不可令如水流離[13]，病必不除。若一服汗出病差，停後服，不必盡劑。若不汗，更服依前法。又不汗，後服小促其間[14]，半日許，令三服盡。若病重者，一日一夜服，周時觀之[15]。服一劑盡，病證猶在者，更作服。若汗不出，乃服至二三劑。禁生冷、粘滑、肉麵、五辛、酒酪、臭惡等物[16]。

[1] 太陽：傷寒六經之一，位于六經最表層，是人體肌表營衛生理功能的總稱。　中(zhòng)風：原指被風邪侵襲。《傷寒論》中，"中風"是感受風寒邪氣而引起表虛證的證候名稱。

[2] 陽浮而陰弱：謂寸口脉輕取得浮脉，重按得弱脉。陽，浮取；陰，沉取。陽浮提示衛陽浮盛，陰弱提示營陰虛弱。

[3] 嗇(sè)嗇：畏寒貌。

[4] 淅(xī)淅：畏寒貌。"嗇嗇"與"淅淅"，"惡風"與"惡寒"皆互文義同。

[5] 翕(xī)翕：發熱貌。此指輕微發熱。

［6］方一：此序號表明此處"桂枝湯"是《傷寒論·辨太陽病脉證并治上》出現的第一個方。

［7］擘(bò)：剖裂。

［8］㕮咀：將生藥于臼中搗碎,令如嚼碎之狀。

［9］㣲："微"的异體字。

［10］歠(chuò)：喝。

［11］溫覆：覆蓋衣被,使周身溫暖。

［12］漐(zhí)漐：汗浸出不止貌。

［13］流離：猶"淋漓",大汗連續不斷貌。

［14］小促其間：意爲稍微縮短服藥間隔時間。小,稍微。

［15］周時：滿十二時辰,指整晝夜。

［16］五辛：指五種具有辛辣刺激氣味的蔬菜。具體所指歷代有不同認識,傾向于道家所言韭、薤、蒜、芸薹、胡荽五物。　酪：乳酪,用牛、馬、羊乳煉製成的食品。

（二）臟腑經絡先後病脉證

問曰：上工治未病[1],何也？師曰：夫治未病者,見肝之病,知肝傳脾,當先實脾[2]。四季脾王不受邪[3],即勿補之。中工不曉相傳,見肝之病,不解實脾,惟治肝也。

夫肝之病,補用酸,助用焦苦,益用甘味之藥調之。酸入肝,焦苦入心,甘入脾。脾能傷腎[4],腎氣微弱,則水不行；水不行,則心火氣盛,則傷肺；肺被傷,則金氣不行；金氣不行,則肝氣盛,則肝自愈。此治肝補脾之要妙也。肝虗則用此法[5],實則不在用之。

經曰："虗虗實實,補不足,損有餘。"[6]是其義也。餘藏準此。

［1］治未病：此指先治未病的臟腑,以防止病邪的傳變。

［2］實脾：調理脾臟。

［3］四季脾王(wàng)：指四季之末即農曆三、六、九、十二月之末十八天,爲脾土當令之時。王,"旺"的古字。

［4］脾能傷腎：意爲脾土克腎水。

［5］虗："虚"的异體字。

［6］"虗虗實實"句：疑有脱文。《難經·八十一難》言："經言無實實虚虚,損不足而益有餘。"本句意思：實證不可濫用補法,使其更實；虚證不可妄用攻法,使其益虚。正確治法當是補其不足,損其有餘。

夫人稟五常,因風氣而生長[1],風氣雖能生萬物,亦能害萬物,如水能浮舟,亦能覆舟。若五臟元真通暢,人即安和,客氣邪風[2],中人多死。千般疢難[3],不越三條：一者,經絡受邪,入臟腑,爲內所因也；二者,四肢九竅,血脉相傳,壅塞不通,爲外皮膚所中也；三者,房室、金刃,蟲獸所傷。以此詳之,病由都盡。

若人能養慎,不令邪風干忤經絡[4],適中經絡[5],未流傳腑臟,即醫治之。四肢纔覺重滯,即導引吐納[6],鍼灸膏摩,勿令九竅閉塞。更能無犯王法,禽獸災傷,房室勿令竭之,服食節其冷、熱、苦、酸、辛、甘[7],不遺形體有衰[8],病則無由入其腠理。腠者,是三焦通會元真之處,爲血氣所注；理者,是皮膚臟腑之文理也。

［1］風氣：此處泛指自然界的氣候。

［2］客氣邪風：致人生病的不正常氣候的總稱。外至曰客,不正爲邪。

［3］疢(chèn)難：指疾病。

［4］干忤(wǔ)：侵犯。忤,觸犯。

［5］適中：剛剛侵犯。

［6］導引：古代活動肢體并配合呼吸的一種養生方法,如"五禽戲"。　吐納：從口中徐徐吐出濁氣,再由鼻孔緩緩吸入清氣。此爲古代常見的養生方法之一。

[7] 服食:指衣服與飲食。

[8] 遣:使。

複習思考題

課文回顧

1. 詞語注釋

陽浮而陰弱　哎咀　漐漐　周時　四季脾王　虛虛實實　疢難　干忤　導引　服食

2. 句子今譯

（1）服已,須臾歠熱稀粥一升餘,以助藥力。溫覆令一時許,遍身漐漐微似有汗者益佳,不可令如水流離,病必不除。

（2）千般疢難,不越三條:一者,經絡受邪,入臟腑,為內所因也;二者,四肢九竅,血脉相傳,壅塞不通,為外皮膚所中也;三者,房室、金刃,蟲獸所傷。以此詳之,病由都盡。

（3）四肢纔覺重滯,即導引吐納,鍼灸膏摩,勿令九竅閉塞。

3. 文意理解

（1）桂枝湯適應證有哪些?

（2）桂枝湯煎煮法特別強調服熱粥是何意? 若不出汗將如何服用?

（3）上工、中工治未病有何不同?

（4）舉例說明如何防止出現虛虛實實的治法。

（5）張仲景認為疾病的病因有哪幾種?

課外閱讀

傷寒論卷第四

漢　張仲景述　晋　王叔和撰次

　　　　宋　林億校正

　　　　明　趙開美校刻

　　　　　　沈琳仝校

辨太陽病脉證并治下第七 [合三十九法方]
[三十九首并見太陽]

太陽病脉浮而動數……下則和宜大陷胷丸第一。

結胷項强如柔痓狀……陽少陽合病法。

六味前後有結胷藏結病六證。

仲景全書 [八卷四]

主之第二 [三味]

傷寒六七日結胷熱實脉沈緊心下痛大陷胷湯主之第三 [用前第二方]

傷寒十餘日熱結在裏徃來寒熱者與大柴胡湯第四 [結胷附]

湯 [八味水]

太陽病重發汗復下之不大便五六日舌燥而渴潮熱從心下至少腹滿痛不可近者大陷胷湯主之第五 [用前第二方]

小結胷病正在心下按之痛脉浮滑者小陷胷湯主之第六 [三味下有太陽病二證]

圖上 4-2　明·趙開美《仲景全書》中翻刻宋本《傷寒論》書影

要求:

1. 錄寫上文,并加標點。

2. 文意理解

（1）試找出文中所述大陷胸丸和大陷胸湯的病機與主治症狀。

（2）試找出文中所述大柴胡湯和小陷胸湯的病機與主治症狀。

（李　冰）

二十四、《傷寒論》《金匱要略》注文二則

ER-24-1

《傷寒論》
《金匱要略》
注文二則
PPT

學習目標

1. 知識目標　掌握課文的重點字詞、兩個文句的今譯。

2. 能力目標　通過閱讀分析，深入領會疾病早期治療的重要意義，瞭解古人三因致病學說產生的歷史過程。

3. 情感目標　通過學習文選，瞭解中醫重視防微杜漸、欲病救萌的治未病理念和優勢，堅定中醫藥的文化自信。

【導學】　第一則節選自《注解傷寒論·傷寒例》，據人民衛生出版社 1956 年影印趙開美《仲景全書》本排印。作者成無己（約 1063—1156），聊攝（今山東聊城西）人，金朝醫學家。出生于世醫家庭，精心研究仲景《傷寒論》，是傷寒學派的主要代表醫家之一。著有《注解傷寒論》《傷寒明理論》和《傷寒明理藥方論》。成氏對《傷寒例》條文進行了詳盡的闡釋，明確了患病後應當及早診治的緣由。第二則選自明代趙以德衍義、清代周揚俊補注的《金匱玉函經二注》，據上海衛生出版社（現上海科學技術出版社）1959 年本排印。作者趙良仁，字以德，江浦（今江蘇江浦）人，元末明初醫家，朱丹溪的弟子。著有《金匱方論衍義》。周揚俊，字禹載，蘇州府（今江蘇蘇州）人，清代醫家。少攻舉子業，屢試不第，年近四十，弃儒習醫，鑽研仲景書十餘年，補注《金匱方論衍義》而成《金匱玉函經二注》二十二卷。《金匱方論衍義》引經據典詳細闡釋了《金匱要略·臟腑經絡先後病脉證》從“夫人秉五常”至“理者，是皮膚臟腑之文理也”整段條文的內涵，《補注》則歸納了其段落大意。

文中加粗字體爲經文原文，普通字體第一則爲成無己注文，第二則爲趙以德、周揚俊注文。

（一）傷　寒　例

凡人有疾，不時即治，隱忍冀差，以成痼疾。 凡覺不佳，急須求治，苟延時日，則邪氣入深，難可復制。《千金》曰：凡有少苦，似不如平常，即須早道；若隱忍不治，冀望自差，須臾之間，以成痼疾，此之謂也。**小兒女子，益以滋甚。** 小兒氣血未全，女子血室多病[1]，凡所受邪，易于滋蔓。**時氣不和[2]，便當早言，尋其邪由[3]，及在腠理，以時治之，罕有不愈者。腠理者，津液腠泄之所，文理縫會之中也[4]。《金匱要畧》曰：腠者，是三焦通會元真之處[5]，爲血氣所注；理者，是皮膚藏府之文理也。** 邪客于皮膚，則邪氣浮淺，易爲散發，若以時治之，罕有不愈者矣。《金匱玉函》曰[6]：主候長存，形色未病，未入腠理，針藥及時，服將調節，委以良醫，病無不愈。**患人忍之，數日乃説，邪氣入藏，則難可制，此爲家有患，備慮之要。** 邪在皮膚，則外屬陽而易治；邪傳入裏，則内屬陰而難治。《内經》曰：善治者，治皮毛，其次治肌膚，其次治筋脉，其次治六府，其次治五藏。治五藏者，半死半生也。昔桓侯怠于皮膚之微疾，以至骨髓之病，家有患者，不可備慮。

［1］血室：此指子宫。《傷寒論》有“熱入血室”證。《注解傷寒論·辨太陽病脉證并治》：“因經水適來，血室空虛，至七八日邪氣傳裏之時，更不入府，乘虛而入於血室，熱除脉遲身凉者，邪氣内陷而表證罷

也。"指出婦女經行期患太陽病,當及時治療,使病邪從外而解,防止出現熱入血室之證。

[2] 時氣不和:感受時令不正之氣而致身體失和。

[3] 尋其邪由:尋找致病病因。

[4] "腠理"三句:源于《素問·舉痛論》王冰注:"腠,謂津液滲泄之所;理,謂文理縫會之中。"

[5] 元真:真氣。或稱"元氣"。

[6] 金匱玉函:即《金匱玉函經》,張仲景所撰《傷寒論》的古傳本之一。其內容與《傷寒論》基本相同,但體例編次不同。

　　凡作湯藥,不可避晨夜,覺病須臾,即宜便治,不等早晚,則易愈矣。《千金》曰:凡始覺不佳,即須治療,迄至於病[1],湯食競進,折其毒勢,自然而差。若或差遲[2],病即傳變,雖欲除治,必難爲力。傳有常也,變無常也。傳爲循經而傳,如太陽傳陽明是也;變爲不常之變,如陽證變陰證是也。邪既傳變,病勢深也。《本草》曰:病勢已成,可得半愈;病勢已過,命將難全。服藥不如方法[3],縱意違師,不須治之。《內經》曰:拘于鬼神者,不可與言至德[4];惡于針石者,不可與言至巧[5]。病不許治者,病必不治,治之無功矣。

[1] 迄:到。

[2] 差遲:錯誤。此指遲緩。

[3] 如:按照。

[4] 至德:指最高明的醫學理論。

[5] 至巧:指最巧妙的針刺技術。

（二）藏腑經絡先後病脉證

　　〔衍義〕此條舉生身之氣而言。所謂五常者,五行經常之氣也,上應列宿[1]、在地成象[2],名曰剛柔,金、木、水、火、土也;在天無質[3],名曰陰陽,風、寒、濕、熱、燥、火也。人在氣交中[4],秉地之剛柔,以成五藏百骸之形;秉天地之陰陽,以成六經之氣[5]。形氣合一,神機發用,駕行穀氣,出入內外,同乎天度,升降浮沉,應夫四時[6],主宰於身形之中者,謂之元真。其外感者,皆客氣也。主客之氣[7],各有正、不正。主氣正則不受邪,不正則邪乘之;客氣正則助其生長,不正則害之。主氣不正者,由七情動中,服食不節,房欲過度,金刃蟲獸,傷其氣血,盡足以虛之。客氣之不正者,由氣運興衰[8],八風不常[9],盡足以虛之。客氣傷人,或謂風、寒、濕、熱、燥、火,俱有德、化、政、令行於時[10],和則化,乖則變[11],變則眚[12]。豈獨風能生、能害於物哉?今仲景止言風而不及五氣[13],何也? 曰:陰陽在天地間,有是氣,則有是理;人秉是氣,即以爲命;受是理,即以爲性。若仁者,乃風木之理,風木乃仁之氣。先儒且言:仁者,天地生物之心,兼統五常之性。其風木者,亦天地生物號令之首,必兼統五常之氣,五氣莫不待其鼓動以行變化。故《內經》曰:之化之變[14],風之來也。大抵醫之獨言風,猶儒之專言仁也。《內經》又曰:八風發邪,以爲經風,觸五藏。《靈樞》曰:虛邪不能獨傷人,必因身形之虛,而後客之[15]。又云:風寒傷人,自孫絡傳入經脈、肌肉、筋骨,內傷五藏。仲景所謂人能養慎[16],不令邪中,爲內外所因者,蓋取諸此,以分表裏者也,非後世分三因之內外也[17]。語同而理異。三因之內因,由七情房室,虛其元真,以致經絡臟腑之氣,自相尅伐者也[18]。

　　〔補註〕此條首言元真通暢,人即安和,末言病則無由入其腠理,蓋重陽氣以固其陰也。

[1] 列宿(xiù):眾星宿。

[2] 象:形象。

[3] 質:本體。

[4] 氣交:天地之氣交會之處,即人所生活的空間。

[5]"秉地之剛柔"句:五臟在內稟五行之常氣以成四肢百骸,六腑在外法天,所以厥陰應風,少陰應熱,少陽應火,太陰應濕,陽明應燥,太陽應寒。

[6]升降浮沉,應夫四時:心、肝應東左春木、夏火,主升浮;肺、腎應西右秋金、冬水,主降沉。

[7]主客之氣:主氣,五臟氣;客氣,六氣。

[8]氣運興衰:六氣與五運的盛衰。

[9]八風:八方之風。

[10]德化政令:六氣、五行的功能狀態。

[11]乖:乖戾。

[12]眚(shěng):灾害。名詞活用作動詞。

[13]"今仲景"句:風指空氣的流動,六氣皆可以謂風,列六氣之首的"風"是風溫的簡稱。仲景言風能生物,是指六氣和則能生物,乖戾則能害物。

[14]之化之變:風的常化與變異。《素問·六微旨大論》:"故氣有往復,用有遲速,四者之有,而化而變,風之來也。"空氣流動的往復遲速,是風產生的原因。

[15]"虛邪"二句:《靈樞·百病始生》作:"風雨寒熱不得虛,邪不能獨傷人。卒然逢疾風暴雨而不病者,蓋無虛,故邪不能獨傷人。此必因虛邪之風,與其身形,兩虛相得,乃客其形。"

[16]養慎:養正慎邪。

[17]三因:指宋代陳無擇在《三因極一病證方論》中提出的三類病因的合稱。即內因、外因與不內外因。

[18]尅:"剋"的异體字。

複習思考題

課文回顧

1. 詞語注釋

元真　列宿　氣交　氣運　八風　德化政令　乖(則變)　(變則)眚　尅(伐者也)

2. 句子今譯

(1)凡覺不佳,急須求治,苟延時日,則邪氣入深,難可復制。《千金》曰:凡有少苦,似不如平常,即須早道;若隱忍不治,冀望自差,須臾之間,以成痼疾,此之謂也。

(2)此條首言元真通暢,人即安和,末言病則無由入其腠理,蓋重陽氣以固其陰也。

3. 文意理解

(1)第一則,醫生治病不同階段的治療思路是什麼?所引經典是如何說明患病應及時治療的?

(2)第二則,主邪和客邪中人的原因分別是什麼?

(3)第二則,客氣有多種,為何仲景祇言風?

課外閱讀

傷寒初瘥不可過飽及勞動或食羊肉及行房事與食諸骨汁并飲酒病方愈脾胃尚弱食而過飽不能消化病即再來謂之食復病方愈氣血尚虛勞動太早病亦再來謂之勞復又傷寒食羊肉行房事立死食諸汁飲酒者再病之也予每念父祖俱死于傷寒乃取仲景所著深繹熟玩八年之後始大通悟陰陽經絡病證藥性俱了然于胸中緣比年江淮之民冒寒避寇得此疾者頗衆茲根據仲景法隨證而施之藥所活不啻數百人仍知傷寒本無惡證皆是妄投藥劑所致因追悼父祖之命皆為庸醫所殺而又歎人無間于貧富貴賤于此不能自曉則輕付一命于庸工之手也今輒摭其流弊多誤有害于命者略開其說目曰傷寒十勸其言不欲成文冀人易曉而以為深戒云(宋·朱肱《類證活人書·傷寒十勸》)

要求:

1. 為上文斷句。

2. 查字典,注釋文中加點詞語。

3. 今譯文中劃綫句子。

4. 文意理解

(1) 傷寒病痊愈初期的禁忌是什麽?

(2) 作者寫此文的原因是什麽?

（楊東方）

◇◇◇ **第五單元** ◇◇◇

醫 藥 針 灸

概 述

中醫學是中華民族優秀文化遺產的重要組成部分。我們的祖先在長期的生產與生活實踐中,通過與疾病作鬥爭,積累了大量對疾病的認識與防病治病的寶貴經驗。本單元對中醫學本體文獻的醫論、醫案、醫話、本草、方書、針灸古籍概況做簡單介紹。

醫論:醫論是中醫學術的主要文體,是論述醫家學術見解、闡明醫學理論的專題性文章。中醫古籍中有一部分專門的醫論專著,如金元時期朱丹溪《格致餘論》、王履《醫經溯洄集》,明代戴思恭《推求師意》、韓懋《韓氏醫通》、孫一奎《醫旨緒餘》、趙獻可《醫貫》、張介賓《質疑錄》,清代徐大椿《醫學源流論》等。大量醫論散見于醫經、診法、本草、方書及臨床各科醫著中,醫案、醫話著作中也夾雜有醫論。據陳大舜、周德生編著的《中國歷代醫論選講》,醫論的形式主要有以下幾種:

1. **論著體** 論著體醫論主要圍繞某個學術觀點,或闡發經旨,或批駁辨疑,或提出新論,論點鮮明,論辯清晰,構成規範的醫學論文形式。如張子和《儒門事親》中的《汗下吐三法該盡治病詮》論述了疾病由邪而致,祛邪所以扶正,邪去正安,汗下吐三法包括所有治病大法的攻邪派觀點。

2. **方證體** 方證體醫論多見于臨床各科證治書籍與方書中,可以單獨成篇,放在卷(篇)首,也可放在相關證候之首,概述病證的病因、病機、治則等內容,或羅列前代醫家對此症候的論述,目的是使醫生明瞭本證候的機理,利于指導治療,醫論之後分列疾病的症狀與方藥。歷代大型方書如孫思邈《備急千金要方》、王燾《外臺秘要方》、王懷隱《太平聖惠方》、趙佶敕《聖濟總錄》等,都采用了這種形式。這種醫論形式簡潔明瞭,便于學習領會,因而被歷代沿襲。

3. **注釋體** 中醫學歷來重視對經典理論的注解詮釋,許多醫家也采用注釋的形式,或取自經文,或選自名家言論,對原來的理論或深化發揮,或驗證考釋,或辨疑是非,或提出自己的新觀點,形成注釋體的醫學論文。如王冰《黃帝內經素問注·至真要大論》中"益火之源,以消陰翳;壯水之主,以制陽光"論、張介賓《類經》中"不失人情論"、劉完素《素問玄機原病式》諸論、成無己《注解傷寒論》中的"小青龍湯方"等。

4. **圖說體** 有些抽象複雜的醫學理論,如經絡學說、腧穴定位、命門學說、運氣學說等,單用文字描述很難清晰顯現,若加之以圖,則生動明晰。朱肱《活人書·經絡圖》、孫一奎《醫旨緒餘·命門圖說》、張介賓《類經圖翼》,其中的醫論即屬此類。

另外,在非醫學的古代文人的著作中也常出現與醫學相關的內容。如嵇康《嵇中散集》中有"導養得理,以盡性命"的《養生論》。宋濂《宋文憲公全集》中有《贈賈思誠序》,記述了丹溪先生的弟子賈思誠待患者"如手足之親"的高尚醫德。袁枚《小倉山房文集》有《與薛壽魚書》,高度贊揚薛雪精湛的醫技,對薛壽魚重理學、輕醫道的錯誤思想提出了中肯的批評。

學習醫論(包括醫案、醫話,也包括所有古醫籍),重要的是要善于分析文章的内涵,找出作者所要論述的學術觀點,把握論證的過程,明確最終的結論。爲了更好地理解醫論的内涵,還需要聯繫作者的生平,瞭解寫作的背景,結合作者的其他篇目,甚或作者的全部著作。有時候還需要聯繫其他中醫經典著作或他人的著作,明確哪些是前人的學術觀點,哪些是作者的創新。有時還要廣泛聯繫中國歷史文化及古代哲學等其他衆多學科的相關知識,輔助對醫論的理解。廣泛閱讀歷代重要醫家學術思想研究的專著,也對理解和掌握醫論非常必要。認真學習當代有關醫論的介紹性文章與專著,可以幫助我們更快地入門。

　　醫案:中醫醫案在古代又稱診籍、脉案、方案或病案,它是醫生臨證實踐的記錄,通過回顧性追溯或診治疾病時按順序記述,客觀地記錄醫生診病中辨證論治和處方用藥的過程。現存最早的保存完整的醫案是《史記·扁鵲倉公列傳》中所載淳于意 25 則診籍。這批診籍記述了病人的姓名、性別、住址、職業、病因、病機、症狀、診斷、治療與預後等各個方面的内容。直到宋代,始有醫案專著出現。目前比較公認的我國第一部醫案專著是 1133 年許叔微以案立名方式編著的《傷寒九十論》。書中選取了作者臨證治療的 90 例醫案,結合《内經》《傷寒論》及自己的臨證經驗加以討論評述而成。宋代錢乙《小兒藥證直訣》也附有 23 則醫案,采用以證類案的方式分析病因病機,闡述證治方藥,爲最早的專科醫案。金元時期許多醫書如張子和《儒門事親》、李東垣《脾胃論》、朱丹溪《局方發揮》等書中都附有醫案。

　　至明代,個人醫案專著大量出現,據不完全統計,現存的醫案有 30 餘種,現存較早的個人醫案專著有汪機《石山醫案》、談允賢《女醫雜言》。其他比較有代表性的還有《周慎齋醫案稿》《孫文垣醫案》《李中梓醫案》等。另外,張介賓《景岳全書》、李中梓《醫宗必讀》、李時珍《本草綱目》、楊繼洲《針灸大成》和陳實功《外科正宗》等也都附加了醫案。明代江瓘父子編撰了我國歷史上第一部醫案類書《名醫類案》,書中匯集了明代以前歷代醫家醫案與經史百家書籍所載醫案 2 400 餘案,每案記載患者姓名、年齡、體質、症狀、診斷與治療,并且加按語闡發己見,爲明以前醫案之大成。

　　清代是醫案發展的鼎盛期,這一時期醫案受到極大的重視,風格多樣的各種醫案大量涌現,有個人醫案、專題醫案、會診醫案、宮廷醫案,還有醫案類書、醫案叢書和醫案評注等。比較著名的個人醫案有喻昌《寓意草》、高鼓峰《四明醫案》、徐靈胎《洄溪醫案》、程文囿《程杏軒醫案》、王泰林《王旭高臨證醫案》和王孟英《王氏醫案》等。最爲後世稱道的是華岫雲輯錄葉天士《臨證指南醫案》。《臨證指南醫案》收載醫案 2 576 例,涉及 86 種病證,突出展示了葉氏診療溫病與臨床各科疾病的豐富經驗、創新的治病思路、靈活的用藥方法,該書被稱爲臨證醫案之範本。清朝專門整理研究醫案的著作也有多種,如魏之琇《續名醫類案》,補明代江瓘《名醫類案》收載之不足,又收録明以後各家醫案凡 5 800 餘首,爲收載醫案最多的醫案類書。清代俞震《古今醫案按》則爲評注性醫案的代表作,書中精選 60 餘位醫家的各科醫案 1 060 例。俞氏精心撰寫按語 530 餘條,析疑解惑,畫龍點睛,評論精闢,對研習古今醫案大有裨益。

　　古代醫案既有醫生寫的,也有患者甚至他人寫的。寫作上常常采取叙事的手法,把醫生對患者的診病過程記録下來,也常常記録病情變化過程、醫生處方用藥及診病的效果,許多醫案還有醫生、患者甚至旁人的心理、語言、行爲細節的描寫,具有故事性,複雜的醫案甚至帶有戲劇性,此外往往還加有議論。古代醫案的文章構成呈多樣化,有些醫案采用倒叙的方法,首先列出疾病的病因病機,然後叙述患者的症狀、體徵;也有醫案寓症狀體徵于病因病機的描述之中,最後立法處方;還有醫案采用夾叙夾議的方法,一邊描寫臨床症狀體徵,一邊從病因、病機、病位、病性、病勢等方面予以分析,然後處方用藥。掌握了中醫醫案的寫作特點後,就要有意識地從醫案的敘事過程中提煉疾病的病因、病機、主證、舌象脉象、診斷、治則治法、遣方用藥,把握醫家的診病思路、診病規律,爲提高自己的診治水平服務。另外,古代醫案也有少部分記述過于簡單,不適合學習閱讀。也有一些醫案重在獵奇,記述誇張,神化療效,因此要客觀審慎看待,不能盲目信服。還要特別注意的是,古代醫家記寫醫案常選擇複雜多變的病情,對于常規病情則不太收錄,即記變例而非記常例。因此,在研讀古代醫案時,主要學習古人如何在複雜病情下辨證施治。由于古代醫案不是古代疾病的正常抽樣,因此,對古代醫案不宜做統計學研究。

醫話:醫話是歷代醫家的醫學雜文,往往以筆記、短文、隨筆等形式記述作者的理論研究體會、臨證心得、用藥感悟、讀書札記、評書論人、傳聞經驗、醫事雜記、糾錯考辨等內容。醫話所言,皆有所據,或古書所載,或師朋所述,或親身經歷,或親眼目睹,必有事實。醫話不但出于醫家,還出自歷代文士,文筆優美、語言流暢、醫文交融的醫話也不少見。醫話的主要特點是篇幅短小,有感而發,一題一篇,夾敘夾議,形式靈活,內容廣泛,多爲一得之見,一家之説,具有較强的知識性、趣味性、可讀性與真實性,多讀能夠增長知識,廣開視野。

現存最早的醫話爲宋代張杲所撰《醫説》十卷,廣泛收集了南宋之前我國文史著作及醫籍中有關醫學人物、典故傳説、奇聞軼事、方藥療法等資料,以及個人經歷或耳聞的醫事,內容豐富,史料翔實,分類編排,注明出處,具有很高的文獻價值。宋代其他的醫話散見于文人筆記隨筆中,如沈括《夢溪筆談》、洪邁《夷堅志》、葉夢得《避暑錄話》等,所載醫學資料亦具有很高的參考價值。元明之際,醫話著作以俞弁《續醫説》、黄承昊《折肱漫錄》、馮時可《上池雜説》影響較大。此外,醫話還散載于元代陶宗儀《輟耕錄》、明代焦竑《焦氏筆乘》、李詡《戒庵老人漫筆》、馮夢禎《快雪堂漫錄》等雜文中,以養生內容爲多。清末民國初年,出現了一批醫話著作,較著名的是陸以湉《冷廬醫話》和趙晴初《存存齋醫話稿》。《冷廬醫話》共 5 卷,凡 69 門,爲陸氏數十年的讀書雜記,收錄古今醫家、醫事、醫籍諸多內容,或評論得失,或論利弊,重視醫德,意在以古鑒今,是醫話類著作中較有影響者。趙晴初《存存齋醫話稿》共載醫話 74 則,爲趙氏數十年讀書之見聞與心得,該書所論樸實無華,許多觀點爲後人推崇。

本草:古代把中藥稱为“本草”,含有以草藥治病爲本的思想。已知最早的本草專著是《神農本草經》三卷,約成書于秦漢前後。全書載藥 365 種,分上、中、下三品,奠定了我國藥物學的基礎。原書已經亡佚,其主要內容保存在歷代本草著作中。

南朝齊梁時,陶弘景選取漢魏以前名醫編著的《名醫別錄》中 365 種藥物,與《神農本草經》相合,編撰成《本草經集注》七卷。在編排上,陶氏紅字抄錄《本經》內容、墨字抄錄《別錄》內容,大字爲藥條正文、小字爲疏解的“朱墨分書,小字增注”體例,以明確區別文獻出處。南北朝時,還有雷敩著《雷公炮炙論》,叙述了各種藥物所適宜的炮製方法,以減毒增效。該書爲首部藥物炮製學專著。

唐朝,在陶弘景《本草經集注》的基礎上,由蘇敬等人奉敕編撰完成《新修本草》,是最早的國家藥典。唐朝開元年間陳藏器以個人力量編撰《本草拾遺》,又將各種藥物功用概括爲十類,創造了藥學史上著名的“十劑”。

宋代本草著作不斷涌現,先後有《開寶本草》《日華子本草》(也稱《大明本草》)《嘉祐本草》《圖經本草》問世。在此基礎上,四川人唐慎微編撰《經史證類備急本草》(簡稱《證類本草》),開創了以方證藥的本草著作編寫體例。《證類本草》成書後備受重視,政府多次進行修訂,歷名《經史證類大觀本草》(簡稱《大觀本草》)、《政和新修經史證類備用本草》(簡稱《政和本草》)、《紹興校定經史證類備急本草》(簡稱《紹興本草》)。金朝人張存惠將寇宗奭《本草衍義》的內容,按藥逐條編入《政和本草》,題名爲《重修政和經史證類備用本草》,成爲後世通行本。

　　明代最重要的本草學著作是李時珍所撰《本草綱目》。全書 52 卷,190 多萬字,成書于明萬曆六年(1578),爲明以前藥物學集大成之作。全書按藥物自然屬性分 16 部爲綱,每部又分小類,共 60 類爲目,每藥按釋名(解釋藥名或別名含義)、集解(匯集前人就該藥産地、品種、特徵等方面的論述)、正誤(更正該藥在文獻記載上的錯誤)、修治(記載該藥的炮製方法)、氣味、主治、發明(闡發使用藥物的道理)、附方(附錄以該種藥爲主的藥方)等項編排。書中載藥 1 892 種,集方 11 096 首,繪製精美插圖 1 109 幅。《本草綱目》1593 年初刻于金陵(今南京),世稱"金陵本",最爲珍貴。此外,明代還有朱橚主持爲救饑渡荒而編寫的《救荒本草》,有蘭茂編撰的雲南地方性本草《滇南本草》。劉文泰等編撰的《本草品彙精要》是明代唯一的官修大型綜合性本草,也是我國古代最大的一部彩色本草圖譜。繆希雍編撰的《神農本草經疏》既叙述藥物的功用驗案,又闡發隱微、明用藥之理,對藥物學的發展起到了推動作用。他編著的《炮炙大法》是明朝頗有實用價值的中藥炮製代表作。

　　清代趙學敏《本草綱目拾遺》,多收《本草綱目》未載的民間藥。此外,吳其濬《植物名實圖考》叙述詳細,繪圖逼真,是一部影響較大的本草著作。

　　除了本草專書,歷代方書如《備急千金要方》《千金翼方》《太平聖惠方》《太平惠民和劑局方》《聖濟總錄》《普濟本事方》《普濟方》等書中也載有本草内容,明清日用類書中也常載本草知識,均可以參看。

　　方書:方書原稱"方",《漢書·藝文志》中稱作"經方",它是在辨證、辨病,確定立法的基礎上,根據組方原則和結構,選擇適宜藥物組合而成的藥方和製劑。先秦時期已經出現了方書,長沙馬王堆出土的帛書《五十二病方》爲現存最早的方書。書中收載醫方 283 首,多爲單方,沒有方名,分列于 52 種病之下。2013 年,成都老官山漢墓出土的醫簡《六十病方》爲秦漢時期的方書,值得進一步整理研究。最早爲方劑命名的醫書是《黃帝内經》,《黃帝内經》13 方中出現了"雞矢醴"和"豕膏"兩個方劑名,而且從具體方劑命名、組成,到方劑配伍原則、臨床運用規律,尤其是治法和組方理論,均爲方劑學的發展奠定了基礎。

　　漢代方書增多,《漢書·藝文志》載有經方十一家,張仲景編撰的《傷寒雜病論》被後世譽爲"方書之祖"。魏晋南北朝時期,有葛洪所撰《肘後備急方》、陳延之所撰《小品方》、劉涓子所撰《劉涓子鬼遺方》、姚僧垣所撰《集驗方》等。這時期的方書雖然大多亡佚,但是大部分内容被保存到《外臺秘要》與《醫心方》等書中。唐代出現了三部大型綜合性方書:孫思邈編撰的《備急千金要方》載方 5 300 首,是中國歷史上第一部臨床醫學百科全書,《千金翼方》載方 2 900 餘首,兩書總結了唐以前的中醫藥成就,具有極高的學術價值和文獻價值;王燾編撰的《外臺秘要》,按病證分爲 1 104 門,先論後方,載方 6 000 餘首,對研究臨床各科疾病有重要幫助,書中引用醫學文獻均詳細注明出處,也爲輯佚、校勘中醫古籍提供了重要參考。

　　宋代在醫方的收集、積累、篩選及方書的匯編、校正、出版等方面取得了輝煌的成就,保存了宋以前積累的大量醫方,爲方書整理出版的鼎盛階段。有官修方書,如《太平聖惠方》《聖濟總錄》《太平惠民和劑局方》,還有民修方書,如許叔微編撰的《普濟本事方》、嚴用和編撰的《嚴氏濟生方》等。《太平聖惠方》由宋代王懷隱等奉詔編撰,是我國第一部由政府編修的大型綜合性方書,收方 16 834 首,書中理法方藥體系完整,充分反映了北宋前期醫學水平。《太平惠民和劑局方》爲宋代陳師文等奉詔編撰,收方 297 首,其後百餘年間多次重修增補,收方 788 首,爲我國第一部成藥處方集。書中以方類證,每方後除詳列主治病證和藥物外,對藥物的炮製和製劑等均做了詳細的説明。《聖濟總錄》由宋徽宗趙佶敕撰,載方 20 000首,是在廣泛收集歷代方書及民間方藥的基礎上,連同宮内所藏醫方整理編撰而成,是一部具有重要參考價值的大型方書。

金元時期，官修方書有許國禎主持編撰的《御藥院方》，私人編寫的方書有危亦林的《世醫得效方》、李仲南的《永類鈐方》等。另外，成無己《傷寒明理論》首次系統地以方劑爲研究對象，專篇論述方劑中藥物的性味功效、配伍關係，改變了以往醫書、方書祇停留在收集經驗用方，而無針對方劑本身組成配伍規律研究論説的局面。金元四大家也開始用中醫的基本理論闡釋方劑製方的規則，打破了以往有方無論的局面，標誌着臨床方劑由經驗用方走向理論指導組方。

明代方書的編撰持續繁榮，出現了我國現存最大的方書《普濟方》，還有吳崑《醫方考》、王良璨《小青囊》、施沛《祖劑》等方書。《普濟方》由明代藩王周定王朱橚主持編寫，全書以病統方，載方 61 739 首，幾乎收録了明以前的醫籍和其他有關著作中所有方劑，是古代方書中最爲完備者。吳崑的《醫方考》爲我國早期比較全面的方論著作，考釋歷代常用方劑 700餘首。每方從方劑的命名、藥物組成、功效、適應證、藥物配伍、加減運用、用藥禁忌等方面進行了詳細的考證與闡釋，爲後世方書所宗。王良璨所著《小青囊》，以臨床常用方劑 39 首爲主方，統領加減化裁出 339 首方，爲最早的按照組成分類方劑的著作。

清代編撰的方書數量衆多，種類多樣，且多短小精悍，適于應用。方劑注釋類專著有汪昂《醫方集解》、羅美《古今名醫方論》、王子接《絳雪園古方選注》等，單方驗方著作有趙學敏編撰的《串雅内外編》、鮑相璈編撰的《驗方新編》等，歌訣類方書有汪昂《湯頭歌訣》、陳念祖《時方歌括》《長沙方歌括》及其子陳元犀《金匱方歌括》等。《醫方集解》共 3 卷，在分類編排上打破了過去方書以病證分類的傳統，而采用根據方劑功效分門別類的方法，按照補養、涌吐、發表、攻裏等 21 門歸納諸方，既便于閲讀，又避免了重複。全書精選方劑 388 首，每方分別論述適應證、藥物組成、方義、服法及加減附方等，條理清晰，實用性强，對後世影響深遠。汪昂所撰《湯頭歌訣》載有 200 餘首七言歌訣，成爲影響最大、流傳最廣的歌訣類方書，也是一部重要的中醫入門書。

針灸：針灸是針刺和艾灸療法的簡稱。針刺療法是用特製的金屬針具，刺激人體穴位，運用操作手法，藉以疏通經絡，調和氣血。艾灸療法是將艾絨搓成艾炷、艾團或艾條，點燃後溫灼穴位皮表，達到温通經脉、扶陽散寒的目的，臨床上常與針刺療法配合應用。馬王堆漢墓出土的《足臂十一脉灸經》和《陰陽十一脉灸經》是我國現存較早的經絡學説與灸治法文獻，書中列舉了人體十一條經脉的循行走向、主治疾病、灸治方法，爲《内經》經絡學説的完成奠定了基礎。《靈樞》較爲完整地論述了經絡、腧穴、針灸方法和臨床治療，標誌着針灸學理論框架的基本形成。晋代皇甫謐匯編整理的《針灸甲乙經》，發展和確定了 349 個腧穴的位置、主治、操作，介紹了針灸方法、宜忌和常見病的治療，共列有腧穴主治 800 餘條，是我國現存最早的較全面系統的針灸學專著，在針灸學發展史上起到了承前啓後的作用。

唐代孫思邈《備急千金要方》中保存了大量前代針灸醫家的經驗和文獻資料，所繪製的"明堂三人圖"是歷史上最早的彩色經絡腧穴圖（已佚），他還創立了"阿是穴"和運用了"指寸法"。宋代王惟一《銅人腧穴針灸圖經》中繪有十二經脉循行與穴位圖，并詳述每個穴位的部位、取法、歸經、主治和刺灸法等内容，是我國歷史上第一個由政府頒布的腧穴定位標準。次年他又主持鑄造針灸銅人 2 具，體表刻經絡腧穴，内置臟腑，可分可合，供針灸教學和考試使用。王執中《針灸資生經》對内、外、婦、兒各科 193 種病症因病配穴，針灸中藥并用，爲臨床重要的針灸治療著作。

金元時期，王國瑞編纂的《扁鵲神應針灸玉龍經》主要以歌賦形式論述常見病症的針灸治療方法，其中"玉龍歌""天星十一穴歌""針灸歌"等爲該書首先收集。滑壽編纂的《十四經發揮》是針灸基礎理論的重要典籍，以《内》《難》諸經及元太醫院針灸教授忽泰必烈所著

筆記欄

《金蘭循經取穴圖解》爲基礎,對經脉的循行及其相關的腧穴進行了考訂,明確提出十二經脉與任、督十四經模式,成爲至今闡述十四經穴的主流模式。

明代高武《針灸聚英》匯集了明代以前 16 種針灸學文獻的理論與治療經驗,間有作者的獨到見解,對後世針灸學產生了較大影響。楊繼洲《針灸大成》是我國古典針灸醫籍中影響最大的一部針灸專著,書中論述了針灸源流,輯錄了 23 篇針灸歌賦、歌訣,介紹了楊氏針刺手法與各家針法,論述了臟腑經絡及腧穴主治。《針灸大成》可謂是繼《內經》《針灸甲乙經》後對針灸學的第三次總結。清代吳謙主編的《醫宗金鑒·刺灸心法要訣》便于背誦和記憶,臨床實用,成爲初學針灸者的必讀書之一。

●(賀松其　張星　陳紅梅　李冰　史馬廣寒)

文　選

二十五、汗下吐三法該盡治病詮

ER-25-1

汗下吐三法
該盡治病詮
PPT

📝 學習目標

1. 知識目標　掌握課文的重點字詞、分承修辭、四個文句的今譯。
2. 能力目標　通過閱讀分析,深入領會作者對"攻"與"補"辯證關係的認識及其創立攻邪學說的理論依據,瞭解張從正的學術思想。
3. 情感目標　通過學習文選,體會作者在當時社會喜補成風的弊端之下,宗《內經》之旨,創立攻邪學說,敢于實踐、勇于創新的科學精神。

【導學】本文選自《儒門事親》卷二,據《古今醫統正脉全書》中華書局 1991 年影印本排印。作者張從正(約 1156—1228),字子和,號戴人,睢州考城(今河南蘭考)人,金代著名醫學家,金元四大家之一,攻下派的倡導者。主要著作有《儒門事親》十五卷,成書于 1228 年,以"唯儒者能明其理,而事親者當知醫"之思想而命名。全書各卷由諸篇論文匯編而成,注重闡發邪實爲病的理論,宣導攻下三法治療諸病。

文章論述"袪邪所以扶正"的論點,說明汗、下、吐三法的理論根據,認爲所有袪邪之法皆可歸入汗、下、吐三法,集中反映了張氏的學術思想。

人身不過表裏,氣血不過虛實。表實者裏必虛[1],裏實者表必虛,經實者絡必虛[2],絡實者經必虛,病之常也[3]。良工之治病,先治其實,後治其虛,亦有不治其虛時。粗工之治病,或治其虛,或治其實,有時而幸中,有時而不中。謬工之治病,實實虛虛[4],其誤人之迹常著,故可得而罪也[5]。惟庸工之治病,純補其虛,不敢治其實,舉世皆曰平穩,誤人而不見其迹。渠亦不自省其過[6],雖終老而不悔[7],且曰:"吾用補藥也,何罪焉?"病人亦曰:"彼以補藥補我,彼何罪焉?"雖死而亦不知覺。夫粗工之與謬工,非不誤人,惟庸工誤人最深,如鮌湮洪水[8],不知五行之道。

夫補者人所喜,攻者人所惡,醫者與其逆病人之心而不見用,不若順病人之心而獲利也,豈復計病者之死生乎?嗚呼!世無真實,誰能別之?今余著此吐汗下三法之詮[9],所以該治病之法也[10],庶幾來者有所憑藉耳。

[1] 表實:謂表邪盛實。

筆記欄

　　[2] 經實:謂經脉邪盛。

　　[3] 常:指一般規律。

　　[4] 實實虛虛:使實證更實,使虛證益虛。

　　[5] 罪:怪罪,責備。

　　[6] 渠:他。

　　[7] 終老:到老。

　　[8] 鯀(gǔn):夏禹之父。奉唐堯之命治理洪水。他采取築堤防水之法,九年未能治平,被虞舜處死于羽山。　湮(yān):堵塞。

　　[9] 詮:解釋。此指文章。

　　[10] 該:包括。

　　夫病之一物,非人身素有之也。或自外而入,或由内而生,皆邪氣也。邪氣加諸身[1],速攻之可也,速去之可也,攬而留之,可乎?雖愚夫愚婦,皆知其不可。及其聞攻則不悦,聞補則樂之。今之醫者曰:"當先固其元氣,元氣實,邪自去。"世間如此妄人,何其多也!

　　夫邪之中人,輕則傳久而自盡,頗甚則傳久而難已[2],更甚則暴死。若先論固其元氣,以補劑補之,真氣未勝[3],而邪已交馳横鶩而不可制矣[4]。惟脉脱、下虛、無邪、無積之人[5],始可議補;其餘有邪積之人而議補者,皆鯀湮洪水之徒也。

　　今予論吐、汗、下三法,先論攻其邪,邪去而元氣自復也。況予所論之三法,識練日久,至精至熟,有得無失,所以敢爲來者言也。

　　[1] 諸:于。介詞。

　　[2] 頗:略微。

　　[3] 勝:充足。

　　[4] 交馳横鶩(wù):謂邪氣盛實擴散。交馳,往來不斷。横鶩,縱横馳騁。語本班固《答賓戲》。

　　[5] 脉脱:謂脉息微弱將絶。

　　天之六氣,風、暑、火、濕、燥、寒;地之六氣,霧、露、雨、雹、冰、泥;人之六味,酸、苦、甘、辛、鹹、淡。故天邪發病,多在乎上;地邪發病,多在乎下;人邪發病[1],多在乎中。此爲發病之三也。處之者三,出之者亦三也[2]。諸風寒之邪,結搏皮膚之間,藏於經絡之内,留而不去,或發疼痛走注[3],麻痺不仁[4],及四肢腫癢拘攣[5],可汗而出之;風痰宿食[6],在膈或上脘,可涌而出之;寒濕固冷[7],熱客下焦[8],在下之病,可泄而出之。《内經》散論諸病[9],非一狀也;流言治法[10],非一階也[11]。《至真要大論》等數篇言運氣所生諸病,各斷以酸苦甘辛鹹淡以總括之[12]。其言補,時見一二;然其補,非今之所謂補也,文具于《補論》條下[13],如辛補肝[14],鹹補心,甘補腎,酸補脾,苦補肺。若此之補,乃所以發腠理,致津液,通血氣。至其統論諸藥[15],則曰:辛甘淡三味爲陽,酸苦鹹三味爲陰。辛甘發散,淡滲泄,酸苦鹹涌泄。發散者歸于汗,涌者歸于吐,泄者歸于下。滲爲解表,歸于汗;泄爲利小溲,歸于下。殊不言補[16]。乃知聖人止有三法,無第四法也。

　　然則,聖人不言補乎?曰:蓋汗下吐,以若草木治病者也[17]。補者,以穀肉果菜養口體者也[18]。夫穀肉果菜之屬,猶君之德教也[19];汗下吐之屬,猶君之刑罰也。故曰:德教,興平之粱肉[20];刑罰,治亂之藥石。若人無病,粱肉而已;及其有病,當先誅伐有過[21]。病之去也[22],粱肉補之,如世已治矣,刑措而不用[23]。豈可以藥石爲補哉?必欲去大病大瘵[24],非吐汗下未由也已[25]。

　　[1] 人邪:指人之六味太過。

　　[2] 處:居止。

　[3] 走注:即風痹。又稱行痹,症見游走性疼痛。

　[4] 不仁:謂肢體喪失感覺或感覺遲鈍。

　[5] 拘攣:證名。表現爲四肢牽引拘急,活動不能自如。《素問·繆刺論》:"邪客於足太陽之絡,令人拘攣背急,引脅而痛。"

　[6] 風痰:痰證的一種。謂素有痰疾,因感受風邪或因風熱怫鬱而發。　宿食:積食。

　[7] 固冷:即痼冷。指真陽不足,陰寒之邪久伏體內所致的病症。

　[8] 客:謂病邪自外侵入。

　[9] 散:分別。

　[10] 流言:分別論述。

　[11] 階:途徑。

　[12] 斷:分別。

　[13] 具:陳述。

　[14] "辛補肝"五句:按中醫五行理論,辛味入肺,肺屬金,肝屬木,金能克木。因作者認爲祛邪即所以扶正,故云。其餘"鹹補心"等仿此。

　[15] 至:至于。　統:概括。

　[16] 殊:完全。

　[17] 若:此。

　[18] 口體:義偏于"體",身體。

　[19] 德教:道德教化。

　[20] 興平:昌盛太平。

　[21] 過:過失。此指病邪。

　[22] 去:原作"夫",據《四庫全書》本改。

　[23] 措:擱置。

　[24] 瘵(zhài):病。

　[25] 未由:當作"末由",無從。典出《論語·子罕》:"雖欲從之,未由也已。"

　　然今之醫者,不得盡汗下吐法[1],各立門墻[2],誰肯屈己之高而一問哉?且予之三法,能兼衆法,用藥之時,有按有蹻[3],有揃有導[4],有減有增,有續有止。今之醫者,不得予之法,皆仰面傲笑曰:"吐者,瓜蒂而已矣;汗者,麻黄、升麻而已矣;下者,巴豆、牽牛、朴硝、大黄、甘遂、芫花而已矣。"既不得其術,從而誣之,予固難與之苦辯,故作此詮。

　　所謂三法可以兼衆法者,如引涎、漉涎、嚏氣、追淚[5],凡上行者,皆吐法也;炙、蒸、熏、渫[6]、洗、熨、烙、針刺、砭射、導引、按摩,凡解表者,皆汗法也;催生下乳、磨積逐水、破經泄氣[7],凡下行者,皆下法也。以余之法,所以該衆法也。然予亦未嘗以此三法,遂棄衆法,各相其病之所宜而用之[8]。以十分率之[9],此三法居其八九,而衆法所當纔一二也。

　　或言《內經》多論鍼而少論藥者,蓋聖人欲明經絡。豈知針之理,即所謂藥之理。即今著吐汗下三篇,各條藥之輕重寒溫於左[10]。仍於三法之外,別著《原補》一篇[11],使不預三法[12]。恐後之醫者泥于補,故置之三篇之末,使用藥者知吐中有汗,下中有補,止有三法。《內經》曰:"知其要者,一言而終。"是之謂也!

　[1] 盡:完全瞭解。

　[2] 門墻:師門。

　[3] 按蹻(qiāo):按摩。《素問·金匱真言論》吳崑注:"按,手按也;蹻,足踹也。"

　[4] 揃(jiǎn):揃搣。即按摩。古代的一種養生方法。搣,摩。

　[5] 漉(lù)涎:使唾液滲出。漉,滲出。　嚏氣:將藥吹入鼻孔取嚏,以通氣開竅。　追淚:搐藥入鼻以取淚。追,逐出。

　[6] 渫(xiè):除去污穢。

筆記欄

［7］磨積：消除積滯。　　破經：疏通經血。

［8］相（xiàng）：視。

［9］率（lǜ）：一定的標準和比率。此用作動詞，意爲作爲比例。

［10］條：分條列舉。　　左：後面。

［11］原補：即《儒門事親》卷二之《推原補法利害非輕説》。該篇居《凡在上者皆可吐式》《凡在表者皆可汗式》《凡在下者皆可下式》三篇之後。

［12］預：參與。

複習思考題

課文回顧

1. 詞語注釋

渠（亦）　（繇）湮　（可得而）罪　（吐汗下三法之）詮　該（治病之法）　頗（甚）　交馳橫鶩　客（下焦）　散（論諸病）　流言　（非一）階　（文）具　統（論諸藥）　（誅伐有）過（大）療　門墻　其（術）　渫　條（藥）

2. 句子今譯

（1）夫補者人所喜，攻者人所惡，醫者與其逆病人之心而不見用，不若順病人之心而獲利也，豈復計病者之死生乎？嗚呼！世無真實，誰能別之？

（2）然則，聖人不言補乎？曰：蓋汗下吐，以若草木治病者也。補者，以穀肉果菜養口體者也。夫穀肉果菜之屬，猶君之德教也；汗下吐之屬，猶君之刑罰也。

3. 文意理解

（1）文中自“天之六氣，風、暑、火、濕、燥、寒”至“非吐汗下未由也已”兩個自然段，是如何論述“攻邪的方法都可以歸入吐汗下三法”這一論點的？

（2）如何理解“吐中有汗，下中有補”？

（3）文中所言補法指什麼？補法的應用原則是什麼？

課外閱讀

頃余之舊契讀孟堅漢書藝文志載五苦六辛之説而顏師古輩皆無注解渠特以問余余顧其內經諸書中亦不見其文既相別矣乘寒且十里外颯然而悟欲復回以告予之舊契已歸且遠乃令載之以示來者夫五者五臟也臟者裏也六者六腑也腑者表也病在裏者屬陰分宜以苦寒之藥涌之泄之病在表者屬陽分宜以辛溫之劑發之汗之此五苦六辛之意也顏師古不注蓋闕其疑也乃知學不博而欲為醫難矣余又徐思五積六聚其用藥亦不外於是夫五積在臟有常形屬裏宜以苦寒之藥涌之泄之六聚在腑無常形屬表宜以辛溫之藥發之汗之與前五苦六辛亦合<u>亦有表熱而可用柴胡之涼者猶宜熱而行之裏寒而可用薑附之熱者猶宜寒而行之</u>余恐來者不明內經發表攻裏之旨故併以孟堅五苦六辛之説附于卷末（金·張子和《儒門事親·攻裏發表寒熱殊途箋》）

要求：

1. 為上文斷句。

2. 查字典，注釋文中加點詞語。

3. 今譯文中劃綫句子。

4. 文意理解

（1）作者寫這篇短文的原因是什麼？

（2）如何理解“五苦六辛”？

（包紅梅）

筆記欄

ER-26-1

醫案四則
PPT

二十六、醫案四則

學習目標

1. 知識目標　掌握課文的重點字詞、四個文句的今譯。

2. 能力目標　通過閱讀分析，瞭解每則醫案的要點、辨證思路及可供借鑒之處，提高閱讀理解古代醫案的能力。

3. 情感目標　通過學習文選，感受古代醫家診療疾病時一絲不苟的工作態度、關愛百姓的高尚醫德。

【導學】第一則選自《古今醫案按·痢》，據光緒癸未(1883)吳江李齡壽藏版排印。編者俞震，字東扶，號惺齋，嘉善(今屬浙江)人，清代雍正、乾隆年間名醫。《古今醫案按》十卷，成書于1778年。文章通過患者自述，說明朱丹溪以先補後攻之法治愈痢疾，乃洞悉病情之故。第二則選自《醫貫·痢疾論》，據人民衛生出版社1959年校訂本排印，并參校清嘉慶十八年癸酉(1813)永盛堂刊本。《醫貫》作者趙獻可，字養葵，號醫巫閭子，鄞縣(今屬浙江)人，明代著名醫學家。選文爲徐陽泰所撰，自述趙氏辨證精當，治愈其夫婦暴痢、喘逆諸症的過程。第三則選自《續名醫類案·吐血》，據人民衛生出版社1957年影印信述堂藏版排印。編者魏之琇(1722—1772)，字玉璜，號柳洲，錢塘(今浙江杭州)人，清代醫學家。《續名醫類案》六十卷，成書于1770年。文章叙述沈明生"捨症從脉"，以"血脫益氣"之法治愈吐血的經過。第四則選自《薛生白醫案·遺精》，據上海世界書局1925年石印本排印。作者薛雪(1681—1770)，字生白，號一瓢，晚年自號牧牛老朽，清代著名醫學家。文章論述不取補本之法，而以攻標之法治療遺精的道理。

ER-26-2

醫案四則全
文朗誦

（一）

葉先生名儀[1]，嘗與丹溪俱從白雲許先生學[2]。其記病云：

歲癸酉秋八月[3]，予病滯下[4]，痛作，絕不食飲。既而困憊，不能起床，乃以衽席及薦闕其中[5]，而聽其自下焉。時朱彥修氏客城中，以友生之好[6]，日過視予，飲予藥，但日服而病日增。朋游譁然議之[7]，彥修弗顧也。浹旬病益甚[8]，痰窒咽如絮，呻吟亘晝夜[9]。私自虞，與二子訣，二子哭，道路相傳謂予死矣。彥修聞之，曰："吁！此必傳者之妄也。"翌日天甫明，來視予脉，煮小承氣湯飲予[10]。藥下咽，覺所苦者自上下，凡一再行，意泠然[11]，越日遂進粥，漸愈。

朋游因問彥修治法。答曰："前診氣口脉虛，形雖實而面黃稍白。此由平素與人接言多，多言者中氣虛，又其人務竟已事[12]，恒失之飢而傷於飽，傷於飽，其流爲積[13]，積之久爲此證。夫滯下之病，謂宜去其舊而新是圖，而我顧投以參、朮、陳皮、芍藥等補劑十餘貼[14]，安得不日以劇？然非浹旬之補，豈能當此兩貼承氣哉？故先補完胃氣之傷[15]，而後去其積，則一旦霍然矣[16]。"衆乃斂衽而服[17]。

ER-26-3

先補後攻

[1] 葉儀：字景翰，元明之際金華(今屬浙江)人。與朱震亨一同受業於許謙。著有《南陽雜稿》。

[2] 白雲許先生：元代理學家許謙(1269—1337)，字益之，號白雲山人，人稱"白雲先生"。

[3] 癸酉：此指1333年。

[4] 滯下：古病名。即痢疾。

[5] 衽(rèn)席：床席。衽，"祍"的異體字。床席。　薦：墊席。

〔6〕友生：朋友。此指同學。

〔7〕朋游：猶朋友。

〔8〕浹（jiā）旬：一旬，十天。浹，滿。

〔9〕亙（gèn）：持續。

〔10〕小承氣湯：《傷寒論》方。主治傷寒陽明腑實證。

〔11〕泠（líng）然：清涼貌。

〔12〕竟：完成。

〔13〕流：變化。

〔14〕顧：反而。　貼：藥一劑爲一貼。量詞。

〔15〕完：充足。

〔16〕一旦：忽然。　霍然：消散貌。

〔17〕斂袵：整理衣襟。爲行禮拜揖前的準備動作。

（二）

不肖體素豐，多火善渴[1]，雖盛寒，床頭必置茗碗[2]，或一夕盡數甌[3]，又時苦喘急。質之先生[4]，爲言此屬鬱火證，常令服茱連丸[5]，無恙也。丁巳之夏[6]，避暑檀州[7]，酷甚，朝夕坐冰盤間[8]，或飲冷香薷湯[9]，自負清暑良劑[10]。孟秋痢大作，初三晝夜下百許次，紅白相雜，絕無渣滓，腹脹悶，絞痛不可言。或謂宜下以大黃，先生弗顧也，竟用參、尤、薑、桂漸愈。猶白積不止，服感應丸而痊[11]。後少嘗蟹螯[12]，復瀉下委頓[13]，仍服八味湯及補劑中重加薑、桂而愈[14]。夫一身歷一歲間耳，黃連苦茗，曩不輟口[15]，而今病以純熱瘥。向非先生[16]，或投大黃涼藥下之，不知竟作何狀。又病室孕時[17]，喘逆不眠，用逍遙散立安[18]，又患便血不止，服補中黑薑立斷[19]，不再劑。種種奇妙，未易殫述。噫！先生隔垣見人，何必飲上池水哉？聞之善贈人者以言[20]，其永矢勿諼者亦以言[21]。不肖侏儒未足爲先生重[22]，竊以識明德云爾[23]。

四明弟子徐陽泰頓首書狀[24]

〔1〕善：多。

〔2〕茗：茶。

〔3〕甌（ōu）：盆盂類瓦器。

〔4〕質：詢問。

〔5〕茱連丸：方名。《證治準繩》方，以茱連散研丸。功用瀉火，降逆止嘔。

〔6〕丁巳：此指1617年。

〔7〕檀州：地名。今之北京密雲。

〔8〕冰盤：內置碎冰，其上擺列瓜果等食品的盛器。

〔9〕香薷湯：方名。《太平惠民和劑局方》方。以香薷散水煎取汁。功用發汗解表，祛暑化濕和中。

〔10〕自負：自恃。

〔11〕感應丸：方名。《太平惠民和劑局方》方。功用温補脾胃，消積導滯。

〔12〕螯（áo）：節肢動物變形的步足。末端兩歧，開合如鉗。

〔13〕委頓：疲乏困頓。

〔14〕八味湯：方名。《楊氏家藏方》方。功用温補脾腎，順氣固澀。

〔15〕曩（nǎng）：先前。

〔16〕向：如果。用于既往事件的假設。

〔17〕室：妻子。

〔18〕逍遙散：方名。《太平惠民和劑局方》方。功用疏肝解鬱，健脾和營。

〔19〕黑薑：即炮薑，功用温經止血，温中止痛。

〔20〕"善贈"六字：語本《荀子·非相》："贈人以言，重於金石珠玉。"

筆記欄

[21] "永矢"八字:語本《詩經·衛風·考槃》:"獨寐寤言,永矢勿諼。"矢,通"誓"。諼(xuān),忘記。

[22] 侏儒:本指身材特別矮小的人,此用爲自謙之詞。亦作"朱儒"。

[23] 識:通"志"。記。 明德:完美的德行。

[24] 四明:寧波府的別稱。

<h2 style="text-align:center">（三）</h2>

沈明生治孫子南媳[1],賦質瘦薄,脈息遲微,春末患吐紅。以爲脾虛不能攝血,投歸脾數劑而止[2]。慮後復作,索丸方調理,仍以歸脾料合大造丸數味與之[3]。復四五日後,偶值一知醫者談及,乃駭曰:"諸見血爲熱,惡可用參、耆、河車溫補耶?血雖止,不日當復來矣。"延診,因亟令停服,進以花粉、知母之屬。五六劑後,血忽大來,勢甚危篤。此友遂斂手不治[4],以爲熱毒已深,噬臍無及[5]。子南晨詣,悒形於色,咎以輕用河車,而盛稱此友先識,初不言曾服涼藥[6],且欲責效於師[7],必愈乃已。沈自訟曰[8]:"既係熱症,何前之溫補如鼓應桴[9],今祇增河車一味,豈遂爲厲如是[10]?且斤許藥中,乾河車僅用五錢,其中地黃、龜板滋陰之藥反居大半,纔服四五日,每服三錢,積而計之,河車不過兩許耳。"遂不復致辨[11]。往診其脈,較前轉微,乃笑曰:"無傷也,仍當大補耳。"其家咸以爲怪,然以爲繫鈴解鈴[12],姑聽之。因以歸脾料倍用參、耆,一劑而熟睡,再劑而紅止。於是始悟血之復來,由於寒涼速之也[13]。

因歎曰:醫道實難矣。某固不敢自居識者,然舍症從脈,得之先哲格言;血脫益氣,亦非妄逞臆見。今人胸中每持一勝算[14],見前人用涼,輒曰:"此寒症也,宜用熱。"見前人用熱,則曰:"此火症也,應用涼。"因攻之不靈,從而投補;因補者不效,隨復用攻。立意翻新,初無定見。安得主人、病人一一精醫察理,而不爲簧鼓動搖哉[15]?在前人,蒙謗之害甚微;在病者,受誤之害甚鉅[16]。此張景岳"不失人情"之論所由作也[17]。

[1] 沈明生:名時譽,華亭(今上海松江)人,明末清初醫家。著有《醫衡》《醫衡病論》等。

[2] 歸脾:方名,即歸脾湯。《濟生方》方。功用健脾益氣,補血養心。

[3] 料:用于中藥配製丸藥,處方劑量的全份。量詞。 大造丸:方名。又名河車大造丸,《景岳全書》方。功用補腎填精,健脾益氣養血。

[4] 斂手:縮手,表示不敢妄爲。

[5] 噬(shì)臍無及:比喻無能爲力。語本《左傳·莊公六年》:"亡鄧國者,必此人也,若不早圖,後君噬齊,其及圖之乎?"噬,咬。

[6] 初:從來。

[7] 責:要求。

[8] 訟:辯解。

[9] 如鼓應桴(fú):好像桴鼓相應。喻效驗迅捷。桴,鼓槌。

[10] 厲:禍害。

[11] 致:盡。 辨:通"辯"。

[12] 繫鈴解鈴:佛教禪宗語。謂虎項金鈴唯繫者能解。比喻誰做的事有了問題,仍須由誰去解決。語本《指月錄》卷二十三。

[13] 速:招致。

[14] 勝算:能夠制勝的計謀。

[15] 簧鼓:動聽的言語。簧,樂器中用以發聲的薄片。語本《詩經·小雅·巧言》:"巧言如簧,顏之厚矣。"

[16] 鉅:"巨"的異體字。

[17] "張景岳"七字:指張景岳在《類經·脉色類》中爲《素問·方盛衰論》"不失人情"一語所作按語。

（四）

素來擾虧根本,不特病者自嫌,即操醫師之術者,亦跋前疐後之時也[1]。值風木適旺之候[2],病目且黃,已而遺精淋濁,少間則又膝脛腫痛不能行。及來診時,脈象左弦數,右搏而長,面沉紫[3],而時時作嘔。靜思其故,從前紛紛之病,同一邪也,均爲三病[4],次第纏綿耳[5],由上而下,由下而至極下,因根本久撥之體[6],復蒸而上爲胃病,是腎胃相關之故也[7]。倘不稍爲戢除一二[8],但取回陽返本,竊恐劍關苦拒,而陰平非復漢有也[9]。謹擬一法,略效丹溪,未識如何。

羚羊角　木瓜　酒炒黃柏　伏龍肝[10]　生米仁[11]　橘紅　馬料豆[12]

[1] 跋前疐（zhì）後:比喻進退兩難。語本《詩經·豳風·狼跋》。跋,踩。疐,“躓”的古字。絆倒。

[2] “風木”六字:此指農曆二月。風木,指春天。

[3] 沉紫:深紫。

[4] 均:分。

[5] 纏綿:病久不愈。

[6] 撥:此指擾動。

[7] 腎胃相關:語本《素問·水熱穴論》:“腎者,胃之關也。”

[8] 戢（jí）:止息。

[9] “劍關”十一字:景元四年（263）,蜀帥姜維固守劍閣,魏鎮西將軍鄧艾自陰平道,經江油、綿竹,直趨成都滅蜀。以此比喻單一的思維方式不可取。劍關,劍閣道,古道路名,爲諸葛亮所築,在今四川劍閣縣東北大小劍山之間,爲川陝間的主要通道。陰平,古道路名,自今甘肅文縣穿越岷山山脉,繞出劍閣之西,直達成都,路雖險阻,但最爲徑捷。

[10] 伏龍肝:“灶心土”的別稱。

[11] 生米仁:“薏苡仁”的別稱。

[12] 馬料豆:野生黑豆,入藥。《本草綱目》和《本草匯言》稱“秔豆”,《本經逢原》稱“細黑豆”“料豆”等。

複習思考題

課文回顧

1. 詞語注釋

衽（席）　薦（闕其中）　浹旬　亘（晝夜）　泠然　流（爲積）　顧（投以）　（十餘）貼　一旦霍然　斂衽　（多火）善（渴）　茗碗　委頓　向（非先生）　再劑　（永）矢（勿）諼　識（明德）　料（合大造丸）　斂手　噬臍無及　初（不言）　責（效於師）　屬（如是）　（寒涼）速（之）　初（無定見）　簧鼓　跋前疐後　戢（除一二）

2. 句子今譯

（1）夫滯下之病,謂宜去其舊而新是圖,而我顧投以參、朮、陳皮、芍藥等補劑十餘貼,安得不日以劇?然非浹旬之補,豈能當此兩貼承氣哉?

（2）聞之善贈人者以言,其永矢勿諼者亦以言。不肖侏儒未足爲先生重,竊以識明德云爾。

（3）子南晨詣,愠形於色,咎以輕用河車,而盛稱此友先識,初不言曾服涼藥,且欲責效於師,必愈乃已。

（4）素來擾虧根本,不特病者自嫌,即操醫師之術者,亦跋前疐後之時也。

3. 文意理解

（1）第一則,朱丹溪給葉儀服用小承氣湯前,爲什麼要先給他服用補藥?

筆記欄

(2) 第二則,分析趙養葵的臨證用藥特點。

(3) 第三則,"知醫者"給患者服用天花粉、知母的依據是什麼?

(4) 第四則,患者病位的變化符合濕邪致病的什麼特點?

課外閱讀

某年某月某地某人年紀若干形之肥瘦長短若何色之黑白枯潤若何聲之清濁長短若何人之形志苦樂若何病始何日初服何藥次後再服何藥某藥稍效某藥不效時下晝夜孰重寒熱孰多飲食喜惡多寡二便滑澀有無脉之三部九候何候獨異二十四脉中何脉獨見何脉兼見其症或內傷或外感或兼內外或不內外依經斷為何病其標本先後何在汗吐下和寒溫補瀉何施其藥宜用七方中何方十劑中何劑五氣中何氣五味中何味以何湯名為加減和合其效驗定於何時——詳明務令絲毫不爽起眾信從允為醫門矜式不必演文可也某年者年上之干支治病先明運氣也某月者治病必本四時也某地者辨高卑燥濕五方異宜也某齡某形某聲某氣者用之合脉圖萬全也形志苦樂者驗七情勞逸也始於何日者察久近傳變也歷問病症藥物驗否者以之斟酌己見也晝夜寒熱者辨氣分血分也飲食二便者察腸胃乖和也三部九候何候獨異推十二經脉受病之所也二十四脉見何脉者審陰陽表裏無差忒也依經斷為何病者名正則言順事成如律度也標本先後何在者識輕重次第也汗吐下和寒溫補瀉何施者求一定不差之法也七方大小緩急奇耦複乃藥之製不敢濫也十劑宣通補泄輕重滑澀燥濕乃藥之宜不敢泛也五氣中何氣五味中何味者用藥最上之法寒熱溫涼平合之酸辛甘苦鹹也引湯名為加減者循古不自用也刻効於何時者逐欵辨之不差以病之新久五行定痊期也若是則醫案之在人者工拙自定積之數十年治千萬人而不爽也(清·喻昌《寓意草·與門人定議病式》)

要求:

1. 為上文加標點。

2. 查字典,注釋文中加點詞語。

3. 今譯文中劃綫句子。

4. 文意理解

(1) 喻昌對病案書寫有哪些基本要求?

(2) 喻昌認為病案為什麼要記錄清楚年、月、地點?

(韓宇霞)

二十七、醫 話 四 則

ER-27-1

醫話四則
PPT

學習目標

1. 知識目標　掌握課文的重點字詞、四個文句的今譯。

2. 能力目標　通過閱讀分析,深切感受開方潦草之弊、不善讀經典之弊及主觀臆斷之弊。

3. 情感目標　通過學習文選,瞭解醫學并非容易之事,須用心于經典,善讀經典,觀察細緻,不可臆斷。

[導學]　第一則選自《吳醫匯講·書方宜人共識說》,據乾隆壬子(1792)刊本排印。《吳醫匯講》由清代乾隆年間醫家唐大烈主編,是國內最早具有期刊性質的醫學文獻。創刊于清乾隆五十七年(1792),停刊于清嘉慶六年(1801),前後歷時 10 年,共刊出 11 卷,每卷均合訂爲一本,共發表江浙地區 41 位醫家的 96 篇文稿。《書方宜人共識說》作者顧文烜,字雨田,

號西疇,吳縣(今屬江蘇)人,乾隆年間醫家。文章對醫生開方喜用古方怪名、寫草體字提出意見及建議。第二則選自《醫經餘論·論讀書》,據清嘉慶十七年(1812)刊本排印。作者羅浩,字養齋,海州(今江蘇連雲港)人,清代醫家,編著有《診家索隱》《醫經餘論》。《醫經餘論》一卷,成書于1812年,是一部醫話專著,包括論師道、論讀書、論脉等24篇。所論多爲作者攻讀醫籍與臨床實踐的心得體會,間有醫書文字或人物事迹之考釋内容。文章歷陳讀書之病,認爲不善讀書,其弊甚于不讀書。第三則選自《冷廬醫話》卷二,據《中國醫學大成》上海大東書局1937年據烏程龍藏版排印。作者陸以湉,字薪安,一字定圃,桐鄉(今屬浙江)人,晚清醫家。《冷廬醫話》五卷,成書于1858年。文章通過崔默庵診療一事,説明醫生診病必須做到思維縝密,觀察細緻。第四則選自《對山醫話》卷一,據《中國醫學大成》上海大東書局1937年刻本排印。作者毛對山,字祥麟,上海人,清末醫家。《對山醫話》四卷,成書于1902年。書中記述了醫藥典故、醫林逸事、民間療法、醫理、用藥心得體會等内容。文章通過自身經歷,説明憑脉決症雖是診病手段之一,但若對脉象不加分析,主觀臆斷,則不免失誤。

(一)

國家徵賦,單曰易知[1];良將用兵,法云貴速。我儕之治病亦然。嘗見一醫方開小草,市人不知爲遠志之苗,而用甘草之細小者。又有一醫方開蜀漆,市人不知爲常山之苗,而令加乾漆者。凡此之類,如寫玉竹爲葳蕤,乳香爲薰陸,天麻爲獨摇草,人乳爲蟠桃酒[2],鴿糞爲左蟠龍[3],竈心土爲伏龍肝者,不勝枚舉。但方書原有古名[4],而取用宜乎通俗。若圖立異矜奇[5],致人眼生不解,危急之際,保無誤事?

又有醫人工於草書者,醫案人或不識,所係尚無輕重[6],至於藥名,則藥鋪中人豈能盡識草書乎?孟浪者約略撮之而貽誤[7],小心者往返詢問而羈延[8]。

可否相約同人,凡書方案,字期清爽[9],藥期共曉?

[1] 易知:即易知由單。古代交納田賦的通知書。單上寫明田地等級、人口多少、應征款項和起交存留等。亦稱由帖、由單。

[2] "人乳"句:《本草綱目·人部》:"乳者,化之信。故字從孚、化(省文)也,方家隱其名,謂之仙人酒、生人血、白硃砂。"蟠桃酒之名由仙人酒演化而來。

[3] "鴿糞"句:《本草綱目·禽部》:"屎名左盤龍,野鴿者尤良。其屎皆左盤,故《宣明方》謂之左盤龍也。"

[4] 但:儘管。

[5] 立異:標异于衆。 矜奇:誇耀奇特。

[6] 輕重:義偏于"重"。緊要。

[7] 孟浪:魯莽。 貽誤:造成危害。

[8] 羈延:耽擱。

[9] 期:一定。《左傳·哀公十六年》:"期死,非勇也。"杜預注:"期,必也。"

(二)

古今醫書,汗牛充棟[1]。或矜一得之長,或爲沽名之具,其書未必盡善,學者亦難博求。然其中果有精義,則不容以不閱矣。然讀醫書者,每有四病:一在於畏難。《内》《難》經爲醫書之祖,而《内》《難》經之理,精妙入神,則舍去而覽易解之方書,以求速於自見[2];即讀《内經》,或取刪節之本,文義不貫,或守一家之説,至道難明:其病一也。一在於淺嘗。畧觀書之大意,自負理明[3],不知醫道至微至奧;前賢之書,闡明其理,博大精深,不獨義非膚廓[4],即其辭亦古茂[5],若草率以觀,既不能識其精妙,且誤記誤會,遂有毫釐千里之失:其病二也。一在於篤嗜古人,不知通變。執《傷寒》《金匱》之説,不得隨時應變之方,不考古今病情之異,膠柱鼓瑟[6],以爲吾能法古,治之不愈,即咎古人之欺我也;甚至讀張子和書而用大攻大伐,讀薛立齋書而用大溫大補,不知二公南北殊途,施治各異,且其著書之意,亦不過指示後人見證之有宜大攻大伐、大溫大補者,非以此即可概天下病也,乃不能深求其意而妄守之:其病三也。一在於不能持擇[7]。廣覽羣書,胸無定見,遇症即茫然莫之適從[8];寒熱溫涼之見,交横於前[9];遲疑恐懼之心,一時莫定;甚至用不經之語[10],以爲有據,而至當不易之理,反致相遺,其誤人若此:其病四也。有此四病,則醫書讀與不讀等。然不讀書,其心必虛,尚可即病以推求;讀書者自必言大而夸,據書以爲治,而害人之患伊于胡底矣[11]。可不懼哉!

　　[1] 汗牛充棟:謂書籍存放時可堆至屋頂,運輸時可使牛馬累得出汗。形容書籍之多。語本柳宗元《文通先生陸給事墓表》。

　　[2] 自見(xiàn):指顯現自己。

　　[3] 負:恃。

　　[4] 膚廓:謂文辭空泛而不切實際。

　　[5] 古茂:古雅美盛。

　　[6] 膠柱鼓瑟:膠住瑟上的弦柱,以致不能調節音的高低。比喻固執拘泥,不知變通。語本《史記·廉頗藺相如列傳》。

　　[7] 持擇:選擇。

　　[8] 適從:猶依從。

　　[9] 交横:縱横交錯。

　　[10] 不經:荒誕不合常理。

　　[11] 伊于胡底:謂不知將弄到什麼地步。即不堪設想的意思。語見《詩經·小雅·小旻》:"我視謀猶,伊于胡底。"鄭玄箋:"于,往;底,至也。"

<h3 align="center">（三）</h3>

　　太平崔默庵醫多神驗[1]。有一少年新娶,未幾出痘,徧身皆腫,頭面如斗。諸醫束手,延默庵診之。默庵診症,苟不得其情,必相對數日沈思,反覆診視,必得其因而後已。診此少年時,六脈平和,惟稍虛耳,驟不得其故[2]。時因肩輿道遠腹餓[3],即在病者榻前進食。見病者以手擘目[4],觀其飲啖,蓋目眶盡腫,不可開合也[5]。問:"思食否?"曰:"甚思之,奈爲醫者戒余勿食何?"崔曰:"此症何礙於食?"遂命之食。飲啖甚健,愈不解。

　　久之,視其室中,牀榻桌椅漆器熏人,忽大悟,曰:"余得之矣!"亟命別遷一室,以螃蟹數觔生搗[6],徧敷其身。不一二日,腫消痘現,則極順之症也[7]。蓋其人爲漆所咬[8],他醫皆不識云。

　　[1] 太平:地名。今安徽當塗。

　　[2] 驟:很快。

　　[3] 肩輿:轎子。亦稱平肩輿。此謂坐轎。

　　[4] 擘(bò):分開。

　　[5] 開合:義偏于"開"。睁開。

　　[6] 觔:"斤"的異體字。

　　[7] 則:原來是。

　　[8] 爲漆所咬:被漆傷害。指油漆過敏。

<h3 align="center">（四）</h3>

　　余初讀《靈》《素》諸書,覺其經義淵深,脈理錯雜,每若望洋意沮[1]。繼復併心壹志[2],徧覽前賢註釋,有所疑,則鎮日默坐苦思而力索之[3],乃漸通五運六氣、陰陽應象之理[4]。每調氣度脈,浪決人生死[5],亦時或有驗。

憶昔避兵鄉里，對巷有吳某晨起方灑掃，忽仆地不語，移時始醒[6]。延余診視，仍能起坐接談。按脈則勢急而銳[7]，真有發如奪索者[8]，蓋腎氣敗也，危期當不越宿[9]。遽辭以出[10]。人咸不之信，詎日未昃[11]，而氣絕矣。又布商周某，偶感微疾，就余診視。余曰："今所患勿藥可愈。惟按心脈獨堅[12]，濕痰阻氣，氣有餘即是火，火鬱不散當發癰。"時周腦後生細瘡，累累若貫珠[13]。余曰："君以此無所苦[14]，一旦勃發，爲害非淺，亟宜慎之。"彼終不爲意。及明春，果以腦後毒發而死。據此，則憑脈決症，似乎如響斯應矣[15]。

[1] 望洋：仰視貌。比喻力不從心，無可奈何。亦作"望羊""望陽"等，聯綿詞。語見《莊子·秋水》。意沮(jǔ)：心情沮喪。

[2] 併心壹志：專心致志。

[3] 鎮日：猶整日。

[4] 五運六氣：簡稱"運氣"。運氣學說是中國古代研究氣候變化及其與人體健康和疾病關係的學説。陰陽應象：論證陰陽的規律及自然界和人體生理、病理變化的諸多徵象。

[5] 浪：輕易。

[6] 移時：過了一會兒。

[7] 急：堅實。《墨子·備城門》："以柴摶從橫施之，外面以强塗，毋令土漏，令其廣厚能任三丈五尺之城以上，以柴木土稍杜之，以急爲故。"

[8] 奪索：指脉來堅細。語見《素問·平人氣象論》："病腎脉來，如引葛，按之益堅，曰腎病。死腎脉來，發如奪索，辟辟如彈石，曰腎死。"作者從之。

[9] 危期：死期。

[10] 遽(jù)：立刻。

[11] 詎(jù)：豈知。　昃(zè)：日西斜。

[12] 心脈：左手寸脈。

[13] 累累：連貫成串貌。　貫珠：成串的珠子。

[14] 以：認爲。

[15] 如響斯應：形容反響極快。比喻效驗迅速。響，回聲。斯，句中語氣詞。

豈知脈理微茫，又有不可臆斷者。余有戚某過余齋，形色困憊，詢知患咳經月[1]，行動氣喘，故來求治。診其脈至而不定，如火薪然[2]。竊訝其心精已奪，草枯當死[3]。戚固寒士，余以不便明言，特贈二金[4]，惟令安養，時已秋半。及霜寒木落往探之[5]，而病已痊。細思其故，得毋來診時日已西沉，行急而咳亦甚，因之氣塞脈亂，乃有此象歟？然惟於此而愈不敢自信矣[6]。

[1] 經月：一個月。太陰曆月亮經過一次朔望的標準時間。

[2] 如火薪然：如同剛燃燒的火焰搖晃不定。語見《素問·大奇論》："脈至如火薪然，是心精之予奪也，草乾而死。"薪，《黃帝內經太素》《針灸甲乙經》并作"新"，當是。然，"燃"的古字。

[3] "心精"二句：語本上條引文。謂病人心精喪失，冬季當死。

[4] 二金：二兩白銀。

[5] 木落：樹葉凋落。

[6] 惟：思。

複習思考題

課文回顧

1. 詞語注釋

但(方書)　輕重　孟浪(者)　期(清爽)　自見　膚廓　古茂　持擇　不經　驟(不得其故)　肩輿　擘(目)　開合　則(極順之症)　鎮日　浪(決人生死)　移時　遽(辭以

出） 詎 （日未）戾 累累 以(此無所苦) 如響斯應 經月 （如火薪)然 惟(於此)

2. 句子今譯

（1）又有醫人工於草書者,醫案人或不識,所係尚無輕重,至於藥名,則藥鋪中人豈能盡識草書乎? 孟浪者約略撮之而貽誤,小心者往返詢問而羈延。

（2）古今醫書,汗牛充棟。或矜一得之長,或為沽名之具,其書未必盡善,學者亦難博求。然其中果有精義,則不容以不閱矣。

（3）默庵診症,苟不得其情,必相對數日沈思,反覆診視,必得其因而後已。診此少年時,六脈平和,惟稍虛耳,驟不得其故。

（4）細思其故,得毋來診時日已西沉,行急而咳亦甚,因之氣塞脈亂,乃有此象歟? 然惟於此而愈不敢自信矣。

3. 文意理解

（1）第一則,作者提出醫生書寫方案“字期清爽,藥期共曉”的理由是什麼?

（2）第二則,作者認為讀古書時常見的四種錯誤是什麼?

（3）第三則,崔默庵診治少年疾病的過程説明了什麼道理?

（4）第四則,作者最後所言“不敢自信”的原因是什麼?

課外閱讀

緩帶李防禦京師人初為入内醫官直嬪御閤妃苦痰嗽終夕不寐面浮如盤時方有甚寵徽宗幸其閤見之以為慮馳遣呼李李先數用藥詔令往内東門供狀若三日不效當誅李憂撓伎窮與妻對泣忽聞外間叫云咳嗽藥一文一帖喫了今夜得睡李使人市藥十帖其色淺碧用淡薑水滴麻油數點調服李疑草藥性獷或使臟腑滑泄併三為一自試之既而無他於是取三帖合為一攜入禁庭授妃請分兩服以餌是夕嗽止比曉面腫亦消内侍走白天顏絶喜錫金帛厥直萬緡李雖幸其安而念必宣索方書何辭以對殆亦死爾命僕俟前賣藥人過邀入坐飲以巨鍾語之曰我見鄰里服汝藥多效意欲得方儻以傳我此諸物為銀百兩皆以相贈不吝曰一文藥安得其直如此防禦要得方當便奉告只蚌粉一物新瓦炒令通紅拌青黛少許爾扣其所從來曰壯而從軍老而停汰頃見主帥有此故剟得之以其易辦姑藉以度餘生無他長也李給之終身（南宋·張杲《醫説·喘嗽》)

要求:

1. 為上文加標點。

2. 查字典,注釋文中加點詞語。

3. 今譯文中劃綫句子。

4. 文意理解 李防禦用什麼藥治愈了皇妃的病? 他為何先自試藥?

————————————————— （張 星）

二十八、藥論三則

藥論三則
PPT

學習目標

1. 知識目標 掌握課文的重點字詞、分承修辭、三個文句的今譯。

2. 能力目標 通過閱讀分析,深入領會植物不同部位入藥采集時間不同。根據菊的生長特點,分析菊的主要功效。分析白礬的炮炙特點。

3. 情感目標 通過學習文選,深入領會菊花凌霜盛開、一身傲骨、不懼嚴寒、高貴不屈的君子品格。我國最早的藥物炮炙專書詳盡論述了白礬炮炙的過程,體現了祖國醫藥學的博大精深,增強民族自豪感。

【導學】　第一則選自《夢溪筆談》卷二十六《藥議》,據《新校正夢溪筆談》中華書局1957年本排印。作者沈括(1031—1095),字存中,號夢溪丈人,杭州錢塘(今浙江杭州)人,北宋科學家。晚年以平生見聞,在鎮江夢溪園撰寫了筆記體巨著《夢溪筆談》。《夢溪筆談》涉及自然科學、藝術及社會歷史等各個方面,是"中國科學史的里程碑"。本文對當時古法采草藥的習俗提出了不同意見,指出植物不同部位入藥應有不同的采集時間,"皆不可限以時月",并舉例詳盡説明其原理。第二則選自《本草綱目》卷十五,據上海科學技術出版社1993年影印金陵本排印。此文依據菊的生長特點,闡明其主要功效在于補益肺金與腎水,并旁徵博引,介紹菊有充蔬、品茗、釀酒、塞枕等多方面的作用。第三則選自《雷公炮炙論》,據人民衛生出版社1957年影印張存惠晦明軒刻本《重修政和經史證類備用本草》(又稱《證類本草》)排印。作者雷敩(xiào),南朝劉宋時期藥學家。《雷公炮炙論》共三卷,載藥300多種,記述中藥的炮製技術與經驗,記載了17種炮製方法,是我國最早的製藥專著。原書已佚,主要内容散見于《證類本草》《本草綱目》等歷代本草著作中,現有多種輯復本。本文介紹了白礬的兩種炮製方法,并詳盡論述了各法的特點及要求。

(一) 論　采　藥

古法採草藥多用二、八月,此殊未當。但二月草已芽[1],八月苗未枯,採掇者易辨識耳,在藥則未爲良時。大率用根者,若有宿根[2],須取無莖葉時採,則津澤皆歸其根。欲驗之,但取蘆菔、地黄輩觀,無苗時採,則實而沈;有苗時採,則虚而浮。其無宿根者,即候苗成而未有花時採,則根生已足而又未衰。如今之紫草,未花時採[3],則根色鮮澤;花過而採,則根色黯惡[4],此其效也。用葉者取葉初長足時,用芽者自從本説,用花者取花初敷時採,用實者成實時採。皆不可限以時月。

緣土氣有早晚,天時有愆伏[5]。如平地三月花者,深山中則四月花。白樂天《遊大林寺》詩云[6]:"人間四月芳菲盡[7],山寺桃花始盛開。"蓋常理也。此地勢高下之不同也。如筀竹筍[8],有二月生者,有三四月生者,有五月方生者,謂之晚筀;稻有七月熟者,有八九月熟者,有十月熟者,謂之晚稻。一物同一畦之間[9],自有早晚,此物性之不同也。嶺嶠微草[10],凌冬不凋[11];并汾喬木[12],望秋先隕[13];諸越則桃李冬實[14],朔漠則桃李夏榮[15]。此地氣之不同也。一畝之稼,則糞溉者先芽;一丘之禾,則後種者晚實。此人力之不同也。豈可一切拘以定月哉?

[1] 芽:發芽。名詞活用作動詞。

[2] 宿根:某些二年生或多年生草本植物的根。

[3] 花:開花。名詞活用作動詞。

[4] 黯(àn)惡:灰暗難看。

[5] 愆(qiān)伏:即愆陽伏陰。謂冬天温暖,夏天寒涼,冬夏陰陽失調。多指氣候反常。語本《左傳·昭公四年》:"冬無愆陽,夏無伏陰。"

[6] "白樂天"句:樂天乃唐代詩人白居易的字,所題詩《大林寺桃花》中所游之地爲廬山上大林寺。

[7] 芳菲:香花芳草。

[8] 筀(guì):即桂竹,一種竹子。　筍(sǔn):"笋"的異體字。

[9] 畦(qí):田塊。

[10] 嶺嶠:五嶺的別稱。

[11] 凌:越過。

[12] 并汾喬木:并州、汾河一帶的喬木。并,并州。山西太原古稱并州。汾,汾河,在山西省中部。

[13] 隕:墜落。此指落葉。

[14] 諸越:古代越族居住在江、浙、閩、粤各地,各部落各有名稱,合稱"諸越"。亦稱百越、百粤。

泛指南方。

[15] 朔漠:原指北方沙漠地帶。此泛指北方。

● (張雪梅)

(二) 菊

【發明】[1] 震亨曰:黄菊花屬土與金,有水與火,能補陰血,故養目。

時珍曰:菊春生夏茂,秋花冬實,備受四氣[2],飽經露霜,葉枯不落,花槁不零[3],味兼甘苦[4],性禀平和。昔人謂其能除風熱,益肝補陰,蓋不知其得金水之精英尤多[5],能益金水二臟也[6]。補水所以制火,益金所以平木;木平則風息,火降則熱除。用治諸風頭目[7],其旨深微。黄者入金水陰分,白者入金水陽分,紅者行婦人血分,皆可入藥。神而明之,存乎其人[8]。其苗可蔬,葉可啜,花可餌,根實可藥[9],囊之可枕[10],釀之可飲,自本至末,罔不有功[11]。宜乎前賢比之君子[12],神農列之上品[13],隱士采入酒罍[14],騷人餐其落英[15]。費長房言九日飲菊酒,可以辟不祥[16]。《神仙傳》言康風子、朱孺子皆以服菊花成仙[17]。《荊州記》言胡廣久病風羸,飲菊潭水多壽[18]。菊之貴重如此,是豈群芳可伍哉[19]?

[1] 發明:闡發説明。《本草綱目》論述藥物的欄目之一。

[2] 四氣:指春、夏、秋、冬四季之氣。

[3] 零:凋落。

[4] 兼:"兼"的異體字。

[5] 金水:指秋、冬二季。

[6] 金水二臟:指肺、腎。

[7] 諸風頭目:指因各種風邪所致的頭目疾患。

[8] 神而明之,存乎其人:謂要真正明白某一事物的奥妙,在于適合的人善于領會。語出《周易·繫辭》上。

[9] 蔬:用作蔬菜。名詞活用作動詞。 藥:入藥。名詞活用作動詞。

[10] 囊:裝入口袋。名詞活用作動詞。

[11] 罔:没有什麼。罔指代詞。

[12] "前賢"六字:三國魏鍾會《菊花賦》有"早植晚發,君子德也"句,故云。

[13] "神農"句:《神農本草經》分藥爲三品,菊列屬上品,故云。

[14] "隱士"句:晋代陶淵明詩文常并言菊與酒,故云。罍(jiǎ),古代銅製酒器,似爵而較大。

[15] "騷人"句:屈原《離騷》有"夕餐秋菊之落英"句,故云。騷人,詩人,指屈原。英,花。

[16] "費長房"二句:據南朝梁朝吴均《續齊諧記》,江南桓景隨費長房游學,長房告之:"九月九日汝家中當有災,急去,令家人各作絳囊,盛茱萸以繫臂,登高飲菊花酒,此禍可除。"費長房,東漢方士,《後漢書·方術列傳》載其事。九日,指農曆九月初九,亦稱重九、重陽。

[17] 神仙傳:書名。晋代葛洪撰。康風子、朱孺子未見于該書。唐代李汾《續神仙傳》卷上言朱孺子爲三國時人,服餌黄精十餘年,後煮食根形如犬、堅硬如石之枸杞,遂升雲而去。

[18] "荊州記"二句:據《荊州記》載,胡廣之父患風羸,飲菊潭水而愈。《荊州記》,晋代盛弘之撰。胡廣,東漢太尉,封育陽安樂鄉侯。

[19] 伍:同列。

● (張 靖)

(三) 白 礬

雷公云:凡使,須以甆瓶盛[1],於火中煅[2],令内外通赤,用鉗揭起蓋,旋安石蜂窠於赤瓶子中[3],燒蜂窠盡爲度。將鉗夾出,放冷,敲碎,入鉢中,研如粉。後於屋下掘一坑,可深五

ER-28-2

補水制火,
益金平木

寸[4]，却以紙裹[5]，留坑中一宿，取出，再研。每修事十兩[6]，用石蜂窠六兩，盡爲度。

又云：凡使，要光明如水精[7]，酸、鹹、澀味全者，研如粉，於甆瓶中盛。其瓶盛得三升已來[8]，以六一泥[9]，泥於火畔，炙之令乾。置研了白礬於瓶内[10]，用五方草、紫背天葵二味自然汁各一鎰[11]，旋旋添白礬於中[12]，下火逼令藥汁乾[13]，用蓋子并瓶口[14]，更以泥泥上下[15]，用火一百斤煅，從巳至未[16]，去火，取白礬瓶出，放冷，敲破，取白礬。若經大火一煅，色如銀，自然伏火[17]，銖絫不失[18]。搗細，研如輕粉[19]，方用之。

[1] 甆瓶：瓷瓶。甆，"瓷"的异體字。

[2] 煅：當作"煅"。下同。把石類藥置于火中燒煉，以減少藥石烈性的加工法。

[3] 旋：立即。 石蜂窠：蜂窠的一種。大如拳，色青黑，内居青色蜂十四至二十一隻。

[4] 可：大約。

[5] 却：再。

[6] 修事：炮製。

[7] 水精：即水晶。又稱石英。精，通"晶"。

[8] 已來：以上。"已"，古用同"以"。

[9] 六一泥：道家煉丹時用以封爐的一種泥。用牡蠣、赤石脂、滑石、胡粉等配製而成。

[10] 了：畢。

[11] 五方草：馬齒莧的全草。 自然汁：搗鮮藥所取未攙水的純汁。 鎰（yì）：古代重量單位，一般重二十兩或二十四兩，但據雷敩《論合藥分劑料理法則》爲十二兩。

[12] 旋旋：緩緩。 "添白礬"五字：據文義，當作"添于白礬中"。

[13] 逼：通"煏"。用火烘乾。《玉篇》："煏，火乾也。"

[14] 并：合上。

[15] 火：指木炭。

[16] 巳：時辰名。九至十一時。 未：時辰名。十三至十五時。

[17] 伏火：謂降除石藥中的火毒之氣。

[18] 銖絫：古代重量單位。《漢書·律曆志》："權輕重者，不失黍絫。"顏師古注引應劭曰："十黍爲絫，十絫爲銖。"此喻極細小的分量。絫，後作"累"。

[19] 輕粉：汞粉。由汞、白礬等升煉而成。

複習思考題

課文回顧

1. 詞語注釋

（此）殊（未嘗） 宿根 黯惡 愆伏 （如）筆（竹）筍 凌（冬不凋） 金水 神而明之，存乎其人 上品 （落）英 （於火中）煅 却（以紙裹） （以六一泥,）泥

2. 句子今譯

（1）緣土氣有早晚，天時有愆伏。如平地三月花者，深山中則四月花。白樂天《遊大林寺》詩云："人間四月芳菲盡，山寺桃花始盛開。"蓋常理也。此地勢高下之不同也。

（2）時珍曰：菊春生夏茂，秋花冬實，備受四氣，飽經露霜，葉枯不落，花槁不零，味兼甘苦，性稟平和。

（3）若經大火一煅，色如銀，自然伏火，銖絫不失。搗細，研如輕粉，方用之。

3. 文意理解

（1）第一則，草藥採集應注意什麼？文中是如何描述的？采集時間不當，對藥材質量和療效有何影響？

（2）第二則，菊花的生長特點是什麼？主治什麼病症？

（3）第三則，炮製白礬的過程中爲什麼加石蜂窠？爲什麼要"留坑中一宿"？

課外閱讀

世醫治暑病以香薷飲為首藥然暑有乘凉飲冷致陽氣為陰邪所遏遂病頭痛發熱惡寒煩躁口渴或吐或瀉或霍亂者宜用此藥以發越陽氣散水和脾若飲食不節勞役作喪之人傷暑大熱大渴汗泄如雨煩躁喘促或瀉或吐者乃勞倦內傷之證必用東垣清暑益氣湯人參白虎湯之類以瀉火益元可也若用香薷之藥是重虛其表而又濟之以熱矣蓋香薷乃夏月解表之藥如冬月之用麻黃氣虛者尤不可多服而今人不知暑傷元氣不拘有病無病槩用代茶謂能辟暑真癡前說夢也且其性溫不可熱飲反致吐逆飲者惟宜冷服則無拒格之患其治水之功果有奇效一士妻自腰以下胕腫面目亦腫喘急欲死不能伏枕大便溏泄小便短少服藥罔效時珍診其脈沉而大沉主水大主虛乃病後冒風所致是名風水也用千金神秘湯加麻黃一服喘定十之五再以胃苓湯吞深師薷术丸二日小便長腫消十之七調理數日全安益見古人方皆有至理但神而明之存乎其人而已（節選自李時珍《本草綱目·草部·香薷》）

要求：

1. 為上文加標點。

2. 文意理解

（1）本文所述香薷飲的適應證有哪些？

（2）本文所述香薷飲的禁忌證是什麽？

（3）服藥時有何注意事項？

● （張　繼）

二十九、方論三則

ER-29-1

方論三則
PPT

學習目標

1. 知識目標　掌握課文的重點字詞、三個文句的今譯。

2. 能力目標　通過閱讀分析，瞭解桂枝湯的服用方法與禁忌、蘇合香丸的主治病症與炮炙法。

3. 情感目標　通過學習文選，瞭解古人立方頗具深意。“君臣佐使”如用兵布陣，蘊藏着古人的智慧；豐富多樣的炮炙方法，體現了精益求精；藥物的服用方法與禁忌，展現了以人爲本。

【導學】第一則選自《醫宗金鑒》卷三十一《刪補名醫方論》，據中國中醫藥出版社1994年據清乾隆七年武英殿刻本排印。作者吳謙，字六吉，安徽歙縣人，清代醫學家，生活于雍正、乾隆年間，供奉內廷，官太醫院院判。《醫宗金鑒》凡90卷，內容豐富，簡明扼要，尤切合實用。《刪補名醫方論》選錄清以前臨床常用方劑，附有方義注釋和歷代醫家對該方的論述。桂枝湯爲《傷寒論》方，被《刪補名醫方論》卷六收錄其中。文章解釋“桂枝湯”命名的含義，揭示仲景此方配伍的奧妙，尤其指出服後“啜熱稀粥”及“溫服”的道理，對今人使用“桂枝湯”頗有啓發。第二則選自《太平惠民和劑局方》卷三和附卷中，據中國中醫藥出版社1996年據元建安宗文書堂鄭天澤刻本排印。該書爲宋代太平惠民和劑局編著，是世界第一部由官方主持編撰的成藥方書。本則方論列舉了蘇合香丸的主治症狀、方藥組成，詳盡叙述了炮製、煎煮及服用法，展現成藥製備方法及該方辨證施治的要點。第三則選自《成方便讀》卷二，據上海科學技術出版社1958年刻本排印。作者張秉成，字兆嘉，江蘇武進縣人，清代醫家。本則方論專論“蘇合香丸”，文中闡明了“卒中”昏迷有虛實、閉脫之不同，進而指出蘇合

筆記欄

香丸適宜救治邪中氣閉之實證。

（一）桂　枝　湯

名曰桂枝湯者,君以桂枝也[1]。桂枝辛温,辛能散邪,温從陽而扶衛。芍藥酸寒,酸能斂汗,寒走陰而益榮。桂枝君芍藥,是於發散中寓斂汗之意;芍藥臣桂枝,是於固表中有微汗之道焉。生薑之辛,佐桂枝以解肌表;大棗之甘,佐芍藥以和榮裏。甘草甘平,有安内攘外之能[2],用以調和中氣,即以調和表裏,且以調和諸藥矣。以桂、芍之相須[3],薑、棗之相得[4],借甘草之調和陽表陰裏,氣衛血營,并行而不悖,是剛柔相濟以爲和也。而精義在"服後須臾啜熱稀粥以助藥力"。蓋穀氣内充,不但易爲釀汗[5],更使已入之邪不能少留,將來之邪不得復入也。又妙在"温服令一時許[6],漐漐微似有汗[7]",是授人以微汗之法。"不可令如水流漓,病必不除",禁人以不可過汗之意也。此方爲仲景群方之冠,乃解肌、發汗、調和榮衛之第一方也。凡中風、傷寒,脉浮弱、汗自出而表不解者,皆得而主之。其他但見一二證即是,不必悉具。

[1] 君以桂枝:以桂枝爲君藥。君,名詞活用作動詞。下文"臣"用法同此。
[2] 攘(rǎng):排除。
[3] 相須:兩種性能相類似的藥物同用,以互相增强功效。
[4] 相得:相互配合。
[5] 釀:造成。
[6] 一時:一個時辰。
[7] 漐(zhí)漐:汗浸出不止貌。　似:持續。

（二）蘇合香圓[1]

療傳尸骨蒸[2],殗殜肺痿[3],疰忤鬼氣卒心痛[4],霍亂吐利[5],時氣鬼魅瘴瘧[6],赤白暴利[7],瘀血月閉[8],痃癖丁腫驚癇[9],鬼忤中人,小兒吐乳,大人狐狸等病[10]。麝香蘇合香圓方見後。

白尤　青木香　烏犀屑　香附子炒,去毛　朱砂研,水飛[11]　訶黎勒煨,去皮[12]　白檀香　安息香別爲末,用無灰酒一升熬膏[13]　沉香　麝香研　丁香　蓽撥各二兩　龍腦研蘇合香油入安息香膏内,各一兩　熏陸香別研,一兩

上爲細末,入研藥勻,用安息香膏并煉白蜜和劑,每服旋圓如梧桐子大[14]。早朝取井華水[15],温冷任意,化服四圓。老人、小兒可服一圓。温酒化服亦得,并空心服之。用蠟紙裹一圓如彈子大,緋絹袋盛[16],當心帶之,一切邪神不敢近。

[1] 蘇合香圓:即蘇合香丸。圓,"丸"的避諱字。宋欽宗名趙桓,"丸"與"桓"音近,故改"丸"爲"圓"。
[2] 傳尸骨蒸:古病名。猶今之結核病。《聖濟總録·骨蒸傳尸門·傳尸骨蒸》:"傳尸之病,由相克而生,毒氣内傳五藏,漸至羸極,死則復傳其家屬一人,故曰傳尸。"骨蒸,形容陰虚潮熱的熱氣自裏透發而出,亦作"骨蒸潮熱"。
[3] 殗殜(yè dié):古病名。即骨蒸、傳尸之異名,亦指傳尸之初起不甚者。見于《外臺秘要》卷十三。肺痿:古病名。這裏指傳尸之一種,以氣急咳嗽爲主證。見于《外臺秘要·傳尸方》。
[4] "疰(zhù)忤"句:因冒犯不正之氣而猝然心痛,痛不得息。兼見錯言妄語,牙緊口噤,或頭旋暈倒,昏迷不醒等症狀。疰忤,古病名,猶中惡。卒心痛,猝然心痛,痛不得息,多由臟腑虚弱,或寒熱風邪侵襲手少陰經等所致。
[5] 霍亂:病名。古代爲上吐下瀉症狀之通稱,與道光二十年後發現的烈性腸道傳染病霍亂不同。
[6] 鬼魅瘴瘧:不明原因引發的地域性傳染病,古人責之鬼魅或山嵐瘴氣。瘴瘧,病證名。瘧疾之一。多因感受山嵐瘴毒之氣,濕熱鬱蒸所致。

[7] 赤白暴利:古病名。指突然出現下痢黏凍膿血,赤白相雜。利,"痢"的古字。

[8] 瘀血月閉:由于瘀血內停引起的閉經。

[9] 疝癖(xuán pǐ):古病名,臍腹偏側或脅肋部時有筋脉攻撐急痛的病症。見于《外臺秘要》卷十二。 丁腫:指疗瘡。此處泛指多種瘡瘍。丁,"疗"的古字。 驚癇:小兒病名。《嬰童百問·驚癇第十九問》:"驚癇者,震駭恐怖,打墜積驚,其初驚叫大啼,恍惚失魂是也。"

[10] 狐狸:舊謂狐狸作魅所致之病。

[11] 水飛:爲中藥炮製法之一。是取藥材極細粉末的一種方法。將不溶于水的藥材與水共研細,加入多量的水攪拌,較粗粉粒即下沉,細粉混懸于水中,傾出的混懸液沉澱後分出,乾燥,即成極細的粉末。

[12] 煨:爲中藥炮製法之一。利用濕麵粉或濕紙包裹藥物,置熱火灰中加熱,至麵或紙焦黑爲度,以減輕藥物的烈性和副作用。

[13] 無灰酒:不放石灰的酒。古人在酒內加石灰,可以預防酒酸,但能聚痰,所以藥用須無灰酒。

[14] 旋:隨即。

[15] 井華水:早晨第一次汲取的井泉水。味甘平無毒,有安神、鎮靜、清熱、助陰等作用。

[16] 緋絹袋:紅棉帛做的袋子。緋,紅色。

【論諸風氣中】 此病多生於驕貴之人,因事激挫,忿怒而不得宣泄,逆氣上行,忽然仆倒,昏迷不省人事,牙關緊急,手足拘攣[1]。其狀與中風無異[2],但口內無涎聲,此證只是中氣[3],不可妄投取涎、發汗等藥[4],反生他病。但可與七氣湯[5],分解其氣,散其壅結,其氣自止。七氣湯連進效速,更可與蘇合香圓。

[1] 拘攣:肌肉收縮,不能自如伸展。

[2] 中風:又名卒中。指突然昏仆,不省人事,或突然口眼喎斜,半身不遂,言語謇澀的病證。

[3] 中氣:又名氣中,爲類中風八種病症之一。多因情志因素而引起。

[4] 取涎:即化痰,吐出痰涎。

[5] 七氣湯:首見于《備急千金要方》卷十七。主治七情六氣鬱結,內生積聚,堅牢如杯,心腹絞痛,不能飲食,時發時止,發即欲死。

（三）蘇合香丸

治諸中卒暴昏迷[1],痰壅氣閉,不省人事,以及鬼魅惡氣、時行瘴癘等證[2]。夫中之爲病,有中風、中寒、中暑、中濕、中痰、中氣、中食、中惡種種不同[3],其病狀大都相似。其治法且無論其何邪所中,務須先辨其閉脫兩途。其閉者,雖亦見肢厥脉伏,而其兩手必握固,二便必閉塞,口噤不開[4],兩目直視。此爲邪氣驟加,正氣被遏,不得不用芳香開竅之品,以治其標,或蘇合、牛黃、至寶、紫雪之類[5],審其寒熱,別其邪正,而擇用之,庶幾經隧通而正氣復[6];然後再治其致病之由、所因之病。若脫證,則純屬乎虛,雖病狀亦與諸中相似,但手撒、口開、眼合、汗出如珠、小便不禁,全見五絕之候[7]。此爲本實先撥[8],故景岳有"非風"之名[9]。若一辨其脫證,無論其爲有邪無邪,急以人參、桂、附之品,回陽固本,治之尚且不暇,何可再以開泄之藥,耗散真氣乎? 須待其根本漸固,正氣漸回,然後再察其六淫七情、或內或外,而緩調之,則庶乎可也。此方彙集諸香以開其閉,而以犀角解其毒,白尤、白蜜匡其正[10],硃砂辟其邪。性偏於香,似乎治邪中氣閉者爲宜耳。

[1] 諸中(zhòng):指各類卒中病。中,卒中,病名。此指猝然如死而氣不絶之證。

[2] 惡氣:污穢之氣。 時行:亦稱天行。指流行病。 瘴癘:又稱瘴氣。此處即指瘴瘧。

[3] "有中風"句:本句除"中風"外,所指病證皆屬類中風證,隨病機不同而分爲寒中、濕中、暑中(中暑)、氣中、食中、惡中(中惡)等。臨床表現類似中風,而實非中風,病愈後一般沒有後遺症。

[4] 口噤:即口噤。牙關緊閉。

[5] 蘇合:即蘇合香丸,功用溫通開竅,行氣止痛,出自《太平惠民和劑局方》。 牛黃:即安宮牛黃丸,

《温病條辨》方。功用清熱解毒,豁痰開竅。　　至寶:即至寶丹,出自《蘇沈良方》中《靈苑方》引鄭感方。功用清熱開竅,化濁解毒。　　紫雪:即紫雪丹。出自《外臺秘要方》卷十八引《蘇恭方》。功用清熱開竅,息風止痙。

[6] 隧:原指在地下或山中開鑿的通道。這裏指人體氣血津液等運行的通道。

[7] 五絕:指五臟危絕證候,爲心絕、肝絕、脾絕、肺絕、腎絕的合稱。語見《中藏經》卷上。

[8] 本實先撥:本指樹根先自斷絕。語見《詩經·大雅·蕩》。此指人體元氣先已衰竭。撥,斷絕。

[9] 非風:古病名,即類中風。語見《景岳全書》卷十一。

[10] 匡:扶助。

複習思考題

課文回顧

1. 詞語注釋

攘(外)　一時　㸆㸆　旋(圓如梧桐子大)　(早朝取)井華水　時行　(本實先)撥　匡(其正)

2. 句子今譯

(1) 而精義在"服後須臾啜熱稀粥以助藥力"。蓋穀氣內充,不但易為釀汗,更使已入之邪不能少留,將來之邪不得復入也。

(2) 此病多生於驕貴之人,因事激挫,忿怒而不得宣泄,逆氣上行,忽然仆倒,昏迷不省人事,牙關緊急,手足拘攣。

(3) 若脱證,則純屬乎虛,雖病狀亦與諸中相似,但手撒、口開、眼合、汗出如珠、小便不禁,全見五絕之候。

3. 文意理解

(1) 第一則,服用桂枝湯後宜啜熱稀粥的作用是什麽? 有何注意事項?

(2) 第二則,闡述蘇合香丸適用于何種疾病,其炮製法及服藥方法如何?

(3) 第三則,蘇合香丸主治閉證還是脱證? 其使用禁忌是什麽?

課外閱讀

麻黄湯

麻黄去節三兩桂枝洗净二兩杏仁去皮尖七十枚甘草一兩生

太陽傷寒頭痛發熱身疼腰痛骨節不利惡寒無汗而喘脉來尺寸俱緊者麻黄湯主之

足太陽經起目内眦循頭背腰膕故所過疼痛不利寒邪外束人身之陽不得宣越故令發熱寒邪在表不復任寒故令惡寒寒主閉藏故令無汗人身之陽既不得宣越於外則必壅塞於内故令作喘寒氣剛勁故令脉緊麻黄之形中空而虚麻黄之味辛温而薄空則能通腠理辛則能散寒邪故令為君佐以桂枝取其解肌佐以杏仁取其利氣入甘草者亦辛甘發散之謂抑太陽無汗麻黄之用固矣<u>若不斟酌人品之虚實時令之寒暄則又有汗多亡陽之戒汗多者宜撲粉亡陽者宜附子湯</u>
(明·吳崑《醫方考·傷寒門第二·麻黄湯》)

要求:

1. 為上文加標點。

2. 查字典,注釋文中加點詞語。

3. 今譯文中劃綫句子。

4. 文意理解

(1) 闡述麻黄湯的藥物組成及主治病症。

(2) 服用麻黄湯時應注意什麽?

(季順欣)

筆記欄

ER-30-1

針灸醫論
二則 PPT

三十、針灸醫論二則

學習目標

1. 知識目標　掌握課文的重點字詞、四個文句的今譯。
2. 能力目標　通過閱讀分析,瞭解剛痙、柔痙病機及證治的區別,掌握灸法因人制宜的原則。
3. 情感目標　通過學習文選,詳細列舉痙病對證用穴的方法,論述行灸前確定穴位等各項要求,以及多種注意事項,能認識到醫學乃"至精至微之事",仔細準確的診斷與高超的醫術是實現高尚醫德的基礎。

【導學】　第一則節選自《針灸甲乙經·太陽中風感於寒濕發痙》篇,據《古今醫統正脉全書》人民衛生出版社 1956 年影印明刻本排印。作者皇甫謐首先摘錄《內經》痓(痙)病條文,記述其主要證候;其次摘引仲景論著中關於痙病病因、病機、證候、類型、方治的記述;最後運用辨證論治原則,詳細地分條列舉痙病對證用穴的治療方法。第二則選自《備急千金要方》卷二十九,據人民衛生出版社 1982 年影印日本江戶醫學影摹北宋刊本排印。作者孫思邈首先闡述了人身孔穴的意義,其次詳細論述了行灸前確定穴位的方法和同身寸的測定、體位的要求等標準,以及行灸中灸數的計算和壯數確定的依據、行灸的時間、方法等注意事項,最後提出行灸時須注意患者年齡、體質的適應性等要求。

（一）太陽中風感於寒濕發痙

熱病而痓者[1],腰反折[2],瘈瘲[3],齒噤齘[4]。
張仲景曰:太陽病,其證備,其身體強几几然[5],脉反沉遲者,此爲痓。
夫痓脉來,按之築築而弦[6],直上下行。
剛痓爲病,胸滿口噤,臥不著席,腳攣急[7],其人必齘齒。
病發熱[8],脉沉細爲痓。痓家,其脉伏堅,直上下行。
太陽病,發熱無汗惡寒,此爲剛痓[9]。
太陽病,發熱汗出不惡寒,此爲柔痓[10]。
太陽中濕病痓,其脉沉,與筋平[11]。
太陽病,無汗,小便少,氣上衝胸,口噤不能語,欲作剛痓。然剛痓,太陽中風感於寒濕者也,其脉往來進退[12],以沉遲細。異於傷寒熱病。其治不宜發汗,鍼灸爲嘉,治之以藥者,可服葛根湯[13]。

［1］痓:《靈樞·熱病》及《黃帝內經太素·熱病説》并作"痙",當從。下文諸"痓"字并同。《傷寒論》卷二成無己注:"痓,當作'痙',傳寫之誤也。痙者,惡也,非強也……《千金》以强直爲痓。經曰:'頸項强急,口噤,背反張者,痙。'"
［2］反折:症狀名。身腰向後反折。同"角弓反張"。
［3］瘈瘲(chì zòng):指筋脉痙攣的症狀。
［4］齒噤齘(yín):牙關緊閉磨切。噤,口緊閉。齘,《靈樞·熱病》及《黃帝內經太素·熱病説》作"齘(xiè)",當從。齘,牙齒相磨切。
［5］身體強几几然:同"項背强几几",形容項背拘緊不適,轉動俯仰不利狀。
［6］築築:堅實之意。一説脉跳動急速貌。
［7］腳:小腿。

　　[8] 病:據《金匱要略·痙濕暍病脉證治》,推知此處"病"前脱"太陽"二字。
　　[9] 剛痙:當作"剛痙"。病名。症見發熱無汗,惡寒,頸項强急,頭摇口噤,手足攣急或抽搐,甚則角弓反張,脉弦緊等。
　　[10] 柔痙:當作"柔痙"。病名。症見身熱汗出,頸項强急,頭摇口噤,手足抽搐,甚則角弓反張,脉沉遲等。
　　[11] 其脉沉,與筋平:謂脉位沉至筋骨部。
　　[12] 徃:"往"的異體字。
　　[13] 葛根湯:《傷寒論》方。具有發汗解表、升津舒筋的功效。主治外感風寒表實,項背强,無汗惡風,或自下利,或血衄;痙病,氣上衝胸,口噤不語,無汗,小便少,或卒倒僵仆。

　　風痙[1],身反折,先取足太陽及膕中[2],及血絡出血。
　　痙,中有寒,取三里。
　　痙,取之陰蹻及三毛上[3],及血絡出血。
　　痙,取顱會、百會及天柱、鬲俞、上關、光明主之。
　　痙,目不眴[4],刺腦户。
　　痙,脊强反折,瘈瘲,癲疾,頭重,五處主之。
　　痙,互引善驚[5],太衝主之[6]。
　　痙,反折,心痛,氣短[7],尻腜澀[8],小便黄閉,長强主之。
　　痙,脊强互引,惡風時振慄[9],喉痺[10],大氣滿,喘,胸中鬱鬱[11],氣熱[12],目䀮䀮[13],項强,寒熱,僵仆[14],不能久立,煩滿裏急[15],身不安席,大椎主之[16]。
　　痙,筋痛急互引,肝俞主之。
　　熱痙,脾俞及腎俞主之。
　　熱痙互引,汗不出,反折,尻臀内痛[17],似癩瘕狀[18],膀胱俞主之。
　　痙,反折互引,腹脹㽲攣[19],背中怏怏[20],引脇痛,内引心,中膂内肺俞主之[21]。又刺陽明從項而數背椎[22],俠脊膂而痛,按之應手者,刺之尺澤,三痏立已[23]。

　　[1] 風痙:當作"風痙"。病名。風傷太陽經脉,復受寒濕所致的病證。其狀口噤不開,腰背强直如發癇。
　　[2] 太陽:其上原脱"足",據《靈樞·熱病》《黄帝内經太素·風痙》補。　膕中:膝關節後屈位膕窩正中部。
　　[3] 陰蹻:陰蹻脉,奇經八脉之一。　三毛上:指肝經大敦穴。一指叢毛上。
　　[4] 眴(xuàn):眩暈。
　　[5] 互引:互相牽掣。
　　[6] 太衝:當作"天衝",穴名,足少陽膽經穴。《外臺秘要·孔穴主對法》"天衝"條下爲"痙,互引善驚",《醫心方》同,當據改。
　　[7] 氣短:其前原衍"形",據《外臺秘要·孔穴主對法》删。
　　[8] 尻(kāo)腜(chēn)澀:肛門腫脹大便不暢。尻,尾骶部。此指肛門。腜,腫脹。澀,"澀"的異體字。大便不暢。《醫心方》作"尻腜(zhí)清(qìng)"。謂大便清寒。義長。腜,指直腸或肛門。清,寒冷。
　　[9] 振慄:症狀名。身體畏寒而顫抖。
　　[10] 喉痺:病名。以咽部紅腫疼痛,或乾燥,異物感,或咽癢不適,吞咽不利等爲主要表現的疾病。痺,"痹"的異體字。
　　[11] 鬱鬱:鬱悶。
　　[12] 氣熱:《外臺秘要·孔穴主對法》作"身熱"。義長。
　　[13] 目䀮(huāng)䀮:視物不清。"目"字原脱,據《外臺秘要·孔穴主對法》補。
　　[14] 仆:原作"什",據《外臺秘要·孔穴主對法》改。
　　[15] 煩滿:同"煩懣",亦即"煩悶"。

[16] 大椎：《外臺秘要·孔穴主對法》作"大杼"，可從。

[17] 臀：原作"臂"，據《外臺秘要·孔穴主對法》改。

[18] 癉瘧：病名。《素問·瘧論》："其但熱而不寒者，陰氣先絕，陽氣獨發，則少氣煩寃，手足熱，而欲嘔，名曰癉瘧。"癉，原作"痺"，據《外臺秘要·孔穴主對法》改。

[19] 掖：臂下。

[20] 怏(yàng)怏：不高興。引申为不舒服。

[21] 中臂内肺俞：據《外臺秘要·孔穴主對法》當作"中臂内俞"。一説爲"中臂俞"。

[22] 又刺陽明從項而數背椎：據《外臺秘要·孔穴主對法》，當作"從項而數脊椎"。從頸項沿著脊椎往下數。

[23] 尺澤：二字疑衍。《外臺秘要·孔穴主對法》無此二字。　三痏(wěi)：一種針刺方法。指主穴附近(或上下或左右)一寸加刺兩針。痏，原指瘢痕，又指針刺所留針迹，進而針一次或一處即謂一痏。　按："又刺"至"立已"句，《素問·繆刺論》作："刺之從項始數脊椎俠脊，疾按之應手如痛，刺之傍三痏，立已。"與《外臺》意合。

穴名附注：
①三里：足陽明胃經穴位。
②顖(xìn)會、百會、腦户、長强、腰俞：督脉穴位。
③天柱、鬲俞、五處、大杼、肝俞、脾俞、腎俞、膀胱俞、肺俞：足太陽膀胱經穴位。
④上關、光明、天衝(原作"太衝")：足少陽膽經穴位。
⑤尺澤：手太陰肺經穴位。

（二）灸　　例

凡孔穴在身，皆是藏腑、榮衛、血脉流通，表裏往來，各有所主，臨時救難，必在審詳。

人有老少，躰有長短[1]，膚有肥瘦，皆須精思商量[2]，準而折之[3]，无得一槩[4]，致有差失。其尺寸之法，依古者八寸爲尺，仍取病者男左女右手中指上第一節爲一寸。亦有長短不定者，即取手大拇指第一節橫度爲一寸，以意消息，巧拙在人。其言一夫者，以四指爲一夫。又以肌肉文理節解縫會宛陷之中[5]，及以手按之，病者快然[6]。如此子細安詳用心者[7]，乃能得之耳。

凡《經》云：橫三間寸者[8]，則是三灸兩間，一寸有三灸，灸有三分，三壯之處即爲一寸。黄帝曰：灸不三分，是謂徒寃[9]。炷務大也，小弱，炷乃小作之，以意商量。

凡點灸法[10]，皆須平直，四躰无使傾側。灸時孔穴不正，無益於事，徒破好肉耳。若坐點則坐灸之，臥點則臥灸之，立點則立灸之，反此亦不得其穴矣。

凡言壯數者，若丁壯遇病[11]，病根深篤者，可倍多於方數[12]。其人老小羸弱者，可復減半。依《扁鵲灸法》[13]，有至五百壯、千壯，皆臨時消息之。《明堂本經》多云[14]：針入六分，灸三壯，更無餘論。曹氏灸法[15]，有百壯者，有五十壯者。《小品》諸方亦皆有此[16]。仍須準病輕重以行之，不可膠柱守株[17]。

凡新生兒七日以上，周年以還[18]，不過七壯，炷如雀屎大。

凡灸當先陽後陰，言從頭向左而漸下，次後從頭向右而漸下[19]，先上後下。皆以日正午巳後[20]，乃可下火灸之[21]。時謂陰氣未至[22]，灸無不著。午前平旦穀氣虛[23]，令人癲眩[24]，不可針灸也，慎之。其大法如此，卒急者不可用此例。

[1] 躰："體"的俗字。
[2] 商：當作"商"。本句"商量"意爲"酌量"。後文"商量"義同。
[3] 折：折算。
[4] 无："無"的俗字，通"勿"。　槩："概"的异體字。

[5] "又以肌肉"句:又于皮膚肌肉紋理關節腔隙正凹陷之處。文理,紋理。文,"紋"的古字。節解,指關節。

[6] 快然:喜悦貌。

[7] 子細:同"仔細"。

[8] 橫三間寸:灸法用語。指三個底徑三分的艾炷橫行排列,其兩端間的距離共約一寸。

[9] 灸不三分,是謂徒宪:《醫心方》引《小品方》附解曰:"此爲作主(炷)欲令根下廣三分爲適也。減此爲不覆孔穴上,不中經脉,火氣則不能遠達。"宪,"悶"的異體字。

[10] 點:謂作標記。

[11] 丁壯:此指青壯年。

[12] 方數:灸方所記之壯數。

[13] 扁鵲灸法:古書名,已佚。《醫心方》中有《扁鵲灸經》《扁鵲針灸經》的記載。

[14] 明堂本經:又名《黃帝明堂經》,爲目前我國已知最早的一部針灸腧穴學專著,約成書于漢,著者不詳,久佚。後世《針灸甲乙經》《黃帝内經明堂》《備急千金要方》《外臺秘要》《醫心方》均有引用。孫思邈稱其爲《明堂本經》,以别于後世其他《明堂》之書。今人黃龍祥有《黃帝明堂經輯校》一書。《黃帝明堂經》論針灸劑量及留針時間極簡單,語如"刺入三分,留七呼,灸三壯",故孫思邈稱"更無餘論"。需"針入六分,灸三壯"之穴位有肩髃、大陵等。

[15] 曹氏灸法:指三國曹翕《曹氏灸經》,爲繼先秦《足臂十一脉灸經》《陰陽十一脉灸經》後又一灸法專著,已佚。部分佚文保存在陳延之《小品方》、楊上善《黃帝内經太素》及孫思邈《備急千金要方》等書籍中。

[16] 小品:即陳延之《小品方》。

[17] 膠柱守株:喻拘泥。膠柱,成語"膠柱鼓瑟"的縮略。守株,成語"守株待兔"的縮略。

[18] 周年以還:一周歲以内。

[19] "言從頭"二句:二語似爲後人注文,竄入正文。

[20] 日正午:指中午十二點鐘左右。 已後:以後。"巳"當作"已",古多混用。

[21] 下火:點火。

[22] 時:此字難解,疑有錯簡,當在前句"已後"之下。

[23] 午前:正午之前。 平旦:清晨。

[24] 癲眩:昏亂眩暈之症。

複習思考題

課文回顧

1. 詞語注釋

嗓斷 几几 築築而弦 晄晄 怏怏 消息 節解縫會 膠柱守株 下火 卒急

2. 句子今譯

(1) 太陽病,其證備,其身體強几几然,脉反沉遲者,此爲痙。

(2) 然剛痙,太陽中風感於寒濕者也,其脉往來進退,以沉遲細。異於傷寒熱病。其治不宜發汗,鍼灸爲嘉,治之以藥者,可服葛根湯。

(3) 凡點灸法,皆須平直,四躰无使傾側。灸時孔穴不正,無益於事,徒破好肉耳。若坐點則坐灸之,臥點則臥灸之,立點則立灸之,反此亦不得其穴矣。

(4) 凡言壯數者,若丁壯遇病,病根深篤者,可倍多於方數。其人老小羸弱者,可復減半。依《扁鵲灸法》,有至五百壯、千壯,皆臨時消息之。

3. 文意理解

(1) 文中提到的痙病有幾種? 怎樣區分這幾種痙病?

(2) 文中"同身寸"是如何測定的? 不同時間行灸有哪些注意事項?

(3) 《灸例》在哪些方面體現了中醫因人制宜的原則?

課外閱讀

　　火針即淬針頻以麻油蘸其針燈上燒令通紅用方有功若不紅不能去病反損於人燒時令針頭低下恐油熱傷手先令他人燒針醫者臨時用之以免手熱先以墨點記穴道使針時無差火針甚難須有臨陣之將心方可行針先以左手按穴右手用針切忌太深恐傷經絡太淺不能去病惟消息取中耳凡行火針必先安慰病患令勿驚懼較之與灸一般灸則疼久針則所疼不久一針之後速便出針不可久留即以左手速按針孔則能止疼人身諸處皆可行火針惟面上忌之火針不宜針腳氣反加腫痛宜破癰疽發背潰膿在內外面皮無頭者但按毒上軟處以潰膿其闊大者按頭尾及中以墨點記宜下三針決破出膿一針腫上不可按之即以手指從兩旁捺之令膿隨手而出或腫大膿多針時須側身回避恐膿射出污身也(明‧楊繼洲《針灸大成‧〈素問〉九針論》)

　　要求：

1. 為上文斷句。
2. 文意理解　應用火針時需要注意哪些問題？

　　　　　　　　　　　　　　　　　　　　　　　　　　　　　　　　(史馬廣寒)

◈◈◈ 第六單元 ◈◈◈

提 要 雜 記

概　述

提要又稱"題解""書録""書目提要"等,屬于傳統目録學的重要内容,發端于西漢劉向、劉歆父子的《别録》《七略》,主旨是"條其篇目,撮其指意",記載作者事迹,考證版本源流,評價内容得失,説明編寫體例,重點突出,簡明扼要,有助于讀者瞭解該書的概况。清代學者章學誠《校讎通義·序》曰:"蓋自劉向父子部次條别,將以辨章學術,考鏡源流。非深明於道術精微、群言得失之故者,不足與此。後世部次甲乙,紀録經史,代有其人,而求能推闡大義,條别學術異同,使人由委溯源,以想見於墳籍之初者,千百之中,不十一焉。"

古籍目録中的提要,往往對于歷代珍貴的版本有翔實的考證和鑒别説明,在内容上有特殊資料價值之處亦有所提示。提要在編寫體例上多見"輯録體",如元代馬端臨《文獻通考·經籍考》等,是輯録歷代前人的序跋而成,這類目録提要具有豐富的原始史料價值;另一類有别于此的編寫體例則是先列前人提要序跋,再加以編者按語,如清朱彝尊《經義考》、孫詒讓《温州經籍志》等。《七略》之後,中國歷史上具有典範意義的目録學文獻即《四庫全書總目》二百卷,《四庫全書總目提要》共收入古籍 3 461 種,稱爲"著録書",另有 6 793 種衹列書目,稱爲"存目書"。每部書都有一篇提要,説明作者生平、著作内容、著述體例及版本、源流等,匯編成二百卷,分經、史、子、集四大類,清代以前的重要著作基本收全,是先秦至清初學術史的系統總結,是内容豐富且較有系統地研究歷代文獻的重要工具書,被張之洞譽爲"良師":"書即師也。今爲諸君指一良師,將《四庫全書總目提要》讀一過,即略知學術門徑矣。"(《輶軒語·語學·論讀書宜有門徑》)《四庫全書總目提要》中的醫籍提要被後世學者譽爲"醫書提要的上乘",這些中醫藥類著作均收在子部。20 世紀 30 年代曹炳章編《中國醫學大成》時仿《四庫全書總目提要》寫過醫籍提要并有單行本刊行,現代的中醫古籍提要有《中國醫籍提要(上)(下)》《三百種醫籍録》《中國古醫籍書目提要》等。

醫籍雜記類文獻主要是歷代學者論述醫藥之文,舉凡雜文、筆記、隨筆、信劄、墓志、贈序多有涉及。從醫史文獻角度來看,這些材料保存了許多關于古代醫事制度、醫經訓釋、醫家逸聞、方藥雜議、醫籍考證、醫藥風俗等珍貴資料,其中不少資料爲醫籍闕如且正史也未見記載的,在研究醫學史實、文獻著録、考訂醫經舊注、發揮醫理玄奥、傳承臨證效驗及增廣醫事見聞等方面具有史料價值。這些醫籍和非醫學古籍中的文章和材料可資互相比對和補充。雜記類文獻體例自由,題材廣泛,往往篇幅短小精悍,語言生動活潑。此類文獻體例肇始于漢代、興于唐宋、盛于明清。如現代學者來新夏輯録的《清人筆記隨録》中,不乏上述醫學史料,這些資料對于今人研究醫療社會史及中醫學術史彌足珍貴。

醫籍雜記類文獻中常見的醫事類文獻,多指傳統醫療實踐活動的總稱,追溯尚處于蒙昧之時的原始社會,醫療活動多出于人類防禦疾患的本能。而至夏商周三代,醫事活動漸頻,促使醫事制度產生。商代出現了"小疒臣",既醫治疾病,也從事醫療管理,可謂最早的醫官。

周代在商代醫事啓蒙的基礎上,建立了相當先進的醫事制度,并且有了醫學分科。《周禮·天官·醫師》記載了周代的醫事制度,醫師主掌醫藥政令,統領諸醫并將下級醫官分爲四類,即食醫、疾醫、瘍醫、獸醫,分別掌管周王室的飲食配膳及邦中百姓内外科疾病與禽獸内外病證的診治,建立了醫官考核制度并確定考核標準及等級,制定了疾病診治標準,規定醫官上報患者死亡的原因,反映了我國醫療制度及管理體制早在兩千多年前就已頗具規模、體系完備。秦漢之際,設立"太醫令丞""太醫""侍醫",負責宮廷醫療工作,同時還建立了完善的醫事律令制度。隋唐之時,醫事制度系統建立,一是爲帝王服務的尚藥局和食醫,二是爲太子服務的藥藏局和掌醫,三是百官醫療兼教育機構的太醫署及地方醫療機構。另外,隋代郡縣官府均有醫生,唐代則是建立起一整套醫療機構,大中小州設立的醫學博士身兼醫療與教學之職。宋元明清則是承繼隋唐醫事制度,而代有發揮。

醫籍雜記類文獻中醫家隨筆和文人筆記層出不窮,有的采用注釋方式對古代典籍和名家言論等深化發揮或考辨釋難,并提出己見,如明代醫家李中梓專爲張介賓《類經》"不失人情"所加的按語,分析病人、旁人、醫人之情;也有歷代文人述醫、論醫的精美小品文章,辭理暢達、韻味無窮,宋代蘇軾《東坡雜記》、周密《武林舊事》《齊東野語》《癸辛雜識》,清代顧炎武《日知録》、紀昀《閲微草堂筆記》等皆有此類文章,是瞭解古代中醫文化的重要資料。

●（馮　春）

文　選

三十一、醫書提要三則

ER-31-1

醫書提要三則 PPT

學習目標

1. 知識目標　掌握課文的重點字詞、三個文句的今譯。

2. 能力目標　通過閱讀分析,瞭解重要醫籍目録文獻的主要内容、編寫體例、學術源流及評價。

3. 情感目標　通過學習文選,瞭解醫籍目録文獻起着"辨章學術、考鏡源流"的重要作用,激發博覽群書的熱情,努力提高自身知識素養。

【導學】以下三則提要均選自《四庫全書總目提要》卷一百零三子部十三醫家類,據1956年中華書局影印浙江杭州本。作者紀昀(1724—1805),字曉嵐,又字春帆,晚年自號石雲,河間(今屬河北)人,乾隆十九年進士,官至禮部尚書、協辦大學士,卒諡文達。第一則《黄帝素問》提要,着重考證《素問》書名的由來,説明王冰對《素問》的編次補綴及其注釋的貢獻。第二則《類經》提要,介紹張介賓《類經》編寫體例及分類原則,同時闡述了與羅天益《内經類編》的差異。第三則《本草綱目》提要,介紹了李時珍撰寫《本草綱目》的原則和方法,《本草綱目》的體例、内容和刊行過程,贊揚該書是"蓋集本草之大成者,無過於此矣"。

（一）《黄帝素問》二十四卷　内府藏本

唐王冰注。《漢書·藝文志》載《黄帝内經》十八篇[1],無《素問》之名。後漢張機《傷寒論》引之,始稱《素問》。晉皇甫謐《甲乙經序》稱《鍼經》九卷、《素問》九卷,皆爲《内經》,與

《漢志》十八篇之數合。則《素問》之名起於漢、晉間矣，故《隋書·經籍志》始著録也。然《隋志》所載祇八卷[2]，全元起所注已闕其第七[3]。冰爲寶應中人，乃自謂得舊藏之本，補足此卷。宋林億等校正，謂《天元紀大論》以下，卷帙獨多，與《素問》餘篇絶不相通，疑即張機《傷寒論序》所稱《陰陽大論》之文，冰取以補所亡之卷，理或然也。其《刺法論》《本病論》則冰本亦闕，不能復補矣。冰本頗更其篇次，然每篇之下必注"全元起本第幾"字，猶可考見其舊第。所注排抉隱奧[4]，多所發明。其稱"大熱而甚，寒之不寒，是無水也；大寒而甚，熱之不熱，是無火也。無火者，不必去水，宜益火之源，以消陰翳；無水者，不必去火，宜壯水之主，以鎮陽光"[5]，遂開明代薛己諸人探本命門之一法，其亦深於醫理者矣。冰名見《新唐書·宰相世系表》，稱爲京兆府參軍[6]。林億等引《人物志》謂冰爲太僕令[7]，未知孰是。然醫家皆稱王太僕，習讀億書也。其名，晁公武《讀書志》作"王砅"[8]，《杜甫集》有《贈重表姪王砅》詩，亦復相合。然唐、宋《志》皆作"冰"，而世傳宋槧本亦作"冰"字[9]，或公武因杜詩而誤歟？

　　[1] 篇：《漢書·藝文志》作"卷"。《漢書》"篇"同時是"卷"，"卷"可以是一篇或幾篇。這裏"篇"等同于"卷"。

　　[2] 祇："祇"的异體字。僅。

　　[3] 全元起：南朝齊梁時期人，曾任侍郎，最早爲《素問》作注，所注《素問訓解》已亡佚。　闕：通"缺"，缺漏。

　　[4] 排：疏通。　抉：擇取。

　　[5] 其稱"大熱……以鎮陽光"：語本《素問·至真要大論》王冰注。

　　[6] "冰名"二句：《新唐書》卷七十二在王氏任職系列中有"冰京兆府參軍"六字，蓋爲同名之人，并非注《素問》之王冰。世系，家族世代相承的系統。京兆府，唐代關内道所轄諸府之一，爲京畿地區行政機構。京兆，今陝西西安以東至華縣之間。參軍，古代官名，本參謀軍務之稱，隋唐時兼爲郡官。

　　[7] "林億"句：林億等在今本《黄帝内經素問注》王冰序文篇題下云："按唐《人物志》，冰仕唐爲太僕令，年八十餘，以壽終。"考唐代并無以"人物志"爲名的書籍存世。今存《人物志》，爲三國魏·劉劭撰。故林億所指唐《人物志》，疑爲唐代林寶所撰之《元和姓纂》。太僕令，古代官名，掌輿馬畜牧之事。

　　[8] 晁公武：南宋著名藏書家、目録學家，澶州清豐（今山東菏澤市巨野）人。著《郡齋讀書志》二十卷，是我國現存最早具有提要内容的私藏目録。

　　[9] 槧（qiàn）本：刻本。

ER-31-2

《素問·至真要大論》王冰注

（二）《類經》三十二卷 内府藏本

　　明張介賓編。介賓字會卿，號景岳，山陰人。是書以《素問》《靈樞》分類相從，一曰攝生，二曰陰陽，三曰藏象，四曰脈色，五曰經絡，六曰標本，七曰氣味，八曰論治，九曰疾病，十曰針刺，十一曰運氣，十二曰會通，共三百九十條。又益以《圖翼》十一卷[1]，《附翼》四卷。雖不免割裂古書，而條理井然，易於尋覽，其注亦頗有發明。考元劉因《静修集》[2]，有《内經類編序》曰："東垣李明之，得張氏之學者，鎮人羅謙甫嘗從之學[3]。一日過予[4]，言先師嘗教予曰：'夫古雖有方，而方則有所自出也。子爲我分經病證而類之[5]，則庶知方之所自出矣。'予自承命，凡三脱稿而先師三毁之[6]。研摩訂定，三年而後成，名曰《内經類編》"云云。則以《内經》分類實自李杲創其例，而羅天益成之。今天益之本不傳，介賓此編雖不以病分類，與杲例稍異，然大旨要不甚遠，即以補其佚亡，亦無不可矣。

　　[1] 益：增加。　《圖翼》：即《類經圖翼》。該書以圖解方式輔助解釋《類經》注文之不足，主要包括運氣（卷一、卷二）和針灸（卷三至卷十一）兩部分。　《附翼》：即《類經附翼》，是《類經圖翼》的附篇。

　　[2] 劉因：元代大儒，理學家、詩人，字夢吉，號静修，容城（今河北徐水）人，著作有《静修先生文集》，係元人所輯。

　　[3] 張氏：指金代著名醫家、易水學派開創者張元素。張元素，字潔古，易州（今河北易縣）人，著《醫學

筆記欄

啟源》《臟腑標本寒熱虛實用藥式》等書。

［4］過:拜訪。

［5］類:分類。

［6］凡:總共。

（三）《綱目》五十二卷，大學士于敏中家藏本

明李時珍撰。時珍,字東璧,蘄州人,官楚王府奉祠正[1],事蹟具《明史·方技傳》[2]。是編取神農以下諸家本草,薈粹成書。複者芟之,闕者補之,譌者糾之[3],凡一十六部,六十二類,一千八百八十二種。每藥標正名爲"綱",附釋名爲"目",次以集解、辨疑、正誤,次以氣味、主治、附方。其分部之例,首水火,次土,次金石,次草穀菜果木,次服器,次蟲鱗介禽獸[4],終之以人。前有圖三卷,又序例二卷,百病主治藥二卷,於陰陽標本、君臣佐使之論,最爲詳析。考諸家本草,舊有者一千五百一十八種,時珍所補者又三百七十四種。搜羅群籍,貫串百氏,自謂"歲歷三十,書採八百餘家,稿凡三易,然後告成"者,非虛語也。其書初刻於萬曆間,王世貞爲之序[5]。其子建元又獻之於朝,有《進疏》一篇,冠於篇首。至國朝順治間[6],錢塘吳敏昌重訂付梓[7],於是業醫者無不家有一編。《明史·方技傳》極稱之,蓋集本草之大成者,無過於此矣。

［1］奉祠正:官名。主管祭祀。

［2］蹟:同"跡"。

［3］複:重複。 芟:删除。 譌:錯誤。

［4］鱗:魚類。 介:甲類。

［5］萬曆:明神宗朱翊鈞的年號,1573—1620 年。 王世貞:字元美,號鳳洲,又號弇州山人,蘇州府太倉州(今江蘇省太倉市)人,明代文學家、史學家。王世貞與李攀龍、徐中行、梁有譽、宗臣、謝榛、吳國倫合稱"後七子"。李攀龍故後,王世貞獨領文壇二十年,著有《弇州山人四部稿》《藝苑卮言》等。

［6］國朝:本朝。作者對所在朝代的敬稱。 順治:清世祖福臨年號,1644—1661 年。

［7］付梓:指書稿雕版印行。

複習思考題

課文回顧

1. 詞語注釋

衹(八卷) 闕(其第七) 考(見其舊第) 排抉(隱奧) 槧本

2. 句子今譯

(1) 冰本頗更其篇次,然每篇之下必注"全元起本第幾"字,猶可考見其舊第。所注排抉隱奧,多所發明。

(2) 雖不免割裂古書,而條理井然,易於尋覽,其注亦頗有發明。

(3) 於是業醫者無不家有一編。《明史·方技傳》極稱之,蓋集本草之大成者,無過於此矣。

3. 文意理解

(1) 王冰注《黃帝素問》與全元起注本的區別是什麼?

(2) 張介賓《類經》與羅天益《內經類編》在編寫體例上的异同是什麼?

(3) 李時珍整理諸家本草的基本原則是什麼?

課外閱讀

格致餘論一卷元朱震亨撰震亨字彥修金華人受業於羅知悌得劉守真之傳其説謂陽易動陰易虧獨重滋陰降火創為陽常有餘陰常不足之論張介賓等攻之不遺餘力然震亨意主補益故諄諄以飲食色欲為箴所立補陰諸丸亦多奇效孫一奎醫旨緒餘云丹溪生當承平見<u>人</u>多酗酒縱

筆記欄

欲精竭火熾復用剛劑以至於斃因為此救時之說後人不察遂以寒涼殺人此不善學丹溪者也其說可謂平允矣是編前有自序云古人以醫為吾儒格物致知之一事故特以是名書蓋震亨本儒者受業於許謙之門學醫特其餘事乃性之所近竟不以儒名而以醫名然究較方技者流為能明其理故其言如是戴良九靈山房集有丹溪翁傳叙其始末甚詳云(清·紀昀《四庫全書總目提要》卷104子部十四醫家類)

要求:

1. 為上文加標點。

2. 注釋文中加點詞語。

3. 今譯文中劃綫句子。

4. 文意理解

(1) 提要中如何解釋此卷書名的寓意?

(2) 簡述此提要對朱震亨學術思想的評價。

●(馮　春)

三十二、醫　師　章

ER-32-1

醫師章 PPT

學習目標

1. 知識目標　掌握課文的重點字詞、三個文句的今譯。

2. 能力目標　通過閱讀分析,深入領會兩千年前周代王室的醫療行政制度、醫師考核制度及治療規範,瞭解醫師、食醫、疾醫、瘍醫、獸醫的職責。

3. 情感目標　通過學習文選,瞭解兩千多年前西周時期醫學制度已經比較完善,中醫藥學的知識已相當豐富,感受中醫學發展的悠久歷史和傳統醫藥文化的深厚底蘊。

【導學】　本文選自《周禮·天官·醫師》,據《十三經注疏》中華書局1980年影印清代阮元校刻本排印。《周禮》也稱《周官》《周官經》,全書分《天官》《地官》《春官》《夏官》《秋官》《冬官》六篇,較詳細地記載了周代王室的官制、職掌和施政要領,是研究我國古代社會典章制度的重要文獻之一。舊傳作者是周公姬旦,據近人考證,當爲春秋戰國時期的作品。西漢河間獻王獲此書,缺《冬官》一篇,遂以《考工記》補之(《考工記》記述百工之事,大概是戰國時齊國人所作)。至西漢末年,將它正式列于經學,因其內容屬於禮,故稱《周禮》。

本文記載了當時的醫事制度:醫師負責主管醫藥政令,下設食醫、疾醫、瘍醫和獸醫,分管王室的飲食配膳,治療各種內外科疾病和獸病,制定考核標準,確定診治常規等。充分説明早在兩千多年前,我國醫學已達到一定的水平,衛生行政組織也頗具規模,相當縝密。正如張驥《周禮醫師章補注·叙》言:"《醫師》一篇,其于醫經原旨、本草大綱,早已舉其凡而握其要。"

醫師掌醫之政令[1],聚毒藥以共醫事[2]。凡邦之有疾病者、疕瘍者造焉[3],則使醫分而治之。歲終,則稽其醫事[4],以制其食[5]:十全爲上[6],十失一次之,十失二次之,十失三次之,十失四爲下。

[1] 醫師:周代主管各科醫生和醫藥衛生行政的長官。

[2] 毒藥:泛指藥物。　共:"供"的古字。供給。

[3] 疕(bǐ)瘍:外科和骨傷科疾病。疕,頭瘡,又指禿瘡。瘍,癰瘡,又指身體受傷。　造:到……去。

[4] 稽:考核。

[5] 食:薪俸。

筆記欄

［6］全："痊"的古字。病愈。

食醫掌和王之六食、六飲、六膳、百羞、百醬、八珍之齊[1]。凡食齊眡春時[2]，羹齊眡夏時，醬齊眡秋時，飲齊眡冬時。凡和，春多酸，夏多苦，秋多辛，冬多鹹，調以滑甘。凡會膳食之宜[3]，牛宜稌，羊宜黍，豕宜稷，犬宜粱，鴈宜麥[4]，魚宜苽。凡君子之食恒放焉[5]。

［1］食醫：掌管調味和配食的醫生，類似于營養師。 和(hè)：調配。 六食：稌(tú)、黍、稷、粱、麥、苽(gū)。 六飲：水、漿、醴、涼、醫、酏(yí)。 六膳：馬、牛、羊、豕、犬、雞。膳，指牲畜之肉。 百羞：多種美味食品。羞，"饈"的古字。 百醬：多種精製的醬類食品。 八珍：淳熬、淳母、炮豚、炮牂(zāng)、搗珍、煎、漬、肝膋(liáo)等八種珍貴食品。 齊："劑"的古字。調劑。這裏指調配過的食物。

［2］"食齊"句：指六食要比照春季氣候應當溫。下三句仿此。眡，"視"的異體字。比照。

［3］會：配制。 宜："宜"的異體字。這裏指適宜的方法。

［4］鴈："雁"的異體字。指鵝。

［5］放："倣"的古字，今作"仿"。依照。

疾醫掌養萬民之疾病[1]。四時皆有癘疾[2]：春時有痟首疾[3]，夏時有癢疥疾[4]，秋時有瘧寒疾[5]，冬時有嗽上氣疾[6]。以五味、五穀、五藥養其病[7]。以五氣、五聲、五色眡其死生[8]。兩之以九竅之變[9]，參之以九藏之動[10]。凡民之有疾病者，分而治之。死終，則各書其所以，而入於醫師。

［1］疾醫：相當于內科醫生。 養：治療。賈公彥疏："此主療治疾病。而云養者，但是療治，必須將養。故以養云之。"

［2］癘疾：疫癘。指季節性的流行病。

［3］痟(xiāo)首疾：有酸削感的頭痛病。

［4］癢疥疾：泛指瘡、疥、癬等皮膚病。

［5］瘧寒疾：瘧疾及畏寒發冷的疾病。

［6］嗽上氣疾：咳嗽及氣喘病。嗽，通"嗽"。

［7］五穀：古代所指的五種穀物，麻、黍、稷、麥、菽，或稻、黍、稷、麥、菽。 五藥：草、木、蟲、石、穀等五類藥物。 養：調治。

［8］五氣：指五臟所出之氣。肺氣熱，心氣次之，肝氣涼，脾氣溫，腎氣寒。《素問·陰陽應象大論》又指喜、怒、悲、憂、恐。 五聲：指呼、笑、歌、哭、呻。 五色：青、赤、黃、白、黑五種面色。

［9］"兩之"句：比較九竅開閉的異常變化。兩：比較，對照。數詞活用作動詞。一說，兩，再次診察。

［10］"參之"句：參驗九臟脉象的搏動情況。參，參驗。一說，參，再三診察。

瘍醫掌腫瘍、潰瘍、金瘍、折瘍之祝藥、劀殺之齊[1]。凡療瘍，以五毒攻之[2]，以五氣養之[3]，以五藥療之，以五味節之。凡藥，以酸養骨，以辛養筋，以鹹養脈，以苦養氣，以甘養肉，以滑養竅[4]。凡有瘍者，受其藥焉。

［1］瘍醫：相當于外科、骨傷科醫生。 腫瘍：未潰爛未出膿血的癰瘡。 潰瘍：已潰爛出膿血的癰瘡。 金瘍：被刀劍等金屬利器所傷的創傷。 折瘍：肢體筋骨折損受傷的疾患。 祝藥：外敷用藥。祝：通"注"。 劀殺之齊：刮除膿血和銷蝕腐肉的藥劑。劀，刮除，刮去膿血。殺，蝕去惡肉。

［2］五毒：用膽礬、丹砂、雄黃、礜(yù)石、磁石煉製的外用藥。 攻：治。

［3］五氣(xì)：五穀。氣，"餼(xì)"的古字。餼，指食物。

［4］以滑養竅：用黏滑之物通養孔竅。

獸醫掌療獸病，療獸瘍。凡療獸病，灌而行之[1]，以節之[2]，以動其氣[3]，觀其所發而養之[4]。凡療獸瘍，灌而劀之[5]，以發其惡[6]，然後藥之，養之，食之。凡獸之有病者、有瘍者，使療之。死則計其數以進退之[7]。

[1] 灌而行之:給病畜灌藥,幷使它遛行。

[2] 節之:調節它遛行的速度。一說,指以鞭策之,使藥力運行。

[3] 氣:指脉氣。

[4] 所發:指表現出來的病情。

[5] 灌:指清洗創傷。

[6] 發:發散。此指除掉。

[7] 進退:指獸醫俸禄等級的升降。

複習思考題

課文回顧

1. 詞語注釋

醫師　毒藥　(凡)邦　疕瘍(者)　造焉　稽(其醫事)　(以制其)食　(十)全　和(王之六食)　(百)羞　(之)齊　眡(春時)　會(膳食之宜)　(恒)放(焉)　癘疾　漱(上氣疾)　養(其病)　兩(之)　參(之)　祝(藥)　劑(殺之齊)

2. 句子今譯

(1) 醫師掌醫之政令,聚毒藥以共醫事。凡邦之有疾病者、疕瘍者造焉,則使醫分而治之。歲終,則稽其醫事,以制其食。

(2) 兩之以九竅之變,參之以九藏之動。凡民之有疾病者,分而治之。死終,則各書其所以,而入於醫師。

(3) 凡療獸瘍,灌而劑之,以發其惡,然後藥之,養之,食之。凡獸之有病者、有瘍者,使療之。死則計其數以進退之。

3. 文意理解

(1) 周代的醫事制度中,醫師的職責是什麽?

(2) 醫師下設哪幾類醫生? 職責各是什麽?

課外閱讀

太醫署令二人從七品下丞二人從八品下府二人史四人主藥八人藥童二十四人醫監四人從八品下醫正八人從九品下藥園師二人藥園生八人掌固四人太醫令掌醫療之法丞為之貳其屬有四曰醫師針師按摩師禁咒師皆有博士以教之其考試登用如國子之法凡醫師醫工醫正療人疾病以其全多少而書之以為考課藥園師以時種蒔收采諸藥醫博士一人正八品上助教一人從九品下醫師二十人醫工一百人醫生四十人典藥二人博士掌以醫術教授諸生醫術謂習本草甲乙脈經分而為業一曰體療二曰瘡腫三曰少小四曰耳目口齒五曰角法也針博士一人從八品下針助教一人從九品下針師十人針工二十人針生二十人針博士掌教針生以經脈孔穴使識浮沉澀滑之候又以九針為補瀉之法其針名有九應病用之也按摩博士一人從九品下按摩師四人按摩工十六人按摩生十五人按摩博士掌教按摩生消息導引之法咒禁博士一人從九品下咒禁師二人咒禁工八人咒禁生十人咒禁博士掌教咒禁生以咒禁除邪魅之為厲者(五代·劉昫《舊唐書·官職三》)

要求:

1. 為上文加標點。

2. 查字典,注釋文中加點詞語。

3. 今譯文中劃綫句子。

4. 文意理解　上文所言,醫博士教授諸生學習哪些書籍? 分為哪些行醫科目?

(戰佳陽)

三十三、養　生　論

ER-33-1

養生論 PPT

學習目標

1. 知識目標　掌握課文的重點字詞、分承修辭、四個文句的今譯。
2. 能力目標　通過閱讀分析，深入領會"導養得理"可以長壽的觀點，瞭解精神、飲食、環境、藥物等對人體健康與壽命的影響。
3. 情感目標　通過學習文選，感受中華優秀養生文化的博大精深，體悟中華文化的精髓。

ER-33-2

養生論全文
朗誦

【導學】本文選自《嵇中散集》卷三，據明嘉靖四年黃省曾刻本，參校《昭明文選》中華書局 1997 年影印本排印。作者嵇康(223—263)，字叔夜，譙郡銍(今安徽宿縣西南)人，三國魏文學家、思想家，"竹林七賢"之一。曾任魏中散大夫，世稱"嵇中散"。嵇康崇尚老莊思想，信奉服食養生之道，主張回歸自然，厭惡繁瑣禮教。因對執政的司馬氏不滿，被司馬昭殺害。有《嵇中散集》十卷傳世。

本文提出了"導養得理"可以長壽的觀點，論述了精神與形體互相依存的關係，幷通過飲食、環境、藥物等事例，論述了其對養生的影響，指出祇要"修性保神"與"服食養身"相結合，就可取得長壽的效果。

世或有謂神仙可以學得，不死可以力致者；或云上壽百二十[1]，古今所同，過此以往，莫非妖妄者。此皆兩失其情。請試粗論之。

夫神仙雖不目見，然記籍所載[2]，前史所傳，較而論之[3]，其有必矣。似特受異氣，禀之自然，非積學所能致也。至於導養得理[4]，以盡性命，上獲千餘歲，下可數百年，可有之耳。而世皆不精，故莫能得之。

[1] 上壽：高齡。李善注引《養生經》："人生上壽一百二十年，中壽百年，下壽八十年。而竟不然者，皆夭耳。"

[2] 記籍：文獻典籍。記，録。籍，書籍。

[3] 較：明顯。

[4] 導養：導氣養性，服食養生。

何以言之？夫服藥求汗，或有弗獲；而愧情一集，渙然流離[1]。終朝未餐[2]，則囂然思食[3]；而曾子銜哀，七日不飢[4]。夜分而坐，則低迷思寢[5]；内懷殷憂，則達旦不瞑[6]。勁刷理鬢，醇醴發顏[7]，僅乃得之；壯士之怒，赫然殊觀，植髮衝冠[8]。由此言之，精神之於形骸，猶國之有君也。神躁於中，而形喪於外，猶君昏於上，國亂於下也。

夫爲稼於湯之世[9]，偏有一溉之功者[10]，雖終歸於燋爛，必一溉者後枯。然則，一溉之益固不可誣也[11]。而世常謂一怒不足以侵性，一哀不足以傷身，輕而肆之[12]，是猶不識一溉之益，而望嘉穀於旱苗者也。是以君子知形恃神以立，神須形以存，悟生理之易失[13]，知一過之害生。故修性以保神，安心以全身，愛憎不棲於情，憂喜不留於意，泊然無感[14]，而體氣和平[15]，又呼吸吐納[16]，服食養身，使形神相親，表裏俱濟也。

夫田種者[17]，一畝十斛，謂之良田，此天下之通稱也。不知區種可百餘斛[18]。田、種一也[19]，至於樹養不同[20]，則功效相懸。謂商無十倍之價，農無百斛之望，此守常而不變者也。

ER-33-3

愧情一集，
渙然流離

[1] 渙然流離：汗液流淌不止。渙然，水盛貌。流離，猶言"淋漓"。

[2] 終朝：整個早晨。

〔3〕囂然:腹空飢餓貌。囂,通"枵"。空虛。

　　〔4〕"曾子"句:《禮記·檀弓上》:"曾子謂子思曰:'伋,吾執親之喪也,水漿不入於口者七日。'"曾子,名參,字子輿,孔子弟子,以孝著稱。

　　〔5〕夜分:夜半。　低迷:迷糊貌。

　　〔6〕殷憂:深切的憂慮。殷,深。

　　〔7〕勁刷:梳子。　醇醴:泛指酒類。醇,厚酒。醴,甜酒。

　　〔8〕赫然:盛怒貌。　植髮衝冠:形容盛怒貌。植髮,指頭髮直立。

　　〔9〕湯:商王朝的建立者,亦稱天乙、成湯。傳說商湯時代曾有七年之旱。

　　〔10〕偏:唯獨。

　　〔11〕誣:輕視。

　　〔12〕肆:放縱。

　　〔13〕生理:養生之理。

　　〔14〕泊然:恬淡無欲貌。

　　〔15〕和平:平和。

　　〔16〕吐納:從口中徐徐吐出濁氣,再由鼻孔緩緩吸入清氣。此爲古代常見的養生方法之一。

　　〔17〕田種(zhòng):耕種。散播漫種,是比較原始的耕種方法。

　　〔18〕區種:謂按一定距離開溝挖穴,播入種子。相傳商湯時,伊尹始創"區種"法。把農作物種在帶狀低畦或方形淺穴的小區之內,精耕細作,集中施肥灌水,合理密植。

　　〔19〕種(zhǒng):種子。

　　〔20〕樹養:種植管理的方法。

　　且豆令人重[1],榆令人瞑[2],合歡蠲忿[3],萱草忘憂[4],愚智所共知也。薰辛害目[5],豚魚不養[6],常世所識也。虱處頭而黑[7],麝食柏而香[8],頸處險而癭[9],齒居晉而黃[10]。推此而言,凡所食之氣[11],蒸性染身[12],莫不相應。豈惟蒸之使重而無使輕,害之使闇而無使明[13],薰之使黃而無使堅,芬之使香而無使延哉[14]?

　　故神農曰"上藥養命,中藥養性"者[15],誠知性命之理,因輔養以通也。而世人不察,惟五穀是見,聲色是耽,目惑玄黃[16],耳務淫哇[17]。滋味煎其府藏,醴醪鬻其腸胃[18],香芳腐其骨髓,喜怒悖其正氣[19],思慮銷其精神,哀樂殃其平粹[20]。夫以蕞爾之軀,攻之者非一塗[21];易竭之身,而外內受敵。身非木石,其能久乎?

　　〔1〕豆令人重:大豆有黑、青、黃、白、斑數色,唯黑者入藥。《本草綱目·黑大豆》:"久服,令人身重。"

　　〔2〕榆令人瞑:陶弘景曰:"初生莢人(仁),以作糜羹,令人多睡。"

　　〔3〕合歡蠲(juān)忿:《神農本草經》:"合歡味甘平,主安五臟,和心志,令人歡樂無憂。久服輕身明目得所欲。"蠲,除去。

　　〔4〕萱草:同"諼草""蕿草"。《詩經·衛風·伯兮》:"焉得諼草?言樹之背。"毛傳:"諼草令人忘憂。"

　　〔5〕薰辛:指大蒜。薰,通"葷"。李善注引《養生要》曰:"大蒜多食,葷辛害目。"

　　〔6〕豚魚:即河豚。其肝臟、血液、卵巢有劇毒。寇宗奭《本草衍義》云:"味雖珍美,修治失法,食之殺人。厚生者宜遠之。"

　　〔7〕"虱處頭"句:《抱樸子·外篇·佚言》:"今頭虱着人,皆稍變而白;身虱處頭,皆漸化而黑。"

　　〔8〕"麝食柏"句:陶弘景曰:"麝形似獐而小,黑色,常食柏葉……五月得香。"

　　〔9〕"頸處險"句:生活在山區的人,頸部易生癭瘤。《呂氏春秋·盡數》:"輕水所,多禿與癭人。"險,通"巖"。山崖。

　　〔10〕"齒居晉"句:李時珍《本草綱目·果部》曰:"啖棗多,令人齒黃生䘌。"據現代調查,此爲地方性高氟病,非吃棗所致。

　　〔11〕所食之氣:指食用的食物。氣,"餼(xì)"的古字。餼,指食物。

　　〔12〕蒸性染身:陶冶情志,染化形體。

　　〔13〕闇:"暗"的异體字。

筆記欄

[14] 延:據黄省曾注,當为"脠(shān)",生肉醬。引申爲膻氣。

[15] "上藥"二句:《神農本草經·序錄》:上藥"主養命以應天",中藥"主養性以應人",下藥"主治病以應地,多毒,不可久服"。

[16] 玄黄:《周易·坤卦·文言》:"夫玄黄者,天地之雜也,天玄而地黄。"此指自然界的事物。

[17] 瞀:通"瞀(mào)"。眩惑。　淫哇:淫邪放蕩之聲。

[18] 鬻:"煮"的異體字。此指傷害。

[19] 悖(bèi):逆亂。

[20] 平粹:寧靜純粹的情緒。吕延濟注:"謂純和之性也。"

[21] 蕞(zuì)爾:小貌。　塗:通"途"。途徑。

　　其自用甚者[1],飲食不節,以生百病,好色不勌[2],以致乏絶,風寒所災,百毒所傷,中道夭於衆難[3]。世皆知笑悼[4],謂之不善持生也。至於措身失理[5],亡之於微,積微成損,積損成衰,從衰得白,從白得老,從老得終,悶若無端[6]。中智以下,謂之自然。縱少覺悟,咸歎恨於所遇之初,而不知慎衆險於未兆。是由桓侯抱將死之疾,而怒扁鵲之先見[7],以覺痛之日,爲受病之始也。害成於微,而救之於著,故有無功之治;馳騁常人之域,故有一切之壽[8]。仰觀俯察,莫不皆然。以多自證,以同自慰,謂天地之理,盡此而已矣。縱聞養生之事,則斷以所見,謂之不然;其次狐疑,雖少庶幾[9],莫知所由;其次自力服藥,半年一年,勞而未驗,志以厭衰,中路復廢。或益之以畎澮[10],而泄之以尾閭[11],欲坐望顯報者;或抑情忍欲,割棄榮願,而嗜好常在耳目之前,所希在數十年之後,又恐兩失,内懷猶豫,心戰於内,物誘於外,交賒相傾[12],如此復敗者。

　　夫至物微妙,可以理知,難以目識。譬猶豫章生七年[13],然後可覺耳。今以躁競之心,涉希静之塗[14],意速而事遲,望近而應遠,故莫能相終。

　　夫悠悠者既以未效不求[15],而求者以不專喪業,偏恃者以不兼無功,追術者以小道自溺[16]。凡若此類,故欲之者萬無一能成也。

[1] 自用:自行其是,不聽勸告。

[2] 勌:"倦"的異體字。

[3] 中道:中途,半路。

[4] 笑悼:譏笑哀嘆。李善注:"謂笑其不善養生,而又哀其促齡也。"

[5] 措身:安身。

[6] 悶若:不覺貌。李周翰注:"言死者悶然不知其端緒之所由也。"　端:原由。

[7] "是由"二句:事見本教材《扁鵲傳》。由,通"猶"。

[8] 一切:普通的。

[9] 庶幾:庶慕于養生的精妙。庶,庶慕。幾,微。這裏指養生的精妙。又説,"庶幾"義爲接近,近似。另據張銑注,"其次"十二字斷爲"其次狐疑雖少,庶幾莫知所由"。

[10] 畎澮(quǎn kuài):田間水溝,此喻稀少。畎,田間的水溝。澮,田間排水之渠。

[11] 尾閭:傳説中海水歸宿之處。此喻衆多。尾,百川之下。閭,水聚之處。語見《莊子·秋水》。

[12] 交:近。指近在眼前的世俗物欲。　賒:遠。指遠在幾十年之後的養生效果。　傾:排斥。

[13] 豫章:枕木與樟木的并稱。《史記·司馬相如列傳》:"其北則有陰林巨樹,楩枏豫章。"張守節正義:"案《活人》云:'豫,今之枕木也。章,今之樟木也。二木生至七年,枕樟乃可分别。'"《淮南子·修務》:"豫章之生也,七年而後知。"

[14] 希静:無聲。此指清静無爲的修煉。

[15] 悠悠:衆多。《史記·孔子世家》:"悠悠者天下皆是也。"

[16] 自溺:自我沉迷。

　　善養生者則不然也,清虚静泰[1],少私寡欲。知名位之傷德,故忽而不營,非欲而彊禁

ER-33-5

尾閭

也;識厚味之害性,故棄而弗顧,非貪而後抑也。外物以累心不存[2],神氣以醇泊獨著[3]。曠然無憂患[4],寂然無思慮[5]。又守之以一[6],養之以和,和理日濟,同乎大順[7]。然後蒸以靈芝,潤以醴泉[8],晞以朝陽[9],綏以五絃[10],無爲自得,體妙心玄,忘歡而後樂足,遺生而後身存[11]。若此以往,庶可與羨門比壽、王喬争年[12],何爲其無有哉!

[1] 清虛静泰:清净虛無,寧静安和。
[2] 累心:使心受到連累。
[3] 醇泊:精純恬淡。醇,精純。泊,恬淡。泊,原文作"白",據《文選旁證》卷四三改。
[4] 曠然:開朗貌。
[5] 寂然:安静貌。
[6] 一:純一。指"道"和"理"。《老子》第二十二章:"是以聖人抱一,爲天下式。"
[7] 大順:自然。《老子》第六十五章:"玄德深矣遠矣,與物反矣,然後乃至大順。"
[8] 醴泉:甘美的泉水。
[9] 晞(xī):曬。
[10] 綏:安撫。　五絃:泛指音樂。
[11] 遺生:忘却自我的存在。
[12] 羨門:即羨門子高,神話人物。《史記·秦始皇本紀》:"三十二年,始皇之碣石,使燕人盧生求羨門、高誓。刻碣石門。"又見于《史記·封禪書》。　王喬:即王子喬,神話人物。一説名晋,字子晋,相傳爲周靈王太子。喜吹笙作鳳凰鳴聲,爲浮丘公引往嵩山修煉,三十餘年後升天,事見《列仙傳》。

複習思考題

課文回顧

1. 詞語注釋

目(見)　較(而論之)　流離　嘔(然思食)　銜(哀)　殷(憂)　赫然　(不可)誣　肆(之)　恃(神以立)　須(形以存)　生理　(愛憎不)棲　樹養　且(豆)　蠲(忿)　薰(辛)　(而)黑　(而)香　(而)黄　芬(之使香)　玄黄　淫哇　其(能久乎)　悶若(是)由　一切　(志)以　畎澮　尾閭　交賒　希静　悠悠　(忽而不)營　累(心)　醇泊　大順　晞(以朝陽)　綏(以五絃)　遺生　庶(可與羨門比壽)

2. 句子今譯

(1) 勁刷理鬢,醇醴發顔,僅乃得之;壯士之怒,赫然殊觀,植髮衝冠。由此言之,精神之於形骸,猶國之有君也。

(2) 故神農曰"上藥養命,中藥養性"者,誠知性命之理,因輔養以通也。而世人不察,惟五穀是見,聲色是耽,目惑玄黄,耳務淫哇。

(3) 夫以蕞爾之軀,攻之者非一塗;易竭之身,而外内受敵。身非木石,其能久乎?

(4) 縱少覺悟,咸歎恨於所遇之初,而不知慎衆險於未兆。是由桓侯抱將死之疾,而怒扁鵲之先見,以覺痛之日,爲受病之始也。

3. 文意理解

(1) 作者認爲人的形體與精神具有何種關係?

(2) 飲食、環境與藥物對人體有何影響?

(3) 總結本文所提出的養生觀點。

課外閱讀

或問曰古之仙人者皆由學以得之將特稟異氣耶抱樸子答曰是何言歟彼莫不負笈隨師積其功勤蒙霜冒險櫛風沐雨而躬親灑掃契闊勞藝始見之以信行終被試以危困性篤行貞心無怨貳乃得升堂以入於室或有怠厭而中止或有怨恚而遂退或有誘於榮利而還修流俗之事或有敗

於邪説而失其淡泊之志或朝為而夕欲其成或坐修而立望其效若夫睹財色而心不戰聞俗言而志不沮者萬夫之中有一人為多矣故為者如牛毛獲者如麟角也(晋·葛洪《抱樸子·内篇·極言》)

要求:

1. 為上文加標點。

2. 今譯文中劃綫句子。

3. 文意理解

(1) 作者認為通過修煉就能成仙嗎?

(2) 不能修煉成仙的原因有哪些?

● (單　博)

三十四、不失人情論

不失人情論
PPT

學習目標

1. 知識目標　掌握課文的重點字詞、成語典故、四個文句的今譯。

2. 能力目標　通過閲讀分析,深入領會"病人之情""旁人之情""醫人之情"的基本含義,瞭解古代診病過程中的陋習。

3. 情感目標　通過學習文選,切實感受古代行醫環境的種種複雜,堅守全心全意爲患者服務的初心,不被古代陋習所侵蝕。

【導學】本文選自《醫宗必讀》卷一,據北京市中國書店 1987 年影印本排印。作者李中梓(1588—1655),字士材,號念莪,華亭(今上海松江)人,明末著名醫學家,著有《醫宗必讀》《内經知要》《傷寒括要》《士材三書》《删補頤生微論》等,在醫學界頗有影響。《醫宗必讀》成書於 1637 年,共十卷。其内容包括醫論、内景圖説、診斷、本草、病機等,附有醫案。

本文係作者選取張介賓《類經》卷五《脉色類》"不失人情"句所加按語,删節潤色而成。文中分析病人、旁人、醫人之情,指出醫療過程中的種種人爲困難,醫師處於不能遷就的病情與不得不遷就的人情之間,故而發出"憂憂乎難之矣"的感嘆。

不失人情論
全文朗誦

嘗讀《内經》至《方盛衰論》,而殿之曰[1]:"不失人情[2]。"未嘗不瞿然起[3],喟然嘆軒岐之人人深也[4]!夫不失人情,醫家所甚亟,然憂憂乎難之矣[5]。大約人情之類有三:一曰病人之情,二曰旁人之情,三曰醫人之情。

不失人情
(張介賓)

[1] 殿:居後。引申爲在篇末。

[2] 失:違背。

[3] 瞿(jù)然:驚視貌。

[4] 喟(kuì)然:感嘆貌。

[5] 憂(jiá)憂:艱難貌。憂,"戞"的異體字。

所謂病人之情者,五藏各有所偏,七情各有所勝[1],陽藏者宜凉[2],陰藏者宜熱[3];耐毒者緩劑無功,不耐毒者峻劑有害:此藏氣之不同也。動靜各有欣厭,飲食各有愛憎;性好吉者危言見非[4],意多憂者慰安云僞;未信者忠告難行,善疑者深言則忌:此好惡之不同也。富者多任性而禁戒勿遵,貴者多自尊而驕恣悖理:此交際之不同也[5]。貧者衣食不周,況乎藥餌?賤者焦勞不適,懷抱可知[6]:此調治之不同也。有良言甫信,謬説更新;多歧亡羊[7],終成畫餅[8]:此無主之爲害也。有最畏出奇,惟求穩當,車薪杯水[9],難免敗亡:此過慎之爲害也。

有境遇不偶[10],營求未遂,深情牽挂,良藥難醫:此得失之爲害也。有性急者遭遲病,更醫而致雜投;有性緩者遭急病,濡滯而成難挽[11]:此緩急之爲害也。有參、尤沾唇懼補,心先痞塞;硝、黄入口畏攻,神即飄揚:此成心之爲害也[12]。有諱疾不言,有隱情難告,甚而故隱病狀,試醫以脈。不知自古神聖,未有捨望、聞、問,而獨憑一脈者。且如氣口脈盛則知傷食[13],至於何日受傷,所傷何物,豈能以脈知哉?此皆病人之情,不可不察者也。

[1] 七情:指喜、怒、憂、思、悲、恐、驚七種情感。
[2] 陽藏:即陽臟。指陽盛的體質。
[3] 陰藏:即陰臟。指陰盛的體質。
[4] 危言:直言。
[5] 交際:相互間往來接觸。此指處境。
[6] 懷抱:胸懷。
[7] 多歧亡羊:此喻衆説紛紜,無所適從。語本《列子·説符》。
[8] 畫餅:比喻徒有虛名没有實用。語見《三國志·魏志·盧毓傳》。此喻没有效果。
[9] 車薪杯水:比喻力量微小,無濟于事。語本《孟子·告子上》:"今之爲仁者,猶以一杯水救一車薪之火也。"
[10] 不偶:不合。引申爲命運不好。
[11] 濡滯:遲延。
[12] 成心:成見。
[13] 且如:如果。

所謂旁人之情者,或執有據之論,而病情未必相符,或興無本之言[1],而醫理何曾夢見?或操是非之柄,同我者是之,異己者非之,而真是真非莫辨;或執膚淺之見,頭痛者救頭,脚痛者救脚,而執本執標誰知?或尊貴執言難抗,或密戚偏見難回[2]。又若薦醫,動關生死。有意氣之私厚而薦者[3],有庸淺之偶效而薦者,有信其利口而薦者,有貪其酬報而薦者。甚至薰蕕不辨[4],妄肆品評,譽之則跖可爲舜[5],毀之則鳳可作鴞[6],致懷奇之士,拂衣而去,使深危之病,坐而待亡。此皆旁人之情,不可不察者也。

[1] 興:猶"作"。此指編造。
[2] 回:扭轉。
[3] 意氣:情誼。
[4] 薰蕕:香草和臭草。喻善惡、賢愚、好壞等。語本《左傳·僖公四年》:"一薰一蕕,十年尚猶有臭。"杜預注:"薰,香草;蕕,臭草。"
[5] 跖(zhí):即盗跖,春秋戰國時民衆起義的領袖,被誣爲"盗"。
[6] 鴞(xiāo):鳥名。又稱猫頭鷹。古人認爲是惡聲之鳥,禍鳥。

所謂醫人之情者,或巧語誑人,或甘言悦聽,或強辯相欺,或危言相恐[1]:此便佞之流也[2]。或結納親知,或修好童僕,或求營上薦,或不邀自赴:此阿諂之流也[4]。有腹無藏墨,詭言神授,目不識丁,假託秘傳:此欺詐之流也。有望、聞、問、切,漫不關心;枳、朴、歸、芩,到手便撮。妄謂人愚我明,人生我熟:此孟浪之流也。有嫉妒性成,排擠爲事,陽若同心,陰爲浸潤[5],是非顛倒,朱紫混淆:此讒妒之流也。有貪得無知,輕忽人命。如病在危疑,良醫難必[6],極其詳慎,猶冀回春;若輩貪功,妄輕投劑,至於敗壞,嫁謗自文:此貪倖之流也[7]。有意見各持,異同不決,曲高者和寡,道高者謗多。一齊之傅幾何?衆楚之咻易亂[8]:此庸淺之流也。有素所相知,苟且圖功;有素不相識,遇延辨症。病家既不識醫,則惟趙惟錢;醫家莫肯任怨,則惟苓惟梗。或延醫衆多,互爲觀望;或利害攸繫,彼此避嫌。惟求免怨,誠然得矣;坐失機宜,誰之咎乎?此由知醫不真,而任醫不專也。

140

[1] 危言:聳人聽聞的言論。

[2] 便佞(pián nìng):巧言善辯,阿諛逢迎。

[3] 修好:人與人之間表示友好。

[4] 阿諂(ē chǎn):阿諛奉承。

[5] 浸潤:讒言。《論語・顏淵》有"浸潤之譖"語,後遂以"浸潤"指讒言。

[6] 必:決定。

[7] 貪倖:希圖得到非分的財物或功名利祿等。

[8] "一齊"十二字:一個齊國人教能有多少作用? 衆多楚人喧嘩容易擾亂。比喻良醫的高論易被衆多庸醫的錯誤言論擾亂。語本《孟子・滕文公下》:"一齊人傅之,衆楚人咻之,雖日撻而求其齊也,不可得矣。"

　　凡若此者,孰非人情? 而人情之詳,尚多難盡。聖人以不失人情爲戒,欲令學者思之慎之,勿爲陋習所中耳[1]。雖然,必期不失[2],未免遷就。但遷就既礙於病情,不遷就又礙於人情,有必不可遷就之病情,而復有不得不遷就之人情,且奈之何哉! 故曰:戞戞乎難之矣!

[1] 中(zhòng):傷害。

[2] 必期:必定。期,必。

複習思考題

課文回顧

1. 詞語注釋

殷(之)　瞿(然)　戞戞　危言　交際　懷抱　出奇　不偶　濡滯　成心　且如　薰蕕　便佞　修好　阿諂　浸潤　(良醫難)必　嫁謗自文　貪倖　(衆楚之)咻　期

2. 句子今譯

(1) 有良言甫信,謬説更新;多歧亡羊,終成畫餅:此無主之為害也。

(2) 或操是非之柄,同我者是之,異己者非之,而真是真非莫辨。

(3) 致懷奇之士,拂衣而去,使深危之病,坐而待亡。

(4) 如病在危疑,良醫難必,極其詳慎,猶冀回春;若輩貪功,妄輕投劑,至於敗壞,嫁謗自文:此貪倖之流也。

3. 文意理解

(1) 本文所述"病人之情"的具體表現是什麼?

(2) 本文所述"旁人之情"包括哪兩個方面? 兩者有何共同點? 有何不同點?

(3) 本文所述"醫人之情"的具體表現是什麼?

(4) "病家既不識醫,則俟趙俟錢;醫家莫肯任怨,則惟芩惟梗"反映兩家分別存在什麼問題?

課外閱讀

孫思邈之祝醫者曰行欲方而智欲圓心欲小而膽欲大嗟乎醫之神良盡於此矣宅心醇謹舉動安和言無輕吐目無亂觀忌心勿起貪念罔生毋忽貧賤毋憚疲勞檢醫典而精求對疾苦而悲憫如是者謂之行方稟賦有厚薄年歲有老少身形有肥瘦性情有緩急境地有貴賤風氣有柔強天時有寒熱晝夜有重輕氣色有吉凶聲音有高下受病有久新運氣有太過不及知常知變能神能明如是者謂之智圓望聞問切宜詳補瀉寒溫須辨當思人命至重冥報難逃一旦診訛永劫莫懺烏容不慎如是者謂之心小補即補而瀉即瀉熱斯熱而寒斯寒抵當承氣時用回春薑附理中恒投起死析理詳明勿持兩可如是者謂之膽大四者似分而實合也世未有詳謹之士執成法以傷人靈變之人敗名節以損己行方者智必圓也心小則惟懼或失膽大則藥如其證或大攻或大補似乎膽大不知

筆記欄

不如是則病不解是膽大適所以行其小心也故心小膽大者合而成智圓心小膽大智圓者合而成行方也世皆疑方則有礙乎圓小則有妨乎大故表而出之(明·李中梓《醫宗必讀·行方智圓心小膽大論》)

要求：

1. 為上文斷句。

2. 查字典，注釋文中加點詞語。

3. 今譯文中劃綫句子。

4. 文意理解　何謂"行方""智圓""心小""膽大"？四者具有何種關係？

●（單　博）

下 編

基 礎 知 識

◆◆◆ 第一章 ◆◆◆

工具書與網絡資源

學習目標

1. 知識目標　熟悉最新的、較常用的工具書與網絡資源的特點和用途。
2. 能力目標　學會選擇合適的工具書，來解決閱讀古醫籍過程中遇到的實際問題，培養自學能力、動手能力和綜合知識的運用能力。
3. 情感目標　在動手查檢工具書解決實際問題的過程中，增強學習的主動性與文化自信。

　　工具書指廣泛收集某一範圍的知識資料并按一定的方式加以編排，供人查檢，解決疑難問題，或提供資料綫索的一類圖書。它具有解釋疑難、輔助自學、指示門徑、提供綫索、搜集資料的作用。學會和善于利用工具書，是做學問的一項基本功。工具書的種類很多，從其功用特點來分，主要有字典、詞典、目録、索引、文摘、類書、叢書、政書、年鑒、手册、年表等。近年來，隨着社會的進步、網絡資源的豐富及計算機技術的飛速發展，利用網絡資源已成爲人們查檢資料的重要手段。網絡資源又稱網絡信息資源，包括館藏電子文獻、數據庫、數字化文獻信息、數字化書目信息、電子報刊等。與傳統信息資源相比，網絡信息資源具有存儲數字化、傳輸網絡化、形式多樣化、内容豐富、傳播範圍廣、具有交互性等特點。將紙質工具書與網絡資源互補應用，對更方便快捷地查檢到各種所需資料起到重要作用。

第一節　紙質工具書

　　研究中醫藥學，需要查檢的工具書很多。以下將常用的工具書按字典、詞典、目録、索引、年表、類書和叢書等類排列，加以簡要介紹。目前，隨着網絡的普及，許多紙質工具書也能在網上使用。

一、字典、詞典

　　字典是解釋字的形、音、義及其用法的工具書。**詞典**是解釋詞的意義及其用法的工具書。在漢語裏，字與詞是兩個不同的概念，一個字可以是一個詞（單音詞），也可能不是一個詞，因此有字典與詞典之分。但兩者不是截然分開的，如字典有時也收語詞，詞典一般以單音詞（字）爲詞頭。

　　《説文解字》　簡稱《説文》，東漢許慎撰，成書于 121 年，是我國第一部字典。全書共 15篇，包括正文 14 篇，卷末叙目 1 篇。收漢字 9 353 個，另有重文 1 163 個，分爲 540 部首。書中每字先列小篆，兼收古文、籀文，保存了篆文的寫法和漢以前的古音古訓；闡述了"六書"的概念,并以"六書"理論分析漢字,爲古文字學、漢語詞源學及古音學研究提供了重要參考資料,是研讀先秦古籍的重要工具書。後人注《説文》的著作甚多,以清代段玉裁《説文解字注》和朱駿聲《説文通訓定聲》較爲著名。現通行本是中華書局 1963 年影印的大徐本(宋代徐鉉整理本),該本在每個篆字(字頭)之上增加楷體,卷末附新編"檢字",依楷體筆畫排次,查檢方便。

《康熙字典》　清代張玉書、陳廷敬等奉敕編纂,依據明代《字彙》《正字通》兩書加以增訂,成書于清康熙五十五年(1716)。全書收單字 47 035 個,另有古文(古體字)1 995 個。以部首分類,分爲 214 部。釋字體例爲先音後義,每字之下,先列《唐韵》《廣韵》《集韵》《韵會》等歷代主要韵書的反切,有時加注直音;後釋字義,先引《説文》説明本義,再引古籍原文及其注釋以解釋各個義項。若有所考辨,則加"按"字附于句末。如字有古體,即列于該字之下,重文、別體、俗字、譌字則附于注後。現通行本是中華書局 1958 年影印同文書局本,後附王引之《字典考證》。《康熙字典》保留了研究古文字的重要資料,是古代字書的集大成者,但其引文錯誤較多,使用時要參考字典的《備考》《補遺》《考證》等,以免其誤。

《漢語大字典》　徐中舒主編,湖北辭書出版社、四川辭書出版社 1986—1990 年陸續出版,共 8 卷。共收楷書單字 56 000 左右,按 200 部首分部編排。字形方面,選列有代表性的甲骨文、金文、小篆和隸書的形體,反映字形源流演變,并根據需要,附字形解説;字音方面,還收列中古反切,標注上古韵部;字義方面,按照本義、引申義、通假義的順序排列。《漢語大字典》(第 2 版)收楷書單字 60 370 個。該書集古今字書之大成,是我國目前收字較多、規模最大、形音義最完備的大型漢語字典。

《爾雅》　作者不可考,大約創作于戰國,成書于西漢初年。是我國第一部訓詁專書,也是第一部詞典。今本《爾雅》共 3 卷,收詞語 4 300 餘個,分 2 091 個條目,按所釋詞內容分爲 19 篇。前 3 篇爲釋詁、釋言、釋訓,解釋普通字義;其餘釋親、釋宮、釋器、釋樂、釋天、釋地、釋丘、釋山、釋水、釋草、釋木、釋蟲、釋魚、釋鳥、釋獸、釋畜 16 篇,解釋人事、天文、地理、動物、植物等方面的名稱。該書內容豐富,是閱讀先秦古籍的一部重要工具書,被列爲儒家經典之一。但因年代久遠,不易看懂,須參考後人注疏。著名的有晋朝郭璞《爾雅注》、北宋邢昺《爾雅疏》、清代邵晋涵《爾雅正義》和郝懿行《爾雅義疏》,現代周祖謨《爾雅校箋》和徐朝華《爾雅今注》閱讀查檢比較方便。

《漢語大詞典》　羅竹風主編,上海辭書出版社 1986 年出版第一卷,以後由漢語大詞典出版社出版其餘各卷。全書 12 卷,另有附錄、索引 1 卷。該書收錄漢語的一般語詞,着重從語詞的歷史演變過程加以全面闡述。共收詞目約 375 000 條。每卷有《難檢字表》和《部首檢字表》。附錄有《中國歷代度制演變測算簡表》《中國歷代量制演變測算簡表》《中國歷代衡制演變測算簡表》《公制計量單位進位和換算表》《歷代帝王紀年干支紀年公元紀年對照表》《兩晋南北朝時期的十六國政權簡表》《五代時期的十國政權簡表》等。《漢語大詞典》編纂處又歷經五年編寫完成了《漢語大詞典訂補》,收單字條目與多字條目 30 000 餘條,由上海辭書出版社 2010 年出版。

《通用規範漢字字典》　王寧主編,商務印書館 2013 年出版。2013 年 6 月,國務院正式發布了《通用規範漢字表》,對漢字進行了又一次重大規範,是最新、最權威的漢字依據。爲了幫助讀者正確理解和使用規範漢字,商務印書館本書編寫中心特別編寫了《通用規範漢字字典》。收錄規範漢字 8 105 個,字頭標明字級、筆畫數,設"提示"欄,説明漢字的繁簡正異關係,後附《通用規範漢字表》,標注國際標準編碼,以幫助讀者正確使用規範漢字。

《故訓匯纂》　宗福邦、陳世鐃、蕭海波主編,商務印書館 2003 年出版。它是在清代阮元主編的《經籍纂詁》基礎上,全面系統地匯集先秦至晚清古籍訓詁資料的大型語文工具書。

全書約 1 300 萬字,收錄了經史子集四部中訓詁資料比較集中的精品 220 多種,所收資料包括本文訓詁、義訓、形訓、聲訓、通假、异體、同源關係及有訓詁價值的典籍异文。一個字在歷代辭書中的訓釋,以及隨文釋義的故訓,大多匯集于此,使讀者"尋檢一字而歷代訓釋一覽無遺,查閱一訓而諸書用例歷歷在目"。該書按《康熙字典》214 部首排列字目,并附《單字漢語拼音索引》和《難檢字筆畫索引》,方便查檢。該書是提供給專業人員使用的專門用書,使用前需要瞭解訓詁原理,使用中也要注意參照原文出處,查檢原文。

《中醫大辭典》(第 2 版)　李經緯等主編,人民衛生出版社 2005 年出版。它是在 1995 年人民衛生出版社出版的《中醫大辭典》第 1 版的基礎上,再版修訂而成。全書共收載醫史人物、文獻、中醫基礎、中藥、方劑、穴位、臨床各科、直釋正詞、非直釋正詞及醫學單字 38 505 條,較第 1 版增加 2 217 條。釋文一般先定義後解釋,各類辭目大多注明出處,以備核查。若出處確切,且爲原始文獻所載者,冠以"出"字;雖有出處,但不能確定爲原始文獻者,冠以"見"字。《中醫大辭典》是一部較全面反映中醫學術,供醫療、教學和科研工作者使用的大型綜合性中醫工具書。

《中醫藥學名詞》(内科學、婦科學、兒科學 2010)　中醫藥學名詞審定委員會編,科學出版社 2011 年出版。本書所收詞是全國科學技術名詞審定委員會審定公布的中醫藥學名詞(内科學、婦科學、兒科學),共 2 416 條。書中對每條詞都給出了定義或注釋。其中内科學包括急症、熱病、肺病、心病、腦病、脾胃病、肝膽病、腎膀胱病、氣血病、肢體病、蟲病、中毒病、其他。婦科學包括解剖、生理、病機、診斷、治法、月經病、帶下病、妊娠病、産後病、婦科雜病等。兒科學包括生理、病機、診斷、治法、新生兒疾病、兒科時行病、肺病、脾胃病、心肝病、腎病、氣血津液病、蟲病、其他。另外,《中醫藥學名詞》(外科學、皮膚科學、肛腸科學、眼科學、耳鼻喉科學及骨傷科學 2013)收錄各科名詞共 2 485 條。以上這些名詞是科研、教學、生産、經營及新聞出版等部門應遵照使用的中醫藥學規範名詞。

《中藥大辭典》(第 2 版)　南京中醫藥大學編,上海科學技術出版社 2006 年出版。它是 1977 年上海科學技術出版社出版的《中藥大辭典》第 1 版的修訂本,增加了藥物條目,調整了部分藥物品種來源,增補了近 30 年來有關栽培(飼養)技術、藥材鑒定、化學成分、藥理作用、炮製、現代臨床研究等方面的中藥研究成果,反映了當代中藥學的研究水準。全書收載藥物 6 008 味,每一味藥物下設异名、基原、原植(動、礦)物、栽培(飼養)、采收加工(或製法)、藥材、成分、藥理、炮製、藥性、功用主治、用法用量、選方、臨床報導、各家論述等内容。附編爲索引和參考文獻,是檢索查閱《中藥大辭典》的嚮導,另行出版。

《内經詞典》　張登本、武長春主編,人民衛生出版社 1990 年出版。該書利用《黄帝内經》電腦資料庫,對《黄帝内經》所用全部 2 286 個單字、5 560 個詞進行了簡明扼要、深入淺出的解釋。每個字頭條目下,列有字形、字頻、現代音、中古音、上古音、詞目、詞頻、釋義及漢唐清儒文史訓詁書證、《内經》書證及《内經》注家書證。本書是學習《黄帝内經》的重要工具書。

《中醫人名辭典》　李雲主編,國際文化出版公司 1988 年出版。收載歷代醫家 10 500 餘名,重點介紹清代以前的醫家,現代在世醫家未收。書後附有《別名索引》,方便查找。

《中醫人物詞典》　李經緯主編,上海辭書出版社 1988 年出版。收載古今醫家 6 200 餘名。書末附有《人名字號別名及師徒後裔索引》《中醫書名索引》,因此也可據書名查找人名。

二、目録、索引、年表

目録是圖書目録的簡稱,它記録圖書的名稱、作者、卷數、版本,有的還叙及學術源流、圖書流傳、内容評價和收藏單位等内容。如《漢書·藝文志》《四庫全書總目(提要)》等。**索引**又稱通檢、備檢、引得,是把一種或多種書(刊)裏的内容編成條目,按一定方法編排,并注明出處,專供檢索的工具書。如《醫學史論文資料索引》《本草綱目索引》等。**年表**是按年代順序,以表格形式編制的,查考時間或大事的工具書。如《中國歷史紀年表》《中國醫史年表》等。

《四庫全書總目(提要)》　清乾隆年間永瑢、紀昀主編的一部大型目録學專著。從 1772 年開始,清政府集中大批人力物力,用了十年左右的時間,纂修成著名的《四庫全書》。共收入古籍 3 470 種,稱爲"著録書";另有 6 819 種未收入,祇列書目,稱爲"存目書"。每部著録書都寫了一篇提要,説明作者生平、著作内容、著述體例及版本、源流等,匯編成《四庫全書總目(提要)》200 卷,分經、史、子、集四大類。清乾隆以前我國歷代的重要著作基本都被收録,是内容豐富且較有系統的研究古典文獻的重要工具書。其中醫藥學著作收在子部(醫家類)。

《中國醫籍考》　原名《醫籍考》,日本·丹波元簡及其子丹波元胤、丹波元堅相繼編纂而成,成書于 1819 年,人民衛生出版社 1956 年出版。本書共 80 卷,收録了上自秦漢,下至清朝中葉嘉慶後期,歷代中醫圖書 2 876 種,按醫經、本草、食治、藏象、診法、明堂經脉、方論、史傳、運氣九大類編排。每書依次列出作者姓名、書名、出處、卷數、存佚、序言、跋語、作者傳略、歷史考證,附有評論與按語。後附書名及人名索引。爲中國醫籍考類著作的開山之作,對瞭解中國古代醫學文獻有重要的參考價值。

《中國醫籍續考》　劉時覺編著,人民衛生出版社 2011 年出版。收載自清道光元年(1821)至宣統末年 90 餘年的中醫古籍,分醫經、本草、食治、養生、藏象、病機、診法、明堂經脉、傷寒、温病、金匱、臨床綜合、方書、内科、外科、骨傷科、婦產科、兒科、喉科、眼科、醫論醫話、醫案、法醫、叢書全書、史傳書目、運氣、其他共 27 個門類,凡 3 068 種。各門類下以書爲單位,考證了每一種醫籍的書名、卷帙、存亡情況,作者的情況,醫籍的序、跋、題辭、凡例,原作者的傳記、墓志銘,目録學著作關于該醫籍的提要、按語,兼及史傳、地方志、家族宗譜中有關該醫籍的記載。書後附有書名索引和作者索引。是研究清末中醫學術發展脉絡的重要工具書。

《中國醫籍通考》　嚴世芸主編,由上海中醫學院出版社 1990—1994 年陸續出版,共 4 卷。從出土文獻,至清代醫書,再及日本、朝鮮的中醫古籍,凡歷代史志所載和近代賢達所著醫書,均予收録。采用輯録體形式,共收載醫籍 8 191 種,是我國目前比較全面的醫籍目録通考的工具書。後附索引 1 册。

《中國中醫古籍總目》　薛清録主編,上海辭書出版社 2008 年出版。收録了 150 個圖書館收藏的中醫書目 13 455 種,比 1991 年版的《全國中醫圖書聯合目録》新增圖書館 38 個,新增圖書 2 263 種。收録重點是 1911 年以前的歷代中醫古籍,以及這些古籍在民國期間的重刻本、影印本和複製本。該書還收録了一批流失海外、在國内已經失傳的中醫古籍的影印本、複製本,并收録了祝由科的著作。爲全面準確記載當前中醫古籍收藏分布情況的大型中醫古籍專科書目。

《中國古醫籍書目提要(上下卷)》　王瑞祥主編,中醫古籍出版社 2009 年出版。本書從 292 種(包括 210 種書目,44 種醫書,38 種史書、類書、文集、小説筆記)有關醫籍及醫家的文獻記載中,選取了從馬王堆帛書至 1911 年兩千多年中醫典籍 10 061 種(其中現存書 7 028 種、亡佚書 3 033 種),從書名、著作年、著者、出典、提要、主要版本及按語等多角度加以闡釋,以解決"查一種醫籍的書目記録跑遍半個中國"的難題。本書内容豐富,囊括古今,用途廣泛,不僅能滿足目録學家"綱紀群籍,簿屬甲乙"、史學家"辨章學術,剖析源流"、藏書家"鑒別舊槧,讎校異同"、讀書家"提要鉤玄,治學涉徑"之需,也可用于輯佚、訪書、出版、醫學史研究,是一部用途廣泛的醫籍總目。

三、類書、叢書

類書是從各種書籍中采輯資料,或輯録一定範圍書籍中各門類或某一門類資料,并分類編排,以便查尋資料用的工具書。**叢書**是在一個總名稱下,按一定的目的,把原來單獨印行的若干部書,原封不動地匯編在一起的工具書。

《古今圖書集成·醫部全録》　清代陳夢雷等編,此書是《古今圖書集成》的一部分,原隸《古今圖書集成·博物匯編·藝術典》下的《醫部匯考》,共 520 卷,900 餘萬字,人民衛生出版社 1962 年分 12 册排印出版。全書分爲醫經注釋、脉診、外診法、臟腑身形、内科諸疾證治、外科諸疾證治、婦科疾病證治、兒科疾病證治、總論、列傳、藝文、記事、雜録、外編。收録文獻著作達 120 餘種,是我國現存最大的一部醫學類書。

《普濟方》　明代朱橚(明太祖朱元璋第五子)等編著,刊于永樂四年(1406)。人民衛生出版社 1958 年分 10 册排印出版。書中博引明以前各家方書,也兼采筆記雜説及道藏佛書中的有關資料,共收方 61 739 首,是我國古代最大的一部醫方類書。

《名醫類案》　明代江瓘編,全書 12 卷。采集明以前歷代名醫的臨床驗案,或醫書之外的各種著作,按病證分類列爲 205 門,包括急性傳染病、慢性傳染病、内科雜病,以及外科、五官科、婦科、兒科等各個病種的醫案,對一些重要病案,附有編者按語。

《古今醫統正脉全書》　明代王肯堂輯,吳勉學校,刊于明萬曆二十九年(1601)。吳勉學認爲"醫有統有脉,得其正脉,而後可以接醫家之統;醫之正統,始于神農、黄帝,而諸賢直溯其脉",所以輯録自《内經》起,包括《針灸甲乙經》《中藏經》《脉經》《難經》《傷寒論》《金匱要略》,直至《傷寒明理續論》等 44 種醫書,校正合刊。它是一部較好的明代醫籍版本參考書。

《醫宗金鑒》　清乾隆時吳謙等撰,計 90 卷。包括《訂正仲景全書》《删補名醫方論》《編輯四診心法要訣》《編輯運氣要訣》《編輯傷寒心法要訣》《編輯雜病心法要訣》《編輯婦科心法要訣》《編輯幼科雜病心法要訣》《編輯痘疹心法要訣》《編輯幼科種痘心法要旨》《編輯外科心法要訣》《編輯眼科心法要訣》《編輯刺灸心法要訣》《編輯正骨心法要旨》14 種著作,内容簡要,切合實用。刊行 200 多年來,作爲初學中醫的必讀書,流傳頗廣。

● (劉　娟)

第二節　網　絡　資　源

一、文字類網站

(一)漢典網(http://www.zdic.net)

漢典網是在綫查閲漢語字、詞、詞組、成語及其他語言文字形式的網絡辭典,設有漢語字典、漢語詞典、成語詞典、漢典古籍、漢典詩詞、漢典書法等欄目。共收録 93 898 個漢字,361 998 個詞語、詞組,32 868 個成語,1 055 部古典文獻書籍,203 篇古文,268 886 首古詩詞,135 804 件書法作品。支持漢字、詞語或拼音查詢。在檢索框内輸入漢字,即可搜索該字的解釋,以及《説文解字》和《康熙字典》的闡釋、字源字形等相關内容。字源演變主要收録了甲骨文、金文、小篆和楷體字形,字形對比包括内地(大陸)、中國臺灣、中國香港及日本、韓國該字的寫法。檢索詞語時,除一般解釋外,還有網絡解釋等。漢典古籍按經、史、子、集四部收錄古代傳統文化典籍。

(二)漢辭網（http://www.hydcd.com）

漢辭網是《漢語大辭典》的官方網站,內設成語詞典、新華字典、中華辭海、中華古詩詞、英漢詞典、近義詞反義詞詞典、古漢語詞典、古漢語字典等內容。可查 2 萬餘個漢字、38 萬餘條詞語、5 萬餘條成語、9 萬餘首詩詞、1 萬餘妙言警句、58 萬餘條英漢詞彙、1 000 餘組近義詞反義詞別名、2 835 個古文漢字,下載後亦可離綫使用。

(三)中國知網（CNKI）工具書庫（http://gongjushu.cnki.net/refbook/default. aspx）

知網工具書庫共收錄 1.2 萬餘部工具書、2 000 萬詞條,是大型中文工具書在綫檢索平臺。該網站文字類工具書收錄《通用規範字典》《漢字揆初》《古代漢語大詞典》《漢字源流字典》等 614 部工具書,資料類工具書收錄《新修傷寒論研究大辭典》《常用中草藥應用與識別》《神農本草經中藥彩色圖譜》等 12 415 部工具書,檢索性工具書收錄《古典目錄學》《十三經索引》《中國古籍版本概要》等 52 部工具書,內容涵蓋哲學、醫學、社會科學、自然科學等領域。該書庫是傳統工具書的數字化集成整合,除實現庫內知識條目之間的關聯外,每個條目後面還鏈接了相關的學術期刊文獻、博士碩士學位論文、會議論文、報紙、年鑒、專利、知識元等,實現不同數據庫內相關條目的跳轉閱讀,幫助讀者建立全面的知識網絡。

二、典籍類網站

(一)中國古籍保護網（http://www.nlc.cn/pcab）

中國古籍保護網設有數字資源、在綫專題、名家講壇、文獻、古籍保護研究、書志叢刊、文津流觴等資源。"數字資源"即中華古籍數字資源,包括中華古籍資源庫,其資源包括善本古籍、普通古籍、敦煌遺珍、中華醫藥典籍資源庫、哈佛大學善本特藏、東文研漢籍影像庫、法藏敦煌遺書等。"在綫專題"有典籍鑒賞、我們的文字、漢字、《永樂大典》、中國古籍的演變展覽、中華珍貴醫藥典籍展、國家珍貴古籍特展等專題。"典籍鑒賞"即國家圖書館公開課。"我們的文字"收錄文字源流、漢字的演變及構成、少數民族文字、消失的文字等內容。"漢字"收錄漢字的起源、創造、演變、書寫工具與載體、漢字的藝術等圖文資料。

(二)中醫資源網（http://www.tcmdoc.cn）

中醫資源網共收集 1 025 部中醫古籍,設有中醫古籍、中醫教材、四庫全書子部醫家類、國學經典、中醫藥數據庫等欄目,可綫上閱讀或付費下載。"中醫藥數據庫"設有中藥數據庫、方劑數據庫、醫案數據庫、穴位數據庫、藥茶數據庫、人體反射區等。"中藥數據庫"共收錄 11 239 味中藥,且有附圖。"穴位數據庫"除收錄 14 條正經穴位外,另有頭頸、胸腹、背腰、上肢、下肢經外穴 139 個。

(三)中醫世家網（http://www.zysj.com.cn）

中醫世家網由中醫王紹棠之孫王剛建立,是一個收集、學習中醫的網站,設有中醫古籍、中醫書籍、中藥材、中藥方劑、名醫、醫案心得、雜集等欄目。"中醫古籍"包括 266 部古代醫籍影印本,"中醫書籍"包括《中醫基礎理論》等 15 種中醫教材、《本草綱目》等 691 部中醫著作、《中醫名詞詞典》等 45 本使用手冊和 65 部西醫備考的相關書籍。

(四)中華古籍資源庫（http://read.nlc.cn/thematDataSearch/toGujiIndex）

中華古籍資源庫是"中華古籍保護計劃"的重要成果,是國家圖書館(國家古籍保護中心)建設的綜合性古籍特藏數字資源平臺,現已發布包括國家圖書館藏善本和普通古籍、甲骨文、敦煌文獻、碑帖拓片、西夏文獻等約 10 萬部(件),讀者可瀏覽全文影像,支持多種檢索方式。該網站設有電子圖書、民國時期文獻、古籍資源、地方館資源等欄目。"古籍資源"下設中華醫藥典籍等欄目。中華醫藥典籍資源欄目目前可檢索 221 種中醫古籍的抄本或刻本。"館外資源"包括中華古籍聯合書目、東文研漢籍影像庫、哈佛大學善本特藏和法藏敦煌遺書等。東文研漢籍影像庫是東京大學東洋文化研究所將所藏 4 000 餘種中文古籍,以數字化方式無償提供給中國國家圖書館的。哈佛大學善本特藏是哈佛大學哈佛燕京圖書館藏中文善本古籍特藏,目前發布 741 種經部和史部善本數字資源,及齊如山戲曲小説專藏共 204 種。法藏敦煌遺書是法國國家圖書館向中國國家圖書館贈送館藏全部敦煌遺書高清數字資源,共計 5 300 餘號,3.1 萬餘拍。

(五) 岐黄中醫古籍數據庫（https://www.qihuang.vip/book.php）

岐黄中醫古籍資料庫是岐黄網站下的一個欄目。該網站以"振興中醫藥事業、弘揚中醫藥文化"爲宗旨,開設中醫古籍、中藥百科、方劑選粹、國學經典等基礎資料庫。中醫古籍數據庫以朝代爲序,涵蓋 44 部本草類、76 部方藥類、24 部四診類、90 部醫經類、116 部醫論類、50 部醫案類、10 部經絡類、22 部針灸類、74 部婦幼類、28 部五官類及 46 部傷科類醫籍。讀者通過全文檢索,可以快速找到需要的古籍,内容包括著作簡介、作者簡介、全書目録及原文。

(六) 上海圖書館藏古籍數字資源（http://wrd2016. library. sh. cn/channel/stgj）

上海圖書館古籍數據庫簡稱"上圖古籍",該館將 472 種古籍全文數字化,供讀者在互聯網上免費使用,其中有大量珍稀的宋元刻本,以及少量晚清時期的稿本和抄本。支持題名、著者、出版者、索取號、分類等檢索功能,在綫瀏覽提供高清影像大圖。此外,上海圖書館（http://wrd2016. library. sh. cn/）還有 8 004 種家譜,是國内外收藏中國家譜原件最多的公藏機構,有"全球中國家譜第一藏"之美譽,開創國内家譜數字化資源全文上網的先河。"民國圖書"精選百餘種上海圖書館藏民國圖書。

(七) 天津圖書館歷史文獻數字資源庫（http://lswx. tjl. tj. cn:8001）

天津圖書館珍貴藏書包括善本圖書 8 000 餘種,地方志資料 3 600 餘種,中國近現代史資料、天津地方史料和革命文獻資料。其中列入全國善本總目的有 2 563 種,如岳飛之孫岳柯著,南宋臨安陳家書籍鋪刻本《棠湖詩稿》爲國内僅有。同時還有以著名藏書家周叔弢（tāo）捐贈爲主的活字版圖書 700 餘種。目前,綫上發布館藏古籍資源 1 000 餘種,涵蓋經、史、子、集四大部類圖書,有刻本、活字印本、鉛印本等版本。

(八) 臺灣地區圖書館古籍與特藏文獻資源（http://rbook. ncl. edu. tw）

中國臺灣地區圖書館館藏資源以宋、元、明、清善本爲主,約 400 餘部宋元本珍籍,6 000 餘部明版書,以及明清稿本和批校本古籍,總計寫本、刻本 12 000 餘部,近 13 萬册。2013 年該館推出"古籍與特藏文獻資源"資料庫,供使用者瀏覽及檢索該館古籍數字典藏各項服務。設有整合查詢、古籍影像檢索、古籍聯合目録、臺灣家譜聯合目録、金石拓片資料欄目。目前,該系統所收詮釋資料有 846 164 筆,古籍影像約 7 026 333 葉、金石拓片影像 20 746 幅。

(九) 東京大學東洋文化研究所所藏漢籍善本全文影像資料庫（http://shan-ben. ioc. u-tokyo. ac. jp/list. php）

日本東京大學東洋文化研究所藏書豐富,包括原"東方文化學院"藏書、大木文庫、倉石文庫等 10 萬本,且包含大量孤本、善本。該資料庫收録的書籍分爲兩類,A 類爲全世界任何地區皆可瀏覽全部的影像,共 4 019 種。B 類爲除東洋文化研究所外,僅限特定機構纔可瀏覽全部的影像,共 611 種。該資料庫現階段僅作試驗性公開,故仍有未完整收録的資料。讀者可根據四部分類順序或書名筆畫順序檢索或瀏覽書籍。

（季順欣）

第二章

漢　字

學習目標

1. 知識目標　掌握漢字"六書"、字形的歧异等文字學知識,瞭解容易誤讀誤寫的中醫藥常用字。

2. 能力目標　學會分析漢字的結構與字義,準確辨別古籍中的特殊用字,提高漢字認讀水平與古醫籍閱讀能力。

3. 情感目標　瞭解漢字的形體及構形理據之美,認識漢字的優越性,增强語言文字的文化自信。

　　文字是記錄語言的符號體系。漢字是漢民族創造、用來書寫記錄漢語的符號系統。

　　漢字是世界上最古老的文字之一。目前所見最古老的成熟的漢字是殷商時期的甲骨文,距今已有 3 000 多年。甲骨文又稱"龜甲文""甲文""殷墟卜辭""殷墟書契"等,記載了上自盤庚遷殷,下至紂亡 270 多年間商王朝社會生活方方面面的内容,其中含有關于生育、人體部位及疾病、藥物、衛生保健等醫學記錄,是探索殷商時期醫學的寶貴資料。其後是金文。金文是鑄造在青銅器上的文字,又稱"鐘鼎文""銘文""吉金文字",始于商代,盛行于西周至春秋時期。金文中累見"萬年眉壽""眉壽永年""眉壽無疆"等禱(dǎo)祝健康長壽的銘文。籀(zhòu)書産生于西周,據説是由太史籀所造。籀書與戰國時期的六國文字合稱大篆。秦始皇統一六國,實行"書同文",以秦國文字爲基礎,由大篆省改形成小篆。《説文解字》即是以小篆爲基礎兼録大篆而成。《説文解字》中大量收録了與人體、疾病相關的漢字。粗略統計骨部收字 25 個,肉部收字 140 個,疒部收字 102 個,涉及中醫學各方面的内容。隸書起于和大篆并行的一種草率的書體,秦代在民間被廣泛使用,并成熟和盛行于漢代。由小篆到隸書的"隸變"過程是漢字發展史上最重要的一次變革,隸變使漢字由表意文字變成符號文字。文字學上把小篆及以前的文字統稱爲"古文字",隸變後的文字稱爲"今文字"。隸書之後又産生了草書、行書、楷書。漢字在演變的過程中,造字方法由表意到形聲,形義由緊密結合到分離,筆劃由繁複到簡化。瞭解漢字的發生發展規律,掌握分析字義的方法,是提高閱讀理解古籍能力的手段,也是學好中醫、學好中國傳統文化的必要基礎。

第一節　漢字的結構

　　早在春秋戰國時期,古人就對漢字的結構進行過分析,《左傳》中"止戈爲武""皿蟲爲蠱"就是證明。分析漢字結構,主要是瞭解漢字的間架結構,由哪些部分組成以及怎樣組成,瞭解造字之初漢字的本義,進而爲理解詞義的引申演變提供幫助。首次全面闡述漢字結構

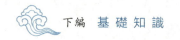

理論體系的是東漢的許慎,他在所著《説文解字》中,提出分析漢字結構的"六書"理論,并利用"六書"理論對 9 000 多個漢字進行了結構分析,爲後世研究古文字留下了珍貴的資料。"六書"爲象形、指事、會意、形聲、轉注和假借。以下做簡要介紹。

一、象形

《説文解字·叙》:"象形者,畫成其物,隨體詰詘,日月是也。"段玉裁注:"詰詘,猶今言屈曲也。"用綫條描畫事物的輪廓或特徵的字就是象形字。人體、動物及自然界的許多實物都是象形字描述的對象。例如:

日　甲骨文作 ☼、▢,金文作 ⊙,像太陽之形。
月　甲骨文作 ☽、☾,金文作 ☾,像月亮常缺之形。
水　甲骨文作 ⺌,金文作 ⺌,像水流之形。
人　甲骨文作 ⺅,金文作 ⺅,像側立的人形。
子　甲骨文作 ♀、♀,金文作 ♀,像襁褓中的嬰兒形。
大　甲骨文作 ⼤,金文作 ⼤,像正面站立的人形。
交　甲骨文作 ⽂,金文作 ⽂,像人腿交互形。
耳　甲骨文作 ⺋、⻌,金文作 ⻌、⻌,像人左右耳形。
自　甲骨文作 ⾃,金文作 ⾃、⾃,像人鼻之形。
心　甲骨文作 ♡、♥,金文作 ♥、♥,像人心臟之形。
又　甲骨文作 ⺈,金文作 ⺈,像人右手之形。
ナ(zuǒ)　甲骨文作 ⺈,金文作 ⺈,像人左手之形。爲"左"的古字。
手　金文作 ⺕,篆文作 ⺕,像人手形。
止　甲骨文作 ⻌、⻌,金文作 ⽌,像人足趾形。
女　甲骨文作 ⼥,金文作 ⼥,像兩手交叉胸前跪坐的女人形。
魚　甲骨文作 ⿂,金文作 ⿂、⿂,像魚形。
龜　甲骨文作 ⻱、⻱,金文作 ⻱,像龜的頂視或側視之形。

有些事物畫出後很難識別其義,需要附加相關物體的形象作爲襯托,這樣的字稱爲複體象形字。例如:

兒　甲骨文作 ⼉,金文作 ⼉,上像小兒頭囟未合形,下以變形的"人"作襯托。
眉　甲骨文作 ⽬、⽬,金文作 ⽬、⽬、⽬,上像眉毛之形,下以"目"或者"人"作襯托。
見　甲骨文作 ⾒、⾒,金文作 ⾒,上爲"目"形,下以"人"作襯托。
胃　甲骨文作 ⽉,像受承物品的器物。金文作 ⽉,下加"肉"作襯托,明確爲人體部位。
包　甲骨文作 ⼔,金文作 ⼔,内像胎兒之形,外以包膜包裹作襯托,本義爲胞胎。
尿　甲骨文作 ⼫,下面的點表示尿液,上面以"人"作襯托。
屎　甲骨文作 ⼫、⼫,下面的點表示排出的糞便,上面以"人"作襯托。
果　甲骨文作 ⽊,金文作 ⽊,上像果實形,下以"木"作襯托。
州　甲骨文作 ⼮,金文作 ⼮,内像水中陸地,外以"川"作襯托。

二、指事

《説文解字·叙》:"指事者,視而可識,察而見意,上下是也。"指事字是用指事符號指出事物特點的字。例如:

本　甲骨文作 ⽊,金文作 ⽊,"木"下加指事符號,指示樹根。
末　金文作 ⽊,篆文作 ⽊,"木"上加指事符號,指示樹梢。

筆記欄

朱　甲骨文作🔹、🔹,金文作🔹,"木"中加指事符號,指示樹幹。

刃　甲骨文作🔹,篆文作🔹,"刀"口加指事符號,指示刀刃。

天　甲骨文作🔹,金文作🔹、🔹,"大"頂部加指事符號,指示頭頂。

夫　甲骨文作🔹,金文作🔹,"大"上加指事符號,指示正面人形頭帶髮簪,表示已經長大成人。

叉　篆文作🔹,"又"中間加指事符號,指示指間夾進另一手指,手指相交錯。

寸　篆文作🔹,"手"下一寸處加指事符號,指示寸口部位。

亦　甲骨文作🔹,金文作🔹、🔹,以兩點指示兩腋部,表示腋下。爲"腋"的古字。

曰　甲骨文作🔹,金文作🔹,從口上畫一綫,表示言從口出。

身　甲骨文作🔹、🔹,像腹中有胎兒懷孕之形。金文作🔹、🔹,以短綫指示人突出的腹部,表示懷孕。"身"爲"娠"的古字。

母　甲骨文作🔹,金文作🔹、🔹,以兩點指示女性乳部,表示哺乳的母親。

此外,指事字還包含一類純粹用符號構成的字,如一、二、三、三(《説文》:"三,籀文四。")、上、下等。

三、會意

《説文解字・叙》:"會意者,比類合誼,以見指撝(huī),武信是也。"會意字是由兩個以上的字組合在一起,會合出新義的字。例如:

從　甲骨文作🔹,從二"人",表示兩個人前後相隨。

北　甲骨文作🔹,像兩人背靠背,表示兩個人相背。

步　甲骨文作🔹,金文作🔹,像前行時兩足一前一後,表示行走。

即　甲骨文作🔹,金文作🔹,像人面對食器入坐就食。

既　甲古文作🔹、🔹,金文作🔹、🔹,像人食後轉頭或轉身背對食器。

采　甲骨文作🔹,像手在木上取果之形。金文作🔹,省果形而從木。

益　甲骨文作🔹,金文作🔹,像器中水漫出之形。

臭　甲骨文作🔹、🔹,像犬用鼻子聞味。

毓(yù)　甲骨文作🔹,金文作🔹,左邊像一個婦女,右邊像一個頭朝下的嬰兒,下面三點表示血水,表示生育。

好　甲骨文作🔹,金文作🔹,右邊像一個婦女,左邊像一個孩子,表示女人有了孩子爲好。

疒(nè)　甲骨文作🔹、🔹,一邊是床,一邊是躺在床上的一個人,中間的幾點表示汗水,表示人生病了。篆文作🔹,字形省略得祇剩下一張病床了。

疛(zhǒu)　甲骨文作🔹,金文作🔹,左邊是一個躺在床上的病人,一隻手撫摩其腹部,表示腹部有病。

寒　金文作🔹,小篆作🔹,人踡曲在室内,以草避寒,地上結着冰,表示寒冷、天寒地凍。

會意字中也有用意符的抽象意義來表義的,如男、塵、雀、歪、災(zāi)、甦(sū)、劣、林、森、晶。應當注意的是,"林"不表示兩棵樹,而是一些樹;"森"也不指三棵樹,而是指衆多的樹。有些表意類漢字形體上反映的意義并不完全等同于字義或詞義,常常是用來表達比較抽象的概念。

四、形聲

《説文解字・叙》:"形聲者,以事爲名,取譬相成,江河是也。"形聲字由形符(也稱意符)和聲符兩部分組成,形符表示意義範疇,聲符表示讀音類別。形聲具有很強的造字能力,形聲字占漢字總數的 90% 以上。

（一）形聲字的結構形式

形聲字的結構形式主要有 8 種：

1. 左形右聲　如棋、肌、持、悟
2. 右形左聲　如期、攻、頂、視
3. 上形下聲　如箕、苓、宇、空
4. 下形上聲　如灸、肓、恭、基
5. 外形內聲　如固、術、匱、裹
6. 內形外聲　如問、辯、鳳、悶
7. 聲居一角　如痘、徒、颶、唑
8. 形居一角　如匙、修、穎、栽

其中最常見的是左形右聲的結構方式。

（二）形符與漢字的部首

分析漢字的形體結構，掌握部首是最簡便的方法。部首就是形符，標志着該部字的本義所屬的意義範疇。下面列舉的字，有些雖然不是形聲字，但是通常也將其某一部分視爲部首。多瞭解漢字的部首，對于掌握漢字的意義有極大的幫助。下面簡要介紹常見部首。

1. 冫（bīng）　甲骨文作仌，篆文作仌，像冰凌形。冫部的字多與冰凍、寒冷有關，如凍、凝、清（qìng）。

2. 又　像右手。又部的字多和手的動作有關，如取、友、及、叉、支、秉、兼。

3. 女　女部的字表示多種意義。或是親屬，如姊、妹、姑、妻、妾；或是姓氏，如姜（神農姓姜）、姬（黃帝姓姬）、嬴；或是表示身份地位，如奴、嬪、婢；或是表示行業年齡，如媒、嫗、媼（ǎo，老婦人）；或是表示婚姻、妊娠，如嫁、娶、妊、娠（shēn，懷孕）、娩；或是表示女容，如姣、媚、妍、媸（chī，貌醜）；或是表示貶義，古人重男輕女，不良行爲或德行多從女，如奸、妍、姦（jiān，邪惡）、嫉妒。

4. 宀（mián）　甲骨文作宀，像房屋形。宀部的字多與房屋有關。或是直接指稱房屋，如室、家、宗（祖廟）；或是形容房屋，如寬、寒、宏（屋深）；也表示與房屋相關的動作，如寄、寓。

5. 口　口部字多與口有關。或是口及相關部位的名稱，如咽、嗌（yì，咽喉）、吻（嘴唇兩邊）；或是口的動作或狀態，如吞、吮（shǔn，吸吮）、啜（chuò，吃、喝）、咬咀（fǔ jǔ，咀嚼）、喎（wāi，嘴歪）、噤（牙關緊閉）；也表示與口有關的行爲動作，如喘、吹、嘔、噫（ǎi，噯氣）、噦（yuě，乾嘔）。

6. 囗　篆文作囗，像包圍之形。囗是"圍"的古字。凡包圍、圍繞、有疆界、有圍牆之處及表示圓形的字多從囗部，如困、園、國、圊（qīng）。

7. 尸　甲骨文作尸、尸，像一個面部朝左而屈膝的人形。尸部字大多與人相關，如尻（kāo，臀部，也指尾骶骨）、屈、尾、屎、尿。又因爲"尸"字形像屋形，有些房屋的字也入此部，如屋、屛。

8. 彳（chì）　甲骨文作彳，像人小步行走，也有人認爲是四達之道的一半形象。彳部的字多與行路有關，如往、徐（慢行）、徒（步行）、徂（cú，往）、微（隱行）。

9. 心　古人認爲心主神明，人的精神意識、思維情感、情緒變化等一系列活動都由心來主掌，心部的字多與此有關。如志、意、情、怠、患（擔憂）、悸（心跳）、怵（恐懼）、恬恢（安靜）、恇（kuāng，怯弱）、惕（害怕）、懊懷（ào náo，煩惱悶亂）、懣（mèn，煩懣）、恭、憒（昏亂）。其中"忄"和"㣺"是"心"的兩個變體。

筆記欄

10. 攴(pū)　甲骨文作 、 ，篆文作 ，像人手持棍棒，或以手執持，或有撲擊之義。隸變後作"攴"和"攵"（反文旁）兩個形體。從"攵（攴）"的字多有動作義，如攻、放、救、散、敗、寇。

11. 日　日部的字大多數與太陽或時間有關，如景（日光）、昧（昏暗）、旬（十天）、昃（zè，太陽偏西）、昳（dié，午後日偏斜）、晏（晚）、晡（bū，申時，指下午三時至五時）、晦（農曆每月的最後一天。昏暗）、暮、旦。

12. 欠　甲骨文作 ，金文作 ，像一個人張口打哈欠的樣子。小篆作 ，像口中出氣。欠部字多與人的氣息或張口動作有關，如欬（咳）、歎（嘆）、歐（嘔）、歌。

13. 歺(è)　甲骨文作 ，篆文作 ，像剔去肉的殘骨。歺部的字多與死亡、凶災等有關，如死、殆、殁、殤、殃、殘、殞、殮。"歹"是"歺"字的變體。

14. 水　水部的字多數表示水的性狀、水的運動、與水相關的事物及人們所進行的與水有關的動作等，另外也包括一些河流湖泊的名稱。如汁、汗、涎（xián，唾液）、津、液、漿、溲（大小便）、溺（niào，小便）、泌、泄、滲、濡（濕潤）、灌、渭（渭水）。

15. 火　甲骨文作 ，像火苗上冒之形。火部的字大多與火有關。或是與火相關的事物，如炬、炭、烟；或是與火有關的動作，如灸、炙、灼、焫（ruò，用火灸）、燔（燒）；或是與火相關的性狀，如炅（jiǒng，熱）、熱、燥、焦。有的" "是"火"的變體。

16. 玉　甲骨文作 ，金文作 、 ，像數塊玉石相連之形。玉部的字（形符一般寫作"王"）多與玉石有關，如瑜、瑕、理、璧。

17. 疒(nè)　甲骨文作 ，篆文作 ，像人倚靠之形。疒部的字一般和疾病有關。或是疾病的泛稱，如疾、病、疫、痼（gù，積久頑固的病）；或是病證名稱，如癱、疽、瘍、疸、痹、癃（lóng，小便不利）、痤（cuó，痤瘡）、瘰（luǒ，瘰癧）；或是疾病的症狀，如疼、痞、痛、痠（suān，痛楚）、癢；也表示治療的動作或結果，如療、瘉、痊、瘥（chài，病愈）、瘳（chōu，病愈）、痏（wěi，針孔、瘢痕）。

18. 目　甲骨文作 ，爲眼的象形字。目部的字多與眼目意義相關。或是眼的部位名稱，如眼、眶、眥（zì，眼角）、瞳；或是眼的視覺動作，如相、瞑、眄（miǎn，斜視）、省（xǐng，查看）；或是眼疾，如盲、眩（xuàn，目眩）、矇（視物不清）、瞚（shùn，眼皮跳動）、眚（shěng，眼睛生翳）。

19. 耳　耳部字多與耳的形狀、聽覺及聲音相關，如耳、聹聹（dīng níng，耳垢）、聞、聽、聰（聽覺靈敏）、聵（kuì，耳聾）、聾、聲。

20. 肉　甲骨文作 ，篆文作 ，像切成塊的肉形。肉部的字多與肉體有關。或是人和動物的肢體、器官、部位名稱，如肱（gōng，肱骨，手臂）、臑（nào，肩肘間部位）、腨（shuàn，腿肚）、腓（féi，腓腸肌）、膕（guó，膝後彎曲處）、肝、腸、脬（pāo，膀胱）、腑、腹、膺、肓（心下膈上部位）、膻（dàn，膻中）、膝、脂；或是表示生育、幼體、後代，如胚、胎、胞（女子胞）、育；或是肌體胖瘦、氣味，如肥、臊、腥；或是表示肌體的病變，如脹、腫、腐、脫、膜（chēn，腫脹、脹滿）；也表示肉食，如膳、肴、膾。另外，"肉"作爲形符隸變作"月"，與月亮之"月"同形。從月亮之"月"的字不多，如期、朔、朗、朦。

21. 貝　甲骨文作 ，像貝殼形。上古以貝爲貨幣，貝部的字多與錢財有關，如貨、資、質、賤、貶、販。

22. 足　甲骨文作 ，金文作 ，像膝部以下的小腿和脚。後專指脚。足部字都與腿脚有關。或是脚的各部位名稱，如跗（fū，足面）、跟、踝（huái，踝骨）、蹠（zhí，脚掌骨）、踵（zhǒng，足跟）；或是腿脚的各種動作或病狀，如跌、跑、踐（踩踏）、跛（瘸）、躄（bì，足攣縮）；也表示與脚有關的東西，如蹤、路。

筆記欄

23. **酉** 甲骨文作🍶，像壺樽類酒器形，用以指酒。酉部的字多與酒有關，如醴(lǐ，甜酒)、醪(láo，濁酒)、醉、醇、醫(用酒劑治病的醫生)；與酒劑相類的飲料和與飲食相關的調味品也用"酉"旁，如酥、酪、醃(yān，用調味品浸漬食物)、醢(hǎi，肉醬)。

24. **辵**(chuò) 甲骨文作🚶，表示脚在路上行走之義。辵(辶)部的字多與行走、道路有關，如通、過、遇、逾、道。

25. **邑** 甲骨文作🏘️，上部口代表疆域，下部是面朝左跪着的人形，合指人居住的地方。隸變爲"阝"(右耳旁)。邑部的字多爲地名、國名，如郊、鄭、鄒、都。

26. **阜**(fù) 甲骨文作⛰️，篆文作🏔️，像土山形。隸變爲"阝"(左耳旁)。阜部的字多與土山、丘陵、登降、高下有關，如陵、防、險、隕、陟(zhì，登)、降。也有的字與建築物有關，如除(臺階)、階。

27. **隹**(zhuī) 甲骨文作🐦，金文作🦅，像短尾鳥形。隹部的字多與鳥有關(不限于短尾鳥)，如雅(烏鴉)、雞、雄、雌、隻、雙。

28. **頁**(xié) 甲骨文作👤，金文作👥，像人頭之形。頁部的字多與人頭部有關。或是頭各部位的名稱，如顏、題(額頭)、顙(sǎng，額頭)、頑顙(háng sǎng，上腭與鼻相通的孔竅處)、頤(面頰)、頸、頞(è，鼻梁骨)、頄(kuí，顴)；或是頭的樣態、動作，如頗(頭偏)、顧(回頭看)、頓(以頭叩地)、顫(頭搖)。

29. **骨** 甲骨文作🦴，像占卜用的牛肩胛骨之形；也作🦴，像骨架相支撐之形。骨的初文作"冎"，篆書增加了"肉"，作🦴，從冎從肉，指長在肉中的骨頭。骨部的字，絕大多數與骨骼或身體部位有關，如骸(骨骼)、髓(髓骨)、髃(yú，肩前骨)、髖(胯骨)、體、髈(膀)、髁(kē，股骨；kuà，髖骨)、骼(qià，髂骨)。

還有一些部首意義與此類屬相通。如厂(hǎn，山崖石穴)部、广(yǎn，因岩架成之屋)部、户部與宀部，都可指房屋、建築；見部、臣部與目部，均與眼睛意義相關；又如止部、走部、足部、彳部與辵部，都與脚或脚的動作相關。

綜上所述，部首表示的是該部字本義所屬的意義範疇，并不能表示具體意義。還有少數形聲字形符寫法是簡省的，稱作"省形"，如釜，本是從金，父聲，需要補全纔能起表意作用，這一點需要注意。

(三) 聲符

1. **聲符表音** 聲符表示形聲字的讀音。同一聲符的形聲字，在使用的最初階段，讀音相同或相近。後來由于語音的演變，聲符與實際讀音出現了很大的偏差，甚至相去甚遠，衹有少部分的字聲符至今能起到表音作用。如以"青"爲聲符的字，清、請、晴、情、氰、蜻的讀音基本相同或相近，但是"倩"(qiàn)的讀音不同。又如以"工"爲聲符的字，攻、貢、空、紅讀音相近，缸、杠、江、項讀音不同。因此，不認識的形聲字不可信口"讀半邊"。

另外，形聲字的聲符，其形體也有簡省的，需要補全纔能起表音作用。如"珊"，從玉，刪省聲；"疫"，從疒，役省聲。

2. **聲符兼帶表意作用** 部分形聲字的聲符除具有表音功能外，還具有表意作用。如"懈"的聲符"解"，"娶"的聲符"取"，"返"的聲符"反"，"褊"的聲符"扁"等。還有一些形聲字聲符的表意不是很明顯，但略加分析也不難理解。例如，丁是象形字，是"釘"的古字，而釘子具有深入和固定不移的特點，由此，重復而希望使聽者加深印象地説話叫"叮"，固定不移地看叫"盯"，深入而固定的毒瘡叫"疔"。偶，爲木偶，是根據真人形象仿製的，它與真人就有了成雙成對的意思(仍用"偶"字)，再引申出相交相合之義，如兩人同耕曰"耦"，山水之角或兩墻相交之內角曰"隅"，二人相逢或相知曰"遇"，位于人肩頭兩骨之間的穴位名曰"肩髃"。古代婦女的一種頸飾名"賏"(yīng)，垂于頸側而回繞，後將回繞義寫作"嬰"，中醫則謂人頸兩側的筋爲"嬰筋",頸部瘤腫(屬甲狀腺腫大一類疾病)之病爲"癭"。水的支流曰"辰"("派"的古字),人的血脉是人血液分流之道,故名曰"脉"。"癬"因似蘚而得名,"瘡"因抓搔而改易,"癰(癰)"因壅塞不通而取義,"瘤"因留滯不去而派生……這類例子可以舉出很多。在這樣的形聲字裏,形符表意規定了字義的類屬,聲符表意規定了字義和模式,兩者結合規定了具體字義。但聲旁具有表意作用的祇是一部分形聲字,不能絶對化,不能説凡從某聲者皆有某義。

五、轉注

《説文解字·叙》:"轉注者,建類一首,同意相受,考、老是也。"《説文·老部》:"老,考也。"又:"考,老也。"由于許慎爲"轉注"所下的定義較爲簡單,後人對"轉注"的理解分歧很大,提出過許多不同的解釋,但都很難取得公認。因此,這裏不加詳説。

六、假借

《説文解字·叙》:"假借者,本無其字,依聲託事,令、長是也。"在人們使用文字之初,没有爲語言中的某個詞義造字,它的意義借用一個同音詞的文字形式表示,這就是假借。

文字假借之後,有些文字祇用來表示假借義,而不再表示本義。如"難"字,從隹,本爲鳥名,假借爲困難的"難"。"而"字,甲骨文作𝔐,本義是臉上的鬍鬚,假借爲没有實在意義的連詞。有些文字假借之後,本義與假借義并存。如"之"字,甲骨文作𝖵,本義是去、到,又假借爲代詞、助詞。"耳"字,本義爲耳朵,又假借作語氣詞。有些文字假借之後,假借的意義長期使用,不再表示本義,而爲本義另造新字。如"莫"字,甲骨文作𝔒,本義指日落時分,假借爲否定副詞、無指代詞,後來爲本義造了"暮"字。"其"字,本義爲畚箕,假借爲代詞,後來爲本義另造"箕"字。

第二節　通假字 古今字 异體字 繁簡字

通假字、古今字、异體字和繁簡字是古籍中存在的文字現象,有必要瞭解和掌握這方面的知識。

一、通假字

與上節所言"假借"相比,彼爲"本無其字,依聲託事",本節"通假字"却是"本有其字,依聲託事",即人們在書寫時,不寫表示某個詞意義的本字,而寫一個意義毫不相關的同音字來代替,這種用字做法叫作通假(也有人籠統叫假借)。借用的字稱爲借字,與其相對的、本來應該使用的字稱爲本字。

通假字産生的原因,緣于古代特别是上古時期,由于書寫工具的限制,信息傳遞祇能靠"口耳相傳",重在聲音,已有的漢字也多視爲表音符號,而忽略了漢字形體的區别意義;而且漢代以前,没有産生規範漢字的字典,書面材料輾轉傳抄,也比較容易采用同音字替代,因此,先秦兩漢古書中通假現象比較常見。另外,由于受古人厚古薄今思想的影響,古書中偶爾一用的通假字被後人接連模仿,通假字有了社會流行的傾向,變成了高雅的表現,這種通假字相對固定,不會隨意亂用。

通假字在古籍中并不少見,如果不能識别,必然望文生義,勉强作解,違背文章原意。如《素問·四氣調神大論》"道者,聖人行之,愚者佩之"一句,王冰注:"愚者性守於迷,故佩服而已。"楊上善注:"愚者得道之章,佩之於衣裳。""佩"是否爲"佩服"或"佩帶"之義?清代胡澍在《黃帝内經素問校義》中説:"佩讀爲倍。《説文》:'倍,反也。'……'聖人行之,愚者佩之。'謂聖人行道,愚者背道也。行與倍,正相反……佩與倍,古同聲而通用。"由此可見,此處"佩"通"倍",違背之義。全句意爲養生之道,聖人實行它,愚人違背它。

識別通假字,首先需要瞭解構成通假字的條件。兩字古音相同或相近,纔能構成通假字。這裏所説的古音通常指上古音。古音相同指兩字聲母和韵部完全相同,稱爲雙聲疊韵。古音相近指兩字是聲母相同的雙聲字,但是韵部要相近;或兩字是韵部相同的疊韵字,但是聲母要相近。一般來説,當閱讀古籍遇到疑難詞語時,如果按原來字形的本義或引申義都無法解釋,就可以考慮通假字的情況(當然,還要排除訛誤字等因素)。然後依據聲音綫索,查閱字典,求出隱藏在通假字之後應當使用的本字,得出正確的解釋。這裏舉幾個例子加以説明:

《史記·扁鵲倉公列傳》:"秦太醫令李醯自知伎不如扁鵲也,使人刺殺之。"伎,本指同伴,常用義爲歌舞伎,與本句文義不符。這裏"伎"通"技",指技藝。《素問·靈蘭秘典論》:"腎者,作强之官,伎巧出焉。""伎"亦通"技"。"伎"與"技"古音都是群母支韵,屬于雙聲疊韵通假。

《素問·五常政大論》:"能毒者以厚藥,不勝毒者以薄藥。"能,本義爲像熊的野獸,後借爲賢能、技能之"能",此二義均不符合本文。此處"能"通"耐",耐受。"能"與"耐"古音都是泥母之韵,屬于雙聲疊韵通假。

《史記·扁鵲倉公列傳》:"夫悍藥入中,則邪氣辟矣,而宛氣愈深。"宛,本義指屈草自覆。本句"宛"通"鬱",鬱結。又《素問·生氣通天論》:"陽氣者,大怒則形氣絶,而血菀於上,使人薄厥。"菀,本爲中藥紫菀名。本句"菀"通"鬱",鬱結。"宛""菀"古音屬影母元韵,"鬱"古音屬影母物韵,"宛""菀"與"鬱"雙聲且韵部相近通假。

《新修本草·序》:"自時厥後,以迄于今,雖方技分鑣(biāo),名醫繼軌,更相祖述,罕能釐正。"時,本義指時間。本句"時"通"是",代詞,此。"時"屬古音禪母之韵,"是"屬古音禪母支韵,兩字雙聲且韵部相近通假。

馬王堆《陰陽十一脉灸經(乙本)》:"是動則病:洒洒病寒,喜信。"信,本義爲信用。本句"信"通"伸"。"信"屬古音心母真韵,"伸"屬古音書母真韵,兩字疊韵且聲母相近通假。

《傷寒雜病論·序》:"乃勤求古訓,博采衆方,撰用《素問》《九卷》《八十一難》《陰陽大論》《胎臚藥録》,并平脉辨證,爲《傷寒雜病論》,合十六卷。"撰,原指天地、陰陽等自然現象的變化規律,引申爲製造、著作。本條云"撰用",而下列諸書并非張仲景所著,故本句"撰"通"選",選用。"撰"屬古音崇母元韵,"選"屬古音心母元韵,兩字疊韵且聲母相近通假。

通假字的讀音,不能讀借字的音,必須讀本字的讀音。如上述例句所示"能"必須讀"耐"的讀音,"時"必須讀"是"的讀音,"信"必須讀"伸"的讀音,"撰"必須讀"選"的讀音。

識別通假字,必須具備一些古音知識,現代人一般不熟悉古音,在推斷某個字爲借字時可借助古音方面的工具書。查檢漢字古音的常用工具書有《漢語大字典》、郭錫良《漢字古音手册》、唐作藩《上古音手册》、丁聲樹《古今字音對照手册》、李珍華《漢字古今音表》等。由於聲符相同的形聲字互借的情況較爲常見,而形聲字在漢字中占絶大多數,且根據形聲字的一般原理,同諧聲的字通常應該音同或音近,因此,當讀古文懷疑某字爲借字時,可以先在同聲符的形聲字中尋求意義吻合的字推定其爲本字,這樣的推想正確率往往比較高。尋求同聲符字可以利用清代朱駿聲《説文通訓定聲》和現代沈兼士《廣韵聲系》、李卓敏《李氏中文字典》;另外,還可以利用高亨《古字通假會典》等通假字專書,查找其字在前代已有的通假用法。

二、古今字

古今字是漢字發展過程中産生的古今异字的現象。古代一個字初出時通常是表示單義,後來由于文字的假借和詞義的引申這兩個因素,一個字就兼有多種意義。人們爲了區别這些義項,也爲了减輕原有漢字的負擔,就以原字的形體爲基礎,或增加偏旁,或改换偏旁,或另造一個新字,這種文字稱爲古今字。原有的字稱爲"古字",改造成的新字稱爲"今字"。古字又稱"初文",今字又稱"後起形聲字""後起區别字"和"分化字"。下面分别説明。

（一）由假借産生的古今字

此處所言"假借",指"本無其字"的假借,文字假借表示新的意義後,又爲假借義或本義另造今字以示區别。

1. 加形符,爲字的假借義造今字

牟,本義是牛鳴。《説文》:"牟,牛鳴也。從牛,象其聲氣從口出。"假借作表示眼珠的"眸"字。《説文》:"盲,目無牟子。"後以"牟"爲聲符,加形符"目",爲其假借義造"眸"字。

栗,本義是樹名,栗樹、栗子。《素問·藏氣法時論》:"脾色黄,宜食鹹,大豆、豕肉、栗、藿皆鹹。"假借爲"戰栗"。《論語·八佾》:"夏后世以松,殷人以柏,周人以栗,曰使民戰栗。"後以"栗"爲聲符,加形符"忄",爲假借義造了今字"慄"。

2. 加形符,爲字的本義造今字

然,本義爲燃燒。《素問·大奇論》:"脈至如火薪然,是心精之予奪也,草乾而死。"後借用爲代詞、連詞,因其假借義爲虚詞,爲了區别,又加"火"旁爲本義另造"燃"字。

縣,本義是懸挂。《説文》:"縣,繫也。"後假借作州縣的"縣",又爲本義加"心"旁另造"懸"字。

此外,也有一些字被假借後,既爲本義造字,又爲假借義造字的情况。如"采"的本義是"采摘",假借爲"色彩"之意,後分别加形符爲本義與假借義各造了一個今字"採"和"彩"。

（二）由引申産生的古今字

詞義引申是詞義發展的最重要的規律。一個字引申義過多,當然要爲引申義或本義造新字分擔其義項,增加偏旁是主要的分擔方式。

1. 加形符,爲引申義造今字

支,本義爲竹木枝,人的四肢與竹木枝相似,引申指四肢。《靈樞·邪氣藏府病形》:"肺脉……微濇爲鼠瘻,在頸、支腋之間。"後爲表示"四肢"的引申義加形符"肉"另造"肢"字。

爪,本義指手爪,作動詞引申爲抓持。《史記·扁鵲倉公列傳》:"撲荒爪幕。"爲了與名詞的手爪義區别,後爲動詞引申義加形符"手"另造"抓"字。

2. 加形符,爲本義造今字

要,本義爲腰部。《史記·扁鵲倉公列傳》:"往四五日,君要脅痛不可俛仰。"引申爲重要、要求、要挾等義。後來爲表示本義的字加形符"肉"另造"腰"字。

止,甲骨文、金文都像足的形狀,本義爲足。《漢書·刑法志》:"當斬左止者,笞五百。"引申爲停止、阻止、居住等義。後爲表示本義的字加形符"足"另造"趾"字。

3. 改换形符,爲本義或引申義造今字　有的古字左形右聲,在引申出新義以後,造新字時不便再增加偏旁,遂采用改變偏旁的方法來另造新字。

被,本義是寢衣、被子,引申爲披在身上或穿在身上。《素問·四氣調神大論》:"春三月,此謂發陳,天地俱生,萬物以榮,夜臥早起,廣步於庭,被髮緩形,以使志生。""被髮"即披散頭髮。後爲表示引申義改"衣"旁作"手"旁,另造今字"披"。

没,本義爲沉没。《靈樞·淫邪發夢》:"(厥氣)客于腎,則夢臨淵,没居水中。"古人以沉

没比喻死亡,"没"是死的委婉説法。《漢書·藝文志·序》:"昔仲尼没而微言絶。"爲了明確死亡之意,後改"水"旁爲"歹"旁,另造"殁"專指死亡。

改換偏旁的古今字總數比增加偏旁的少得多。

除了以上兩種常用方式産生古今字外,對古字做其他改造,也能分化出今字,如鋪陳之"陳"分化出戰陣之"陣"。在表意字的基礎上增加表音偏旁也可以分化出今字,如"自"本爲鼻形,後加聲符"畀"新造"鼻"字。此外也有完全撇開古字字形另造新字的。如妊娠義古作"身",後新造"娠"字;背脊義本用象形字"吕",後新造"脊"字;蘇醒義本用借字"蘇"(草名),南北朝時新造"甦"字(現已歸并異體字)等。不過這類古今字比較少。

學習古今字知識,目的是在閲讀古籍時見到古字能讀出相應的今字,掌握古今字的構造方式,爲識別古字提供幫助。

三、异體字

讀音和意義相同,衹是形體不同的字稱爲异體字。

漢字不是一時一地一人創造的,在其流傳過程中,人們爲同一個詞造出兩個或更多的字,因而形成了一大批形體結構差异很大的异體字。識認异體字雖有一定規律可循,但仍有一些异體字的形成原因尚難以瞭解,因此瞭解异體字産生的規律與途徑,并且識記常見的异體字,有利于閲讀理解古籍。現在所稱的异體字指 1955 年中華人民共和國文化部、中國文字改革委員會頒布的《第一批异體字整理表》中被停止使用的那部分字,而被該表所選定使用的字相應地被稱爲正字,同時參照 2013 年教育部、國家語言文字工作委員會組織制定的《通用規範漢字表》後附《規範字與繁體字、异體字對照表》,來確定异體字。

异體字産生的主要規律與途徑:

(一)造字方法不同

瓜——苽	嵩——崧	岩——巖	灾——栽
泪——淚	野——埜	岳——嶽	草——艸

(二)形符不同

妙——玅	硬——鞕	臀——臋	煮——䰞
誤——悮	脣——唇	喧——諠	險——嶮

(三)聲符不同

痹——痺	痱——疿	泛——汎	麵——麪
吃——喫	柏——栢	菇——菰	恒——恆

(四)形符聲符都不同

視——眂	村——邨	剩——賸	腿——骽
核——覈	褲——(袴)——絝		

(五)形符和聲符位置不同

鄰——隣	秋——秌	翅——翄	脅——脇
胸——胷	鑒——鑑(監)	裏——裡	裙——裠

嚴格意義上説,衹有音、義、用法完全相同的字纔能稱爲"异體字",但是《异體字整理表》中有些字卻不符合這個要求。如"並"與"并",現代漢語中可以看作异體字,但是兩個字古音不同,意義也不完全相同。"並"古韵在陽部,"并"古韵在耕部;"并"不具備"並"的"并列"義,"並"也不具備"并"的"兼并"義。又如"修"與"脩","脩"用于表示乾肉條時爲規範字,其他意義爲"修"的异體字。像這樣的字,有人稱作"部分异體字",在閲讀古籍時需要區別其意義的不同。

筆記欄

四、繁簡字

簡化是漢字形體由繁到簡的變化,是漢字發展的總趨勢。甲骨文時代就有簡體字出現,漢代民間也在應用簡體字,宋元以後,民間應用簡體字又有進一步的發展。簡體字一般產生于民間,流行于民間,官府視爲俗字,不予承認。中華人民共和國成立後,1956 年國務院公布了《漢字簡化方案》,經過不斷完善,簡體字已經成爲國家標準用字。繁體字雖然已不作日常使用,但是由于傳世中醫藥古籍還是以繁體字本爲主,所以熟悉繁體字也是閱讀中醫藥古籍的必備條件。

(一) 繁體字簡化的主要方法

1. 采用繁體字的一部分

聲——声　　滅——灭　　燭——烛　　飛——飞

2. 形體簡寫

簡化形符:飲——饮　　絡——络　　鱔——鳝　　齲——龋

簡化聲符:療——疗　　腎——肾　　癰——痈　　嗦——哆

同時簡化形符、聲符:頸——颈　　證——证　　驗——验　　顧——顾

3. 草書楷化

當——当　　書——书　　頭——头　　搏——抟

4. 采用簡單的符號代替原字的一部分

勸——劝　　棗——枣　　脅——胁　　鳳——凤

5. 采用原有的古字

雲——云　　氣——气　　捨——舍　　衆——众

6. 另造新字或選用古俗异體

齊——齐　　陽——阳　　塵——尘　　發、髮——发

7. 采用同音字

薑——姜　　鬱——郁　　裏——里　　昇、陞——升

(二) 需要注意的問題

1. 兩三個繁體字簡化成一個簡體字　　繁體字簡化的過程中,常常可以見到兩個、三個甚至四個繁體字簡化成一個簡體字的情況,要注意區別。如發(發射)、髮(頭髮)均簡化爲"发",幹(才幹、樹幹)、乾(乾枯)均簡化爲"干",臺(樓臺)、檯(桌子)、颱(颱風)均簡化爲"台"。

2. 繁體字的某個義項不能簡化　　"乾坤"中,"乾"不能簡化爲"干";"狼藉"中,"藉"不能簡化爲"借";"宮、商、角、徵、羽"中,"徵"不能簡化爲"征";中醫病名"癥瘕"中的"癥"不宜簡化。

3. 同音替代的兩個字在古書中可能是意義完全不同的兩個字　　"谷"是山谷,"穀"是農作物,兩字在古籍中從不通用。"后"是君王、皇后,"後"是先後的後,古不通用。"斗"是量詞,"鬥"是鬥爭,古不通用。"余"是第一人稱代詞,"餘"是剩餘,古不通用。

●(周祖亮)

第三節　容易誤讀誤寫的中醫藥常用字

漢字讀音和形體比較複雜,因而容易導致誤讀和誤寫。尤其是中醫藥古籍中冷僻字和

特殊用字較多,如果閱讀時對字形、字音不認真對待,書寫時不注意用字規範,就更容易出現誤讀和誤寫現象。以下就中醫藥古籍繁體字和部分簡體字易發生的誤讀誤寫情況進行簡要的分析歸類并舉例。

一、臟腑生理易誤字

頞　鼻梁。讀 è,不讀 ān。

涎　口涎,口水。讀 xián,不讀 yán。

臑　上臂。讀 nào,不可按"濡"類推讀 rú。

髂　髂骨。讀 qià,不讀 kè。

尻　臀部,尾骶骨。讀 kāo,不讀 jiǔ。

蹠(跖)　跖骨,即腳掌骨。讀 zhí,不讀 shù。

骺　長骨兩端連接關節的部分。讀 hóu,不讀 hòu 或 gòu。

腓　腓腸肌。讀 féi,不讀 fēi 或 fěi。

脛　小腿,從膝下至腳上部分。讀 jìng,不讀 jīng。

踝　踝骨(小腿與腳連接處兩邊突起的圓骨)。讀 huái,不讀 guǒ。

賁　賁門。讀 bēn,不可按"噴"類推讀 pēn。

脬　膀胱。讀 pāo,不可按"浮"類推讀 fú。

腨　脛肉,俗稱小腿肚。讀 shuàn,不可按"端"類推讀 duān。

癸　天癸,指一種促進性功能發育的物質。讀 guǐ,不可按"葵"類推讀 kuí。

脉　表示脉象,讀 mài;表示脉脉含情,讀 mò。

髁　表示股骨及骨頭兩端突起的部分,讀 kē;表示髖骨時同"胯",讀 kuà。不讀 huái 或 guǒ。

溺　表示小便,讀 niào,即後世"尿"字;表示淹沒、沉溺,讀 nì。

膻　表示膻中,讀 dàn,不讀 tán;表示羊膻味,讀 shān。

睪　睪丸。讀 gāo,不讀 gǎo。

䐃　隆起的肌肉。讀 jùn,不讀 jiǒng。

囟　腦門,嬰兒頭頂骨縫未合處。讀 xìn,不可誤讀誤寫爲"鹵"(cōng)。

肓　膏肓,肓膜。讀 huāng,不可誤讀誤寫爲"盲"。

二、證候病名易誤字

懣　煩懣。讀 mèn,不讀 mǎn。

怵　怵惕,恐懼貌。讀 chù,不讀 shù。

齲　齲齒。讀 qǔ,不讀 yǔ。

齘　磨牙。讀 xiè,不讀 jiè。

眊　眼睛看不清。讀 mào,不讀 máo。

眚　眼睛生翳。讀 shěng,不讀 shēng。

眩　目眩。讀 xuàn,不讀 xuán。

眵　俗稱"眼屎"。讀 chī,不讀 duō。

痏　針孔,或瘡瘍、瘢痕。讀 wěi,不讀 yǒu。

瘁　心力交瘁。讀 cuì,不讀 zú。

疱　面部瘡疱,粉刺。讀 pào,不讀 bāo。

瘵　病,多指癆病。讀 zhài,不讀 jì。

蜮　狐蜮,證候名;又指傳説中一種能含沙射影的動物,即"射工"。讀 yù,不讀 huò。

衃　瘀血,凝血。讀 pēi,不讀 bù。

癎　癲癎。又作"癇"。讀 xián,不讀 jiān。

怔忡　心悸。讀 zhēng chōng,不讀 zhèng zhōng。

皴　皮膚皴起或開裂。讀 cūn,不讀 jùn。另外,皸(jūn)與本字義近而音形有別,不可混淆。

瘕　癥瘕。讀 jiǎ,不可按"暇"類推讀 xiá。

佝　佝僂。讀 gōu,不可按"拘"類推讀 jū。

搐　抽搐。讀 chù,不可按"蓄"類推讀 xù。

癩　麻風病,惡瘡。讀 lài,不可按"懶"類推讀 lǎn。

衄　鼻衄。讀 nǜ,不可按"扭"類推(改去聲)讀 niù。

疽　癰疽。讀 jū,不可按"咀"類推讀 jǔ。

痤　痤瘡。讀 cuó,不可按"銼"類推讀 cuò,或誤讀 cuǒ。

暍　中暑,傷暑病;或叠用"暍暍",指熱貌。讀 yè,不可按"喝"類推讀 hē。

創　創傷,金創。讀 chuāng,與創造的 chuàng 讀音不同。

咯　同"喀",咯血。"咯"爲多音多義字,咯血義讀 kǎ,不讀 gē、luò。

嘿　同"默",不作聲,多叠用。《傷寒論·辨太陽病脉證并治中》:"嘿嘿不欲飲食。"讀 mò,不讀今常用音 hēi。

噫　因飽食或因病胃中氣體從口中排出,讀 ǎi,後寫作"噯",不可按聲符讀 yì;又作嘆詞,讀 yī。

强　表示僵硬,如《傷寒論》"項背强",讀 jiàng;表示堅强,讀 qiáng;表示勉力、勉强,讀 qiǎng。

淋　用于性傳染病,讀 lìn;用于淋巴、淋漓,讀 lín。

惡　表示惡心,讀 ě;惡習,讀 è;古文疑問代詞和嘆詞,讀 wū;憎惡,讀 wù。

龜　同"皸","龜裂"即"皸裂",讀 jūn;又古西域有"龜兹"國,"龜"讀 qiū:二義均不讀"龜"的常音 guī。

瘖　瘖啞,不能説話。讀 yīn,不可誤讀誤寫爲"暗"或"諳"(ān)。

愊　愊愊,愊臆,脹滿貌。讀 bì,不可誤讀誤寫爲"幅"。

三、中藥腧穴易誤字

艽　秦艽。讀 jiāo,不讀 jiǔ。

芎　川芎。讀 xiōng,不讀 gōng。

茜　茜草。讀 qiàn,不讀 xī。

蒡　牛蒡子。讀 bàng,不讀 páng。

蓯　肉蓯蓉。讀 cōng,不讀 cóng。

茛　莨菪。讀 làng,不讀 liáng。

硇　硇砂。讀 náo,不讀 xìn。

獺　水獺,獺肝。讀 tǎ,不讀 lài。

腧　腧穴。讀 shù,不讀 shū。

穴　穴位。讀 xué,不讀 xuè。

彧　穴位名,彧中。讀 yù,不讀 huò。

攢　穴位名,攢竹。讀 cuán,不讀 zàn 或 zǎn。

髃　穴位名,肩髃。讀 yú,不可按"偶"類推讀 ǒu。
杼　穴位名,大杼。讀 zhù,不可按"抒"類推讀 shū 或誤讀爲 yú。
訶　訶子(訶黎勒)。讀 hē,不可按"柯"類推讀 kē。
粳　粳米。讀 jīng,不可按"埂"類推讀 gěng。
炮　中藥炮製。讀 páo,與槍炮的"炮"讀音不同。
阿　阿膠,讀 ē(人名樊阿同此),不讀 ā。
术　白术,蒼术。讀 zhú,與"術"的簡化字"术"讀音不同。
蕁　蕁麻,讀 qián;蕁麻疹,讀 xún;中藥知母的异名,讀 tán。
芐　地黃別名,《爾雅·釋草》:"芐,地黃。"讀 hù,不讀 xià,書寫時勿作"苄"。
菀　女菀。讀 wǎn,不可誤讀誤寫爲苑囿之"苑"(yuàn)。
栝　栝樓。讀 guā,不可誤寫爲"括"。
礜　礜石。讀 yù,不可誤讀誤寫爲礬石之"礬"(fán)。

四、診斷治療易誤字

芤　芤脉。讀 kōu,不讀 kǒng。
鍉　鍉針,九針之一。讀 dī,也讀 dí,不讀 tí 或 shì。
瘥　病愈。讀 chài,不讀 chā 或 chà。
刳　剖開。讀 kū,不讀 kuā。
灸　針灸。讀 jiǔ,不讀平聲 jiū。
瘳　病愈。病瘳。讀 chōu,不可按"寥"類推讀 liáo,或誤讀誤寫爲"廖"(liào)。
砭　古代刺穴用的有刃的扁石塊。讀 biān,不可按"貶"類推讀 biǎn。
數　數脉、頻數,讀 shuò,與數學的"數"讀音不同。
濡　表示濕潤義,讀 rú。
内　内針、内穀、内藥、内臼中,讀 nà,此義今作"納",與内外的"内"讀音不同。
溲　浸泡、拌和(溲面、溲藥),讀 sǒu;小便,讀 sōu。以"叟"爲聲符的形聲字,大多讀平舌音,如搜、嗖、餿、溲、颼、艘等,不可按"瘦"類推讀 shòu。
中　藥中肯綮、中病即止、中病、中毒、中暑,讀 zhòng,與中外的"中"讀音不同。

五、其他易誤字

叢、業　分別是"丛""业"兩字的繁體,形體較似,不可誤混。
譌　"訛"的异體字,不讀 wéi。
儕　同輩,同類的人。讀 chái,不讀 qí。
啻　副詞,詞組"不啻",不止。讀 chì,不讀 dì。
酗　沉迷于酒,發酒瘋。讀 xù,不讀 xiōng。
泌　分泌,泌尿。讀 mì,不讀 bì。
稔　本指穀物成熟,代指"年"。讀 rěn,不讀 niàn。
摭　拾取,摘取。讀 zhí,不讀 shù 或 zhè。
垣　墻。讀 yuán,不可按"桓"類推讀 huán,或按"恒"類推讀 héng。
熾　熱盛。讀 chì,不可按"識"類推讀 shí 或 zhì。
恃　依仗,恃能厭事。讀 shì,不可按"持"類推讀 chí。
鴟　鴟鳥。讀 chī,不可按"低"類推讀 dī。
卒　卒然,突然,後世作"猝",讀 cù,與死亡、終了義的"卒"讀音不同。

匱　表示藏物之器讀 guì，後世作"櫃"，但在專有名詞"金匱"（包括書名《金匱要略》）中不改爲"櫃"；表示缺乏等義讀 kuì。

否　否塞不通，陰陽否隔，否極泰來。讀 pǐ，與是否的"否"讀音不同。

和　表示唱和、和詩、曲高和寡，讀 hè；表示和諧、和平，讀 hé；表示和麵，讀 huó；表示洗滌或煎藥換水的次數，讀 huò。

度　揣度病情，讀 duó，與度量衡、程度、氣度的"度"讀音不同。

屬　連屬，讀 zhǔ，與類屬的"屬"讀音不同。

校　表示校勘、校訂，讀 jiào；表示校尉、學校，讀 xiào。

期　周年，讀 jī，與日期的"期"讀音不同。

殷　形容血色殷紅，黑紅色，讀 yān，與殷勤、殷切的"殷"（yīn），讀音不同。

螫　蟲螫。讀 shì，與"蜇"（zhē）義同形略近而音不同，不可誤混。

逡　退行或徘徊。讀 qūn，不可按"俊"類推讀 jùn 或按"梭"類推讀 suō。

詣　造詣（學業達到的程度），到。讀 yì，不可按"旨""指"類推誤讀 zhǐ。

遺　表示贈送，讀 wèi；表示丟失，讀 yí。

識　記住，讀 zhì，與認識的"識"讀音不同。

稻　從"舀"聲，不可誤寫爲"臽"聲。從"舀"聲的還有滔、蹈、韜（tāo）、搯（tāo）等，從"臽"聲的還有陷、焰、諂、閻等。

箸　筷子的古名。讀 zhù，明代因船民忌"住"，連及"箸"，而改稱"快兒"，後演變爲"筷子"，漸爲世人習用。不可誤寫爲"著"。

達　"达"的繁體，從"羍"聲，而非"幸"聲，不可少寫一橫作"逹"。

庠　古指學校。讀 xiáng，不可誤讀誤寫爲"癢"。

邃　深遠，深邃。讀 suì，不可誤讀誤寫爲"遽"（jù）。

摶　把東西捏聚成團。讀 tuán，不可誤讀誤寫爲"搏"。

咀　品嘗，玩味，咀嚼。讀 jǔ，不可按"組""祖"類推誤讀 zǔ。

去　表示去留、去世、失去、過去、去掉，讀 qù；表示收藏，後世作"弆"，讀 jǔ。

（周　峨　王　麗）

◇◇◇ **第三章** ◇◇◇

詞　　彙

✎ **學習目標**

1. 知識目標　熟悉詞義演變的規律、多義詞的引申方式、古代醫書中的詞語現象。
2. 能力目標　運用工具書，學會分析多義詞的本義與引申義；在積累常用詞義項的基礎上，掌握辨析詞義的方法與步驟。
3. 情感目標　在辨析詞義的過程中，大膽質疑、小心求證，培養求真求實的精神。

語言的三要素是語音、語法、詞彙。在語言的發展變化中，詞彙對于外界事物的反映最爲敏感，變化也最爲迅捷明顯。生産改革、科技進步、文化發展、制度更迭及人們認識的深化，都導致語言中不斷産生新詞、出現新詞義，也不斷有舊詞、舊詞義被淘汰。這種新陳代謝使古今詞彙産生種種差異，也使語言中詞語現象紛繁多樣。而詞語又是語言組織的基本單位，詞語數量掌握不足，詞語意義模糊不清，往往成爲閱讀理解古書的主要障礙。因此，要增強閱讀古醫書的能力，提高閱讀古醫書的水平，正確認識和掌握詞彙相關知識是十分必要的。

第一節　詞義的演變與引申

研究詞義須有歷史觀點。詞義裏的古和今是相對的概念，"古"指"非今"，無論先秦、兩漢、六朝、唐宋，沒有流傳至今的意義都是古義；"今"固然指現代，但不少今義也是歷史上産生的，所以無論哪個朝代，祇要流傳至今的意義都叫今義。古義向今義的演變不是一朝一夕實現的，而是錯落不一地發生在各個語言時代，是一個漫長漸進的過程。

在漢語中，有些詞，如"父""母""兄""弟""心""耳""手""口""大""小""方""圓"等，古今意義不變。這類屬于詞彙中的基本詞彙，歷史悠久，是語言繼承性、穩固性的主要表現之一。而另一些詞彙，在新陳代謝中被歷史所遺弃，如"豯"（xī），三個月的小猪；"豵"（zōng），六個月的小猪；"豜"（jiān），三歲的野猪；"劓"（yì），古代割掉鼻子的刑罰；"刖"（yuè），古代砍掉脚的刑罰，這些意義無變化、已被淘汰的詞，在漢語詞彙中僅占少數。絕大多數詞的古義和今義既有聯繫又有差別，古今詞義之間的關係十分複雜，這是由于詞義演變與引申所導致的。

一、詞義的演變

詞義從古到今的演變過程中，演變形式主要有詞義範圍擴大、詞義範圍縮小與詞義範圍轉移三種。

（一）詞義範圍擴大

詞義範圍擴大，指一個詞語原有意義表示的範圍小，今義表示的範圍大，古義（即原有意義）包含在今義中。是詞義演變的主要形式。例如：

牙、齒　《説文·牙部》：“牙，壯齒也。”段玉裁注：“壯齒者，齒之大者也。統言之，皆稱齒稱牙；析言之，則當唇者稱齒，後在輔車者稱牙。牙較大于齒。”可見牙指大牙、曰齒，齒指門齒、門牙。《左傳·隱公五年》：“皮革、齒牙、骨角、毛羽，不登于器。”孔穎達疏：“頷上大齒謂之爲牙。”這裏把牙釋爲曰齒。《左傳·僖公五年》：“輔車相依，唇亡齒寒。”這“齒”即指張開嘴唇就露出的門牙。《三國志·華佗傳》：“普施行之，年九十餘，耳目聰明，齒牙完堅。”句中的“齒牙”與“耳目”對舉，則“牙”與“齒”顯然有别。今義“牙”“齒”，均意義擴大，包括門牙和大牙。

皮　《説文·皮部》：“剥取獸革者謂之皮。”《周禮·春官·大宗伯》：“孤執皮帛。”鄭玄注：“皮，虎豹皮。”《詩經·鄘風·相鼠》：“相鼠有皮，人而無儀。”“皮”指獸皮。後來逐步擴大指人的皮膚。劉熙《釋名·釋形體》：“皮，被也，被覆體也。”《素問·皮部論》：“邪之始入於皮也，泝然起毫毛，開腠理。”也擴大指植物表面的一層組織，如樹皮、竹皮。又擴大指物體的表層或包裹在物體外面的一層東西，如地皮、書皮等。進而又往抽象方面擴大，指表面的、膚淺的，如皮相、皮傅之類。

徐　《説文·彳部》：“徐，安行也。”“安行”亦即緩行。《孫子兵法·軍争》：“故其疾如風，其徐如林。”杜牧注：“言緩行之時，須有行列如樹木也。”《戰國策·趙策四》：“入而徐趨，至而自謝。”這個“徐”也是“緩行”義。後來大凡緩慢都可用“徐”來表示。《素問·脉要精微論》：“來徐去疾，上虚下實，爲惡風也。”王冰注：“亦脉狀也。”此謂脉行緩慢。又《素問·針解》：“徐出鍼而疾按之。”此指針刺手法緩慢。《靈樞·口問》：“陰氣疾而陽氣徐。”此言氣行緩慢。又《靈樞·官能》：“語徐而安静。”此爲言語緩慢。

（二）詞義範圍縮小

詞義範圍縮小，指一個詞語原有意義表示範圍大，今義表示範圍小，今義包含在古義（即原有意義）中。例如：

丈夫　本是成年男子甚或男子的通稱。《穀梁傳·文公十二年》：“男子二十而冠，冠而列丈夫。”《晏子春秋·諫下》：“今齊國丈夫耕，女子織，夜以接日，不足以奉上。”“丈夫”爲成年男子的通稱。《素問·上古天真論》把“丈夫八歲，腎氣實，髮長齒更”與“女子七歲，腎氣盛，齒更髮長”對舉論述，可知“丈夫”所指爲男子。《廣雅·釋親》：“男子謂之丈夫。”後來“丈夫”的意義範圍縮小爲女子的配偶，妻的夫。

子　本爲孩子的通稱，包括男孩與女孩。《儀禮·喪服》：“故子生三月，則父名之，死則哭之。”鄭玄注：“凡言子者，可以兼男女。”《史記·淮南衡山列傳》：“衡山王賜，王后乘舒生子三人，長男爽爲太子，次男孝，次女無采。又姬徐來生子男女四人。”説“生子三人”爲“長男”“次男”與“次女”，又説“生子男女四人”，可知“子”兼男女而言。《史記·扁鵲倉公列傳》淳于意因觸犯刑法而將遞解到長安，“意有五女，隨而泣。意怒，罵曰：‘生子不生男，緩急無可使者！’”“子”自然指孩子。後來“子”的意義範圍縮小爲男孩。

禽　古義原是飛禽走獸的統稱。《尚書·五子之歌》：“内作色荒，外作禽荒。”孔安國傳：“禽，鳥獸。”孔穎達疏：“獵則鳥獸并取，故以禽爲鳥獸也。”《白虎通·田獵》：“禽者何？鳥獸之總名。”《三國志·華佗傳》：“吾有一術，名曰五禽之戲，一曰虎，二曰鹿，三曰熊，四曰猨，五曰鳥。”五禽包括走獸飛禽。後來“禽”的意義範圍縮小，專指鳥類。

毒藥　古義泛指治病的藥物。《素問·异法方宜論》：“其病生於内，其治宜毒藥。”張介賓注：“毒藥者，總括藥餌而言，凡能治病者，皆可稱爲毒藥。”亦指作用峻猛之藥。《靈樞·

論痛》："腸胃之厚薄堅脆亦不等,其於毒藥何如?"今義指能危害生物體生理功能并引起死亡的藥物。其範圍不僅小于治病的藥物,也小于作用峻猛之藥。

（三）詞義範圍轉移

詞義範圍轉移指詞語的古今意義所表示的概念内涵不同,今義出現後,古義不再存在,古今意義之間存在一定的聯繫。例如:

走 《説文・走部》："走,趨也。"段玉裁注:"《釋名》曰:'徐行曰步,疾行曰趨,疾趨曰走。'此析言之,許渾言不别也。今俗謂'走'徐'趨'疾者非。"段玉裁的意思是,許慎把"走"解釋爲"趨","走""趨"不加分别,那是渾言,即籠統稱説,而劉熙在《釋名・釋姿容》中認爲"走""趨"二字有"疾趨""疾行"的區别,在速度上,"走"快于"趨",那是析言,即分析稱説。不管渾言也好,析言也罷,"走"的古義相當于今義的"奔跑"。《靈樞・天年》："人生十歲,五藏始定,血氣已通,其氣在下,故好走;二十歲,血氣始盛,肌肉方長,故好趨;三十歲,五藏大定,肌肉堅固,血脉盛滿,故好步。"闡述人十歲喜"走",二十歲喜"趨",三十歲喜"步",後文講四十歲喜"坐",六十歲喜"臥"。隨着人體的生長壯老,逐漸趨于懶散,可見這一"走"字用的是"疾趨"即"奔跑"的古義。如今"走"的"奔跑"義在通語中消失,轉移爲"徐行"義,相當于古代的"步"。而"走"的古義"奔跑"與今義"徐行"之間具有一定的聯繫。

涕 《説文・水部》："涕,泣也。"段玉裁注:"按'泣也'二字,當作'目液也'三字,轉寫之誤也。"依段氏之説,"涕"的古義爲目液,而不是鼻液。古代表示鼻液義一般用"泗"或"洟"。如《詩經・陳風・澤陂》："寤寐無爲,涕泗滂沱。"毛傳:"自目曰涕,自鼻曰泗。"《易・萃卦》："賚咨涕洟。"孔穎達疏:"自目出曰涕,自鼻出曰洟。"《史記・扁鵲倉公列傳》"流涕長潸"的"涕"即此義。大約漢代以後,目液又稱"泪(淚)","涕"便同時有鼻液義。如《素問》中就有數例:《陰陽應象大論》"下虚上實,涕泣俱出矣",《宣明五氣》"肺爲涕,肝爲淚",《評熱病論》"唾出若涕,惡風而振寒,此爲勞風之病"。眼泪與鼻涕都是面竅分泌物,兩者之間具有一定的聯繫。

脚 《説文・肉部》："脚,脛也。"段玉裁注:"膝下踝上曰脛。"可知"脚"的古義爲小腿。《素問・水熱穴論》："三陰之所交結於脚也。"足太陰、足少陰、足厥陰所交之處正是小腿。古代用"足"字表示現在的"脚"義。如《傷寒雜病論・序》："按寸不及尺,握手不及足。"後來"脚"由"小腿"義轉移爲"足"義。如《備急千金要方・論風毒狀》："然此病發,初得先從脚起,因即脛腫,時人號爲脚氣。"由"脚"而"脛",則此"脚"當爲"足"義。"脚"的原始義"小腿"與後起義"足"均屬人體部位,自然具有相當的聯繫。

其他如"兵"由"兵器"義轉移爲"士兵"義,"湯"由"熱水"義轉移爲"煮熟食物的汁液"義,"聞"由"知聲"義轉移爲"嗅味"義,"再"由"兩次"義轉移爲"行爲重複"義,"去"由"離開"義轉移爲"往""到……去"義,等等,每一詞語的前後意義之間都具有一定的聯繫。

二、詞義的引申

詞義引申是客觀事物不斷發展與人類思維日益發達的反映。古代漢語普遍存在一詞多義現象,是由于詞義引申造成的。多義詞的義項并非雜亂無章、互不相關,祇要找出引申的路徑,多義詞的發展脉絡是有迹可尋的。

（一）詞的本義

詞的本義指該詞産生時的意義,但由于文獻語言材料的滯後性,難以完全瞭解詞語産生時的意義,故詞義學所論詞的本義,一般是指文獻語言材料所能證明的最早的意義。

漢字屬于表意體系的文字,造字之初,一般是意寓于形;古代又以單音詞爲主,基本是一個字便是一個詞。因此,詞的本義與其形體關係密切,分析漢字的形體結構,是掌握本義的一個基本方法。這裏所説漢字的形體結構,是指甲骨文、金文、篆文的形體,因爲這些文字距離造字的時代相當接近,形體結構大體上能反映出其所要表示的意義。許慎的《説文》就是通過分析篆文的形體來闡述本義的辭書典範。例如"刀,兵也。象形。(《刀部》)""刀"字篆文作"刀",屬象形字,像一把刀的形狀,故訓釋爲"兵",即兵器。"刃,刀堅也。象刀有刃之形。(《刃部》)""堅,剽也。(《金部》)""剽,刀劍刃也。(《刀部》)""刃"字篆文作"刃",屬指事字,在"刀"字上加一點,作爲指事符號,表示所指爲刀的鋒利部分,即刀刃,故訓釋爲"刀堅",即刀劍之刃。"初,始也。從刀衣,裁衣之始也。(《刀部》)""初"字篆文作"初",屬會意字,"刀"與"衣"意義相加,用刀爲製衣之始,故訓釋爲"始"。"刻,鏤也。從刀亥聲。(《刀部》)""刻"字篆文作"刻",屬形聲字,爲鏤刻之意。

　　探討詞的本義,既要注重于字形結構的分析,依據其形體尋求意義,也需考慮這一本義在文獻語言中有無根據。兩者兼顧,方纔可信。例如"欠"字,《説文·欠部》:"欠,張口氣悟也。象氣從人上出之形。"段玉裁注:"悟,覺也,引申爲解散之意。《口部》'嚏'下曰:'悟,解氣也……今俗曰呵欠。'"《説文》與段注的意思是説"欠"是個象形字,像口中所出之氣,即現在所言呵欠。這是從字形結構上所做的分析。《靈樞·口問》:"人之欠者,何氣使然?"上文提出"人之欠",下文詢問是什麽氣造成的,可見"欠"字當是呵欠之義。張志聰《黃帝内經靈樞集注》:"欠,江左謂之呵欠。""欠者,大呼吸也。"所謂"大呼吸",就是《説文》"張口氣悟",亦即張開嘴巴氣解散的意思。《傷寒論·平脉法》:"師持脉,病人欠者,無病也。"其中的"欠"也是此義。《儀禮·士相見禮》:"君子欠伸。"賈公彦注:"志倦則欠,體倦則伸。"《禮記·曲禮上》孔穎達疏近同。《傷寒論》説醫師診脉時,病人打呵欠,反映病人没有病,而祇是精神不振。這是從文獻語言中獲得的根據。如此便可肯定"欠"的本義爲呵欠。但是,字形的理解具有不確定性。因此,探討詞的本義,不僅要對字形結構做分析探求,更要注重尋求這一意義在早期古文獻中實際用例的根據。兩者兼顧,方纔可信。

(二)本義與引申義的關係

　　在多義詞的若干意義中,由本義發展出來的意義叫作引申義。引申義又分爲直接引申和間接引申兩個方面。由本義直接派生出來的意義,稱爲直接引申義,這種引申叫作直接引申。不是由本義直接派生,而由前一引申義再引申的意義,稱爲間接引申義,這種引申叫作間接引申。例如"息"字,本義是"呼吸",從呼吸的反復不停,可引申爲"增長","增長"便是"息"的直接引申義。由"息"的"呼吸"這一本義引申爲"增長",就是直接引申。從"增長"義又可引申出它的結果"利息"義,"利息"便是"息"的間接引申義。由于"息"的本義"呼吸"和引申義"利息"之間還存在中間環節,因此它屬于間接引申。

　　下面通過"解"字的具體分析,説明本義和引申義的這兩種關係。

　　《説文·角部》:"解,判也。從刀判牛角。"《莊子·養生主》"庖丁爲文惠君解牛"的"解"用的就是本義。由解牛引申爲分解動物或人的肢體,如《史記·扁鵲倉公列傳》"割皮解肌"的"解肌"便是分開肌肉。再引申爲一般的解開,如《靈樞·九針十二原》:"結雖久,猶可解也。"由解開引申爲離散、縫隙、通達、解釋等義。《素問·生氣通天論》:"衛氣散解",這是離散義。《素問·繆刺論》:"邪客於足太陰之絡,令人腰痛,引少腹控眇,不可以仰息,刺腰尻之解",這是縫隙義。《靈樞·大惑論》:"故腸胃大則衛氣行留久,皮膚濕,分肉不解則行遲。留於陰也久,其氣不清,則欲瞑,故多臥矣",這是通達義。《素問·熱論》:"不知其解,願聞其故",這是解釋義。由離散又引申爲消除、溶解、脫落、排遣等義。《素問·評熱病論》:"汗出而煩滿不解者厥也",這是消除義。《注解傷寒論·小建中湯方》:"内膠飴,更上微火消解",這是溶解義。《夢溪筆談·藥議》:"冬至麋角解,夏至鹿角解",這是脫落義。《理瀹駢文》:"七情之病也,看花解悶,聽曲消愁",這是排遣義。由解釋又引申爲理解,如

《冷廬醫話》卷二:"遂命之食。飲啖甚健,愈不解。"由消除又引申爲痊愈,即疾病消除,如《類證活人書·問表證》:"傷風有汗,衹與柴胡桂枝湯,或得少汗而解,或無汗自解。""解"的意義較多,衹要抓住本義這個綱,就能綱舉目張,迎刃而解了。"解"字的詞義引申見圖下 3-1。

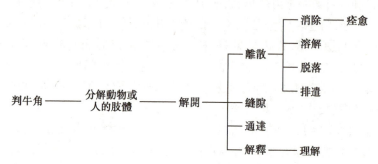

圖下 3-1　"解"字的詞義引申圖

從以上分析可以看出,"解"的本義是"判牛角",由"判牛角"引申爲"分解動物或人的肢體"屬直接引申,"分解動物或人的肢體"便是直接引申義。而"解開"以右的引申都是不同層級的間接引申義。

（三）引申的基本方式與一般規律

1. 引申的基本方式　引申的基本方式一般可歸納爲輻射式、鏈條式與綜合式。

（1）輻射式:即以本義爲中心,在同一層次上向不同方向直接引申,如同太陽向四周輻射光芒一般。

以"節"字爲例。《説文·竹部》:"節,竹約也。"段玉裁注:"約,纏束也。竹節如纏束之狀。""節"的本義爲竹之纏縛處,即竹約。將竹約的"纏縛"義用于樹木,便爲木節。《靈樞·五變》:"匠人磨斧斤,礪刀削,斲材木,木之陰陽……至其交節,而缺斤斧焉。"用于骨骼,便爲骨節。《素問·五藏生成》:"諸筋者,皆屬於節。"用于體穴,便爲穴位。《素問·調經論》:"人有精、氣、津、液、四支、九竅、五藏、十六部、三百六十五節,乃生百病。"用于時節,便爲節令。《素問·四氣調神大論》:"此春氣之應,養生之道也。"王冰注:"然立春之節,初五日,東風解凍。"用于音樂,則爲節奏。《傷寒論集注·辨陽明少陽病脉證》:"《詩》云:'鶯聲嘖嘖。'謂呃之發聲有序,如車鶯聲之有節奏也。"用于文章,便爲章節。《傷寒論翼·太陽病解》:"仲景以其或然或否,不可拘定,故散見諸節。"用于德行,便爲氣節。《傷寒雜病論·序》:"降志屈節,欽望巫祝。"用于倫理,便爲禮節。《靈樞·淫邪發夢》:"客于股肱,則夢禮節拜起。"用于事理,便爲法度。《良方·自序》:"醫誠藝也,方誠善也,用之中節也,而藥或非良,其奈何哉?"用之動作,便爲節制。《素問·陰陽應象大論》:"喜怒不節,寒暑過度,生乃不固。""節"的輻射式引申如圖下 3-2 所示:

（2）鏈條式:以本義爲出發點,向同一方向展轉引申,如同鏈條一般。如上文所説"欠"字,本義爲呵欠,反映精神不振,引申爲缺乏、短少。張介賓《質疑録·論氣有餘即是火》:"若正氣有餘,不可便指爲火,丹溪之言殊欠明白。""欠"是缺乏義。《靈樞·經脉》:"小便數而欠。""欠"是短少義。由短少又引申爲借他人的財物等沒有歸還。"欠"的鏈條式引申如下所示:

呵欠→缺乏、短少→借他人的財物等沒有歸還

在引申方式中,單純的輻射式、鏈條式引申相對少

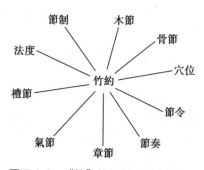

圖下 3-2　"節"的輻射式引申圖

見,而經常出現的是輻射式、鏈條式兩者兼備的引申,可稱之爲綜合式。如上文所舉"解"字,"判牛角→分解動物或人的肢體→解開→解釋→理解"等組成的引申屬于鏈條式,由"解開"分別與"離散""縫隙""通達""解釋"等組成的引申屬于輻射式,由"離散"分別與"消除""溶解""脱落""排遣"等組成的引申也屬于輻射式。

2. 引申的一般規律　引申的規律通常表現爲意義由具體到抽象、由特定到一般、由實詞義到虚詞義三個方面,從而導致詞義範圍的擴大。這是漢字表意性的特點、社會的發展、思維的深化等原因造成的。

(1) 由具體義到抽象義:如前所述,漢字屬于表意文字的範疇,多用以描繪物體的形貌,因此所表示的本義自然比較具體,而隨着社會的發展、認識的深化、交際的需要,諸多詞語的意義逐漸朝抽象化方面變化。如上文所舉"節"字,本義是竹約,即竹節,除可以引申出木節、骨節、穴位等具體意義外,還可以引申出節奏、節氣等抽象意義。又如"輕"字,《説文·車部》:"輕,輕車也。從車,巠聲。"段玉裁注:"輕本車名,故字從車。引申爲凡輕重之輕。""輕車"是具體義,而義爲"分量小"的輕重之輕是抽象義。由分量小又可分別引申出用力少、價值低、程度淺,以及輕健、輕率、輕視等義,這些都屬于抽象義。

(2) 由特定義到一般義:本義指特定的事物,演變爲具有該事物特徵的所有事物,而特定義與一般義之間存在着一定的聯繫。如上文所舉"徐"字,本義是安行,即緩慢行走,是個特定的意義,而引申的結果凡是緩慢都可用"徐"來表示,氣行緩慢、脉行緩慢、手法緩慢、言語緩慢等,這就成爲了一般義。《説文》段玉裁注對特定義引申爲一般義通常都加以指出。如"天,顛也。(《一部》)"段注:"顛者,人之頂也,以爲凡高之稱。""顛"本義指頭頂,後來凡是事物的最高處都可以稱爲顛。"牲,牛完全也。(《牛部》)"段注:"引申爲凡畜之稱。""牲"本義指整頭牛,是特定的事物,後來擴大至牲畜的總稱。"炙,炙肉也。(《炙部》)"段注:"其引申之義爲逼近熏炙。""炙"本義指肉放在火上烤,後來凡是放在火上烤都可稱爲炙。"登,上車也。(《癶部》)"段注:"引申之,凡上升曰登。""登"本義特指上車,後來引申爲凡是往上升的都可稱爲登,如登機、登樓、登山、登高等。

(3) 由實詞義到虚詞義:漢字大體先爲實詞義,後來通過假借或引申,方纔有虚詞義。有關假借的内容,見本教材下編"基礎知識"第二章"漢字",這裏僅舉引申的字例略加説明。如"頗"字。《説文·頁部》:"頗,頭偏也。"段玉裁注:"引申爲凡偏之稱。"《素問·方盛衰論》"脉動無常,散陰頗陽"的"頗"就是"偏"的意思。由"頭偏"到"偏"是特定義引申爲一般義,但它是實詞義。進一步分析,"偏"有程度的不同,即有大偏、小偏的區別,于是"頗"就有表程度副詞的用法,偏的程度高即爲"很"義,偏的程度低即爲"稍微"義。這些都屬于虚詞義。《串雅·序》:"質其道,頗有奧理,不悖於古,而利於今,與尋常摇鈴求售者迥異。"説其道既"不悖於古",又"利於今",并且同一般的走方醫不大相同,可見"頗有奧理"當謂很有奧理,"頗"義爲"很"。這是表示程度高。《儒門事親·汗下吐三法該盡治病詮》:"夫邪之中人,輕則傳久而自盡,頗甚則傳久而難已,更甚則暴死。"前面講邪氣"輕"則自愈,後面説"更甚則暴死","頗甚"介于其中,自然是稍微嚴重的意思,這樣纔層次分明地反映出邪氣侵入人體的三種轉歸。"頗"義爲"稍微",表示程度低。

第二節　常見詞語現象剖析

詞語的現象紛繁多樣。從閱讀古代醫書的實際出發,同形詞語、複用詞語、連綿詞與重言詞是應當着重掌握的詞語現象。下面分別加以剖析。

一、同形詞語

同形詞語即古今同形異義詞語。即指在古代漢語和現代漢語中,詞語的字面亦即形體相同,而詞語的意義有異。在漢語演變和運用過程中出現的這類特殊現象,應予以重視,否則容易爲其形同的表象所迷惑,而忽略其義異的内核,從而發生以今釋古的錯誤。

根據古代醫書中的實例,有關古今同形異義現象,主要有四種。

(一) 今語一個雙音詞與古語兩個單音詞同形

古語的兩個單音詞衹是偶然運用在句中相鄰的位置上,没有構成詞組,却湊巧與今語一個雙音詞的形體相同。要注意不要把古代的兩個單音詞錯誤地當作現代的一個雙音詞。例如:

①醫經者,原人血脈、經落、骨髓、陰陽、表裏。(《漢書·藝文志·方技略》)
②時方盛行陳師文、裴宗元所定大觀二百九十七方。(《九靈山房集·丹溪翁傳》)
③藥性少熱,而陽毒發狂之類,入口即覺清涼,殆不可以常理論也。(《醫學正傳·醫學或問》)
④但諸瘡原因氣血凝滯而成,切不可純用涼藥。(《外科正宗·癰疽治法總論》)

例①"原人"不是"原始人"或《孟子·盡心下》所指"老實謹慎的人"之類的雙音名詞,"原"是動詞,探究根源之義,"人血脈、經落、骨髓、陰陽、表裏"爲其賓語。例②"時方"不是相對于"經方"而言的雙音名詞,"時"指"當時","方"指"正在"。例③"可以"不是雙音的能願動詞,"理論"不是雙音名詞。"以常理"構成介賓詞組,意爲"按照通常的道理",作動詞謂語"論"的狀語。例④"原因"不是雙音名詞,"原"是"原來"的意思,"因"意爲"由于",同"氣血凝滯"構成介賓結構。

(二) 今語雙音詞與古語雙音詞同形

古今都是雙音詞,而且形體相同,但是意義有別。這就要注意不要把古今同形的兩個雙音詞視作同義。例如:

①馳騁常人之域,故有一切之壽。(《嵇中散集·養生論》)
②音律象數之肇端、藏府經絡之曲折。(《類經·序》)
③《内經》散論諸病,非一狀也;流言治法,非一階也。(《儒門事親·汗下吐三法該盡治病詮》)
④厥陰所至爲和平。(《素問·六元正紀大論》)

例①"一切"的今義多爲"全部""一律",但此例爲"一般""普通"義。例②"曲折"的今義多爲"彎曲",而本例是"詳細情况"義。例③"流言"一語今多謂"廣爲流傳而没有依據的話",本例則指"分别論述"。例④"和平"的今義與"戰争"相反,而此例意爲"和緩"。高士宗《素問直解》注:"和平,舒遲也。"

(三) 今語雙音詞與古語詞組同形

今語是雙音詞,古語是一個詞組,形體雖然相同,意義却是有別。這就要注意不要把古代由兩個單音詞構成的詞組錯誤地當作一個雙音詞。例如:

①唯當審諦覃思,不得於性命之上,率爾自逞俊快,邀射名譽,甚不仁矣!(《備急千金要方·大醫精誠》)
②大率知其所以,而不知其所以然。(《串雅·序》)
③子和治一婦,久思而不眠,令觸其怒,是夕果困睡,捷於影響。(《針灸大成·醫案》)

④而世之俗醫遇溫熱之病,無不首先發表,雜以消導,繼則峻投攻下,或妄用溫補。(《溫病條辨·叙》)

例①"名譽"不是雙音名詞,而是聯合詞組,意爲名聲和贊譽。例②"所以"不是表示結果的連詞,而是所字結構,猶"所用",意爲運用的方法。例③"影響"不是雙音的名詞或動詞,而是兩個單音名詞,分別意爲"影子"和"回聲",構成聯合詞組。"影響"語本《尚書·大禹謨》:"如影隨形,如響應聲。"例④"發表"是聯合詞組,指中醫治療方法"發汗解除表證",并非常用的"公布"義。

與現代漢語雙音詞同形的古代具有結構關係的兩個單音詞,有時還可構成表示不同意義的相同詞組或不同詞組。前者如"得意"一語,今義是"沾沾自喜"的意思,一般用作貶義,而古語通常構成述賓詞組。如《九靈山房集·丹溪翁傳》説羅知悌"恃能厭事,難得意",其中"得意"謂符合心意。《普濟方·標幽賦》:"去聖逾遠,此道漸墜,或不得意而散其學,或愆其能而犯禁忌。"其中"得意"謂"掌握要旨"。後者如"經理"一語,在現代漢語中是個雙音名詞,而古書中既可用作動賓詞組,意爲"探究義理",如《針灸甲乙經·序》:"其論皆經理識本,非徒胗病而已。"又可構成偏正詞組,意爲"經書的義理",如張介賓《類經圖翼·序》:"故欲希扁鵲之神,必須明理,欲明于理,必須求經。經理明而後博采名家,廣資意見,其有不通神入聖者,未之有也。"其中,"經理"的"經"指《内經》,"理"是"道理"的意思,"經理"構成偏正關係,意爲"《内經》的道理"。張志聰《傷寒論宗印·自序》也有類似的用法:"是以醫之不諳治傷寒者,未可醫名也;即治傷寒,勿究心《傷寒論》者,亦未可醫名也;即能究心《傷寒論》,而膠執義意,不獲變通經理者,究亦未可醫名也。"這裏具體指《傷寒論》之理。

(四) 今語詞組與古語詞組同形

今語與古語皆爲詞組,但意義不同,或結構也相異。注意不要把古今同形詞組混同爲一。例如:

①自古名賢治病,多用生命以濟危急,雖曰賤畜貴人,至於愛命,人畜一也。(《備急千金要方·大醫精誠》)
②交春虛火倍劇,火氣一升,則周身大汗,神氣駸駸欲脱。(《張氏醫通·痿痹門》)
③解其裝,無長物。(《本草綱目·序》)
④舊經秘述,奥而不售。(《脉經·序》)
⑤三試於鄉,不售。(《白茅堂集·李時珍傳》)

例①"貴人"不是偏正詞組"尊貴的人"之意,而是述賓詞組,意思是"認爲人貴重"。例②"一升"并非數量詞組,而是偏正詞組,爲狀語與謂語的關係,意爲"一旦升騰"。例③"長物"是偏正詞組,屬定語與中心語的關係,古今相同,但今義爲"長的物體",本例則爲"多餘之物"。例④、例⑤的"不售"都是偏正詞組,屬狀語和謂語的關係,但意義與今之"不賣"相去甚遠,前者謂"不傳播",後者謂"未考取"。

二、複用詞語

由兩個或兩個以上單音詞合成的詞稱爲複用詞語。複用詞語的實際意義衹是其中一個單音詞的意義,也就是説,複義變成了單義,這是複用詞語的特點。按照構成複用詞語的單音詞之間的意義關係,複用詞語一般可分爲同義、反義、類義複用詞語三種。

(一) 同義複用詞語

同義複用詞語指古書中具有相同意義的兩個單音詞連用,其意義仍爲其中任何一個單音詞的意義,而不必重複解釋。例如:

①頭痛,項不得顧,目泣出,多眵瞙,鼻鼽衄。(《針灸甲乙經·六經受病發傷寒熱病中》)

②又若經文連屬,難以强分。(《類經·序》)

③男子脉微弱而濇,爲無子,精氣清冷。(《脉經·平血痹虛勞脉證》)

④人之肉苛者,雖近衣絮,猶尚苛也。(《素問·逆調論》)

例①《吕氏春秋·盡數》:"處目則爲瞙爲盲。"高誘注:"瞙,眵也。""眵""瞙"義同,并爲"眼屎"義。這是同義名詞複用。例②"屬"音 zhǔ,謂"連續",與"連"同義。《説文·尾部》:"屬,連也。"《廣雅·釋詁二》:"屬,續也。"并可證。這是同義動詞複用。例③"清"亦爲"冷"義。《素問》一書中多見此義,王冰屢加釋義,如《五藏生成》"腰痛,足清,頭痛"王冰注:"清,亦冷也。"《脉要精微論》"腰足清"王冰注爲"腰足冷"。"清"與"冷"一義,這是同義形容詞複用。例④"猶"與"尚"并訓作"仍舊"。這是同義副詞複用。

（二）反義複用詞語

反義複用詞語指古書中具有相反意義的兩個單音詞連用,構成一個複合詞,這個複合詞的意義不是兩個單音詞意義的總和,而祇是其中一個單音詞的意義。換言之,構成複合詞的兩個單音詞,其中祇有一個具有實際意義,另一個祇是作爲陪襯,并無實際意義。這類複合詞稱爲偏義複詞。在古代醫書中,反義複用詞語比較多見。例如:

①傷寒六七日,目中不了了,睛不和,無表裏證,大便難,身微熱者,此爲實也,急下之,宜大承氣湯。(《傷寒論·辨陽明病脉證并治》)

②欬家,其脉弦,欲行吐藥,當相人强弱而無熱,乃可吐之。(《脉經·平肺痿肺癰咳逆上氣痰飲脉證》)

③設有人焉,正已奪而邪方盛者,將顧其正而補之乎,抑先其邪而攻之乎? 見有不的,則死生繫之,此其所以宜慎也。(《葉選醫衡·病有真假辨》)

④天地之象分,陰陽之候列,變化之由表,死生之兆彰。(《黄帝内經素問注·序》)

例①"表裏"的"表"具有實際意義,"裏"僅作陪襯,"表裏"義偏于"表"。"無表裏證"謂無表證。既無表證,則有裏證,故下文言"此爲實",而用大承氣湯急下。這是反義名詞複用。例②久咳常虛,而其人脉弦,自應審察患者體强而無熱,方可用吐藥。是知"强弱"義偏于"强"。這是反義形容詞複用。例③和例④各有"死生"一語,存在兩種情況,一是如以上所講的偏于其中的一義,但也有可能是兩個反義詞構成聯合詞組。例③"生死"義偏于"死",對正虛邪盛的患者"見有不的",自然是"死繫之"。例④"死生"謂"死與生",因爲前文講"天地""陰陽""變化",則後文的"死生"就不可能偏義。

（三）類義複用詞語

類義複用詞語指古書中具有相類意義的兩個單音詞連用,構成一個複合詞,這個複合詞的意義祇具有其中一個單音詞的意義。類義複用詞語多見于名詞。例如:

①喜怒不節,則陰氣上逆。(《素問·調經論》)

②邪在脾胃,則肌肉痛。(《黄帝内經太素·五藏刺》)

③今人耳目不明,此陽虛耳聾。(《醫貫·耳論》)

④北風生於冬,病在腎,俞在腰股。(《素問·金匱真言論》)

例①林億等新校正:"按經云'喜怒不節,則陰氣上逆',疑剩'喜'字。""剩'喜'字"是多一個"喜"字的意思。又,同篇有"喜則氣下"句,同書《舉痛論》有"怒則氣上"句,是知因怒而氣逆,并非因喜而氣逆,"喜怒"義偏于"怒"。例②脾主肌肉,邪在脾,則病肌肉痛。因

"脾"而及"胃","脾胃"偏義爲"脾"。例③從篇名"耳論"與下文"此陽虚耳聾",可見上文的"耳目"意爲"耳"。例④王冰注："腰爲腎府,股接次之,以氣相連,故兼言也。"據王注,病在腎,而腰爲腎府,自然是"俞在腰","腰股"偏義于"腰"。

意義相反與相類的複用詞語,其共同點是在連用的詞語中,衹有一個詞語具有實際意義,另一詞語係連及而出。其不同處是連用詞語的意義關係有別,一屬反義關係,一屬類義關係。

三、聯綿詞

聯綿詞又稱聯綿字、連語,爲古漢語雙音詞的一部分。它的特點是:在語音上,兩字多有語音聯繫,或雙聲,或叠韵,或雙聲叠韵;在詞義上,兩字不能單獨成義。也就是説,兩字衹是一個詞素。例如:

①處判針藥,無得參差。(《備急千金要方·大醫精誠》)

②不可令如水流離。(《傷寒論·辨太陽病脉證并治上》)

③當須刳割者,便飲其麻沸散,須臾便如醉死,無所知,因破取。(《三國志·魏書·華佗傳》)

④初,援在交趾,常餌薏苡實,用能輕身省慾,以勝瘴氣。(《後漢書·馬援傳》)

例①"參差"、例②"流離"、例④"薏苡"都是雙聲聯綿詞,例③"須臾"屬叠韵聯綿詞。

把握聯綿詞,需注意以下三點:

1. 組成聯綿詞的兩字共同組成一個詞義,不能分别釋義。

王念孫的《讀書雜志·漢書》有"連語"一條,指出:"凡連語之字,皆上下同義,不可分訓。説者望文生義,往往穿鑿而失其本指。"如果將聯綿詞分開解釋,就會出現錯誤。如《素問·五藏生成》:"徇蒙招尤,目冥耳聾。"王冰注:"招謂掉也,摇掉不定也。尤,甚也。目疾不明,首掉尤甚,謂暴病也。"其實,"招尤"即"招摇"(《普濟本事方》卷二、《婦人良方》卷四引"招尤"皆作"招摇")。"摇""尤"一聲之轉,爲不定之意。"招摇"爲叠韵聯綿詞,兩字同義,自然不可分别釋義。

2. 判定聯綿詞,不能用現代音讀作標準,而應以古音爲根據。

如《詩經·國風·豳風》有"十月蟋蟀入我牀下"句,其中"蟋蟀"二字,現在讀成"xī shuài",既非雙聲,又非叠韵,但以古音來考察,"蟋"古音屬于心母質韵,"蟀"古音屬于心母物韵,爲雙聲聯綿詞。又如玉竹别名"葳蕤",普通話讀作"wēi ruí",兩字不是雙聲或叠韵關係,但"葳"古音屬影母微韵部,"蕤"古音屬日母微韵,是叠韵聯綿詞。

3. 聯綿詞往往有多種書寫形式。

由于聯綿詞是由兩個音節聯綴而成的詞,重聲而不重形,因此,同一個聯綿詞在古書中有時會表現爲不同的書寫形式。如《傷寒雜病論·序》"九候曾無髣髴"中的"髣髴",是雙聲聯綿詞,亦可寫成"仿佛""彷佛"等。本草中的"茉莉",李時珍《本草綱目·茉莉》曰:"《稽含草木狀》作'末利',《洛陽名園記》記作'抹厲',佛經作'抹利',《王龜齡集》作'没利',《洪邁集》作'末麗'。"

四、重言詞

重叠兩個相同的音節(字)組成的詞叫作重言詞,也稱爲"叠音詞"。這是由兩個相同的漢字組合起來,共同表義的一種詞彙現象。清人郝懿行在《爾雅義疏》中分析這類詞語是"形容寫貌之詞,故重文叠字纍載于篇"。重言詞的出現使文章的語言變得生動活潑,形象鮮明,讀起來朗朗上口,便于誦咏,因而成爲書面語言普遍的表達方式之一。又由于其特别適合中醫學對證候、脉象及藥物形態性能的生動比况,因而在古醫書中頻繁使用。重言詞主要分爲兩類:

(一) 單純重言詞

單音詞重叠後的意義與原單詞的意義不同,重叠的兩個字祇相當于兩個音節,不能拆開解釋,因而兩個音節祇是單一詞素,所以叫單純重言詞,也叫"叠字"。例如:

①滑脉,往來前邲,流利輾轉,替替然與數相似。(《脉經·脉形狀指下秘决》)

②太陽中風,陽浮而陰弱。陽浮者,熱自發;陰弱者,汗自出。嗇嗇惡寒,淅淅惡風,翕翕發熱。(《傷寒論·辨太陽病脉證并治上》)

③死腎脉來,發如奪索,辟辟如彈石,曰腎死。(《素問·平人氣象論》)

④暴中風身熱肢滿,忽忽不知人,狂惑邪氣,寒熱酸疼,温瘧洗洗,發作有時。(《本草綱目·白微》)

例①"替替"形容滑脉。李時珍《瀕湖脉學·滑》:"滑脉,往來前却,流利輾轉,替替然如珠之應指,漉漉如欲脱。""如珠之應指"的比喻,更形象地説明滑脉是指下滑利的感覺。其單音詞"替"常用義爲"替代",與"替替"的滑利義無關。例②程應旄《傷寒論後條辨》曰:"嗇嗇惡寒者,肌被寒侵,怯而斂也。""嗇嗇"爲惡寒貌,"淅淅"亦爲惡寒貌("惡寒"與"惡風"互文,意義實同),"翕翕"形容發熱時的症狀,上述重言詞與單音詞"嗇""淅""翕"之"吝嗇""淘洗""合""聚"的意思不相同。例③"辟辟"爲象聲詞,如手指彈石之聲。王冰注:"辟辟如彈石,言促又堅也。"例④"忽忽"意爲恍惚,"洗洗"意爲惡寒貌。這些叠音詞的意義都與原單音詞的意義不同。

(二) 合成重言詞

單音詞重叠後,與原單詞的意義相同,表現爲兩個單音詞意義的叠加,但語法作用不同,常表示"像……一樣"或"……的樣子"。這類重言詞是兩個詞素,屬于合成詞,所以叫合成重言詞。也叫"叠詞"。例如:

①寬裕汪汪,不皎不昧。(《備急千金要方·大醫精誠》)

②食飲者,熱無灼灼,寒無滄滄。(《靈樞·師傳》)

③嘗謂備土以防水也,苟不以閉塞其涓涓之流,則滔天之勢不能遏;備水以防火也,若不以撲滅其熒熒之光,則燎原之焰不能止。(《丹溪心法·不治已病治未病》)

例①《説文·水部》:"汪,深廣也。"原指水深廣,叠用後仍取此義。例中借指心懷寬廣。例②《説文·火部》"灼,炙也。""灼灼"義即像火燒一樣燙,含有單音詞"灼"的原義。《説文·水部》:"滄,寒也。""滄滄"指寒冷的樣子,含有單音詞"滄"的原義。例③《説文·水部》:"涓,小流也。""涓涓"指細水緩流的樣子,也含有單音詞"涓"的原義。《説文·火部》"熒,屋下鐙燭之光。""熒熒"指微弱的火光,也含有單音詞"熒"的原義。各例都有加重語氣或表示"……的樣子"的意思。

這裏應該注意,有的名詞重叠使用後,不是合成詞,而是詞組,表示强調,含有"每"或"各"的意思。例如:

④家家有僵尸之痛,室室有號泣之哀。(《曹集詮評·説疫氣》)

⑤爲病種種,難以枚舉。(《温疫論·雜氣論》)

例④"家家""室室"有"每家""每室"的意思。例⑤"種種"有"各種"的意思。

第三節　詞　義　辨　析

要提高閱讀古代醫書的水平,除要積累常用詞及其義項外,還要注意掌握辨析詞義的方法。下面擇要介紹幾種辨析詞義的方法。

一、根據上下文義

一詞多義是語言中的普遍現象。當一個詞没有進入上下文語境的時候,它可能具有許多義項,但是當它進入上下文,處在特定的語言環境中,它就衹能有一個意義,這個意義就是最適合上下文語言環境的意義。依據上下文義可作爲辨別詞語意義的一個重要方法,古代訓詁學家稱之爲"因文定義"。例如:

①人有邪惡非正之問,則依著龜爲陳其利害。(《九靈山房集·丹溪翁傳》)
②由是徧索兩經,先求難易,反復更秋,稍得其緒。(《類經·序》)
③剽竊醫緒,倡爲詭異。(《串雅·序》)

例①"利害",上文既言"邪惡非正之問",則陳述的必定是其危害,可知"利害"爲偏義複詞,偏義于"害"。例②、例③各有一個"緒"字,它們的意義不同。《説文·系部》:"緒,絲端也。"即絲頭之意。由絲而綫,由綫而織物,故"緒"可引申指起點。反之,"緒"又是紡綫、織物的殘端。例②言全面地探求《靈樞》《素問》兩部經典,首先探求難度大的理論分類,歷經多年,纔逐漸掌握的當是頭緒。例③既然稱"剽竊醫緒",則所得者必爲皮毛,那麼"緒"就衹能是"殘餘"之義。

二、參照語法地位

漢語中的詞彙,在句中都具有特定的語法地位。尤其古漢語詞彙,在一定的語言環境中,其語法功能對理解文義可以産生較大的影響。例如:

①佗曰:"此病後三期當發,遇良醫乃可濟救。"(《三國志·魏書·華佗傳》)
②自炎皇辨百穀,嘗衆草,分氣味之良毒。(《白茅堂集·李時珍傳》)
③文懿得末疾,醫不能療者十餘年,翁以其法治之,良驗。(《九靈山房集·丹溪翁傳》)

例①"良"字用在名詞"醫"的前面,和"醫"一起組成偏正詞組,充當定語。可以確定"良"是形容詞,含有"好""高明"的意思。例②"良毒"是由兩個反義形容詞構成的聯合詞組,在句中作"氣味之良毒"這個偏正詞組的中心語。可以肯定"良"和"毒"活用作名詞。根據"良"和"毒"的語法關係和由它們組成的詞組所處的語法地位,"良"可以解釋爲"良性的藥物"或"無毒性的藥物"。例③"良"字用在謂語"驗"的前面作狀語,所以判定它是副詞,應釋爲"確實"或"的確"。

三、依照對舉詞語

古人行文注重修辭,爲了體現文句的匀稱和詞語的變化,用句每每對偶,遣詞往往避複。根據這一特點,即可依據對文結構來察辨詞語的意義。對舉詞語是處于結構相似的上下兩句中同一位置上的詞語。其特點是詞性一致,詞義相同、相反或相類。衹要掌握對舉詞語中某一詞語的意義,則與之相對的另一詞語的意義也就可以據此推知。例如:

①始刺淺之,以逐陽邪之氣;後刺深之,以致陰邪之氣。(《針灸甲乙經·九針九變十二

節五刺五邪》)

②爲問今之乘華軒、繁徒衛者,胥能識證、知脈、辨藥,通其元妙者乎?(《串雅·序》)

③若盈而益之,虛而損之……是重加其疾。而望其生,吾見其死矣。(《備急千金要方·大醫精誠》)

例①"致"與"逐"同義對文,"致"不是常用的"招致"義,而是"逐出"義。《針灸甲乙經》本句上文有"先淺刺絕皮以出陽邪,再刺則陰邪出者"句,《黄帝内經太素·三刺》有"一刺則陽邪出,再刺則陰邪出"句,都是"再刺則陰邪出",可證。例②"繁"與上句的動詞"乘"爲對文,故知"繁"當作動詞謂語來理解,因而確定"繁"是形容詞活用作動詞,解釋作"帶領很多"。例③"而"和下句"吾"字爲對文,在句中處于主語的地位,故知其非轉折連詞,而是第二人稱代詞"你"。

以上三例屬于同義實詞或虛詞對文。

④寒則膝理閉,氣不行,故氣收矣;炅則膝理開,榮衛通,汗大泄,故氣泄。(《素問·舉痛論》)

⑤補須一方實,深取之,希按其痏,以極出其邪氣;一方虛,淺刺之,以養其脈,疾按其痏,無使邪氣得入。(《黄帝内經太素·三刺》)

⑥凡刺之法,必察其形氣,形肉未脱,少氣而脈又躁。躁厥者,必爲繆刺之,散氣可收,聚氣可希。(《黄帝内經太素·三刺》)

例④言"寒則膝理閉",下文說"炅則膝理開",兩句意反,故知"炅"與"寒"亦爲反義,義爲"熱"。同篇"卒然而痛,得炅則痛立止"句,王冰注:"炅,熱也。"例⑤和例⑥中各有一個"希"字。例⑤"希"的對文是"疾","疾"爲"疾速"義,則"希"爲"緩慢"義。楊上善注:"希,遲也。"例⑥"希"與"收"對舉,"收"爲"收聚"義,則"希"爲"消散"義。楊上善注:"希,散也。"言繆刺之益,耗散的正氣能收聚,聚集的邪氣可消散。

以上三例屬于反義詞對文。

⑦今以躁競之心,涉希静之塗,意速而事遲,望近而應遠,故莫能相終。(《嵇中散集·養生論》)

⑧暴過不生,苛疾不起。(《素問·六元正紀大論》)

⑨逆之則災害生,從之則苛疾不起。(《素問·四氣調神大論》)

例⑦"應遠"的"應"既與"事遲"的"事"對舉,又在當句與表示"希望"義的名詞"望"對舉,可知不是能願動詞"應當"義,而是名詞"效驗",即養生效驗之義。例⑧和例⑨"苛疾"之"苛",王冰都解釋爲"重",一對一錯。例⑧"苛疾"與對文"暴過"都是偏正詞組,"苛"是"重"義;例⑨"苛疾"與"災害"對舉,"災害"爲同義名詞複用,那麼"苛疾"也應當是同義名詞複用。"苛"通"疴",《吕氏春秋·審時》:"殃氣不入,身無苛殃。"高誘注:"苛,病。"朱駿聲《説文通訓定聲·隨部》:"苛,假借爲疴。"《説文·疒部》:"疴,病也。從疒,可聲。""苛疾"意爲疾病。

以上三例屬于對舉的詞義相類似和對舉的詞組結構相一致。

四、遵循使用慣例

古代漢語詞彙在長期運用過程中,逐步形成了許多使用慣例,許多詞語經常搭配使用,具有固定的意義,因而遵循詞語的使用慣例,也可作爲辨別詞義的方法之一。例如:

①病發而有餘,本而標之,先治其本,後治其標;病發而不足,標而本之,先治其標,後治其本。謹察間甚,以意調之。(《素問·標本病傳論》)

②痙者,傷,風入傷,身信而不能詘。(《五十二病方》)

③養臂指者常屈信。(《褚氏遺書·分體》)

例①"間"與"甚"搭配,則"間"必爲"甚"的反義詞,"間甚"謂病之輕重。例②"詘"通"屈"。例②和例③凡"信"與"屈(詘)"搭配,"信"必通"伸"。

其他如"亡"同"如""何""慮""狀""賴""聊""謂"等詞語搭配爲"亡如""亡何""亡慮""亡狀""亡賴""亡聊""亡謂"等,"亡"必義爲"無"。如《温病條辨·叙》"亡如世鮮知十之才士"的"亡如"即"無如",義爲無奈。"自"與"非"搭配爲"自非",則"自"必爲表假設的連詞。如《傷寒雜病論·序》"自非才高識妙,豈能探其理致哉"的"自"即"如果"。

固定結構也可歸屬此類。固定結構指兩個或兩個以上的詞語因經常搭配使用而形成的約定俗成的結構形式。由于固定結構一般都具有固定的意義,因而祇要熟悉這些固定結構,其義也就因之而出。例如:

④是編者倘亦有千慮之一得,將見擇於聖人矣,何幸如之!(《類經·序》)

⑤使辨之不力,將終無救正日矣。此余之所以載思而不敢避也。(《類經·序》)

⑥今余著此吐汗下三法之詮,所以該治病之法也,庶幾來者有所憑藉耳。(《儒門事親·汗下吐三法該盡治病詮》)

⑦況予所論之三法,識練日久,至精至熟,有得無失,所以敢爲來者言也。(《儒門事親·汗下吐三法該盡治病詮》)

例④"見"與"於"搭配成"見……於"格式,屬于被動句式,用"於"引出動作行爲的主動者。例⑤、例⑥、例⑦中"所以"後接動詞或動詞性詞組,組成"所"字結構,分別表示"……的原因""用來……的方法"以及同現代漢語"所以"。

由此可見,某詞與某詞搭配,便必定具有某義。

其他如"得無(毋、非、匪、莫、不、勿)……乎(歟、哉)"搭配,義爲"莫不是……吧"。"特(但、徒、獨、第、直、止、祇、唯、惟、纔、僅、顧)……耳(爾、而已)"搭配,意爲"祇是……罷了"。"奈(如、若)何"搭配,意爲"怎麽樣"或"怎麽辦";"奈(如、若)……何"搭配,意爲"對……怎麽樣"或"對……怎麽辦";如果在前面加上"無""莫"等否定詞,形成"無(莫)奈(如、若)……何"的結構,意爲"不能對……怎麽樣"或"不能拿……怎麽辦"。

（羅寶珍）

語法 PPT

◆◆◆ 第四章 ◆◆◆

語　法

📑 **學習目標**

1. 知識目標　掌握實詞活用及特殊語序變化,瞭解常見虛詞的用法。
2. 能力目標　學會分析特殊語法現象,解決閱讀古醫籍中的實際問題,培養自學能力和綜合分析能力。
3. 情感目標　在解決問題的過程中,增强學習的主動性,提高文化自信。

　　語法是語言結構的法則,是語言中遣詞造句的結構規律,是語言的三要素(語音、詞彙和語法)之一。語法是在語言實踐中逐漸約定俗成的,是客觀存在的。雖然我國第一部系統闡述古代漢語語法的著作《馬氏文通》于 1898 年出版問世,但并不意味着漢語言悠久的發展歷史中就沒有語法認識,祇是前人更注重語法在語言中的實用性,而沒有對其系統地理論化而已。

　　在語言三要素中,語法相對穩定,但漢語語法從古到今也有一些明顯變化。如果不瞭解和掌握這些變化,學習古代漢語時就會遇到很大的障礙,造成理解上的偏差甚至錯誤。

第一節　實 詞 活 用

　　漢語中的各類實詞一般都具有一定的意義,充當特定的句子成分,它們的語法功能是固定的。然而在一定的語言環境下,某個實詞會臨時用作别的詞類,擔當别的詞類的語法功能,意義也相應發生改變,這種語言現象叫作"實詞活用"。實詞活用需强調兩點:一是活用并非隨意的,必須以一定的語言環境爲條件;二是活用後的意義和功能都是臨時的,一旦條件消失,就不再具有活用後所屬詞類的基本特徵。實詞活用包括以下幾類:

一、名詞活用作動詞

　　名詞活用作動詞,是在特定的語言環境下,名詞臨時成爲動詞,具有動詞的功能和作用。名詞活用作動詞的條件大致有以下幾方面:

(一) 名詞後有代詞作賓語

①知我罪我,一任當世。(《溫病條辨·叙》)
②意欲之適,則使二僕夫輿之。(《小兒藥證直訣·錢仲陽傳》)
③諸病有聲,鼓之如鼓,皆屬於熱。(《素問·至真要大論》)

　　上述例句中的"罪""輿""鼓"都是名詞,後面帶有代詞賓語,活用作動詞,分别表示"怪罪”“用轎子抬”和“敲”義。

（二）名詞前有副詞修飾限制

①非其友不友。（《九靈山房集·丹溪翁傳》）

②經之有《難經》，句句皆理，字字皆法。（《類經·序》）

③寧士不魯鄒，客不公侯，何可一日以無賈君？（《宋文憲公全集·贈賈思誠序》）

上述例句中的“友”“理”“法”“魯鄒”“公侯”都是名詞，用在副詞尤其是否定副詞後，活用作動詞，分別表示“結交”“合理”“合法”“成爲孔子孟子”和“封公封侯”義。

（三）兩個名詞連用

①冬三月，此謂閉藏，水冰地坼。（《素問·四氣調神大論》）

②菊春生夏茂，秋花冬實。（《本草綱目·菊》）

③而又有目醫爲小道，并是書且弁髦置之者。（《類經·序》）

④若夫法天則地，隨應而動，和之者若響，隨之者若影，道無鬼神，獨來獨往。（《素問·寶命全形論》）

兩個名詞連用，既無并列關係，又無偏正關係，必有一個活用作動詞。前一名詞活用構成述賓關係，後一名詞活用構成主謂關係。上述例句中的名詞“冰”“花”“實”“目”“法”“則”，都是與其前或後名詞“水”“秋”“冬”“醫”“天”“地”連用的，但并不具有并列或偏正關係，因而用作動詞，分別表示“結冰”“開花”“結果”“視”和“效法”義。

（四）名詞前有能願動詞

①若當針，亦不過一兩處。（《三國志·魏書·華佗傳》）

②其苗可蔬，葉可啜。（《本草綱目·菊》）

③明能燭幽，二竪遁矣。（《類經·序》）

上述例句中的“針”“蔬”“燭”都是名詞，用在能願動詞之後，活用作動詞，分別表示“針刺”“作蔬菜”和“洞察”義。

（五）單一名詞由“而”或“以”連接

①曾祖贇隨以北，因家於鄆。（《小兒藥證直訣·錢仲陽傳》）

②頸處險而癭。（《嵇中散集·養生論》）

③市有先死者，則市而用之。（《備急千金要方·大醫精誠》）

上述例句中的“北”“癭”“市”，都是單一名詞，由“以”或“而”連接，用作動詞，分別表示“北上”“長癭瘤”和“購買”義。

（六）名詞前後有介詞詞組

①漉去滓三分之一，將二分日乾，爲末。（《本草綱目·假蘇》）

②以六一泥，泥於火畔，炙之令乾。（《雷公炮炙論·白礬》）

③寒氣客于皮膚，陰氣盛，陽氣虛。（《靈樞·口問》）

上述例句中的“日”“泥”“客”，都是位于介詞短語前面或後面的名詞，活用作動詞後分別表示“曬”“塗抹”和“停留”義。此外，例①中作爲補語的“乾”也可提示“日”活用作動詞。

（七）名詞與其後的“者”或其前的“所”構成“者”字短語、“所”字短語

①孫絡之盛而血者疾疏之。（《靈樞心得·脉度》）

②風寒所災，百毒所傷。（《嵇中散集·養生論》）

筆記欄

③嘗恨所業未精,有志於學。(《醫史·東垣老人傳》)

上述例句中的"血""災""業"都是跟"者"或"所"一起構成"者"字短語、"所"字短語的名詞,活用作動詞後分別表示"有瘀血""傷害"和"學習"義。

二、名詞活用作狀語

從現代漢語語法功能來看,名詞是不可以作狀語的,但在古代漢語中,名詞卻常常活用作狀語,按現代漢語語法理解爲一個介賓詞組,而充當賓語的就是這個名詞的名詞義。判定名詞活用作狀語的條件是:名詞用在謂語前面,如果不作主語(即不是其後動詞的實施者),就充當狀語。名詞活用作狀語主要表示以下幾方面意義:

(一)表示比況

①是以古之仙者爲導引之事,熊頸鴟顧,引輓腰體。(《三國志·魏書·華佗傳》)
②一以參詳,群疑冰釋。(《黃帝内經素問注·序》)
③一時學者咸聲隨影附。(《九靈山房集·丹溪翁傳》)

上述例句中的"熊""鴟""冰""聲"和"影"都是名詞活用作狀語,分別比喻"像熊一樣""像鴟一樣""像冰融化一樣""像回聲一樣"和"像影子一樣"。

(二)表示工具、方式

①病若在腸中,便斷腸湔洗,縫腹膏摩。(《三國志·魏書·華佗傳》)
②余欲鍼除其疾病,爲之奈何?(《素問·寶命全形論》)
③凡所加字,皆朱書其文。(《黃帝内經素問注·序》)

上述例句中的"膏""鍼"和"朱"都是名詞活用作狀語,分別表示"用藥膏""用針刺方法"和"用朱砂"義。

(三)表示憑藉、依據

①存其可濟於世者,部居別白,都成一編。(《串雅·序》)
②弗治,滿十日,法當死。(《素問·玉機真藏論》)
③麻黃皆折去節,令理通,寸斬之。(《新修本草·合藥分劑料理法》)

上述例句中的"部""法"和"寸"都是名詞活用作狀語,分別表示"按類別""按照原理"和"依據一寸的標準"義。

(四)表示時間、處所

①所以聖人春夏養陽,秋冬養陰,以從其根。(《素問·四氣調神大論》)
②其民陵居而多風。(《素問·异法方宜論》)
③於是諸醫之笑且排者,始皆心服口譽。(《九靈山房集·丹溪翁傳》)

例①~③中的"春夏""秋冬""陵""心"和"口"都是名詞活用作狀語,分別表示"在春夏""在秋冬""在山陵""從内心裏"和"在口頭上"義。

與大多數名詞作狀語不同的是,一部分時間名詞作狀語時表達的是動作行爲發生的頻率。如:

④君王衆庶,盡欲全形。形之疾病,莫知其情,留淫日深,著於骨髓。(《素問·寶命全形論》)

⑤呂君歿,無嗣,爲之收葬行服,嫁其孤女,歲時祭享,皆與親等。(《小兒藥證直訣·錢仲陽傳》)

例④和例⑤中的"日"和"歲"是名詞活用作狀語,前者表示"日日"或"每日",後者表示"歲歲"或"每歲"。某些處所名詞也可能有這樣的效果,如"家喻戶曉",意爲"家家喻戶户曉"。

（五）表示態度

①玉少師事高。(《後漢書·方術列傳·郭玉傳》)

②而又有目醫爲小道,并是書且弁髦置之者。(《類經·序》)

上述例句中的"師"和"弁髦"都是名詞活用作狀語,分別表示"像侍奉老師一樣""像弃置的弁髦一樣"義。這種類型的狀語跟表示比喻的狀語有些類似,但兩者又有區别。表示比喻的名詞狀語不帶處置意味,是一種純客觀的描述,而表示態度的狀語却是表明主語在主觀上所采取的行爲方式,帶有一定的感情色彩。

（六）表示趨向、取向

①疾者前入坐。(《三國志·魏書·華佗傳》)

②其氣積于胸中者,上取之;積于腹中者,下取之。(《靈樞·衛氣失常》)

③細思其故,得毋來診時日已西沉,行急而咳亦甚,因之氣塞脈亂,乃有此象歟?(《對山醫話》)

方向性名詞作狀語,表示趨向、取向。上述例句中的"前""上""下"和"西"都是名詞活用作狀語,分別表示"向前""從上部""從下部"和"向西"義。

三、形容詞活用作動詞

形容詞活用作動詞,指形容詞帶上賓語,或單一形容詞與"而"連接時,臨時具有了行爲動詞的意義。形容詞活用作動詞後,并没有完全失去其本身的意義,而是起到了突出和强調的作用。

①又可以醫師少之哉?(《九靈山房集·丹溪翁傳》)

②人每賤薄之。(《串雅·序》)

③吾老,欲道傳後世,艱其人奈何?(《醫史·東垣老人傳》)

④虱處頭而黑,麝食柏而香,頸處險而瘿,齒居晋而黄。(《嵇中散集·養生論》)

上述例句中的"少""賤薄"和"艱"都是形容詞後面帶有賓語,"黑""香"和"黄"都是單一形容詞與"而"連接,活用作動詞,分別表示"輕視""鄙視""難以找到""變黑""産麝香"和"變黄"義。

四、使動用法

動詞或活用作動詞的形容詞、名詞在充當述語時,它的意義不是由主語發出或具備的,而是主語使得賓語發出或具備,這種用法叫作使動用法。簡單地説,就是主語使賓語怎麽樣。

（一）動詞的使動用法

①故天下盡以扁鵲爲能生死人。(《史記·扁鵲倉公列傳》)

②非精於醫者,不能以起之。(《九靈山房集·丹溪翁傳》)

③(牡菊)燒灰撒地中,能死蛙黽。(《本草綱目·菊》)

例①~③中的"生""起"和"死"都是動詞的使動用法,分別表示"使……活""使……痊癒"和"使……死"之義。發生使動用法的動詞通常是不及物動詞。

古代漢語中還有少數及物動詞具有使動用法。及物動詞本身帶賓語,形式上與使動用法沒有區別,祇是意義不同甚或相反。較常見的是"飲""食"二字的使動用法。例如:

④仍用防風通聖飲之,愈。(《九靈山房集·丹溪翁傳》)

⑤三飲之甦矣。(《九靈山房集·丹溪翁傳》)

⑥飲以消石一齊。(《史記·扁鵲倉公列傳》)

⑦時朱彥修氏客城中,以友生之好,日過視予,飲予藥。(《古今醫案按·痢》)

⑧天食人以五氣,地食人以五味。(《素問·六節藏象論》)

例④"用防風通聖"爲介賓短語,在句中作狀語,"飲"後的"之"指代患者,"飲"爲使動用法。例⑤考慮後面的"甦"字,患者不能自己服藥,賓語"之"應是患者,"飲"爲使動用法,即"使患者喝"。例⑥"以消石一齊"爲介賓短語,作"飲"的補語,"飲"的賓語"之"(指代患者)這裏省略了,"飲之"是使之飲。例⑦"飲予藥"是丹溪翁使我喝藥,"飲"爲使動用法。例⑧"食人"是"使人食"的意思,"食"爲使動用法。

辨別"飲""食"是及物動詞還是使動用法,關鍵要看"飲""食"後面的賓語:若賓語是可以直接食用的食品、藥物,則"飲""食"是及物動詞;若其賓語是人,兩字則屬于使動用法。當然分析詞語的用法還必須緊密聯繫上下文,不能脫離語言環境孤立地判斷。

(二)形容詞的使動用法

①華其外而悴其內。(《傷寒雜病論·序》)

②久服去三蟲,利五藏,輕體,使人頭不白。(《三國志·魏書·華佗傳》)

③庶厥昭彰聖旨,敷暢玄言。(《黃帝內經素問注·序》)

上述例句中的"華""悴""輕"和"昭彰"都是形容詞的使動用法,分別表示"使……華麗""使……憔悴""使……輕便"和"使……清楚"義。

(三)名詞的使動用法

①慮此外必有異案良方,可以拯人,可以壽世者。(《小倉山房文集·與薛壽魚書》)

②下之則脹已,汗之則瘡已。(《素問·五常政大論》)

③病在表而不在裏,反以寒藥冰其裏。(《儒門事親·攻裏發表寒熱殊塗箋》)

上述例句中的"壽""下""汗"和"冰"都是名詞的使動用法,分別表示"使……長壽""使……瀉下""使……發汗"和"使……寒冷"義。

五、意動用法

活用作動詞的名詞、形容詞在充當述語時,它的意義不是由主語發出的,而是主語認爲賓語怎麼樣或主觀上把賓語當成這個名詞或形容詞所表示的意義,這種用法叫作意動用法。簡單地説,就是主語認爲賓語怎麼樣或把它當成什麼。

(一)形容詞的意動用法

①舍客長桑君過,扁鵲獨奇之。(《史記·扁鵲倉公列傳》)

②同死生之域,而無怵惕於胸中。(《漢書·藝文志》序及方技略)

③雖曰賤畜貴人,至於愛命,人畜一也。(《備急千金要方·大醫精誠》)

上述例句中的"奇""同""賤"和"貴"都是形容詞的意動用法,分別表示"認爲……奇特""認爲……相同""認爲……低賤"和"認爲……高貴"義。

同一形容詞有可能發生使動用法、意動用法或變成一般動詞,要根據具體的語言環境來確定其實際用法。形容詞的使動用法多表現爲動作行爲的目的、結果,給賓語帶來現實的改變;形容詞的意動用法側重于對客體性質和狀態的認定,不給賓語帶來現實的改變;形容詞活用作動詞,則側重于主體的動作行爲。如"輕體"(《三國志·魏書·華佗傳》)與"輕身重財"(《史記·扁鵲倉公列傳》)中的"輕身",前者義爲使身體輕捷,爲使動;後者"輕身"義爲認爲身體輕賤,則爲意動;而"輕體""輕身"本身也可成爲動賓詞組,理解爲輕視身體。如果理解爲使身體輕捷,則强調主體讓客體身體變得輕捷的目的;如果理解爲"認爲身體輕賤",則强調身體這一客體"輕賤"的特點;如果理解爲"輕視身體",則强調主體對待身體的態度。

(二)名詞的意動用法

①扁鵲過齊,齊桓侯客之。(《史記·扁鵲倉公列傳》)

②余子萬民,養百姓,而收其租税。(《靈樞·九針十二原》)

③抗志以希古人,虛心而師百氏。(《温病條辨·叙》)

上述例句中的"客""子"和"師"都是名詞的意動用法,分別表示"把……當作客人""把……當作孩子"和"把……當作老師"義。

●(張 靖)

第二節 特 殊 語 序

語序指組成句子的各成分的先後次序。古代漢語的語序與現代漢語基本相同,但由于某種表達上的需要,古代漢語常常運用一些特殊的語序,即所謂"古人文法多倒"。熟練掌握這些特殊語序的特徵和用法,對把握古代漢語語義無疑具有重要意義。古代漢語的特殊語序主要有以下幾種:

一、主謂倒裝

主語在前,謂語在後,這是古今漢語的正常語序。古代漢語有時爲了强調謂語或加强感嘆語氣,而把謂語提到主語前面,叫作主謂倒裝。主謂倒裝在古代漢語中使用範圍廣泛。

①予窺其人,睟然貌也,癯然身也,津津然譚議也。(《本草綱目·序》)

②使必待渴而穿井,鬥而鑄兵,則倉卒之間,何所趨賴?(《景岳全書·病家兩要説》)

③宜乎前賢比之君子,神農列之上品,隱士采入酒斝,騷人餐其落英。(《本草綱目·菊》)

④嗚呼遠哉,天之道也!(《素問·六微旨大論》)

此四例分別是描述句、疑問句、陳述句、感嘆句,爲了强調謂語,將其提到主語之前。例①謂語"睟然""癯然"和"津津然"分別提到主語"貌""身"和"譚議"前面。例②謂語"何"提到主語"所趨賴"的前面。例③謂語是"宜乎",提到主語"前賢比之君子,神農列之上品,隱士采入酒斝,騷人餐其落英"前面。例④謂語"遠"提到主語"天之道"前面。

二、賓語前置

賓語置于謂語之後,這是古今漢語的正常語序。但在某種特定的語言環境中,或者通過某種語法手段,爲了强調賓語,而把賓語提到謂語之前,形成賓語前置的特殊語序。賓語前置是古代漢語非常普遍也是非常複雜的語序,主要有以下幾種情況:

（一）否定句中代詞賓語前置

①下此以往,未之聞也。(《傷寒雜病論·序》)

②苟不余信,請以證之。(《醫經溯洄集·張仲景傷寒立法考》)

③惴惴然疑先生之未必我見也。(《小倉山房文集·徐靈胎先生傳》)

上三例皆爲否定句,其中代詞賓語"之""余"和"我"分別提到謂語"聞""信"和"見"的前面。

（二）疑問句中疑問代詞賓語前置

①皮之不存,毛將安附焉?(《傷寒雜病論·序》)

②然脾脉獨何主?(《素問·玉機真藏論》)

③苟或血病瀉氣,氣病瀉血,是謂誅伐無過,咎將誰歸?(《古今醫統大全·針灸直指》)

上三例皆爲疑問句,其中疑問代詞"安""何"和"誰"都是提到謂語"附""主"和"歸"前面的賓語成分。

（三）"唯（惟、維）……是（之）……"爲標志的賓語前置

①孜孜汲汲,惟名利是務。(《傷寒雜病論·序》)

②而世人不察,惟五穀是見。(《嵇中散集·養生論》)

③夫惟病機之察,雖曰既審,而治病之施,亦不可不詳。(《丹溪心法·審察病機無失氣宜》)

④今子不務自尤,而維鼻是訾。(《遜志齋集·鼻對》)

上四例都使用了"唯(惟、維)……是(之)……"的格式,將其中的賓語"名利""五穀""病機"和"鼻"提到謂語"務""見""察"和"訾"的前面。

另外,也可單用"是""之"作標志以前置賓語,可以看作"唯(惟、維)……是(之)……"的省略形式。例如:

⑤苟見枝葉之醉,去本而末是務,輒怒溢顏面,若將浼焉。(《九靈山房集·丹溪翁傳》)

⑥舉世昏迷,莫能覺悟,不惜其命,若是輕生,彼何榮勢之云哉?(《傷寒雜病論·序》)

例⑤的"末是務"即"務末",例⑥"何榮勢之云"即"云何榮勢",都是賓語前置。

（四）無標志的賓語前置

①翁窮晝夜是習。(《九靈山房集·丹溪翁傳》)

②素位而行學,孰大於是,而何必捨之以他求?(《小倉山房文集·與薛壽魚書》)

例①的"是習"即"習是","是"爲"習"的前置賓語。例②的"他求"即"求他","他"是"求"的前置賓語。

（五）介詞的賓語前置

①何以言太子可生也?(《史記·扁鵲倉公列傳》)

②第以人心積習既久,訛以傳訛。(《類經·序》)

③精神内守,病安從來?(《素問·上古天真論》)

上三例中的"何""訛"和"安"是介詞"以"和"從"的前置賓語。

三、定語後置

在古代漢語中,當定語過長,或定語是數量詞時,常常把定語置于中心語之後,形成定語

後置的語序。定語後置可以起到强調定語的效果。定語後置一般要在定語後面加結構助詞"者"作爲標志,有時爲了舒緩音節,會在中心語和後置定語之間另加結構助詞"之"。例如:

①扁鵲至虢宫門下,問中庶子喜方者。(《史記·扁鵲倉公列傳》)

②鄉之諸醫泥陳、裴之學者,聞翁言,即大驚而笑且排。(《九靈山房集·丹溪翁傳》)

③嘗見一醫方開小草,市人不知爲遠志之苗,而用甘草之細小者。(《吴醫匯講·書方宜人共識説》)

④即作湯二升,先服一升。(《三國志·魏書·華佗傳》)

例①"喜方"是"中庶子"的後置定語。例②"泥陳、裴之學"是"諸醫"的後置定語。例③"細小"是"甘草"的後置定語。例④"湯二升","二升"作爲數量詞定語後置。

●(張　繼)

第三節　常見虚詞表解

古代漢語的虚詞包括代詞、副詞、介詞、連詞、助詞、嘆詞幾類。虚詞使用頻率高,用法非常靈活,不僅存在一詞多類的現象,而且還存在一類多用的情况。爲了便于學習者準確掌握各類虚詞,下面以表解的方式概括古代漢語常見虚詞的用法(表4-1)。

表4-1　常見虚詞表解

音序	詞目	釋義	例句	出處
a	安	哪裏	病安從來?	《素問·上古天真論》
		怎麽	安得不日以劇?	《古今醫案按·痢》
b	彼	他,他們	彼良醫也。	《秦醫緩和》
		那	相彼良玉,胡然而終藏?	《明處士江民瑩墓志銘》
		它,它的	恐散於末學,絶彼師資。	《黄帝内經素問注·序》
	必	一定	必也《素》《難》諸經乎!	《九靈山房集·丹溪翁傳》
		如果	必欲去大病大瘵,非吐汗下未由也已。	《儒門事親·汗下吐三法該盡治病詮》
	畢	全,都	巨細通融,歧貳畢徹。	《類經·序》
	别	另,另外	别撰《玄珠》,以陳其道。	《黄帝内經素問注·序》
c	誠	的確	誠可謂至道之宗。	《黄帝内經素問注·序》
		如果	學者誠能究其文,通其義……以治内傷可也。	《温病條辨·叙》
	初	當初	余初究心是書。	《類經·序》
		完全	初不言曾服涼藥。	《續名醫類案·吐血》
d	殆	大概	忽然不見,殆非人也。	《史記·扁鵲倉公列傳》
	但	衹,衹是	但服湯二旬而復故。	《史記·扁鵲倉公列傳》
		衹要	然但語及榮利事,則拂衣而起。	《九靈山房集·丹溪翁傳》
	當	在	當晉昭公時。	《史記·扁鵲倉公列傳》
		根據	然後當名辨物。	《温病條辨·叙》
		剛,剛纔	當得家書,方欲暫還耳。	《三國志·魏書·華佗傳》

续表

音序	詞目	釋義	例句	出處
d	第	衹，衹是	第以人心積習既久。	《類經·序》
	獨	衹，衹是	獨以應策多門，操觚隻手。	《類經·序》
		難道	子獨不見秦之治民乎？	《張右史文集·藥戒》
	動	常常	我國家率由茲典，動取厥中。	《外臺秘要·序》
e	而	你	血脈治也，而何怪？	《史記·扁鵲倉公列傳》
		而且，又	胸脅痛而耳聾。	《素問·熱論》
		就，然後	盛盛虛虛，而遺人天殃。	《類經·序》
		却，但是	若盈而益之，虛而損之。	《備急千金要方·大醫精誠》
		如果	人而無知，與木何異？	《神滅論》
		連詞，連接狀語與中心詞	夜分而坐，則低迷思寢。	《嵇中散集·養生論》
	爾	你，你們	與爾三矢。	《伶官傳·序》
		這，這樣	所以爾者，夫壹人向隅，滿堂不樂。	《備急千金要方·大醫精誠》
		語氣助詞	今之奉行，惟八卷爾。	《黃帝內經素問注·序》
		詞尾	夫以蕞爾之軀，攻之者非一塗。	《嵇中散集·養生論》
f	方	正，正在	當得家書，方欲暫還耳。	《三國志·魏書·華佗傳》
		纔	歷十二年，方臻理要。	《黃帝內經素問注·序》
		當	方春即以弦應，方夏即以數應。	《醫門法律·秋燥論》
	夫	發語詞	夫一人向隅，滿堂不樂。	《備急千金要方·大醫精誠》
		那，那些	是醫之于醫尚不能知，而矧夫非醫者。	《景岳全書·病家兩要說》
		語中助詞	其於至道未明，而欲冀夫通神運微。	《類經·序》
		句末語氣詞	痛夫！舉世昏迷，莫能覺悟。	《傷寒雜病論·序》
	伏	表敬詞，無義	伏念本草一書，關係頗重。	《白茅堂集·李時珍傳》
	甫	剛，剛纔	有良言甫信，謬說更新。	《醫宗必讀·不失人情論》
g	蓋	因爲	見病者以手擘目，觀其飲啖，蓋目眶盡腫，不可開合也。	《冷廬醫話》
		大概	衢間衆人以爲懂洽處，足跡未嘗到，蓋天性然也。	《醫史·東垣老人傳》
		發語詞	蓋汗下吐，以若草木治病者也。	《儒門事親·汗下吐三法該盡治病詮》
		語氣助詞	蟄穴棲巢，感物之情蓋寡。	《新修本草·序》
		通"盍"	蓋亦反其本矣！	《齊桓晋文之事》
	更	再，又	更適陰陽。	《史記·扁鵲倉公列傳》
		更加	而不致朱紫混淆者之爲更難也。	《景岳全書·病家兩要說》
	姑	姑且	然以爲繫鈴解鈴，姑聽之。	《續名醫類案·吐血》
	固	本來	此其臆度無稽，固不足深辨。	《類經·序》
		的確	神功妙用，固難稱述。	《外臺秘要·序》

续表

音序	詞目	釋義	例句	出處
g		通"故"	固知一死生爲虛誕。	《蘭亭集序》
	故	所以	故學者必須博極醫源。	《備急千金要方·大醫精誠》
		畢竟	神故非質，形故非用。	《神滅論》
		特地	已故到譙，適值佗見收。	《三國志·魏書·華佗傳》
		通"固"，確實	建故有要脊痛。	《史記·扁鵲倉公列傳》
		通"固"，一定	若不得此藥，故當死。	《三國志·魏書·華佗傳》
	顧	反而	而我顧投以參、朮、陳皮、芍藥等補劑十餘貼。	《古今醫案按·痢》
		然而，不過	顧無以報，願惠一言，識區區之感焉。	《鳧藻集·贈醫師何子才序》
		衹是	顧醫之態，多衒術以自貴，遺患以要財。	《鑒藥》
h	何	什麽	血脈治也，而何怪？	《史記·扁鵲倉公列傳》
		爲什麽	既係熱症，何前之溫補如鼓應桴。	《續名醫類案·吐血》
		怎麽	卿今彊健，我欲死，何忍無急去藥。	《三國志·魏書·華佗傳》
		多麽	李君用心嘉惠何勤哉！	《本草綱目·序》
	曷	何	精神曷能久馳騁而不既乎？	《淮南子·精神訓》
		何不	留心救世者，曷慎勉旃。	《小兒推拿廣意·總論》
	盍	何	盍不出從乎？君將有行。	《管子·戒篇》
		何不	盍鍥之，以共天下後世味《太玄》如子雲者？	《本草綱目·序》
	乎	語氣助詞	子非朱彥脩乎？	《九靈山房集·丹溪翁傳》
		同"于"	葳謀雖屬乎生知。	《黃帝内經素問注·序》
	胡	爲什麽	相彼良玉，胡然而終藏？	《明處士江民瑩墓志銘》
		什麽	嗟爾遠道之人胡爲乎來哉！	《蜀道難》
	或	有的	或若溫瘧，或類傷寒。	《晉書·皇甫謐傳》
		有人	或云上壽百二十。	《嵇中散集·養生論》
		有時	爲醫或在齊，或在趙。	《史記·扁鵲倉公列傳》
		或者	然有陰虛火動，或陰陽兩虛濕熱自盛者。	《九靈山房集·丹溪翁傳》
		語中助詞	和鵲至妙，猶或加思。	《脉經·序》
		也許，或許	或識契真要，則目牛無全。	《黃帝内經素問注·序》
	會	正值	會向卒，哀帝復使向子侍中奉車都尉歆卒父業。	《漢書·藝文志》序及方技略
j	既	已經	湯針既加，婦痛急如欲生者。	《三國志·魏書·華佗傳》
	及	等到	及霜寒木落往探之。	《對山醫話》
		和	黏生於豐、沛、彭城及朝歌云。	《三國志·魏書·華佗傳》
		至于	及失其宜者，以熱益熱。	《漢書·藝文志》序及方技略
	即	就，便	湯令煨之，其旦即愈。	《三國志·魏書·華佗傳》

筆記欄

音序	詞目	釋義	例句	出處
j		就是	黃精即鈎吻。	《白茅堂集·李時珍傳》
		即使	即病者亦但知膏肓難挽。	《溫病條辨·叙》
	亟	急	亟宜出而公之。	《溫病條辨·叙》
	見	被	適值佗見收。	《三國志·魏書·華佗傳》
	間	偶爾，間或	余誠以前代諸賢註有未備，間有舛錯。	《類經·序》
	將	將要	皮之不存，毛將安附焉？	《傷寒雜病論·序》
		大概	是將不然。	《與崔連州論石鐘乳書》
		還是	皆由學以得之，將特稟異氣耶？	《抱樸子·内篇·極言》
	今	發語詞	今病有内同而外異，亦有内異而外同。	《備急千金要方·大醫精誠》
		如果	今以躁競之心，涉希静之塗，意速而事遲，望近而應遠。	《嵇中散集·養生論》
	竟	果然	後十八歲，成病竟發。	《三國志·魏書·華佗傳》
		竟然	竟不知孰可摘而孰可遺。	《類經·序》
	俱	都	俱頭痛身熱。	《三國志·魏書·華佗傳》
	舉	全，都	舉世同風，牢不可破。	《溫病條辨·叙》
	詎	豈	詎能知病？	《理瀹駢文》
		豈料	詎日未昃，而氣絶矣。	《對山醫話》
	厥	他，他的	厥身已斃，神明消滅。	《傷寒雜病論·序》
		其	厥後博物稱華。	《本草綱目·序》
l	良	確實	翁以其法治之，良驗。	《九靈山房集·丹溪翁傳》
m	彌	更加	則誕欺怪迂之文彌以益多。	《漢書·藝文志》序及方技略
	靡	不	老而靡倦。	《串雅·序》
		無	然於諸家方論，則靡所不通。	《九靈山房集·丹溪翁傳》
		沒有什麼	聲色證候，靡不該備。	《脉經·序》
	莫	不	感往昔之淪喪，傷横夭之莫救。	《傷寒雜病論·序》
		沒有什麼	仰觀俯察，莫不皆然。	《嵇中散集·養生論》
		沒有誰	舉世昏迷，莫能覺悟。	《傷寒雜病論·序》
		不要	莫多飲酒。	《三國志·魏書·華佗傳》
n	乃	于是	佗以爲其人盛怒則差，乃多受其貨而不加治。	《三國志·魏書·華佗傳》
		纔	出入十餘年，乃呼扁鵲私坐。	《史記·扁鵲倉公列傳》
		竟然	而乃放不加思，恣肆頹惰。	《遜志齋集·鼻對》
		是，就是	兹乃人神之所共恥。	《備急千金要方·大醫精誠》
		你的	爾其無忘乃父之志。	《伶官傳·序》
	寧	豈	使古方時方大明于世，寧不愉快？	《醫方集解·序》
		寧可	寧歉於己，而必致豐於兄弟。	《九靈山房集·丹溪翁傳》
p	頗	很	質其道，頗有奧理。	《串雅·序》

续表

音序	詞目	釋義	例句	出處
p		稍微	夫邪之中人，輕則傳久而自盡，頗甚則傳久而難已，更甚則暴死。	《儒門事親·汗下吐三法該盡治病詮》
q	其	那	其民食魚而嗜鹹。	《素問·异法方宜論》
		此	其後服參膏盡數斤。	《九靈山房集·丹溪翁傳》
		他，他的	觀其志意，與其病也。	《素問·五藏別論》
		我（的）	若必精要，俟其閒暇，當撰覈以爲教經云爾。	《針灸甲乙經·序》
		豈	身非木石，其能久乎？	《嵇中散集·養生論》
		大概	吾疾其遂瘳矣乎！	《九靈山房集·丹溪翁傳》
		請，希望	凡吾儕同有性命之慮者，其毋忽于是焉！	《景岳全書·病家兩要説》
		或許	子聰明異常人，其肯遊藝於醫乎？	《九靈山房集·丹溪翁傳》
		如果	其於至道未明，而欲冀夫通神運微。	《類經·序》
		語氣助詞	求之如此其詳，然而猶懼失之。	《良方》自序
	且	將，將近	時人以爲年且百歲。	《三國志·魏書·華佗傳》
		將，將要	何以知人之且病也？	《潛夫論·思賢》
		尚且	一身之理且不達，況于政治也哉！	《遜志齋集·鼻對》
		况且	然猶未敢自信，且懼世之未信之也。	《温病條辨·叙》
		而且	聞翁言，即大驚而笑且排。	《九靈山房集·丹溪翁傳》
		暫且	《素問》外九卷不經見，且不論。	《内經類編·序》
		發語詞	且豆令人重，榆令人瞑。	《嵇中散集·養生論》
	竊	私下	竊録其醫之可傳者爲翁傳。	《九靈山房集·丹溪翁傳》
r	然	然而，但，但是	惟寒水與温相反，然傷寒者必病熱。	《温病條辨·叙》
		這樣	大率知其所以，而不知其所以然。	《串雅·序》
		詞尾	終朝未餐，則囂然思食。	《嵇中散集·養生論》
	若	如果	若能尋余所集，思過半矣。	《傷寒雜病論·序》
		其	而其子若孫必欲推而納之於必朽之處。	《小倉山房文集·與薛壽魚書》
		此，這些	若輩貪功，妄輕投劑。	《醫宗必讀·不失人情論》
		像	豈謂扁鵲等邪？　若倉公者，可謂近之矣。	《史記·扁鵲倉公列傳》
		好像	誇大者若有奇謀。	《景岳全書·病家兩要説》
		你，你的	吾翁即若翁。	《史記·項羽本紀》
		詞尾	從老得終，悶若無端。	《嵇中散集·養生論》
s	尚	還	永嘉喪亂，斯道尚存。	《新修本草·序》
		尚且	一劑之謬尚不能堪，而況其甚乎！	《小兒則總論》
		又，更	雖令扁鵲治内，巫咸治外，尚何及哉！	《七發》
		如果	人尚不悟其易，安能識其難哉？	《抱樸子·内篇·極言》
	稍	逐漸	婦稍小差。	《三國志·魏書·華佗傳》

191

筆記欄

续表

音序	詞目	釋義	例句	出處
s	稍微	稍有得處，輒著數言。	《本草綱目·序》	
	矧	何況	是醫之于醫尚不能知，而矧夫非醫者。	《景岳全書·病家兩要說》
	適	剛剛	適至，佗謂昕曰。	《三國志·魏書·華佗傳》
		正好	已故到譙，適值佗見收。	《三國志·魏書·華佗傳》
	始	纔	於是諸醫之笑且排者，始皆心服口譽。	《九靈山房集·丹溪翁傳》
	勝	盡	諸如此流，不可勝數。	《黃帝內經素問注·序》
	殊	完全	殊不言補。	《儒門事親·汗下吐三法該盡治病詮》
	孰	什麼	凡若此者，孰非人情？	《醫宗必讀·不失人情論》
		哪一個	今君至於淫以生疾，將不能圖恤社稷，禍孰大焉？	《秦醫緩和》
		誰	謂孰非後進之吾師云。	《類經·序》
	庶	或許	雖未能盡愈諸病，庶可以見病知源。	《傷寒雜病論·序》
	斯	（這樣）纔	毫無犯其正氣，斯爲高手。	《小兒則總論》
		此	余宿尚方術，請事斯語。	《傷寒雜病論·序》
		語氣助詞	余何人斯，敢妄正先賢之訓？	《類經·序》
	素	向來	余宗族素多，向餘二百。	《傷寒雜病論·序》
	宿	一向	余宿尚方術，請事斯語。	《傷寒雜病論·序》
	夙	平素	冰弱齡慕道，夙好養生。	《黃帝內經素問注·序》
t	特	祗，祗不過	則醫特一事而已。	《九靈山房集·丹溪翁傳》
		特地	河東，吾股肱郡，故特召君耳。	《史記·季布欒布列傳》
		特別	況臣孤苦，特爲尤甚。	《陳情表》
	徒	祗，祗是	苟不知此，而徒守其法。	《九靈山房集·丹溪翁傳》
		白白地	幽潛重泉，徒爲啼泣。	《傷寒雜病論·序》
w	罔	不	三菘，日用之蔬，罔克灼其質名。	《白茅堂集·李時珍傳》
		沒有什麼	自本至末，罔不有功。	《本草綱目·菊》
	爲	給，替	亦終當不爲我斷此根原耳。	《三國志·魏書·華佗傳》
		因爲	心肺有病，而鼻爲之不利。	《素問·五藏別論》
		爲了	爲身計者，良已左矣。	《遜志齋集·鼻對》
		被	勿爲陋習所中耳。	《醫宗必讀·不失人情論》
		語氣助詞	運用之妙，在于一心，何以方爲？	《醫方集解·序》
	烏	怎麼	沉痼之疾，烏能起廢？	《串雅·序》
		什麼	此而不書，烏乎書？	《宋文憲公全集·贈賈思誠序》
	惡	什麼	彼且惡乎待哉？	《逍遙游》
		怎麼	諸見血爲熱，惡可用參、耆、河車溫補耶？	《續名醫類案·吐血》
x	奚	怎麼	且將升岱嶽，非逕奚爲？	《黃帝內經素問注·序》
		哪裏	其奚由至哉！	《七發》

续表

音序	詞目	釋義	例句	出處
x	奚	何,什麼	奚故也? 其知之審也。	《吕氏春秋·疑似》
	悉	全,都	乃悉取其禁方書盡與扁鵲。	《史記·扁鵲倉公列傳》
	咸	全,都	凡醫咸言背及胸藏之間不可妄針。	《三國志·魏書·華佗傳》
	相	互相	不及黄泉,無相見也。	《左傳·隱公元年》
		指代性副詞,指代動作對象	所謂醫人之情者……或強辯相欺,或危言相恐。	《醫宗必讀·不失人情論》
	向	先前	乃悉焚棄向所習舉子業。	《九靈山房集·丹溪翁傳》
		接近	凡古方纂得五六十家,新撰者向數千百卷。	《外臺秘要·序》
		如果	向非先生……不知竟作何狀。	《醫貫·痢疾論》
	信	確實	“仁人之言,其利溥哉!”信矣。	《九靈山房集·丹溪翁傳》
	尋	不久	佗遂下手,所患尋差。	《三國志·魏書·華佗傳》
y	焉	怎麼、在哪裏	彼良醫也。 懼傷我,焉逃之?	《秦醫緩和》
		同“之”	翁往謁焉,凡數往返。	《九靈山房集·丹溪翁傳》
		于此	藥不至焉。	《秦醫緩和》
		語氣助詞	彼何罪焉?	《儒門事親·汗下吐三法該盡治病詮》
		詞尾	涣焉無少凝滯於胸臆。	《九靈山房集·丹溪翁傳》
	業	已經	宋臣高保衡等叙,業已辟之。	《類經·序》
	以	拿,用	不翼以説,其奧難窺。	《類經·序》
		按照	扁鵲以其言飲藥。	《史記·扁鵲倉公列傳》
		憑,憑藉	既非神授,何以得其幽微?	《備急千金要方·大醫精誠》
		因爲	翁以母病脾,於醫亦粗習。	《九靈山房集·丹溪翁傳》
		在	以冬遇此者爲骨痹。	《素問·痹論》
		又,而且	中央者,其地平以濕。	《素問·异法方宜論》
		就,便	予受藥以餌。	《鑒藥》
		來,用來	别撰《玄珠》,以陳其道。	《黄帝内經素問注·序》
		因而	及迷者弗顧,以生疾而隕性命。	《漢書·藝文志》序及方技略
		連詞,連接狀語與中心語	安得不日以劇?	《古今醫案按·痢》
	亦	也	我能之,人亦能之。	《景岳全書·病家兩要説》
		語氣助詞	人不知而不愠,不亦君子乎?	《論語》
	抑	還是	爲肥甘不足于口與? ……抑爲彩色不足以視于目與?	《齊桓晋文之事》
		何況	抑又取之有早晚。	《良方》自序
	因	于是,就	須臾便如醉死,無所知,因破取。	《三國志·魏書·華佗傳》
		依據,憑藉	假藥味之滋,因氣感之宜。	《漢書·藝文志》序及方技略

筆記欄

续表

音序	詞目	釋義	例句	出處
y	因爲		凡一身之氣，因急疾爲患者，（甘草）能調之。	《本經疏證·甘草》
	攸	所	或利害攸繫，彼此避嫌。	《醫宗必讀·不失人情論》
	猶	還，還是	佗恃能厭食事，猶不上道。	《三國志·魏書·華佗傳》
		好像，如同	雖不仕於時，猶仕也。	《九靈山房集·丹溪翁傳》
	庸	豈	人情所不測者，庸可盡哉！	《良方》自序
	粵	發語詞	粵稽往古。	《類經·序》
	於	在	雖不仕於時，猶仕也。	《九靈山房集·丹溪翁傳》
		從	方書始於仲景。	《温病條辨·叙》
		對，對于	抑工於醫者未必工於文。	《醫方集解·序》
		比	天下之病孰有多於温病者乎？	《温病條辨·叙》
		被	將見擇於聖人矣。	《類經·序》
	與	跟，同	予固難與之苦辯，故作此詮。	《儒門事親·汗下吐三法該盡治病詮》
		和	風濕與燥無不兼温。	《温病條辨·叙》
		語氣助詞	精處仍不能發，其何神之與有？	《類經·序》
z	則	就	佗以爲其人盛怒則差。	《三國志·魏書·華佗傳》
		那麼	先生之方能若是，則太子可生也。	《史記·扁鵲倉公列傳》
		却	今方所用，而古本則無。	《白茅堂集·李時珍傳》
		原來是	腫消痘現，則極順之症也。	《冷廬醫話》
	曾	竟然，居然	曾不留神醫藥，精究方術。	《傷寒雜病論·序》
	輒	就	語其節度，舍去輒愈。	《三國志·魏書·華佗傳》
	之	他，他們	翁教之亹亹忘疲。	《九靈山房集·丹溪翁傳》
		我	先生得無誕之乎？	《史記·扁鵲倉公列傳》
		它，它們	伏羲、神農、黄帝之書，謂之三墳。	《黄帝内經素問注·序》
		結構助詞	上以療君親之疾。	《傷寒雜病論·序》
		語氣助詞	頃之手動，又頃而唇動。	《九靈山房集·丹溪翁傳》
	直	祇，祇是	豈直規規治疾方術已哉？	《類經·序》
	諸	之	倘蒙改而正諸，實爲醫道之幸。	《局方發揮》
		于	邪氣加諸身，速攻之可也。	《儒門事親·汗下吐三法該盡治病詮》
		之乎	不識有諸？	《齊桓晉文之事》
		之于	藏諸笥者久之。	《温病條辨·叙》
		每個	動諸關節，以求難老。	《三國志·魏書·華佗傳》
	卒	最終，終于	佗令温湯近熱，漬手其中，卒可得寐。	《三國志·魏書·華佗傳》
		通"猝"	卒然遭邪風之氣。	《傷寒雜病論·序》
	坐	因	今坐法當刑。	《史記·扁鵲倉公列傳》

● （徐 梅 段鳴鳴）

◇◇◇ 第五章 ◇◇◇

修　辭

　　1. 知識目標　熟悉常見的修辭手法及作用。

　　2. 能力目標　學會辨別常見的修辭手法,準確理解文句所要表達的含義,提高閱讀分析古醫籍的實際能力。

　　3. 情感目標　在閱讀分析古醫籍解決實際問題的過程中,增強學習的主動性,同時爲古人所創造的形象生動、簡潔凝練、優美整齊的語言表達方式而感到自豪。

　　修辭,又稱修辭方法、修辭格,即修飾詞句,美化語言,以增強語言的藝術魅力和表達效果。古人説話作文,非常重視修辭。古醫書中也存在大量的修辭内容,如比喻、借代、委婉、割裂、避複、錯綜、分承、倒裝、舉隅和互備等,本章將對此做簡要分析。

第一節　比　喻

　　當兩個本質不同的事物之間有某點相似時,就可以借助這相似之處,用一事物比方另一事物,這種修辭方法稱爲比喻。運用比喻,能够把抽象的道理説得通俗易懂,文字生動形象,或使被比喻事物的特徵更顯明。一般來説,比喻主要由三種成分組成:正文(想説明的事物)、喻文(作比方的事物)和喻詞。根據正文和喻詞的出現與否,大體可將比喻分爲以下三種:

一、明喻

　　正文、喻文和喻詞都出現的比喻叫作明喻。常用的喻詞有"如""若""猶""似"等,比喻的關係比較明顯。

　　①精神之於形骸,猶國之有君也。(《嵇中散集·養生論》)

　　②庶厥昭彰聖旨,敷暢玄言,有如列宿高懸,奎張不亂,深泉淨澄,鱗介咸分。(《黄帝内經素問注·序》)

　　③驅馳藥物,如孫吴之用兵;條派病源,若神禹之行水。(《衛生寶鑒·自啓》)

　　例①"精神之於形骸"是正文,"國之有君"係喻文,"猶"爲喻詞。用比較形象的國君統治國家的事例,比喻較抽象的精神與形體的關係,告誡人們精神作用的巨大。例②連用"列宿高懸,奎張不亂"和"深泉淨澄,鱗介咸分"兩組喻文來比方《素問》文意的明晰,形象地表明王冰本人整理《素問》的成效。例③連用兩組比喻,以"孫吴之用兵"比方用藥的療效,以

"神禹之行水"比方辨證的精確,生動地贊美了李東垣的卓絕醫技。"如""若"皆爲喻詞。這種使用兩組或兩組以上的喻文,重複連貫地比方同一正文的比喻手法,稱爲博喻。

二、暗喻

略去喻詞,而祇出現正文和喻文的比喻叫作暗喻。

①有良言甫信,謬説更新;多歧亡羊,終成畫餅。(《醫宗必讀·不失人情論》)
②甘草國老,大黃將軍。(《本草經集注·序録》)
③蓋自叔和而下,大約皆以傷寒之法療六氣之疴,禦風以絺,指鹿爲馬,迨試而輒困,亦知其術之疎也。(《温病條辨·叙》)

例①以"多歧亡羊"暗喻"良言甫信,謬説更新"之無所適從,用"終成畫餅"借喻最後毫無成效。例②以"國老"暗喻甘草所含有的調和諸藥的作用,用"將軍"暗喻大黃所具備的驅逐邪惡的功效。例③用"禦風以絺"暗喻"以傷寒之法療六氣之疴"方法錯誤,用"指鹿爲馬"暗喻把温病當作傷寒來治療是錯誤的。

三、借喻

喻詞和正文都不出現,而祇用喻文來表示的比喻叫作借喻。

①因敢忘陋效矉,勉圖蚊負,固非敢弄斧班門,然不屑沿街持鉢。(《類經·序》)
②噫! 先生隔垣見人,何必飲上池水哉?(《醫貫·痢疾論》)
③或益之以畎澮,而泄之以尾閭,欲坐望顯報者。(《嵇中散集·養生論》)

例①"效矉"借喻不善模仿,弄巧成拙。"蚊負"借喻承擔力所不及的整理《内經》的工作。"弄斧班門"借喻在行家面前顯示自己。"沿街持鉢"借喻一味地依賴他人的注釋研讀《内經》。例②"隔垣見人"借喻醫技高超。"何必飲上池水哉"爲借代修辭,言何須神仙傳授。例③"畎澮"爲田間水溝,用以借喻補益之少,"尾閭"爲傳説中海水所歸之處,用以借喻耗損之多。

第二節 借 代

當兩個事物不相類似,却有不可分離的聯繫時,即可借助這一聯繫,用一事物代替另一事物,這種修辭手法稱作借代。借代是爲了滿足修辭的需要,不直説要説的人或事物,而臨時借用與該事物有某種内在相關的詞語來代替,起到形象突出、特色鮮明、引人聯想、具體生動的作用。借代修辭格在中醫古籍中應用最廣,這裏介紹常見的幾種。

一、以事物的特徵、標記代事物

①深泉淨瀅,鱗介咸分。(《黄帝内經素問注·序》)
②先發大慈惻隱之心,誓願普救含靈之苦。(《備急千金要方·大醫精誠》)
③上而搢紳之流,次而豪富之子。(《儒門事親·補論》)

例①"鱗"指代有鱗片的水族,"介"指代有介殼的水族。例②"含靈"即含有靈性,指代人類。例③"搢紳"是古代高級官吏的裝束,因而用作官宦的代稱。

二、以事物的所屬、所在代事物

①咸知泝原《靈》《素》,問道長沙。(《溫病條辨·叙》)

②醫士治膏肓之疾,不曰《靈》《素》,則曰南陽。(《醫學從衆録·自序》)

③病人身大熱,反欲得衣者,熱在皮膚,寒在骨髓也;身大寒,反不欲近衣者,寒在皮膚,熱在骨髓也。(《傷寒論·辨太陽病脉證并治上》)

例①"長沙"代指《傷寒論》。相傳張仲景曾爲長沙太守,這裏言從《傷寒論》中尋求治病之道。例②"南陽"亦代《傷寒論》。張仲景爲南陽人,故曰。例③"皮膚"和"骨髓"分別指代體表與體内。前一分句言假熱真寒,後一分句謂假寒真熱。成無己注:"皮膚言淺,骨髓言深;皮膚言外,骨髓言内。身熱欲得衣者,表熱裏寒也;身寒不欲衣者,表寒裏熱也。"正確地訓釋了"皮膚""骨髓"的修辭意義。這是以事物的所在代事物。

三、以事物的材料、工具代事物

①絲竹湊耳,無得似有所娛。(《備急千金要方·大醫精誠》)

②迄明,始有吳鶴皋之集《醫方考》,文義清疏,同人膾炙,是以梨棗再易。(《醫方集解·序》)

③先生獨能以一刀圭活之,僕所以心折而信以爲不朽之人也。(《小倉山房文集·與薛壽魚書》)

例①"絲竹"是製作弦樂和管樂的材料,用以借代音樂。例②古代刻書多用梨木、棗木,故以"梨棗"指代書版。例③"刀圭"爲量藥的器具,借代指藥物。

四、特定和普通相代

①由其朝飢暮飽,起居不時,寒溫失所,動經三兩月,胃氣虧乏久矣。(《内外傷辨惑論·辨陰證陽證》)

②有素不相識,遇延辨症。病家既不識醫,則俟趙俟錢;醫家莫肯任怨,則惟芩惟梗。(《醫宗必讀·不失人情論》)

③辨專車之骨,必俟魯儒。(《本草綱目·序》)

例①"朝"與"暮"不是指特定的清晨與傍晚,而是泛指"一時"。例②"趙""錢"泛指一般的醫生,"芩""梗"泛指一般的藥物。這是以特定代普通。例③中"魯儒"特指孔子。

五、具體和抽象相代

①偶然治差一病,則昂頭戴面,而有自許之皃。(《備急千金要方·大醫精誠》)

②崑今四十以長,先半紀而見二毛。(《吳注黃帝内經素問·序》)

③春末患吐紅。(《續名醫類案·吐血》)

例①以"昂頭戴面"的具體行爲指代抽象的心理傲慢自得。例②"二毛"謂黑白相間的頭髮,指代衰老。這是以具體代抽象。例③"紅"指代血,這是以抽象代具體。

六、部分和全體相代

①瞻望北斗,懷想西湖。(《理瀹駢文》)

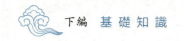

②獨以應策多門,操觚隻手,一言一字,偷隙毫端。(《類經·序》)
③既抵家而俱病焉,蓋老稚數口無免者。(《鼌藻集·贈醫師何子才序》)

例①"西湖"指代杭州,因作者吳尚先是杭州人,他懷想的是杭州,而不祇是其中的西湖。例②"隻手"代一個人。例③"數口"代幾個人。

七、以五行、天干地支、八卦、方位代事物

①蓋不知其得金水之精英尤多,能益金水二臟也。(《本草綱目·菊》)
②萬曆歲庚寅春上元日。(《本草綱目·序》)
③八味丸補坎中真火,以通離火。(《醫學從衆錄·虛癆》)
④此方以瀉青爲名者,乃瀉東方甲乙之義也。(《醫門法律·中風門方》)
⑤東方實,西方虛,瀉南方,補北方。(《難經·七十五難》)

例①以五行之"金""水"分別代秋、冬與肺、腎。例②"庚"屬天干,"寅"屬地支。"庚寅"爲干支紀年,代特定年分。例③八卦之"坎""離"各代腎、心。例④"東方甲乙"代肝(火)。"青"代肝,又屬以事物的特徵代事物。例⑤以方位借代肝、肺、心、腎。

第三節 避 複

爲避免行文重複而變化其詞,即上下文用不同的詞句來表示相同的意義,這種修辭方法稱爲避複。按照所避之語的不同,避複可分爲三種。

一、實詞避複

①上以療君親之疾,下以救貧賤之厄。(《傷寒雜病論·序》)
②欬嗽上氣,病在胸中,過在手陽明太陰。(《針灸甲乙經·五味所宜五臟生病大論》)
③其文義高古淵微,上極天文,下窮地紀,中悉人事。(《類經·序》)

例①"療"和"救"都指治療,變化動詞。"疾"和"厄"都指疾病,變化名詞。例②"過"指病。明代馬蒔《素問注證發微·五藏生成論》注:"過者,病也。凡《內經》以人之有病,如人之有過誤,故稱之曰過。"是證"過"與上文的"病"同義。這是變化名詞。例③"極""窮""悉"同義,均指窮盡,變化動詞。

二、虛詞避複

①余於冬月正傷寒,獨麻黃、桂枝二方,作寒鬱治,其餘俱不惡寒者,作鬱火治。此不佞之創論也。(《醫貫·溫病論》)
②或自外而入,或由內而生,皆邪氣也。(《儒門事親·汗下吐三法該盡治病詮》)
③或問答未已,別樹篇題;或脫簡不書,而云世闕。(《黃帝內經素問注·序》)

例①"不佞"爲自稱的謙詞,與上文的"余"異詞同義。例②中的"自"和"由"均爲介詞,表"從"之意。這是變換介詞。例③中的"未""不"同義異詞。這是變換副詞。

三、詞組與句子避複

①卒然遭邪風之氣,嬰非常之疾,患及禍至,而方震慄。(《傷寒雜病論·序》)

②當是時也,却似承氣證,承氣入口即斃,却似白虎證,白虎下咽即亡。(《醫貫·陰虛發熱論》)

③基本實者,得宣通之性,必延其壽;基本虛者,得補益之情,必長其年。(《中藏經·論服餌得失》)

例①"遭"與"嬰"一義,爲單一動詞避複,義爲遭受。"患及"與"禍至"意義相同。這是變化詞組。例②"入口即斃"與"下咽即亡"意義相同。這是變化詞組。例③中的"必延其壽"與"必長其年"同義。這是變化分句。

第四節 錯 綜

交錯使用上下文的名稱或語序,這種修辭手法叫作錯綜。錯綜可分爲兩類,一是錯名,二是錯序。

一、錯名

錯名,即上下文當用却不用屬同一範疇的兩名,而是上文或下文換用屬另一範疇的同義名稱,從而使上下文所用之名分屬兩個不同的範疇,以見用語之奇特多變。

①是以春夏歸陽爲生,歸秋冬爲死。(《素問·方盛衰論》)
②得病二三日,脉弱,無太陽柴胡證。(《傷寒論·辨陽明病脉證并治》)
③其人病,仲夏得之此脉,桃花落而死。(《脉經·診百病死生訣》)

例①"陽"與"秋冬"錯名。王冰注:"歸秋冬,謂反歸陰也。"四時分陰陽,則春夏屬陽,秋冬爲陰,下文不言陰,而曰"秋冬",以與上文的"陽"對舉,產生文詞變化之趣。例②"柴胡"當指少陽。因小柴胡湯是少陽病的主方,故少陽病證亦可稱爲小柴胡湯證,簡稱柴胡證。這樣,上文言"太陽",下文不云"少陽",而曰"柴胡",使"太陽""柴胡"兩名錯舉。例③"桃花落"指桃花落的季節,蓋爲三月。上文説"仲夏",下文不講"季春",而寫作"桃花落",是爲錯舉。這三例都是上文舉本名,下文取屬另一範疇的同義名稱,從而構成錯名之例。

古醫書中往往從不同的角度對某些事物予以各異的稱謂,從而構成多種錯名現象。即以寸脉、尺脉而言;或就上下論,則寸爲上,尺爲下;或按頭尾説,則寸爲頭,尺爲尾;或從陰陽分,則寸屬陽,尺屬陰;此外,寸脉又可稱爲脉口。因此,有關寸脉、尺脉的錯名現象就格外地豐富。《傷寒論·辨厥陰病脉證并治》:"傷寒六七日,大下後,寸脉沉而遲,手足厥逆,下部脉不至。""下部脉"謂尺脉,與上文的"寸脉"錯名。《脉經·脉形狀指下秘訣》有"動脉,見于關上,無頭尾"句,"頭"和"尾"分別指寸脉和尺脉,同上文的"關"錯名。《傷寒論·辨少陰病脉證并治》:"少陰病,脉微不可發汗,亡陽故也。陽已虛,尺脉弱濇者,復不可下之。""陽已虛"之"陽"爲寸脉,與下文的"尺脉"錯名。(尺,指尺膚。)

二、錯序

錯序,就是交錯語序之意,即把前後詞語的順序故意安排得參差不一,以見文法之多變,語勢之矯健。在古醫書中,比較常見的是主謂錯序和動賓錯序兩種。

(一)主謂錯序

在兩個主謂詞組中,一個是常規語序,即主語居前,謂語在後,另一個是异常語序,即謂語提前,主語置後,從而使兩個主謂詞組形成錯序。

筆記欄

①傷寒熱少微厥,指頭寒,嘿嘿不欲食。(《傷寒論·辨厥陰病脉證并治》)

②脉形如循絲累累然,其面白脱色。(《脉經·辨灾怪恐怖雜脉》)

③空青,味甘寒,主盲目耳聾。(《神農本草經·玉石部》)

例①"熱少"是主謂詞組,而"微厥"却倒置主謂,乃成錯序。例②"面白"爲主謂詞組,下文不一律寫作"色脱",却倒置爲"脱色",遂致錯序。這兩例都是上正下倒。例③"耳聾"是主謂詞組,而上文倒置主謂爲"盲目",構成錯序。

(二) 動賓錯序

在兩個動賓詞組中,一個是常規語序,即動詞處前,賓語位後,另一個是異常語序,即賓語超前,謂語移後,從而使兩個動賓詞組形成錯序。

①癲疾,吐舌沫出,羊鳴,戾頸,天井主之。(《針灸甲乙經·陽厥大驚發狂癇》)

②刺鍼必肅,刺腫摇鍼,經刺勿摇,此刺之道也。(《素問·診要經終論》)

③大風乃至,屋發折木。(《素問·六元正紀大論》)

例①"吐舌"是動賓詞組,而其下文却倒置動賓爲"沫出",是爲錯序。例②上文言"刺腫",爲動賓詞組,下文不寫"刺經",却倒成"經刺",遂爲錯序。這兩例是上正下倒。例③"折木"是動賓詞組,上文應一律寫成"發屋"(意为掀開屋頂),却寫作"屋發",構成錯序。

此外,古醫書中偶有壯謂錯序和述補錯序的現象。如《素問·刺法論》:"詳其微甚,差有大小,徐至即後三年,至甚即首三年。"上文"徐至"(即緩至)是狀謂(屬偏正)詞組,而下文不寫作"甚至"(即急至),却倒序爲"至甚",使謂語趨前,狀語遷後,由此構成錯序。

第五節 委 婉

用婉轉含蓄的語言曲折地表達本意的修辭方法叫作委婉,也稱爲"諱飾"。委婉手法在古書中運用的場合比較廣泛,主要有以下幾種情況:一是對于尊長的行爲,古人往往不敢直接評説,而要采取轉彎抹角的委婉説法;二是古人一向重視外交辭令,就免不了要運用委婉的方式予以表達;三是對于自認爲凶險、污穢的事物,往往要回避或美化。中醫藥文獻中常見的委婉修辭主要集中在第三點,對死亡、對疾病、對二便與性問題回避或美化。

一、避諱死亡與疾病

凶險之事,于人而言,莫過于死。爲了滿足説者和聽者感情上與心理上的需要,人們常常自覺或不自覺地回避"死"字,因而有關死的委婉語便使用得極爲廣泛。清人梁章鉅《浪迹叢談》歸納了"死"的別稱十八個,今人易熙吾搜集可用以替代死的詞語竟達203個之多(見《文字改革論集·整理古今辭彙提綱》)。下面舉古代醫書中的一些實例:

①無先生則弃捐填溝壑,長終而不得反。(《史記·扁鵲倉公列傳》)

②會向卒,哀帝復使向子侍中奉車都尉歆卒父業。(《漢書·藝文志·序》)

③子之大父一瓢先生,醫之不朽者也,高年不禄。(《小倉山房文集·與薛壽魚書》)

需要指出的是,古代有關"死"的委婉語,每因死者地位的差異而有不同。《春秋公羊傳·隱公三年》:"天子曰崩,諸侯曰薨,大夫曰卒,士曰不禄。"此説又見于《白虎通·崩薨》。《新唐書·百官志》亦指出:"凡喪,二品以上稱薨,五品以上稱卒,自六品達于庶人稱死。"此外,疾病有時也用委婉語。《太平御覽》卷七百三十九引《白虎通》言:"天子疾稱不豫,諸侯稱負子,大夫稱采薪,士稱犬馬。不豫者,不復豫政也;負子者,諸侯子民,今不復子民也;采薪犬馬,皆謙也。"

二、避諱二便與性

古醫書中有關二便和性之類的問題往往諱言,而采取一些模糊的説法。

①傷寒,噦而腹滿,視其前後,知何部不利,利之即愈。(《傷寒論·辨厥陰病脉證并治》)

②初服湯當更衣,不爾者,盡飲之。若更衣者,勿服之。(《傷寒論·辨陽明病脉證并治》)

③今時之人不然也,以酒爲漿,以妄爲常,醉以入房,以欲竭其精,以耗散其真。(《素問·上古天真論》)

例①"前後"指二便。清代張令韶《傷寒論直解》卷五:"前後,大小便也。"例②"更衣"指大便。清代方有執《傷寒論條辨》卷四:"更衣,古人致大便之恭也。"例③"入房"諱言性交。王冰注"入房"爲"過于色",是爲證。

第六節 割 裂

截取古書中成語的一部分表示本意,這種修辭方法叫作割裂。前人于此法多稱爲"藏詞"。以被截取之詞語所表示的意義而言,割裂主要分爲兩種。

一、表示該成語的另一部分意義

這種用法在古書中所見較多。如《論語·爲政》有"三十而立,四十而不惑,五十而知天命,六十而耳順"數語,後人遂以"而立""不惑""知命""耳順"分別表示三十歲、四十歲、五十歲、六十歲。

①夫壹人向隅,滿堂不樂,而況病人苦楚,不離斯須。(《備急千金要方·大醫精誠》)
②固將拯蒸民於夭枉,宜寤寐乎此篇。(《本草經疏·藥性差別論》)
③成敗倚伏生乎動。(《素問·六微旨大論》)

例①"向隅"指代"泣",這裏表示病痛之意。西漢劉向《説苑·貴德》:"今有滿堂飲酒者,有一人獨索然向隅而泣,則一堂之人皆不樂矣"。例②"寤寐"表示探求之意,因爲《詩經·周南·關雎》有"窈窕淑女,寤寐求之"句,因以"寤寐"代"求"。例③"倚伏"指禍福。《老子·五十八章》:"禍兮福之所倚,福兮禍之所伏。"因以"倚"代"禍",以"伏"指"福"。

二、表示該成語的全部意義

①趨世之士,馳競浮華,不固根本,忘軀徇物,危若冰谷,至於是也!(《傷寒雜病論·序》)
②補瀉一差,毫釐千里。(《審視瑶函·用藥生熟各宜論》)
③遂購方書,伏讀於苫塊之餘。(《温病條辨·自序》)

例①"冰谷"取意自《詩經·小雅·小宛》:"惴惴小心,如臨于谷;戰戰兢兢,如履薄冰","臨于谷""履薄冰"之意唯以"冰谷"兩字表示。例②"毫釐千里"來源于《禮記·經解》:

《易》曰'君子慎始,差若毫釐,謬以千里',此之謂也。"(《大戴禮記·保傳》所引《易》語略同,而今本《周易》無此語。)僅以四字而表八字之意。例③"苫塊"爲"寢苫枕塊"的略語,是古代居雙親喪的禮節。《儀禮·既夕禮》:"居倚廬,寢苫枕塊。"唐代賈公彥疏:"孝子寢卧之時,寢于苫,以塊枕頭。必寢苫者,哀親之在草;枕塊者,哀親之在土云。"是知"寢苫枕塊"爲睡草薦,枕土塊。

以形式而言,割裂的方式具有隨意性,而幾無規律可循。就上述所引例句來説,有截取前兩字的,如"向隅""瘝寐";有摘取上下兩句各末一字成詞的,如"倚伏";有摘取上下兩句各末一字而顛倒成詞的,如"冰谷";有摘取上下兩句各末兩字而成語的,如"毫釐千里";有抽取第二、四兩字成詞的,如"苫塊"。

第七節 分 承

下文數語分別承接上文數語,從而組成幾套平行的結構,表示幾個不同的意義,這種修辭方法叫作分承。這種手法運用得當,既可避文句板滯之嫌,又可收言簡意賅之效。按照承接次序的差異,分承可析爲三種類型。

一、順承

順承即下文數語依次承接上文數語。

①普施行之,年九十餘,耳目聰明,齒牙完堅。(《三國志·魏書·華佗傳》)

②所以春夏秋冬孟月之脈,仍循冬春夏秋季月之常,不改其度。(《醫門法律·秋燥論》)

③嗜酒之人,病腹脹如斗,前後溲便俱有血。(《張氏醫通·諸氣門上》)

例①"耳目聰明"謂耳聰目明,"齒牙完堅"謂齒完牙堅,都是下文兩語依次承受上文兩語,分別構成兩套平行的主謂結構。這是主謂并舉的分承。例②"孟""季"爲每季三個月的次序。賓語"冬春夏秋季月之常"通過謂語"仍循",與主語"春夏秋冬孟月之脈"并舉,依次構成四套平行結構:春孟月之脉仍循冬季月之常,夏孟月之脉仍循春季月之常,秋孟月之脉仍循夏季月之常,冬孟月之脉仍循秋季月之常。這是主賓并舉的分承。例③"前後溲便"中,下文的兩個中心詞"溲""便"依次被上文的兩個定語"前""後"修飾,組成"前溲"和"後便"這兩套平行的偏正結構。這是定語和中心詞并舉的分承。

如果將上文數語依次用符號 A_1A_2……來代替,下文數語按序以符號 B_1B_2……來代替,那麼順承式的分承就是 B_1 承 A_1、B_2 承 A_2……從而組成 A_1B_1、A_2B_2 等數套平行結構。

二、錯承

錯承即下文數語交錯承受上文數語。

①太陽之爲病,脉浮,頭項强痛而惡寒。(《傷寒論·辨太陽病脉證并治上》)

②解惑者,盡知調陰陽、補瀉有餘不足。(《靈樞·刺節真邪》)

③補水所以制火,益金所以平木;木平則風息,火降則熱除。(《本草綱目·菊》)

例①"頭項强痛"意爲頭痛項强。同篇有"病如桂枝證,頭不痛,項不强"句可證。下文第二語"痛"遠應上文第一語"頭",下文第一語"强"近接上文第二語"項",組成兩套平行的主謂結構。這是主謂并舉的分承。例②"有餘"謂邪氣有餘,則應瀉;"不足"指正氣不足,便當補。"補瀉有餘不足"自然須理解爲"補不足""瀉有餘"。這是動賓并舉的分承。例③"補水所以制火"謂補腎水用來制約心火。心腎相交,腎水上済,自然平息心火,則下文當接"火降則熱除"。"益金所以平木"謂補益肺金用來平息肝木,肝木平息,則肝風自然消除,故下文接續"木平則風息"。這是兩套分句的錯承。

如果把上文兩語分別以符號 A_1A_2 來表示,下文兩語先後用符號 B_1B_2 來標志,那麼錯承式的分承就是 B_2 承 A_1、B_1 承 A_2,從而組成 A_1B_2、A_2B_1 這兩套平行結構。

三、複雜分承

上面所述皆屬兩個層次的簡單分承,而當上下文中出現三個層次的分承現象時,則爲複雜分承。其中又可分爲雙順承、雙錯承、先順承後錯承、先錯承後順承等多種。

①況吾與子漁樵於江渚之上,侶魚蝦而友麋鹿。(《前赤壁賦》)
②以前後分浮脉之陰陽而定表裏,此仲景之創論也。(《金匱要略論注》)
③太陽病,醫發汗,遂發熱惡寒,因復下之,心下痞,表裏俱虛,陰陽氣并竭。(《傷寒論·辨太陽病脉證并治下》)

例①"漁""樵"爲上兩語,"江""渚"是中兩語,"侶魚蝦""友麋鹿"乃下兩語,上、中、下之第一、二語各依次相承,意为"漁於江之上,侶魚蝦","樵於渚之上,友麋鹿"。這是雙順承。若以 A_1A_2 分別表示上兩語,B_1B_2 先後替代中兩語,C_1C_2 依次標志下兩語,則其結果是組成 $A_1B_1C_1$ 和 $A_2B_2C_2$ 這兩套平行結構。例②中的上第一語"前"指寸部,上第二語"後"指尺部,中第一語"陰"爲尺部脉的屬性,中第二語"陽"爲寸部脉的屬性,"表""裏"分別爲下第一語、第二語。據《金匱要略·藏府經絡先後病脉證》"病人脉浮者在前,其病在表;浮者在後,其病在裏"文,可知中兩語"陰""陽"錯承上兩語"前""後",下兩語"表""裏"又錯承中兩語,是爲雙錯承。其分承的結果爲 $A_1B_2C_1$ 和 $A_2B_1C_2$。例③中的"發汗"(上第一語)則"表虛"(中第一語),"陽氣竭"(下第二語)、"下之"(上第二語)則"裏虛"(中第二語)、"陰氣竭"(下第一語)。這是先順承後錯承的複雜分承式。此式分承的結果應爲 $A_1B_1C_2$ 和 $A_2B_2C_1$。

第八節　舉　隅

舉一義或局部之義而其義周遍的修辭方法稱爲舉隅。舉隅也就是舉一反三的意思。細析之,舉隅可分爲三種。

一、舉此賅彼

①凡十一藏,取決於膽也。(《素問·六節藏象論》)
②趺陽脉不出,脾不上下,身冷膚硬。(《傷寒論·平脉法》)
③其切似履冰淵,可禁者毋妄絲毫。(《外科正宗·癰疽治法總論》)

例①舉"藏"而賅"府",因臟五腑六,故云"十一"。例②舉"脾"賅"脾胃"而言,因脾氣以上行爲當,胃氣以下行爲順,故下文云"上下"。張志聰注:"夫胃屬陽土,脾屬陰土,相爲上下,行于周身,達于膚腠。"(《傷寒論集注》卷六)可證。例③舉"履"賅"臨","履冰淵"當意爲履薄冰、臨深淵。

二、舉此見彼

①病者腹滿，按之不痛爲虛，痛者爲實，可下之。（《金匱要略·腹滿寒疝宿食病脉證治》）

②冬則閉塞。閉塞者，用藥而少鍼石也。（《素問·通評虛實論》）

③先治新病，病當在後。（《金匱要略·水氣病脉證并治》）

例①既然"（按之）痛者爲實，可下之"，則"按之不痛爲虛"，自然不可下之。舉此"可下之"文，見彼"不可下之"義。例②舉下文"少鍼石"，見上文"用藥"當爲"多用藥"。蓋因冬時之氣閉藏于體內，而針石善治外，湯藥善療內，故有此説。例③上文言"先治新病"，則下文之"病當在後"謂治舊病當在後。《金匱要略·藏府經絡先後病脉證》有"夫病痼疾，加以卒病，當先治其卒病，後乃治其痼疾"語，蓋此意也。

三、舉偏概全

舉偏概全即舉局部之語，而其同類之意周遍。

①而五味或爽，時昧甘辛之節。（《新修本草·序》）

②懷身七月，太陰當養不養，此心氣實，當刺瀉勞宮及關元，小便微利則愈。（《金匱要略·婦人妊娠病脉證并治》）

③夫四時陰陽者，萬物之根本也。所以聖人春夏養陽，秋冬養陰，以從其根，故與萬物沉浮於生長之門。（《素問·四氣調神大論》）

例①上言"五味"，則下"甘辛"自然是遍指甘辛酸苦鹹五味。對于例②句，清代張志聰在《侶山堂類辯·金匱要略論》中言："類而推之，則知八月有手陽明之當養不養矣。十月之中，各分主養之藏府，而各有當養不養之患。若止以七月論之，是舉一隅而不以三隅反也。"則經文雖獨舉"懷身七月，太陰當養不養"之一隅，但十月養胎之狀已盡孕其中，乃舉偏概全之法。明代馬蒔對于例③句注曰："言生長則概收藏。"認爲"生長之門"應視作生長收藏之門。春夏屬陽，主升主長，秋冬屬陰，宜收宜藏，本是四時的特點。上文既明言"四時陰陽"，又説"春夏養陽，秋冬養陰"，則下文雖獨言"生長"，但含有"收藏"之意，是爲舉隅之法。

第九節　互　　備

上下文各言一語而其義互相具備的修辭手法稱爲互備，也稱互文。

①可平五臟之寒熱，能調六腑之虛實。（《標幽賦》）

②論病以及國，原診以知政。（《漢書·藝文志·方技略》）

③君臣無夭枉之期，夷夏有延齡之望。（《黃帝內經素問注·序》）

例①楊繼洲注："言針能調治臟腑之疾，有寒則溫之，熱則清之，虛則補之，實則瀉之。"即針刺可以治療五臟六腑的寒熱虛實。前後兩句互備。例②兩句互備，合爲"論病原診以及國政"。言高明的醫生通過診察國君的病情，可以推論國情政事。例③兩句互備，合爲"君臣夷夏無夭枉之期，有延齡之望"。

第十節　倒　裝

這裏所説的倒裝,指在《傷寒論》《金匱要略》這類著作中,出于修辭的需要,而使用的特殊方法,即爲了使隨證所用之方醒目易見,而將主治方劑倒置于條文之末。依據主治方劑前所倒叙内容之不同,此類倒裝現象大致分爲四種。

一、在主治方劑前先言服用效果

①太陽病,脉浮緊,無汗,發熱,身疼痛,八九日不解,表證仍在,此當發其汗。服藥已微除,其人發煩,目瞑,劇者必衄,衄乃解。所以然者,陽氣重故也。麻黄湯主之。(《傷寒論·辨太陽病脉證并治中》)

②傷寒,心下有水氣,欬而微喘,發熱不渴。服湯已渴者,此寒去欲解也,小青龍湯主之。(《傷寒論·辨太陽病脉證并治中》)

例①"脉浮緊"等證,正是麻黄湯的主證,同篇有"脉浮而數(按:此'數'字即爲'緊'之意)者,可發汗,宜麻黄湯"之語可證。"服藥已微除"數句説明服用麻黄湯後的效果,其中"衄乃解"三字更是點明衄後邪盡,這時自然不可服用麻黄湯。據此,"麻黄湯主之"五字,順文意,應接在"此當發其汗"後。例②柯琴《傷寒附翼·太陽方總論》注:"'小青龍主之'句,語意在'服湯已'上。豈有寒去欲解,反用燥熱之劑重亡津液,令渴不解乎?且云'服藥(應爲湯,下同)已',服藥已者,是何藥何湯耶?"清代錢天來在《傷寒溯源集》卷四中也説"'服湯,謂服小青龍湯也……'小青龍湯主之'句當在'發熱不渴'句下,今作末句者,是補出前所服之湯,非謂寒去欲解之後,更當以小青龍湯主之也。"柯、錢兩氏都首先點明"小青龍湯主之"六字按文意來説應置于何處,接着柯琴着重從反面論述其原因,而錢天來主要由正面加以分析。

二、在主治方劑前先講對比症狀

①裏水者,一身面目黄腫,其脉沉,小便不利,故令病水。假如小便自利,此亡津液,故令渴也。越婢加朮湯主之。(《金匱要略·水氣病脉證并治》)

②陽明病,譫語有潮熱,反不能食者,胃中必有燥屎五六枚也。若能食者,但鞕耳,宜大承氣湯下之。(《傷寒論·辨陽明病脉證并治》)

例①"越婢加朮湯主之"七字意接于"故令病水"後,因該湯本是散水之劑,宜用于裏水之證,若小便自利,自非裏水,豈可更用此湯? 例②清代周禹載在《傷寒論三注·陽明中篇》中言:"'大承氣湯'句宜單承'燥屎五六枚'來,何者? 至于'不能食',爲患已深,故宜大下;若'能食''但鞕',未必'燥屎五六枚',口氣原是帶説,祇宜小承氣湯可耳。"周氏指出陽明腑實證有輕重之别,重則燥屎秘結,以致不能食,輕者僅僅便硬而能食,前者應攻以大承氣湯,後者唯宜用小承氣湯,故"大承氣湯"句據文意當接在"燥屎"句後。

三、在主治方劑前先述誤治變證

三陽合病,腹滿身重,難以轉側,口不仁,面垢,譫語,遺尿。發汗則譫語,下之則額上生汗,手足逆冷。若自汗出者,白虎湯主之。(《傷寒論·辨陽明病脉證并治》)

"若自汗出者,白虎湯主之"十字,按文意應在"遺尿"後。這是因爲三陽合病,而邪熱聚于胃中,所以須用白虎湯獨清陽明。又以其證候複雜,稍有不慎,則極易誤治,故列舉汗下後

筆記欄

的變證，以示其禁。

四、在主治方劑前先列預後

　　陰毒之爲病，面目青，身痛如被杖，咽喉痛。五日可治，七日不可治。升麻鱉甲湯去雄黄、蜀椒主之。（《金匱要略·百合狐惑陰陽毒病脉證治》）

　　療治陰毒，宜升麻鱉甲湯去雄黄、蜀椒。而"五日可治，七日不可治"乃言陰毒的預後。據文意，"升麻鱉甲湯去雄黄、蜀椒主之"當接在"咽喉痛"後。

●（高　静）

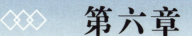

第六章

注　釋

學習目標

1. 知識目標　熟悉古籍注釋的内容、注釋的方法和注釋術語。
2. 能力目標　能夠利用古籍注釋解決閱讀中醫古籍中存在的問題,培養閱讀能力。
3. 情感目標　通過學習古書注釋,學習古人的思維與智慧,理解中國傳統文化在傳承中不斷創新。

　　學習和研究古代醫學原著,首先遇到的問題就是古今語言障礙。古人用詞造句去今久遠,與今言不同處頗多,所以祇有通"古今异言",纔能正確理解古代醫籍。通"古今异言"的好方法就是參閱歷代的注釋。醫書的注釋由來已久。早在三國、南北朝時期,吕廣、全元起、陶弘景等人便先後爲《難經》《素問》《神農本草經》等著作注釋。古代重要的醫書,前人大多有注釋。因此,瞭解古書注釋的内容、方法和注釋術語,對正確閱讀理解古代醫書有很大的幫助。

第一節　注釋的内容

　　古代醫籍的注釋内容非常豐富,不僅有醫理方面的解釋,還有文理方面的闡發,主要包括以下幾個方面的内容。

一、注明字音

　　注釋字音是古代注釋的首要問題。注音常用的方法有直音法和反切法,注音位置有的夾在注文當中,有的置于每卷卷末。

（一）直音法

　　直音法是用同音字爲另一個字注音。

　　①至其當發,間不容眴。(《黄帝内經太素・知針石》)楊上善注:"眴,音舜。"

　　②川澤嚴凝,寒霧結爲霜雪。(《素問・六元正紀大論》)王冰注:"霧,音紛。"

　　③病偏虚爲跛者,正月陽氣凍解地氣而出也。(《素問・脉解》)馬蒔注:"跛,音波,上聲。"

　　④冬三月,此謂閉藏,水冰地坼,無擾乎陽。(《類經・攝生類》)張介賓注:"坼,音策。"

　　需要説明的是,"音"這一術語有時表示被釋字的讀音,有時還提示着某種文字關係,即被釋字不但要讀注解字的音,還要按注解字的字義來理解。

⑤胃柔則緩,緩則蟲動,蟲動則令人心悗。(《黄帝内經太素·調食》)楊上善注:"悗,音悶。"

⑥肝者,罷極之本,魂之居也。(《素問·六節藏象論》)釋音:"罷極,上音疲。"

⑦邪氣惡血,固不得住留,住留則傷筋絡骨節,機關不得屈伸,故痀攣也。(《靈樞·邪客》)釋音:"痀,音拘。"

⑧其脉沉而遲,不能食,身體重,大便反鞕,名曰陰結也。(《注解傷寒論·辨脉法》)釋音:"鞕,音硬。"

例⑤~⑧,注者用規範字或通行字解釋被注字。"悗"是"悶"的異體字,"罷"古同"疲","痀"是"拘"的俗字,"鞕"是"硬"的異體字。

(二)反切法

反切法是用兩個漢字切出一個新的字音。其方法是將反切上字的聲母與反切下字的韵母(包括聲調)拼合,得到被切字的讀音。反切始於東漢末年,起初稱作"反"或"翻",唐代忌用"反"字,改稱"切",後世合稱爲"反切"。如:

①眚　詩梗切

詩 sh(ī)+梗(g)ěng——眚 shěng

②疢　昌震切

昌 ch(āng)+震(zh)èn——疢 chèn

③淖　乃豹切

乃 n(ǎi)+豹(b)ào——淖 nào

④烏　哀都切

哀(āi)+都(d)ū——烏 ū(wū)

反切法是古注中使用最多的注音方法,古代工具書及古醫籍中的注音大多采用這種注音方法。

①開闔不得,寒氣從之,乃生大僂。(《黄帝内經太素·調陰陽》)楊上善注:"寒邪入已,客於腰脊,以尻代踵,故曰大僂。僂,曲也。力矩反。"

②懤悍,上比昭切,下侯岸切。勇捷貌也。(《靈樞·根結》"釋音")

③蹻,巨嬌切。砭,普廉切。致,直利切。(《素問·异法方宜論》"釋音")

④哎咀,上音父,下纔與切。哎咀,嚼也,㓦如麻豆也。(《注解傷寒論》卷二釋音)

反切法比直音法進步許多,但是由于古今音變,有些反切用現代音很難準確地拼出讀音。因此,要想正確切出反切的讀音,還要掌握許多音韵知識,此不贅述。

二、解釋字詞

解釋古書的字詞是古醫籍注釋中最基本的内容,古人稱之爲"訓詁"。清代學者陳澧認爲:"蓋時有古今,猶地有東西,有南北。相隔遠,則言語不通矣。地遠,則有翻譯;時遠,則有訓詁。有翻譯,則能使別國如鄉鄰;有訓詁,則能使古今如旦暮。"(《東塾讀書記》卷十一)古代醫學家注釋醫學典籍也非常重視字詞的解釋。宋代寇宗奭在《本草衍義》卷七"柴胡"條指出:"注釋本草,一字亦不可忽,蓋萬世之後,所誤無窮耳。苟有明哲之士,自可處治。中下之學,不肯考究,枉致淪没,可不謹哉! 可不戒哉!"

古書字詞注釋主要有以下幾種類型:

(一)説明字的通假、古今、正异關係

中醫古籍中借字、古字、異體字很多,前人注釋時常常指出它的本字、今字或正體字。

①陽勝則身熱,腠理閉,喘粗爲之俛仰……能冬不能夏。(《類經·陰陽類》)張介賓注:"俛,'俯'同。能,'耐'同。"

②高粱之變,足生大丁。(《素問·生氣通天論》)王冰注:"高,膏也。粱,粱也。"

③人迎與寸口俱盛四倍已上爲關格,關格之脉贏,不能極於天地之精氣,則死矣。(《素問·六節藏象論》)新校正云:"詳'贏'當作'盈'。脉盛四倍已上,非贏也,乃盛極也。古文'贏'與'盈'通用。"

④肺之雍,喘而兩肤滿。(《素問·大奇論》)吳崑注:"雍,'壅'同。氣滯而不流也。"

例①"俛"同"俯",兩字是异體和正體的關係。"能"通"耐",兩字則是借字與本字的關係。"能"是借字,"耐"是本字。例②言"高粱"是借字,其本字是"膏粱",而"膏粱"古義爲"肥美的食物"。例③明確指出"贏"通"盈"。例④説明"雍"是古字,"壅"是今字。

(二) 解釋詞的本義

所謂詞的本義,指詞在文字産生階段的意義,即文字形體結構所反映的并有史料可以印證的意義。例如:

①治之要極,無失色脉,用之不惑,治之大則。(《素問·移精變氣論》)王冰注:"惑,謂惑亂。"

②是以春傷於風,邪氣流連,乃爲洞洩。(《黄帝内經太素·調陰陽》)楊上善注:"洞,疾流也。"

③膀胱足太陽之脈,起於目内眥,上額交顛上。(《黄帝内經太素·經脉之一》)楊上善注:"顛,頂也。"

④膽移熱於腦,則辛頞鼻淵。(《素問·氣厥論》)張介賓注:"頞,音遏,鼻莖也。"

例①"惑"的本義是"惑亂"。例②"洞"的本義是"疾流"。例③"顛"的本義是"頂"。例④"頞"的本義正是鼻莖。可見諸家注釋的均是本義。

(三) 解釋詞的引申義

所謂詞的引申義,指由詞的本義直接或間接地衍化出來的意義。

①寒則腠理閉,氣不行,故氣收矣。(《素問·舉痛論》)王冰注:"閉,謂密閉。"

②夫病温瘧與寒瘧而皆安舍?(《素問·瘧論》)王冰注:"舍,居止也。"

③春三月,此謂發陳。(《黄帝内經太素·順養》)楊上善注:"陳,舊也。"

④是動則病耳聾渾渾淳淳,嗌腫喉痹。(《黄帝内經太素·經脉之一》)楊上善注:"渾渾淳淳,耳聾聲也。"

例①"閉"的本義是"關閉門",王冰釋"密閉",用其引申義。例②"舍"的本義是"房舍",王冰釋"居止",用其引申義。例③"陳"的本義爲"陳列",楊上善釋为"陳舊",用其引申義。例④"渾渾淳淳"本義是"水流聲",楊上善注釋爲"耳聾聲",也是用其引申義。

(四) 注明詞的特定含義

古醫書中有許多詞語含義很廣,前人往往根據上下文義,注明它的特定含義,以便於理解。例如:

①眚於一,其主毛顯狐貉,變化不藏。(《素問·五常政大論》)吳崑注:"一,北方水也。"

②上盛則氣高,下盛則氣脹。(《素問·脉要精微論》)王冰注:"上,謂寸口;下,謂尺中。"

③陽氣者,大怒則形氣絶,而血菀於上,使人薄厥。(《素問·生氣通天論》)王冰注:"上,謂心胸也。"

④余聞刺法於夫子,夫子之所言,不離於營衛血氣。(《黄帝內經太素・四海合》)楊上善注:"氣,謂十二脈中當經氣也。"

例①"一"在古書中有十幾個義項,含義非常廣泛,因此吴崑特意注釋指"北方水"。例②和例③"上""下"在古書中含義較多,王冰特意注釋其在句中的含義。例④"氣"在古書中含義較多,楊上善特意注釋在此句中的含義。

三、串講句意

串講句意古代稱爲章句,其作用是使文句意義顯明,便于讀者理解原文。串講句意,古人往往有以下三種表現形式:

(一)單純串講

單純串講指對詞義不加解釋,祇講解句子意義。

①天至廣不可度,地至大不可量。(《素問・六節藏象論》)王冰注:"言天地廣大,不可度量而得之;造化玄微,豈可以人心而遍悉。"

②視喘息,聽音聲,而知所苦。(《黄帝內經太素・陰陽大論》)楊上善注:"須看病人喘息遲急粗細,聽病人五行音聲,即知五藏六府、皮毛膚肉、筋脈骨髓何者所苦,此謂聽聲而知者也。"

③魄汗未盡,形弱而氣爍,穴俞以閉,發爲風瘧。(《素問・生氣通天論》)吴崑注:"陰汗未止,形弱氣消,風寒薄之,穴俞隨閉,熱藏不出,寒熱相移,是爲瘧也。以所起爲風,故云風瘧。"

以上注文通過串講來説明正文的意義。

(二)串講寓釋詞

串講寓釋詞指在串講的同時,把需要解釋的疑難詞語的意義反映在串講中。這需要讀者閱讀注釋時仔細對照原文和串講釋文,纔能準確理解所釋詞語的意義。

①久風爲飧泄。(《素問・脉要精微論》)王冰注:"久風不變,但在胃中,則食不化而泄利也。"

②中滿者,寫之於內。(《素問・陰陽應象大論》)馬蒔注:"謂蓄積有餘,腹中脹滿,當從而瀉之。"

③道者,聖人行之,愚者佩之。(《素問・四氣調神大論》)吴崑注:"聖人心合於道,故勤而行之,愚者性守於迷,故於道違悖也。"

例①王冰在串講中,用"食不化而泄利"解釋"飧泄"。例②馬蒔在串講中用"腹中脹滿"解釋"中滿"。例③吴崑在串講中用"違悖"解釋"佩"。

(三)串講并釋詞

串講并釋詞指在單純串講或串講寓釋詞的同時,單獨列舉疑難詞語加以解釋。有的注文先串講後釋詞,有的先釋詞後串講。

①水精四布,五經并行,合於四時五藏陰陽,揆度以爲常也。(《素問・經脉別論》)王冰注:"從是水精布,經氣行,筋骨成,血氣順,配合四時寒暑,證符五藏陰陽,揆度盈虚,用爲常道。度,量也。以,用也。"

②大腸泄者,食已窘迫,大便色白,腸鳴切痛。(《難經集注・五十七難》)楊玄操注:"窘迫,急也。食訖即欲利,迫急不可止也。"

③高粱之變,足生大丁。(《素問・生氣通天論》)吴崑注:"高粱,即膏粱,美食也。足,

能也。持虚,輕也。膏粱之人,内多滯熱,故其變病能生大疔。受病之初,不覺其重,有如持虚器然,毒發則不可爲矣。"

王冰在注文中先串講原文,後對"度"和"以"單獨注釋。楊玄操、吳崑在注文中先釋詞義,後串講原文。

四、闡發義理

義理指文章的思想内容。闡發義理是古代醫書注釋的重要内容。前人在注釋字詞含義的同時,常常闡明義理。

①五藏之道,皆出於經隧,以行血氣。(《素問·調經論》)王冰注:"隧,潛道也。經脈伏行而不見,故謂之經隧焉。"張介賓注:"隧,潛道也。經脈伏行,深而不見,故曰經隧。"

②因而强力,腎氣乃傷,高骨乃壞。(《黃帝内經太素·調陰陽》)楊上善注:"亡精傷肝,復因力已入房,故傷腎也。腎以藏精主骨,腎傷則大骨壞也。"

③其有不從毫毛而生,五藏陽以竭也,津液充郭。(《素問·湯液醪醴論》)張介賓注:"不從毫毛生,病生於内也。五藏陽以竭,有陰無陽也。津液,水也。郭,形體胸腹也。《脹論》曰:'夫胸腹,藏府之郭也。'凡陰陽之要,陰無陽不行,水無氣不化,故《靈蘭秘典論》曰:'氣化則能出矣。'今陽氣既竭,不能通調水道,故津液妄行,充於郭也。"

④淋家不可發汗,發汗必便血。(《傷寒論·辨太陽病脉證并治中》)成無己注:"膀胱裏熱則淋,反以湯藥發汗,亡耗津液,增益客熱,膀胱虚燥,必小便血。"

例①王冰、張介賓的注釋都闡發了"經隧"的義理:因爲"隧"有"潛道"之義,而經脉循行的特點正是"伏行,深而不見",與"隧道"相似,所以稱爲"經隧"。例②楊上善用"腎以藏精主骨"闡明了腎傷高骨乃壞的原因。例③張介賓既解釋了文中的詞語,又闡釋了"津液充郭"的原因。例④成無己闡釋了"淋家不可發汗"的原因及發汗後便血的機理。

五、分析語法現象

前人注釋時也常常分析語法現象,所涉及的内容包括分析詞性、虚詞、活用、語序變化及省略等。注文雖不使用語法術語,但讀者比照原文與注文,能體會出原文的語法現象。

①衰之節,年卌,而陰氣自半也,起居衰矣。(《黃帝内經太素·陰陽大論》)楊上善注:"始衰時節,年卌也。六府爲陽氣,五藏爲陰氣。人年卌,五藏陰氣自半已衰,腠理始踈,榮華頹落,髮鬢頒白,行立之起,坐卧之居,日漸已衰也。"

②其有邪者,清以爲汗;其在皮者,汗而發之。(《黃帝内經太素·陰陽大論》)楊上善注:"清,冷也。邪,腸胃寒熱病氣也。或入藏府,或在皮毛,皆用鍼藥以調汗而出之也。"

③治之以馬膏,膏其急者;以白酒和桂,以塗其緩者。(《靈樞·經筋》)丹波元簡注:"故用馬膏之甘平柔緩,以摩其急,以潤其痹,以通其血脈;用桂、酒之辛熱急束,以塗其緩,以和其營衛,以通其經絡。"

④雖有大風苛毒,弗之能害。(《素問·生氣通天論》)王冰注:"大風苛毒,弗能害之。"

例①中的"節"字,有時作動詞"節制",有時作名詞"時節",楊上善注謂"始衰時節",説明"節"是名詞"時節"。例②楊上善用"以調汗而出之"來注釋"汗而發之",説明"汗"在此是用作動詞。例③丹波元簡用"摩其急"來注釋"膏其急",説明"膏"在此作動詞,是塗抹之義,與下文"塗"同義避複。例④王冰用"弗能害之"來注釋"弗之能害",説明"之"是"害"的賓語,也就是賓語前置句。

六、説明修辭手法

前人爲把醫理説得明白通暢,形象生動,且富有文采,十分重視修辭。注釋者爲使讀者理解其含義,常常要説明正文所使用的修辭手法,包括比喻、借代、誇張、互備等。

①天之道也,如迎浮雲,若視深淵。視深淵尚可測,迎浮雲莫知其極。(《素問·六微旨大論》)王冰注:"言蒼天之象,如淵可視乎鱗介;運化之道,猶雲莫測其去留。六氣深微,其於運化,當如是喻矣。"

②氣之離於藏也,卒如弓弩之發,如水之下崖。(《黃帝内經太素·脉行同异》)楊上善注:"如弓弩之發機,比湍流之下岸,言其盛也。"

③病人身大熱,反欲得衣者,熱在皮膚,寒在骨髓也;身大寒,反不欲近衣者,寒在皮膚,熱在骨髓也。(《傷寒論·辨太陽病脉證并治上》)成無己注:"皮膚言淺,骨髓言深;皮膚言外,骨髓言内。身熱欲得衣者,表熱裹寒也;身寒不欲衣者,表寒裹熱也。"

④太陽病,若發汗、若下、若利小便,此亡津液,胃中乾燥,因轉屬陽明。不更衣,内實,大便難者,此名陽明也。(《傷寒論·辨陽明病脉證并治》)成無己注:"古人登厠必更衣。不更衣者,通爲不大便。不更衣,則胃中物不得泄,故爲内實。胃無津液,加之畜熱,大便則難,爲陽明裏實也。"

⑤五藏有俞,六府有合。(《素問·痹論》)張介賓注:"五藏有俞,六府有合,乃兼藏府而互言也。"

例①王冰注文,分析了正文所用修辭手法,揭示比喻的目的是説六氣運化精深,如浮雲漂泊不定,難以掌握。通過王冰的注解,讀者可以很容易地理解正文的深刻含義。例②原文用"如弓弩之發,如水之下崖"比喻兼誇張脉氣離藏之氣勢不可擋,注文指出比喻的含義是"言其盛"。例③成無己注文準確明白地説明原文是以具體的皮膚和骨髓分別指代抽象的表與裏。説明原文使用借代的修辭手法。例④成無己注"不更衣"爲"不大便",屬委婉修辭手法。例⑤張介賓注文説明正文應理解爲五臟六腑有俞,五臟六腑有合,屬于互備修辭手法。

七、指示句讀

古書没有句讀,古人注釋時,基本是在應該斷句之處加注,因此,有注的地方一般都應句讀。另外,古人注釋時往往串講原文,因而在串講中雖不直接説明句讀,但隱含了句讀。所以我們對古文標點時,應當重視古人的注釋。

①凡治病察其形氣色澤脉之盛衰病之新故乃治之無後其時(《黃帝内經太素·四時脉診》)楊上善注:"形之肥瘦,氣之大小,色之澤夭,脉之盛衰,病之新故,凡療病者,以此五診。診病使當,爲合其時,不當,爲後其時也。"

②風雨寒熱不得虛邪不能獨傷人。(《黃帝内經太素·邪傳》)楊上善注:"虛邪,即風從虛鄉來,故曰虛邪。風雨寒熱,四時正氣也,不得虛邪之氣,亦不能傷人。"

③脾風之狀多汗惡風身體怠墮四支不欲動色薄微黃不嗜食診在鼻上其色黃(《黃帝内經太素·諸風狀論》)楊上善注:"脾風狀能有七:一曰多汗,二曰惡風,三曰身體怠墮,謂除頭、四支爲身體也,四曰四支不用,五曰面色微黃,六曰不味於食,七曰所部色見也。"

④瘧者風寒之氣不常也病極則復至病之發也如火之熱如風雨不可當也。(《素問·瘧論》)王冰注:"復,謂復舊也,言其氣發至極,還復如舊。"

例①楊上善注文雖没有直接説明句讀,但已隱含在注釋中。據楊上善注文,原文應標點爲:"凡治病,察其形、氣、色澤、脉之盛衰、病之新故,乃治之,無後其時。"例②之句歷來存在句讀分歧,有的從"虛"後斷,有的從"邪"後斷。楊注通過對"虛邪"的解釋,説明"虛邪"是一個詞語,應從"邪"後斷開。根據楊上善注釋應標點爲:"風雨寒熱,不得虛邪,不能獨傷人。"例③根據楊注的解釋,原文應標點爲:"脾風之狀:多汗,惡風,身體怠憜,四支不欲動,色薄微黄,不嗜食,診在鼻上,其色黄。"例④原文有一個"者"字,三個"也"字,在其後面斷開即可。但中間一處斷句在"復"後斷還是在"至"後斷,難以辨別。而王冰特意對"復"字注解,并對"病極則復"加以申講,可見王冰認爲應在"復"字後斷句。因此,通過前人的注釋,不但可以查知隱含句讀,而且能判清難明有分歧的句讀。

八、分析篇章

篇章結構是文章的組織形式,也是表達思想的綫索。醫籍注釋有的通過分析篇章結構、句段關係,説明一段或一篇的主旨,便于讀者明確文章的組織結構,更加正確地把握文章内容;有的則對全篇總結概括,以幫助讀者全面掌握原文的思想和主旨。

①黄帝曰:用鍼之理,必知形氣之所在……用鍼之要,無忘養神。(《黄帝内經太素·知官能》)楊上善注:"以上冊七章,《内經》之大總,黄帝受之於岐伯,故誦之以閲所聞也。"

②足太陽脈,令人腰痛,引項脊,尻背如重狀。(《素問集注·刺腰痛》)張志聰注:"按此篇承上章而復記病在形身之外,經絡之間,令人腰痛者,有刺取之法也。"

③能合脉色,可以萬全。(《素問·五藏生成》)王冰注:"色脉之病,例如下説。"

④胃中熱則消穀,令人懸心善饑,齊以上皮熱。(《黄帝内經太素·順養》)楊上善注:"自此以下,廣言熱中、寒中之狀。"

例①是楊上善對一段經文的總括。例②張志聰注釋則告訴讀者此篇承接上章,閱讀時要前後兩章結合起來理解。例③、例④都提示下文。例③王冰用"例如下説"注釋,目的是提示讀者,上面的"能合脉色,可以萬全"一段文字是概括之語,下面的一段文字纔是對"色""脉"與相應疾病關係的具體解釋,上下段之間具有密切的聯繫。例④原文在"齊以上皮熱"句後,分析了"腸中熱""胃中寒""胃中寒腸中熱""胃中熱腸中寒"等多種表現,所以楊上善用"自此以下,廣言熱中、寒中之狀"來注釋,使讀者把握上下文的關係。

九、校勘文字

柯琴《傷寒論注·自序》:"著書者往矣,其間幾經兵燹,幾番播遷,幾次增删,幾許抄刻,亥豕者有之,雜僞者有之,脱落者有之,錯簡者有之。"可見,古書在流傳過程中經過多次傳抄和翻刻,文字的訛、衍、倒、奪、錯,隨處可見。訛,又稱訛文,即誤字。衍,又稱衍文,即誤增的字。倒,又稱倒文,即句中誤倒的字。奪,又稱奪文、脱文,即誤脱的字。錯,指錯簡,即文字、句子、段落等前後錯亂。校勘一般有四種方法:對校,即用同一部書的不同版本進行對照校勘;本校,即以同書前後文字校勘;他校,即用其他書校勘;理校,即根據文理、醫理校勘。本質上看,校勘實爲用同源文本互相比照,找出差異點,再用醫理或文理判斷這些差異點的是非優劣,或祇根據某種理由判斷文本的是非正誤。

①太過則令人善忘,忽忽眩冒而巔疾。(《素問·玉機真藏論》)王冰注:"忘,當爲'怒'字之誤也。《靈樞經》曰:肝氣實則怒。肝厥陰脉,自足而上入毛中,又上貫鬲布脅肋,循喉嚨之後上入頏顙,上出額,與督脉會於巔。故病如是。"林億等新校正:"按《氣交變大論》云:木太過,甚則忽忽善怒,眩冒巔疾。則'忘'當作'怒'。"

②按摩勿釋,著鍼勿斥,移氣於不足,神氣乃得復。(《素問·調經論》)林億等新校正:"按《甲乙經》及《太素》云:移氣於足,無'不'字。"

③孤精於内,氣耗於外。(《素問·湯液醪醴論》)顧觀光校勘記:"'孤精'二字誤倒,當依《聖濟總録》乙轉。"

④陽之氣,以天地之疾風名之。(《素問·陰陽應象大論》)王冰注:"陽氣散發,疾風飛揚,故以應之。舊經無'名之'二字,尋前類例故加之。"

⑤未至而至,此謂太過,則薄所不勝,而乘所勝也,命曰氣淫。不分邪僻内生,工不能禁。至而不至,此謂不及,則所勝妄行,而所生受病,所不勝薄之也,命曰氣迫。(《素問·六節藏象論》)王冰注:"此上十字文義不倫,應古文錯簡,次後'五治'下乃其義也。"

例①王冰、林億用理校法校勘出"忘"當爲"怒"的誤字。例②林億用他書異文校勘出"不"爲衍文。例③顧觀光亦用他書異文校勘出"孤精"爲倒文,當爲"精孤"。例④王冰用理校法,根據同篇前文"陽之汗,以天地之雨名之"之句例,指出原經文"陽之氣,以天地之疾風",脱"名之"二字。例⑤王冰用理校法,根據前後文義不通順,指出"不分邪僻内生,工不能禁"這十個字是錯簡,應放在後文"五治"下。

第二節 注釋的方法

注釋的方法就是用語言解釋語言的方法,按照訓釋部分與被訓釋部分的關係,古醫書注釋的方法可分爲以下幾類:

一、對釋法

對釋法是用同義詞或近義詞語加以訓釋的方法,即訓釋詞與被訓釋詞屬于同義或近義關係。常見格式爲"某,某也",或"某,某某也"。

①水冰地坼,無擾乎陽。(《素問·四氣調神大論》)王冰注:"擾,謂煩也,勞也。"

②夫人中熱消癉則便寒,寒中之屬則便熱。(《黄帝内經太素·順養》)楊上善注:"癉,熱也。"

③脈有奇經八脈者,不拘於十二經,何謂也?(《難經集注·二十七難》)楊玄操注:"奇,異也。此之八脈,與十二正經不相拘制,别道而行,與正經有異,故曰奇經也。"

④大便已,頭卓然而痛,其人足心必熱,穀氣下流故也。(《傷寒論條辨·辨太陽病脉證并治中》)方有執注:"卓,特也。頭特然而痛。"

二、定義法

定義法是給被訓釋詞下定義的注釋方法,用以界定被訓釋詞與同類其他詞語的差别,也稱爲"界説"或"義界"。古醫書運用定義法注釋比較普遍。

①衛者,水穀之悍氣也。(《素問·痹論》)王冰注:"悍氣,謂浮盛之氣也。"

②岐伯曰:經言無刺熇熇之熱,無刺渾渾之脉,無刺漉漉之汗。(《素問·瘧論》)王冰注:"熇熇,盛熱也。"

③使道隧以長。(《黄帝内經太素·壽限》)楊上善注:"使道,謂是鼻空使氣之道。隧以長,出氣不壅,爲壽一也。"

④視其部中有浮絡者,皆陽明之絡也。(《黄帝内經太素·經脉皮部》)楊上善注:"浮,謂大小絡見於皮者也。"

三、描述法

描述法是對被訓釋的詞所表示的事物進行描寫或説明的注釋方法。

①取之湧泉、崑崙，視有血者盡取之。(《黄帝内經太素・五藏刺》)楊上善注："崑崙，足太陽經，在外踝後跟骨上陷中。"

②太陽之脉，其終也，戴眼、反折、瘛瘲。其色白。(《素問・診要經終論》)王冰注："戴眼，謂睛不轉而仰視也。"

③大寒廼至，川澤嚴凝，寒霧結爲霜雪。(《素問・六元正紀大論》)王冰注："寒霧，白氣也，其狀如霧而不流行，墜地如霜雪，得日晞也。"

④雲奔雨府，霞擁朝陽，山澤埃昏，其廼發也。(《素問・六元正紀大論》)王冰注："埃，白氣似雲而薄也。埃固有微甚，微者如紗縠之騰，甚者如薄雲霧也。"

四、否定法

否定法是用被訓釋詞的反義詞加否定語進行訓釋的方法。因爲有些詞很難找到同義或近義詞訓釋，所以使用意義相反的詞再加上否定語進行注釋。

①腠理開則洒然寒，閉則熱而悶。(《素問・風論》)王冰注："悶，不爽貌。"

②人有重身，九月而瘖，此爲何也？(《素問・奇病論》)王冰注："瘖，謂不得言語也。"

③酸入胃，其氣濇以收，上之兩膲，弗能出入也。(《黄帝内經太素・調食》)楊上善注："濇，所敕反，不滑也。"

④五色乃治，平博廣大，壽中百歲。(《靈樞・五閲五使》)張介賓注："形色皆佳，乃爲壽具，故中百歲。治，不亂也。"

五、比較法

比較法是對意義相近似的被訓釋詞，采用結構相似、用詞相近的訓釋語并列解釋的方法。通過兩者互相比較，表明詞義之間的大同小异或同中有异。

①足太陽脉厥逆，僵仆歐血善衄。(《黄帝内經太素・經脉厥》)楊上善注："後倒曰僵，前倒曰仆。"

②故冬不按蹻，春不鼽衄。(《素問・金匱真言論》)王冰注："鼽謂鼻中水出，衄謂鼻中血出。"

③石藥發瘨，芳草發狂。(《素問・腹中論》)王冰注："多喜曰瘨，多怒曰狂。"

④腹滿䐜脹，支鬲胠脅，下厥上冒，過在足太陰、陽明。(《素問・五藏生成》)王冰注："胠，謂脅上也。"吴崑注："脅上謂之胠，胠下謂之脅。"

六、引證法

引證法是引用其他書的文字對被訓釋詞內容進行論證的注釋方法。多借以説明被訓釋內容具有正確性和普遍性，亦可用于否定原説或數説并存。

①胃者土也，故聞木音而驚者，土惡木也。(《素問・陽明脉解》)王冰注："《陰陽書》曰：木剋土，故土惡木也。"

②刺之不愈，復刺。(《素問・診要經終論》)王冰注："要以氣至爲劾也。《鍼經》曰：'刺之氣不至，無問其數；刺之氣至，去之勿復鍼。'此之謂也。"

③魄門亦爲五藏使，水穀不得久藏。(《素問·五藏別論》)吳崑注："魄門，肛門也。《難經》曰'下極爲魄門'是也。居五藏之下，爲之傳送，若役使然，故曰五藏使。"

④行於中封，中封者，在内踝前一寸半陷者中也，使逆則宛，使和則通，搖足而得之，爲經。(《黄帝内經太素·本輸》)楊上善注："氣行曰使。宛，不伸也，塞也。《明堂》：'内踝前一寸，仰足而取之陷者中。'伸足乃得之也。"

第三節　注釋實例分析

分析注釋實例，從中可以看出古書注釋的體例、釋詞方法、術語運用等情況。以圖下6-1《左傳·昭公元年》中的一段原文及注疏为例説明。

<figure>
六氣曰陰陽風雨晦明也
分爲四時序爲五節（六氣之化分而序之則成）
四時得五行之節　疏　○正義曰六氣並行無時止息但氣有溫暑涼寒分四時春夏秋冬也　注六氣至之節
序此四時以爲五行之節計一年有三百六十五日序之爲五行每行得七十二日有餘土無定方分主四季故每季之末有十八日爲土　正主日也
過則爲菑陰淫寒疾（寒過則爲冷　菑音災下同）　陽淫熱疾（熱過則喘渴　○喘昌兗反）　風（氣爲泄）
淫末疾（末四支也風爲緩急）　雨淫腹疾（雨漂之氣爲泄　注下如字　反下泄息列）　晦淫惑疾（晦夜也爲宴寢　過則心惑亂　○正義曰上云淫）　淫心疾（明晝也思慮煩多心勞生疾　○思息利反）　疏　過則至心疾　○正義曰
</figure>

圖下6-1　《左傳·昭公元年》注疏

這段文字，大字爲《左傳》正文，緊接大字的小號字是晋代杜預的注文。杜預的注釋後若出現"○"，其後的小字則是唐代陸德明在《經典釋文》中爲一些生僻字做的釋音。"疏"字以下爲唐代孔穎達爲《左傳》原文和杜預注所作的解釋。其中"○"前是孔穎達寫的提示語，説明他下面將解釋的内容。"疏"後有"注"字者，表示"疏"的對象是注文，"疏"後無"注"字者，表示"疏"的對象是正文。如第一個"疏"後的小字"注六氣至之節"，表示要解釋的是杜預注。第二個"疏"後的"過則至心疾"句，表示要解釋的是正文"過則爲菑"至"明淫心疾"。在兩個"○"之間的内容"注末四至緩急"，表示對杜預注"末，四支也。風爲緩急"進行解釋。

通過上面注文，可以看出漢、唐人作注，很重視釋詞和讀音。釋詞常用的方法是釋字和串講。如杜預釋字："末，四支也"，"晦，夜也"，"明，晝也"等。串講如"寒過則爲冷"，用以解釋"陰淫寒疾"。同時在串講中解釋"淫"意爲"過"，"寒"意爲"冷"。孔穎達的義疏既有釋詞，如"過即淫也"，"頭爲元首，四支爲末，故以末爲四支，謂手足也"，而更多的是對原文的義理進行疏通。

醫書的注釋比較簡單，一般祇有正文和注文，有的加按語，所以易于掌握。以圖下6-2《素問·著至教論》中第一段注釋爲例。

黃帝坐明堂召雷公而問之曰子知醫之道乎（明堂布政之宮也八窻四闥　闕上圓下方在國之南故稱明堂夫求民之瘼恤民之隱大聖之用心故召引雷公問拯濟生靈之道也）雷公對曰誦而頗能解解而未能別別而未能明明而未能彰（言所知解但得法守數而已猶未能深盡精微之妙　用也　新校正云按楊上善云習道有五一誦二解　三別四明五彰）足以治群僚不足至侯（公不敢自高其道然則布衣與血食主療亦殊矣）王願得受樹天之度四時陰陽合之別星辰與日月光以彰經術後世益明（樹天之度言高遠不極四時陰陽合之言順氣序也別星辰與日月光言別學者二明大）上通神農著至教（公欲其經法明著通于神農使後世見之疑是二皇並行之教新校正云按全）疑於二皇（小異也新校正云按太素別作列字　元起本及太素疑作擬）

圖下 6-2　《素問·著至教論》注釋

　　本段大字是《素問》正文，正文後的小號字是唐代王冰的注文。"新校正"是北宋林億等的注文。王冰的注文，既解釋詞語，如"明堂，布政之宮也。八窻四闥，上圓下方，在國之南，故稱明堂"，也串講文義，如釋"誦而頗能解"四句"言所知解，但得法守數而已，猶未能深盡精微之妙用也"。"新校正"既說明校勘，也釋義。如正文"疑於二皇"的"疑"，王冰作"懷疑"解，"新校正"則云："按全元起本及《太素》'疑'作'擬'。"

　　再如圖下 6-3《黃帝內經太素·知鍼石》中的一段注釋：

人有虛實五虛勿近五實勿遠至其當發間不容瞚（五謂皮肉脈筋骨也此五皆虛勿近泄之此五皆虛遠而不瀉不按人　有虛實甲乙作虛實之要　目也容於瞚目即失機不得虛實之中　瞚音舜　按瞚素問甲乙作瞚新　校正云甲乙瞚作瞚全元起本及太素作瞚）手動若務鍼耀而瞚（手轉針時專心一務　平按瞚素問甲乙作勻）視義觀適之變（按瞚素問當知氣之行變動者也　利觀其適可以靜意無勞於衆物也視其義）是謂冥冥莫知其形（此機微者乃是窈冥衆妙之道淺識不知也）

圖下 6-3　《黃帝內經太素·知鍼石》注釋

　　其中大字是《黃帝內經太素》的正文，小字是楊上善的注文，其後以"平按"開頭的是清末蕭延平的校語。在楊上善的注文中，有解釋詞義的，如"五，謂皮、肉、脈、筋、骨也"；有串講文義的，如對正文"至其當發，間不容瞚"注爲"至其氣至機發，不容於瞚目也。容於瞚目即失機，不得虛實之中"；也有注音的，如"瞚，音舜"。蕭延平的注文主要做了同源文獻的校勘，如對正文"手動若務，鍼耀而瞚"注爲"瞚，《素問》《甲乙》作'勻'"。

　　　　　　　　　　　　　　　　　　　　　　　　　　　　　　　　（崔　爲）

標點與今
譯 PPT

◇◇◇　第七章　◇◇◇

標點與今譯

> **學習目標**
>
> 1. 知識目標　熟悉句讀、標點和今譯知識。
> 2. 能力目標　掌握標點和今譯的方法，培養閱讀中醫藥古籍的能力，準確理解中醫藥古籍中體現的中醫學術思想。
> 3. 情感目標　感受中醫藥古籍的魅力，傳承中醫藥文化，樹立中醫藥文化自信。

古籍大多没有句讀，給後人閱讀帶來很多困難。今人雖然對部分古籍進行了標點和注釋，但是衹占極少部分，經過今譯的中醫藥古籍也衹有幾部經典著作。因此，學習句讀、標點和今譯的知識，掌握標點和今譯的方法，具備閱讀中醫藥古籍的能力，對于研究、利用中醫藥古籍非常必要。

第一節　標　　點

一、句讀與標點

（一）句讀

句讀（dòu），也叫句逗、句投、句斷、句絶，是閱讀古書時需停頓處的專用術語。古人稱在語意已盡處停頓爲"句"，語意未盡處停頓爲"讀"，合稱"句讀"。古人非常重視句讀的訓練。《禮記·學記》："比年入學，中年考校。一年視離經辨志。"東漢鄭玄注："離經，斷句絶也。辨志，謂別其心意所趨向也。"唐代孔穎達疏："離經，謂離析經理，使章句斷絶也。辨志，謂辨其志意趨向習學何經矣。"古時每年招收貴族子弟入學，隔一年由上一級主管部門考察學生的學業操行。一年以後要考查學生"離經辨志"，即句讀經典的能力。唐代李匡乂《資暇集》："學識何如觀點書。"判斷一個人的學問如何，就看他能否正確給古書斷句。由此可見句讀的重要性。

古書中常見的句讀符號有以下幾種：

1. 點號　點號的形狀有兩種：一種是形似芝麻，稱爲芝麻點"、"（zhǔ），與標點符號中的頓號相似而略大。《説文解字·、部》："、，有所絶止，、而識之也。"意思是説，"、"這個符號是在句中語意未完需要停頓時，用來作標志的。另一種是圓點"·"，與標點符號中的着重號相似而略大。

2. 圈號　圈號的形狀爲圓圈"。"，與標點符號的句號相似。

3. 勾勒號　勾勒號的形狀爲"レ"（jué）。《説文解字·レ部》："レ，鉤識也。"段玉裁

《説文解字注》："鉤識者,用鉤表識其處也……今人讀書有所鉤勒即此。"清代王筠《説文句讀》認爲"ㄑ"主要起標志古書段落和章節劃分的作用。

芝麻號"、"和圈號"。"運用較爲普遍,使用情況大致可分爲單用和兼用兩大類。單用,指上述符號中的某一種,既用來表示"句",又用來表示"讀"。兼用又可分爲兩種:一是指兼用圈號和芝麻號,一般用圈號表示"句",芝麻號表示"讀";二是指兼用圈號和圓點號,一般在大字正文中用圈號,在引文或小字注文中用圓點號。

有關句讀的位置,宋代毛晃《增韵》:"今秘書省校書式,凡句絶則點于字之旁,讀分則微點于字之中間。"也就是説,在語意未完時,點在前後兩字的中間,表示"讀";當語意已完時,點在字的右下角,表示"句"。

(二) 標點

標點指應用現代標點符號對古代書面語言點斷或標明,以表示語句的停頓和語氣,或標明語句的性質和作用。現代使用的標點符號是在古漢語句讀的基礎上,吸收西方語言的經驗,逐步改進而成。

標點與句讀既有相同點,也有不同點。相同點是它們都用來斷句,并標志語氣的承轉停頓。不同點表現在兩個方面:

1. 種類　標點符號的形式比句讀符號豐富。句讀一般祇用圈、點兩種符號,而常用的標點符號却有 16 種,包括點號和標號兩大類。常用的點號有逗號、頓號、分號、冒號、句號、問號、嘆號 7 種;常用的標號有引號、括號、破折號、省略號、着重號、連接號、間隔號、書名號和專名號 9 種。

2. 功能　句讀祇起斷句作用,而標點符號中的標號可以用來表示語言裏詞語的性質和作用,點號除用來表示語言中不同長短的停頓外,還表達各種不同的感情和語氣。比如,陳述句之後用句號,疑問句之後用問號,祈使句、感嘆句之後用嘆號,等等。通過這些符號,可以反映語言的感情色彩。至于標號中的引號、破折號、省略號、書名號、專名號等的作用和功能,更是句讀符號所不能表達的。

用標點符號標點古書,比用句讀斷句要細緻準確,因而對標點者的要求也就更高。標點古書不僅要掌握句讀的法則,還要正確地使用標點符號,否則,即使句讀正確也會影響對古書的正確理解。如《醫林改錯評注》:"凡病左半身不遂者,歪斜多半在右;病右半身不遂者,歪斜多半在左……何者人左半身經絡,上頭面從右行,右半身經絡,上頭面從左行,有左右交互之義。"這原本是一個設問句,"何者"是作者的設問,自"人"以下均係作者自答。這樣標點就會讓人誤解"何者"之後皆爲設問的内容。正確標點是:"凡病左半身不遂者,歪斜多半在右;病右半身不遂者,歪斜多半在左……何者? 人左半身經絡,上頭面從右行,右半身經絡,上頭面從左行,有左右交互之義。"

二、標點的方法

標點中醫藥古籍是一項綜合性工作,要準確無誤地給中醫藥古籍標點并非易事,既要符合文理,又要符合醫理。除具備古漢語知識、古代文化常識及中醫藥知識外,還要掌握標點的知識和方法。下面介紹一些有助于正確標點的方法。

(一) 辨明詞義文義

標點前先要通讀全文,力求真正讀懂原文。不明詞和句子的意義是導致標點錯誤的主要原因。標點時采取先易後難、循序漸進的辦法。遇到不懂詞義文義、難于點斷的地方,一定要認真鑽研原文,先把能點斷的地方點斷,然後聯繫上下文,體會文句的意思,不懂之處便會迎刃而解。對一詞多義者更要注意,因爲就詞義而言,有本義與引申義、古義與今義的區別。同一個字在不同的語境中，可能有不同的讀音、不同的含義，祇有結合上下文，纔能確定其準確含義。總之，辨明詞義、理清文義是標點古書的前提。

　　方出於矩篇中。所引古方。即有未盡驗者。要皆矩也。（《理瀹駢文·存濟堂藥局修合施送方并加藥法》）

　　上文句讀者可能不知道“矩”字的含義和“方出于矩”的典故，因而錯誤地把“矩篇”連在一起，當作書篇名來理解。《周髀算經》卷上：“圓出于方，方出于矩。”“矩”是古代畫方形的工具，即今木工用的曲尺。仔細體會上下文義，這裏的“方出于矩”是一語雙關，比喻書中（指《理瀹駢文》）所引古方都是前賢從臨床實踐中總結出來的。“要皆矩也”，即“要皆出於矩也”的縮語，意思即“方形基本都是用矩畫出來的”，上文“篇中”兩字當屬下文。古書標點時應當結合上下文，仔細領會文義，若稍疏忽，就會出錯。正確標點應是：“方出於矩。篇中所引古方，即有未盡驗者，要皆矩也。”

　　此痞本於嘔。故君以半夏生薑。能散水氣。乾薑善散寒氣。凡嘔後痞硬，是上焦津液已乾。寒氣留滯可知。故去生薑而倍乾薑。（《傷寒來蘇集·傷寒附翼》）

　　上文句讀者可能是閱讀不細緻，沒有貫通上下文義，不熟悉方劑配伍，不明白作者通過“生薑能散水氣”“乾薑善散寒氣”對偶句式，對比說明生薑、乾薑的藥性，作爲“去生薑而倍乾薑”的依據，造成句讀錯誤。正確標點應是：“此痞本於嘔，故君以半夏。生薑能散水氣，乾薑善散寒氣。凡嘔後痞硬，是上焦津液已乾，寒氣留滯可知，故去生薑而倍乾薑。”

（二）利用首尾虛詞

　　古代漢語中，虛詞的使用十分頻繁。古人多用虛詞表示停頓或語氣，這些虛詞實際上起著斷句的作用。許慎《說文解字》：“哉，言之間也。”“矣，語已詞也。”“乎，語之餘也。”虛詞的使用一般是有固定規律的，有些常置于句首，如夫、蓋、夷、粵、凡、故、且、苟、設、若、使、縱、今夫、若夫、且夫、故夫等；有些常用在句中，如者、亦、而、乃、則、輒等；有些常放在句尾，如乎、哉、也、矣、耶、焉、歟、耳、而已等。掌握這些規律，有助于提高標點的效率和準確性。有些虛詞，除表示停頓外，還兼具某種語氣。如“乎”“歟”“耶”等表示疑問或反問語氣，具有問號的作用；“矣”“耳”“哉”等表示感嘆的語氣，具有嘆號的作用。因此，在標點時可以考慮在這些虛詞後寫出相應的標點。

　　醫之爲道何道也曰君子之道也苟非存心有恒者可輕議哉何則夫藥之性能生人亦能殺人蓋操之不得其要則反生爲殺矣（《中國醫籍考·傷寒瑣言自序》）

　　文中表設問的“何則”二字，較難句讀。但因其處在句末語氣詞“哉”之後和句首語氣詞“夫”之前，由此就能比較容易地將其斷開，并揣摩其語氣，可知其爲問句。其餘根據句中的“也”“者”“哉”“夫”“蓋”和“矣”等虛詞，均可順利地做出標點。正確標點是：“醫之爲道，何道也？曰：君子之道也。苟非存心有恒者，可輕議哉！何則？夫藥之性能生人，亦能殺人。蓋操之不得其要，則反生爲殺矣。”

　　夫醫者之所以遇疾即用而病家服之死而無悔者何也蓋愚人之心皆以價貴爲良藥價賤爲劣藥而常人之情無不好補而惡攻故服參而死即使明知其誤然以爲服人參而死則醫者之力已竭而人子之心已盡此命數使然可以無恨矣（《醫學源流論·人參論》）

　　文中連詞“而”出現 7 次。其中“而病家”“而常人”和“而人子”三個“而”字，由于連接的兩項，或較長，或有轉折關係，應該在“而”前斷開。全段文字，可以根據發語詞“夫”“蓋”、表停頓的“者”、止句煞尾的“也”“矣”和“故”“即使”“然”“則”等關聯詞語，做出標點。正確標點是："夫醫者之所以遇疾即用,而病家服之死而無悔者,何也? 蓋愚人之心皆以價貴爲良藥,價賤爲劣藥,而常人之情無不好補而惡攻,故服參而死;即使明知其誤,然以爲服人參而死,則醫者之力已竭,而人子之心已盡,此命數使然,可以無恨矣。"

需要强調的是,虛詞雖然有一定位置,但不是固定不變的。因此,利用虛詞斷句,要注意分清這些虛詞在句子中的詞性和詞義,纔能確保準確無誤。

(三)把握文體特點

古人行文喜歡用對偶、排比等修辭手法,醫家著書也不例外。由于對偶具有句式對稱,排比具有句式整齊的特點,因此可以作爲斷句的依據。

顧能學古而有獲亦自出奇於無窮如錘松香如調石灰如化犀膠如融蟲蠟如煉豕脂如炙鷄黃如杵糯團如熬麥粉如搗棗梅如刷桑竹金玉寶珠之貴黑黃青白之奇崇之曰比天神之曰亞聖其造之也非一式其用之也非一端(《理瀹駢文·膏藥施治》)

此段文字由四組對偶句和一組排比句組成,把握了它的句式特點,就能對這段文字的標點做出正確的判斷。

對偶句:顧能學古而有獲,亦自出奇於無窮。

金玉寶珠之貴,黑黃青白之奇。

崇之曰比天,神之曰亞聖。

其造之也非一式,其用之也非一端。

排比句:如錘松香,如調石灰,如化犀膠,如融蟲蠟,如煉豕脂,如炙鷄黃,如杵糯團,如熬麥粉,如搗棗梅,如刷桑竹。

南方生熱熱生火火生苦苦生心心生血血生脾其在天爲熱在地爲火在體爲脉在氣爲息在藏爲心其性爲暑其德爲顯其用爲躁其色爲赤其化爲茂(《素問·五運行大論》)

此段文字由三組排比句組成,可據此特點,進行標點。

南方生熱,熱生火,火生苦,苦生心,心生血,血生脾。

其在天爲熱,在地爲火,在體爲脉,在氣爲息,在藏爲心。

其性爲暑,其德爲顯,其用爲躁,其色爲赤,其化爲茂。

(四)依據韻文韻脚

爲了便于誦讀和記憶,古人行文非常注意押韻。不僅詩、詞、歌、賦押韻,散文有時也押韻。韻文押韻的規律一般是奇句不押韻,偶句纔押韻,首句有入韻、不入韻兩種方式。遇到韻文的時候,就可以依據韻脚進行標點。

三十六病千變萬端審脉陰陽虛實緊弦行其針藥治危得安其雖同病脉各異源子當辨記勿謂不然(《女科要旨·雜病》)

句中的"端""弦""安""源""然"都是韻脚。依此韻脚,做出標點:三十六病,千變萬端;審脉陰陽,虛實緊弦;行其針藥,治危得安;其雖同病,脉各異源;子當辨記,勿謂不然。

陽證初起焮赤痛根束盤清腫如弓七日或疼時或止二七瘡內漸生膿痛隨膿減精神爽腐脱生新氣血充嫩肉如珠顏色美更兼鮮潤若榴紅自然七惡全無犯應當五善喜俱逢須知此屬純陽證醫藥調和自有功(《醫宗金鑒·癰疽陽證歌》)

此段文字中"痛""弓""膿""充""紅""逢""功"都是韻脚,共計七韻十二句。依此韻脚,標點如下:

陽證初起焮赤痛,根束盤清腫如弓;

七日或疼時或止，二七瘡内漸生膿；

痛隨膿減精神爽，腐脱生新氣血充；

嫩肉如珠顏色美，更兼鮮潤若榴紅；

自然七惡全無犯，應當五善喜俱逢；

須知此屬純陽證，醫藥調和自有功。

需要注意的是，同一個字的古音和今音不盡相同。因此，某些句段今音讀起來可能看不出押韻，按古音却是押韻的。所以要想依據韻文韻脚標點，前提是要掌握一定的古音韻學知識。

第二節　今　　譯

一、今譯的原則

今譯指將古代漢語對譯成現代漢語，這裏主要指對譯成現代漢語的書面語言。

近代著名翻譯家嚴復在《天演論·譯例言》中提出"信、達、雅"的翻譯原則和標準。"信、達、雅"不僅作爲外語的翻譯原則，也成爲古代漢語對譯成現代漢語的原則。

信，即準確，指忠實于原文，正確表達原文的含義。

達，即通順，指使用規範的現代漢語對譯原文，用詞正確、譯文通順。

雅，即優美，指譯文典雅，盡可能傳達出原文的語言特點和思想風貌。

"信""達""雅"是一個有機整體，祇有三者兼顧，纔能忠實傳達原文的内涵，再現原文的文采神韻。對今譯中醫藥古籍來説，這三條原則中，"信"是最基本、最重要的原則和標準，因爲"醫藥爲用，性命所繫"，一字失真，事關性命。如能做到信、達、雅三者兼顧，那麼今譯中醫藥古籍的目的也就達到了。

二、今譯的方法

今譯有直譯和意譯兩種類型。本部分所討論的今譯主要指直譯。直譯要求譯文與原文的詞性、詞義、語法結構和邏輯關係一一對應，意譯没有固定模式。今譯的方法可以概括爲六字訣：對、留、换、删、補、移。

（一）對

對就是對應，包括兩方面的含義：一是句對應，即按原文的語序、結構、句式對應語譯；二是詞對應，古代的單音節詞發展爲現代的雙音節詞，基本是以原來的單音詞爲詞素而構成的雙音詞，因此，今譯時就可將原文中的文言單音詞對譯爲以該詞作詞素的現代雙音節詞。

【原文】郡守果大怒，令人追捉殺佗。郡守子知之，屬使勿逐。（《三國志·魏書·華佗傳》）

【譯文】郡守果然十分惱怒，命令人追趕捉拿殺死華佗。郡守的兒子知道這件事，就囑咐差役不要追趕。

此例譯文與原文在詞彙、語序、結構、句式等方面都一一對應，而且用對譯的方法把單音節詞譯成了以該詞作詞素的雙音節詞。如：果——果然、怒——惱怒、令——命令、追——追趕、捉——捉拿、殺——殺死、子——兒子、知——知道、屬——囑咐、逐——追逐等，不但詞義明確，而且符合現代漢語的習慣。

筆記欄

【原文】於是建藏書之策,置寫書之官。(《漢書·藝文志·序》)

【譯文】於是公布收藏書籍的文書,設置抄寫書籍的官職。

此例譯文與原文在詞彙、語序、句式、結構等方面逐一對應,通過"前加"或"後補",把其中幾個單音詞對譯爲雙音節詞。如:藏——收藏、書——書籍、置——設置、寫——抄寫、官——官職。

對譯可謂文言今譯最基本的方法,其優點是便于今譯時逐字逐句落實,防止混爲一談。

(二)留

留就是保留,把原文中的某些詞語直接保留在譯文中。以下幾類詞語可以直接保留。

1. 普通專有名詞術語 專有名詞術語古今相同,可以直接保留在譯文中。

書名:《黄帝内經》《傷寒論》《本草綱目》等。

篇名:《扁鵲倉公列傳》《寶命全形論》《大醫精誠》等。

人名:扁鵲、華佗、孫思邈、皇甫謐等。

表字:仲景(張機)、東璧(李時珍)、鞠通(吳瑭)等。

別號:啓玄子(王冰)、玄晏先生(皇甫謐)、洄溪老人(徐大椿)等。

國名:齊、魯、燕、趙等。

朝代名:唐、宋、元、明、清等。

年號:建元、貞觀、萬曆、康熙等。

謚號:齊桓公(小白)、漢武帝(劉徹)、忠武侯(諸葛亮)等。

地名:邯鄲、廣陵、彭城、河間、會稽、錢塘、義烏等。

官名:太尉、郡守、太史令、太醫令、醫學提舉、光禄大夫等。

爵位名:公、侯、伯、子、男等。

度量衡名:仞、丈、尺(長度),斛、斗、方寸匕(容積),鈞、斤、兩(重量)等。

典章制度名:科舉、孝廉、進士、舉人、秀才等。

2. 常用中醫藥名詞術語 常用中醫藥名詞術語也屬于專有名詞的範疇,由於中醫藥古籍中此類名詞術語數量多、使用面廣,因此單獨分類列出,今譯時可以直接保留在譯文中。例如:

藏象名:心、肝、脾、肺、腎、三焦、心包絡等。

身體部位名:頭、面、胸、腹、手、足、腕、膝等。

中藥名:人參、大黄、熟地、丹皮、當歸等。

方劑名:麻黄湯、桂枝湯、小柴胡湯、六味地黄丸等。

病證名:傷寒、溫病、痹症、眩暈、洞泄、消渴等。

經絡名:任脉、督脉、帶脉、手太陰經、足少陰經等。

腧穴名:合谷、百會、涌泉、氣海、關元、足三里、三陰交等。

治法名:養心安神、健脾行水、平肝息風、潤肺化痰等。

3. 古今意義相同的基本詞 基本詞是詞彙的核心部分,具有全民性和穩固性,如天、地、山、水、風、雪、牛、馬、長、短、仁、義、禮、智、逍遥、正直、忠誠等,今譯時可以直接保留在譯文中。

4. 耳熟能詳的成語典故 成語典故富有深刻的思想内涵,不是其構成詞語意義的簡單相加,如果機械地今譯,不但不能表達原意,反而會弄巧成拙。對人們耳熟能詳的成語典故不必對譯,可以直接保留在譯文中,如聞雞起舞、班門弄斧、刻舟求劍、舉一反三等。

(三)換

換就是替換,指把原文中的文言詞語替換成意義相同或相近的現代漢語詞語。由於時

223

代的變遷,許多詞語的意義發生變化,或是在具體的上下文中具有特定的用法,造成今譯時某些文言詞語不能或不宜對譯。需要替換的情況很多,如通假字、古今字、古今詞義不同的字、具有臨時性語法功能的詞語、同形詞語、同義複詞、聯綿詞、叠音詞等。

【原文】一撥見病之應,因五藏之輸,乃割皮解肌,訣脈結筋,搦髓腦,揲荒爪幕,湔浣腸胃,漱滌五藏,練精易形。(《史記·扁鵲倉公列傳》)

其中“輸”“訣”“荒”“幕”爲借字,先要替換成它們的本字“腧”“決”“肓”“膜”,再對譯成“腧穴”“疏通”“膏肓”“膈膜”,譯文纔能準確流暢。

【原文】羅名知悌,字子敬……得金劉完素之再傳,而旁通張從正、李杲二家之説。然性褊甚,恃能厭事,難得意。(《九靈山房集·丹溪翁傳》)

“褊”本義爲“衣服狹小”。句中的“褊”應替換成“褊”的引申義“狹隘”。

（四）删

删就是删削,指把原文中某些無實際意義的詞語省略不譯。需要删除的詞語主要是没有實際意義的結構助詞“之”“是”,另外還有語氣助詞。古漢語一些表示謙敬的副詞,現代漢語中往往没有相應的詞對譯,也可删略不譯。

【原文】夷考其間,瑕疵不少。(《白茅堂集·李時珍傳》)
【原文】粵稽往古,則周有扁鵲之摘《難》。(《類經·序》)
【原文】丹溪翁者,婺之義烏人也。(《九靈山房集·丹溪翁傳》)
【原文】俾工徒勿誤,學者惟明。(《黄帝内經素問·序》)

上述句中“夷”“粵”“者”“也”“惟”都是語氣詞,分别用于句首、句中和句末,均可删略不譯。

【原文】孜孜汲汲,惟名利是務。(《傷寒雜病論·序》)

“惟名利是務”即“惟務名利”。“是”爲結構助詞,賓語前置的標志,可不譯。

【原文】竊聞高義之日久矣,然未嘗得拜謁於前也。(《史記·扁鵲倉公列傳》)
【譯文】我聽説您崇高德行的時間已經很久了,然而不曾在您面前拜見請教過。

原文中“竊”是謙敬副詞,在對話中表示對人的尊敬、對自己的謙卑,本身并没有具體的含義,故可删略不譯。

（五）補

補就是補充,補出原文中省略的成分,或根據上下文的邏輯關係,增補一些關聯詞語,以達到文義的通暢連貫。

需要補譯的主要有兩大類:一是有語法省略的,包括主語、謂語、賓語、定語、介詞、介詞賓語等,今譯時都應補上相應的詞語;二是有邏輯省略的,包括句中的連接詞或複句中的分句省略等,今譯時也應補上相應的詞語。

【原文】阿從佗求可服食益於人者,佗授以漆葉青黏散。(《三國志·魏書·華佗傳》)
【譯文】樊阿向華佗尋求能服食有益于身體的藥方,華佗把漆葉青黏散的藥方傳授給他。

原文“授”字後面省略了賓語“之”,即樊阿,應當補譯出。

需要強調的是,今譯時添加詞語絶不能違背“信”的原則,所添加的内容必須是原文本有的意思,添加的目的衹是把它顯示出來,不能隨意加進譯者的主觀想法。

筆記欄

（六）移

移就是調整,指按現代漢語的習慣對原文的語序進行相應的調整。需要進行語序調整的情況主要有三種:一是古漢語中的特殊語序,如主謂倒裝、賓語前置、定語後置等;二是古漢語中某些慣用的表達結構,如介賓詞組置于謂語後、數詞置于動詞前、主語前的順承連詞"而""則"等;三是古漢語中的修辭手法,如分承、錯序等。

【原文】　於是諸醫之笑且排者,始皆心服口譽。(《九靈山房集·丹溪翁傳》)
【譯文】　因此又譏笑又排斥他的那些醫生們,纔都在心裏佩服,在口頭贊譽。

原文中"笑且排"是"諸醫"的後置定語,今譯時,把定語調整到中心語前面。

【原文】　害成於微,而救之於著,故有無功之治。(《嵇中散集·養生論》)
【譯文】　病害從細微方面釀成,却在症狀顯著時救治他,所以就有沒有功效的治療。

原文中介賓詞組"於微"和"於著"都充當補語,今譯時應分別調整到動詞謂語"成"和"救"的前面。"成於微",按照"於微成"今譯爲"從細微的方面釀成";"救之於著",按照"於著救之"今譯爲"在症狀顯著時救治他"。

【原文】　補水所以制火,益金所以平木;木平則風息,火降則熱除。(《本草綱目·菊》)
【譯文】　補益腎水用來制約心火,心火下降那麽火熱消除;補益肺金用來平抑肝木,肝木平抑那麽肝風平息。

原文運用了分承修辭手法,因此要根據前後的承接關係調整位置,再進行今譯。

以上用"對""留""換""删""補""移"六個字概括介紹了今譯的方法,但今譯時切不可生搬硬套六字訣法。因爲今譯是譯者綜合素質的反映,祇有具備扎實的古漢語基礎知識,同時又能靈活掌握現代漢語表達技巧,纔能準確無誤地將原文的思想内涵和寫作風格表現出來。

● （周路紅）

225

◆◆◆ 第八章 ◆◆◆

文 意 理 解

學習目標

1. 知識目標　熟悉探求章句旨意、把握作者思路、讀取中醫藥學術信息的方法。
2. 能力目標　培養與提高閱讀分析古代醫籍的能力,具有概括人物生平事迹、歸納醫家學術觀點、提取古醫籍的文獻信息資源、分析文章深層次含義等能力。
3. 情感目標　通過深入分析理解古代醫籍的內容,學習醫家的高尚醫德、精湛醫術,增強學習的主動性,提高文化自信。

　　文意理解指對文章語句含義的理解,以及對篇章宗旨和文中義理的領悟。醫古文的教學目的是培養與提高學生閱讀古代醫籍的能力。對于將來主要從事中醫臨床工作的學生來說,這種能力包括認字、釋詞、斷句、語譯等基本內容,也包括概括醫家生平、歸納醫家學術觀點、提取古醫籍中豐富的文獻信息資源、分析文章的深層次含義、把握作者的思路、分析文章的層次等深層內涵。識認字詞、斷句、語譯是醫古文教學的基本要求,理解文意、挖掘內涵纔是醫古文教學的最終目標。理解古代醫藥文獻的文意,需要綜合運用古代語言文化知識、中醫藥知識,還要熟讀深思,并掌握一些推敲文意的方法。本章着重介紹探求章句旨意、把握作者思路、讀取中醫藥學術資訊的一些方法,指導閱讀理解的門徑。

第一節　文意理解的方法

　　文意理解的過程就是讀者與作者溝通思想的過程。韓愈曾把自己的讀書方法總結爲"記事者必提其要,纂言者必鈎其玄"(《進學解》)。就是説,對于記事之文,則循章歸旨,着力把握其宗旨綱要,領會其撰述意圖;對于説理之論,要意會神攝,着力探明其內涵底蘊,領悟其言下之意和未言之旨。提要鈎玄,是理解傳統醫藥文獻文意的基本方法。提要是對文句篇章旨意、脉絡的總體把握,鈎玄是從深度和廣度上認識句意章旨的含義。此外,文章背景、文章體裁、上下文語言環境、前人注釋等都有助于理解文意。

一、據文揣意

　　中醫藥學植根于中國傳統文化。中國傳統文化以形象思維、意象思維見長,重視舉一反三的能力,因此古人喜用譬喻暗示等手法,委婉含蓄地表達自己的意見和意圖。我們理解古醫籍文意就要在"感悟"二字上下工夫,感受文句的形象意境,領悟其中的真情實意。也就是説,要由表及裏、由正及反、由此及彼地發掘出文句的深層義、象徵義、比喻義、言外義等。

（一）揣摩字面義，體會言下意

由于措辭表意方式的不盡相同，一些在古人看來很直白、并不難懂的話，我們今天卻不容易理解透徹，一些成語典故的應用也多用其比喻義。對此，要從揣摩字面義入手，細心體察其語意所在。對于古人形象化的表述，要注意體會其情景意象的特點，并聯繫上下文，把形象感悟轉換爲理性認識。

醫道難矣！醫道大矣！是誠神聖之首傳，民命之先務矣！吾子其毋以草木相渺，必期進於精神相貫之區、玄冥相通之際，照終始之後先，會結果之根蒂，斯於斯道也，其庶乎爲有得矣。（《景岳全書·醫非小道記》）

文中"精神相貫"指與前賢溝通思想，能領會醫書旨意。"玄冥"通常用來形容深奧微妙不可直觀之事物，"玄冥相通"指通曉深奧微妙的醫理。"照終始之後先"謂明瞭由首至尾、由源至流的全過程，即對醫理融會貫通。"會結果之根蒂"言領會事情的原由，此指刨根問底，知其所以然。逐句理解後，便知"必期進於精神相貫之區、玄冥相通之際，照終始之後先，會結果之根蒂"幾句，實際上是張介賓自己的治學方法，也是他對學醫者的要求。

假若天機迅發，妙識玄通。蔵謀雖屬乎生知，標格亦資於詁訓，未嘗有行不由逕，出不由戶者也。然刻意研精，探微索隱，或識契真要，則目牛無全。（《黃帝內經素問注·序》）

文中"蔵謀雖屬乎生知，標格亦資於詁訓"，言即使是生而知之的人，對《內經》的理解也需要憑藉訓詁。而"未嘗有行不由逕，出不由戶者也"進一步暗示訓詁之法就是進入《內經》之門、理解《內經》之路。"然"，代詞這樣，爲承上啓下的關鍵詞語，即在用訓詁的方法學習《內經》的基礎上，再專心致志，探索《內經》隱微的理論，就會取得成效。"目牛無全"非言庖丁解牛游刃自如，非言技藝精湛，而是強調研讀《內經》達到領悟其中的微言精義、隱旨真要的程度，而不是祇看懂表面的字句。

（二）抓住關鍵字句，體會言下意

相傳孔子撰《春秋》，以巧妙的措辭暗寓褒貶。古人行文，言下之意也會從片言祇字中透露。細品這些關鍵字句，有助于讀出作者言下之意。如《華佗傳》的第一段，記述了華佗各方面的成就。從成就的排列順序及"又精方藥"中"又"字的使用，可以揣摩出《三國志》作者陳壽對華佗成就的評價。

遊學徐土，兼通數經。沛相陳珪舉孝廉，太尉黃琬辟，皆不就。曉養性之術，時人以爲年且百歲，而貌有壯容。又精方藥，其療疾，合湯不過數種，心解分劑，不復稱量，煮熟便飲，語其節度，舍去輒愈。若當灸，不過一兩處，每處不過七八壯，病亦應除。若當針，亦不過一兩處，下針言"當引某許，若至，語人"，病者言"已到"，應便拔針，病亦行差。若病結積在內，針藥所不能及，當須刳割者，便飲其麻沸散，須臾便如醉死，無所知，因破取。病若在腸中，便斷腸湔洗，縫腹膏摩，四五日差，不痛，人亦不自寤，一月之間，即平復矣。（《三國志·魏書·華佗傳》）

本段在介紹華佗名、字及籍貫後，言華佗同時通曉多部儒家經典，被沛相陳珪推舉爲孝廉，被太尉黃琬徵召做官。舉孝廉和徵辟制度是漢代做官的兩種途徑。被推舉爲孝廉的對象是地方六百石以下的官吏和通曉儒家經書的儒生，每年推薦孝廉兩人。東漢和帝時舉孝廉的名額改爲每二十萬人歲舉一人，難度可想而知。被徵辟的人也多爲名望高、品學兼優的社會名流。從上面的分析可見華佗確實是德高望重的儒生，儒術高被作者記爲首要成就。這也符合當時遵崇儒術的社會背景。下文接言其通曉道家養生的方術，且有奇效，則道術高是其第二位成就。再下一句"又精方藥"，"又"字明顯反映出補充之義，醫學成就被列在最後。這與下文華佗"然本作士人，以醫見業，意常自悔"及曹操"小人養吾病""天下當無此鼠輩耶"的蔑視相互呼應,反映出當時醫生的地位低下。另外,分析華佗的醫學成就,其中的幾個關鍵字句對于理解華佗醫術如何高明起到重要作用。其一在配製湯藥方面,"不復稱量"言手抓便準,"舍去輒愈"言效果迅捷。其二在灸治方面,"每處不過七八壯","不過"言艾灸數量少,"應除"言效果立竿見影。考察東晉《小品方·灸法要穴》所言"腹背宜灸五百壯,四肢則但去風邪,不宜多灸,七壯至七七壯止,不得過,隨年數。如巨闕、鳩尾雖是胸腹之穴,灸不過七七壯",華佗灸治的壯數明顯少于《小品方》,是其特色治療。其三在針刺方面,"不過一兩處""病亦行差"言選取穴位精準,效果顯著。其四在外科手術方面,"須臾便如醉死"言麻沸散麻醉神效,"縫腹膏摩,四五日差"言塗抹神奇的藥膏,清熱解毒、消腫止痛、生肌長口,避免傷口感染,促進傷口愈合。從以上分析可見,華佗不愧是高明的醫學家,對中醫藥學的發展做出了重要的貢獻。但是限于當時的社會背景,其醫學成就反列最後。

余自失怙後,即攜一硯以泛於江,浮於海,荏苒三十餘年,僅載一硯以歸。籍人皆患之,而余載硯時遊,亦足以行吾之癡而樂吾餘年,他非所知也。遊時偶有所錄,漸積成卷,題曰《歸硯》。蓋雖以硯遊,而遊爲歸之計,歸乃遊之本也。因識其歸之所以於簡端,以爲序,并示我後人。(《歸硯錄·序》)

文中"蓋雖以硯遊,而遊爲歸之計,歸乃遊之本也"一句,説明了《歸硯錄》一書命名的含義,而理解這句話的關鍵,就在"硯""游""歸"三字。"硯"既是診病處方、筆記撰述的文具,也是作者一生心得經驗的象徵。王孟英家族自曾祖起客居異鄉,幾經周折纔得以回原籍定居,這是"游""歸"的第一層含義;王孟英自喪父後,便"攜一硯以泛於江,浮於海",歷三十餘年纔載硯而歸,這是"游""歸"的第二層含義;行醫時"偶有所錄,漸積成卷",也就是把日常零散的心得經驗凝煉爲見解和認識,集結成書,這是"游""歸"的第三層含義。由此可知,"遊爲歸之計,歸乃遊之本"既表達王氏對回歸故里的執着,也是他行醫治學經歷的總結,《歸硯錄》的命名含義就在于此。

（三）明寫作意圖，領悟言下意

有時候作者不便、不忍、不願或不曾把意思直説出來,瞭解其寫作意圖有助于領會其言下之意。

若乃分天地至數,別陰陽至候,氣有餘則和其經渠以安之,志不足則補其復溜以養之,溶溶液液,調上調下,吾聞其語矣,未遇其人也。不誣方將,請俟來哲。(《外臺秘要·序》)

醫書作者的自序常常會交代與該書有關的重要問題,如寫作的原因、目的、內容、體例等。這一段特意談及針刺問題,目的就是要説明作者對這個問題的看法,以及該書如何處理這方面的內容。"吾聞其語矣,未遇其人也"一句,含蓄地表達了作者對針刺療法持懷疑態度;"不誣方將,請俟來哲"則委婉地告訴讀者該書暫不收錄這方面內容。反映出作者秉承孔子"闕疑"之訓,堅持"不知爲不知"的治學態度。

方書始於仲景。仲景之書專論傷寒,此六氣中之一氣耳。其中有兼言風者,亦有兼言溫者,然所謂風者,寒中之風,所謂溫者,寒中之溫,以其書本論傷寒也。其餘五氣,概未之及,是以後世無傳焉。雖然,作者謂聖,述者謂明。學者誠能究其文,通其義,化而裁之,推而行之,以治六氣可也,以治內傷可也。亡如世鮮知十之才士,以闕如爲恥,不能舉一反三,惟務按圖索驥。(《溫病條辨·叙》)

本段作者力圖説明"方書始於仲景",仲景可謂"醫聖",但其書專爲傷寒而作,未及其餘五氣,故無治溫病之法,希望後世舉一反三,變通仲景治傷寒之法治療溫病。然而遺憾的是世上少有聞一知十之才士,一方面"以闕如爲恥",又不知舉一反三,"惟務按圖索驥"。"闕如"語見《論語·子路》:"君子于其所不知,蓋闕如也。"謂缺而不言,存疑。這裏的"闕如"非上文所言堅持"不知爲不知"的治學態度,"闕如"是言《傷寒論》缺少治療溫病之法,"或謂有大人之病,而無嬰兒之患,有北方之藥,而無南方之療,則長沙之所闕者"(明代李濂《醫史·張機補傳》)。"惟務按圖索驥"則言祇會用仲景治療傷寒的辦法治療溫病,不知變通。

（四）由此而及彼,推知未言意

古人行文,有時祇言其所當然,而未言其所以然,祇說得一面,而未說得三面。所以"吾人讀書,須從其一面悟出三面,從其所當然悟出其所以然,由此體會入微,自能一旦豁然貫通"(程衍道《醫法心傳·序》)。也就是說,閱讀時應該根據文中提供的綫索,通過因此悟彼、比類推求等方法,推知作者文中蘊含的未言之意。

一貧婦寡居病癩,翁見之惻然,乃曰:"是疾世號難治者,不守禁忌耳。是婦貧而無厚味,寡而無欲,庶幾可療也。"即自具藥療之,病愈。後復投四物湯數百,遂不發動。(《九靈山房集·丹溪翁傳》)

上文雖然沒有交代丹溪翁對癩病病因病機的認識,但從"可療"的條件"無厚味""無欲"中,可以推知此病禁忌肥甘、色欲。厚味積滯,易傷脾胃而致鬱熱;房勞傷腎,易劫陰精而動元陽。由此可以進一步推知,丹溪翁認爲該病病機是陰虛內熱,厚味房勞是發病的誘因、助邪之外物,從中可以領悟丹溪翁"葆精毓神"的醫學思想。

上古《脈要》曰:"春不沉,夏不弦,秋不數,冬不濇,是謂四塞。"謂脈之從四時者,不循序漸進,則四塞而不通也。所以春、夏、秋、冬孟月之脈,仍循冬、春、夏、秋季月之常,不改其度。俟二分二至以後,始轉而從本令之王氣,乃爲平人順脈也。故天道春不分不溫,夏不至不熱,自然之運,悠久無疆。使在人之脈,方春即以弦應,方夏即以數應,躁促所加,不三時而歲度終矣,其能長世乎!即是推之,秋月之所以忌數脈者,以其新秋爲燥所勝,故忌之也。若不病之人,新秋而脈帶微數,乃天真之脈,何反忌之耶?且夫始爲燥,終爲涼,涼已即當寒矣,何至十月而反溫耶?涼已反溫,失時之序,天道不幾頓乎?不知十月之溫,不從涼轉,正從燥生。蓋金位之下,火氣承之,以故初冬常溫。其脈之應,仍從乎金之濇耳。由濇而沉,其濇也,爲生水之金,其沉也,即爲水中之金矣。珠輝玉映,傷燥云乎哉?(《醫門法律·秋燥論》)

此段討論四時正常脉象,但作者在文中沒有對自己的觀點做明確的總結性表述。究竟作者認爲什麼是四時常脉?文中有兩處綫索:"新秋而脈帶微數,乃天真之脈","以故初冬常溫。其脈之應,仍從乎金之濇耳。由濇而沉……"雖然祇講到新秋、初冬脉象,但聯繫脉從四時、循序漸進的基本觀點,可知秋、冬常脉分別是:秋脉先微數後濇,冬脉先微濇後沉,各自以秋分、冬至爲轉化點。由此類推,春、夏之常脉分別是先微沉後弦、先微弦後數,各以春分、夏至爲轉化點。這樣,文中"春不沉,夏不弦,秋不數,冬不濇,是謂四塞""春、夏、秋、冬孟月之脈,仍循冬、春、夏、秋季月之常,不改其度。俟二分二至以後,始轉而從本令之王氣,乃爲平人順脈也"等論便都貫通了。

二、融會貫通

一句話,一段議論,一篇文章,總有其背景,大至作者所處的社會、歷史、文化背景和醫學理論體系,小至作者個人的師承淵源、學術傾向、性格愛好以及句、段、章、篇、書的內部語言環境,這些都可以統稱爲語句的背景。語境能傳遞信息,幫助正確理解語句的真義要旨,消除語句的歧意。要理解文意,就必須審查語境,融會貫通上下文及相關的事理和知識。

（一）貫通上下文,理解文意

朱熹曾說:"凡讀書,須看上下文意是如何,不可泥著一字。"(《朱子語類》卷十一《讀書法下》)貫通上下文,是推敲和理解文意的重要方法。

李將軍妻病甚,呼佗視脈。曰:"傷娠而胎不去。"將軍言:"聞實傷娠,胎已去矣。"佗曰:"案脈,胎未去也。"將軍以爲不然。佗舍去,婦稍小差。百餘日復動,更呼佗。佗曰:"此脈故事有胎。前當生兩兒,一兒先出,血出甚多,後兒不及生。母不自覺,旁人亦不寤,不復迎,遂不得生。胎死,血脈不復歸,必燥著母脊,故使多脊痛。今當與湯,並針一處,此死胎必出。"湯針既加,婦痛急如欲生者。佗曰:"此死胎久枯,不能自出,宜使人探之。"果得一死男,手足完具,色黑,長可尺所。(《三國志·魏書·華佗傳》)

這個醫案中,"李將軍妻病甚",患病的症狀如何,從下文華佗的診斷"傷娠而胎不去"中可以推知,其病爲流產陰道出血。"百餘日復動,更呼佗",其症狀如何,文中仍未言。細審下文,"胎死,血脈不復歸,必燥著母脊,故使多脊痛",可知李將軍的妻子胎死腹中,腰脊疼痛是百餘日復動的主要症狀。華佗依據此症狀,推測胎兒附着在母親的腰脊部,胎兒與母體之間有血液循環,當胎兒死去,其體內的血液不再歸回母體,因而胎兒乾枯,"燥著母脊"。這是古代文獻中最早的有關胎死腹中與胎兒和母體之間有血液循環的記載。

静意視義,觀適之變,是謂冥冥,莫知其形。見其烏烏,見其稷稷,從見其飛,不知其誰。伏如橫弩,起如發機。(《素問·寶命全形論》)

聯繫前後文,便能透徹理解文中"伏如橫弩,起如發機"兩句喻意所在。其上文言用針要"隨應而動,和之者若響,隨之者若影","至其當發,間不容瞚","手動若務","静意視義,觀適之變";下文説"經氣已至,慎守勿失","如臨深淵,手如握虎,神無營於衆物"。這些論述都是強調針刺要慎守經氣,隨應而動。"伏如橫弩,起如發機",以張弓待發比喻凝神屏息,守候經氣,以扳機發箭比喻氣至即動,迅速行針,與前後文意適相吻合。

且豆令人重,榆令人暝,合歡蠲忿,萱草忘憂,愚智所共知也。薰辛害目,豚魚不養,常世所識也。虱處頭而黑,麝食柏而香,頸處險而癭,齒居晉而黃。推此而言,凡所食之氣,蒸性染身,莫不相應。豈惟蒸之使重而無使輕,害之使闇而無使明,薰之使黃而無使堅,芬之使香而無使延哉?(《嵇中散集·養生論》)

此段最後四句比較費解,因爲其中"蒸""重""輕""害""暗""明""薰""黃""堅""芬""香""延"等詞所指不明。回顧上文,提及這些詞的有"豆令人重""薰辛害目""齒居晉而黃""麝食柏而香"。據此推敲文意,末四句的意思是:難道衹是豆氣蒸身會使身體笨重就沒有使身體輕便的東西嗎?薰辛害目會使視物不明就沒有使眼睛明亮的東西嗎?棗氣熏齒會使牙齒變黃就沒有使牙齒堅固的東西嗎?多食柏葉使雄麝產生麝香就沒有產生腥臊的東西嗎?意思是説,凡所食之氣,對人的身體有好與壞不同的影響,要尋找對人體有益的東西,比如《神農本草經》中的"上藥"。

(二)聯繫醫藥文史知識,讀出内涵底蕴

高本漢曾説:"爲了理解漢語文獻,必須熟悉漢人的靈魂。"(《中國的語言》1949年紐約版)同樣,要理解古醫籍文句的内涵底蕴,必須聯繫相關的醫藥、文史知識,充分認識古人言論的學術背景、文化背景和歷史原因。

所謂河海一流,泰山一壤,蓋亦欲共扳其高深耳。(《類經·序》)

作者以一流、一土自比,表達了欲爲弘揚《内經》理論盡綿薄之力的心願,這句話的字面義并不難懂。但如果瞭解"河海一流,泰山一壤"的出處和原意,就會對作者的思想和心態有更深入的理解。"河海一流,泰山一壤"化裁自李斯《諫逐客書》:"是以泰山不讓土壤,故能成其大;河海不擇細流,故能就其深;王者不却衆庶,故能明其德。"意思是一個國家不排斥挑

剔外來人才,纔能强盛。可見,張介賓借用這句話是語帶雙關,除字面義外,還暗示希望醫學界能如河海、泰山般寬容,接受自己這本《類經》。

若夫折楊皇荂,听然而笑,陽春白雪,和僅數人,自古如斯。知我罪我,一任當世,豈不善乎?(《溫病條辨·叙》)

如果瞭解"知我罪我"的來歷,就能更好地領會這句話的深意。《孟子·滕文公下》:"孔子曰:'知我者,其惟《春秋》乎!罪我者,其惟《春秋》乎!'"汪廷珍以孔子的話勸慰鼓勵吳瑭,言下之意是説孔子至聖,撰《春秋》尚有"知我罪我"之嘆,你大可不必在意世人的看法。

故凡遇駁正之處,每多不諱,誠知非雅。第以人心積習既久,訛以傳訛,即決長波猶虞難滌,使辨之不力,將終無救正日矣。此余之所以載思而不敢避也。(《類經·序》)

作者爲什麽認爲自己直言駁正前人訛誤是不雅?要理解這句話,就要瞭解古人的禮教道德觀念。古人有"爲尊者諱"的禮教,指責前輩尊者過失就是失禮。在言論方面,"辭令就得謂之雅,反雅爲陋"(賈誼《新書·道術》)。言辭得體,説話符合身份場合,就是正確高尚,文明有禮,就是"雅";否則,就是鄙陋。張介賓行文的高明之處就在于先自責"非雅",恰恰突出了"載思而不敢避"的膽識及由自己來承擔對《內經》中錯誤進行修改的歷史責任,"使辨之不力,將終無救正日矣"。

動數發息,不滿五十。短期未知決診,九候曾無髣髴。(《傷寒雜病論·序》)

爲什麽醫生調息診脉,脉搏没數够五十次就無法判斷危重患者的死期?因爲《靈樞·根結》説:"五十動而不一代者,五藏皆受氣;四十動一代者,一藏無氣;三十動一代者,二藏無氣;二十動一代者,三藏無氣;十動一代者,四藏無氣;不滿十動一代者,五藏無氣。予之短期。"仲景對俗醫的批評完全源于《內經》理論,從這裏也可以看出仲景對《內經》理論的尊崇。

臣聞上古之時,醫有俞跗,治病不以湯液醴灑、鑱石撟引、案扤毒熨,一撥見病之應,因五藏之輸,乃割皮解肌,訣脉結筋,搦髓腦,揲荒爪幕,湔浣腸胃,漱滌五藏,練精易形。(《史記·扁鵲倉公列傳》)

黄帝時期的俞跗究竟用的是什麽治療方法?《韓詩外傳》是這樣記述的:"中古之爲醫者曰俞跗。俞跗治病,不以湯藥,搦木爲腦,芒草爲軀,吹竅定腦,死者復生。"《説苑·辨物》亦有類似記載:"俞柎之爲醫也,搦腦髓,束肓莫,炊灼九竅而定經絡,死人復爲生人。"與俞跗相類的還有苗父。《説苑·辨物》:"苗父之爲醫也,以菅爲席,以芻爲狗,北面而祝,發十言耳。諸扶而來者,舉而來者,皆平復如故。"醫學史學者認爲,俞跗、苗父都是黄帝時期精醫之大巫,在"同構相應""交感互滲"之類原始思維的指導下,使用模擬治療的方法,對着草偶治病,將草偶的五臟六腑全部清理一遍,以示病者滌除病邪、修復精氣、改正病態而致康復,屬于祝由一類。現代研究稱之爲"順勢巫術"。

古代醫藥文史知識的學習和積累非一日之功,閱讀時勤查工具書或參考注釋及有關書籍,可以彌補知識面窄的缺陷。例如,本節所舉諸例中,通過查《辭源》"雅"條,可以瞭解古人何謂"雅";查《辭源》"俞跗"條,可以找到《韓詩外傳》和《説苑》相關記述的綫索。至于要明白"動數發息,不滿五十"的醫理,要理解古人行文中所用的暗典、數的文化内涵等,就要靠平日的留意和積累了。所以胡適的經驗是"讀一書而已,則不足以知一書。多讀書,然後可以專讀一書"(《讀書與治學·讀書》)。

三、把握邏輯

邏輯關係是把語句、段落組織成篇章,把例證、理據、觀點貫穿成義理的重要紐帶。因此,把握前後文的邏輯聯繫,對于理解文意、系統掌握文章內容十分重要。對于事理複雜、論證迂迴的段落和篇章,尤要注意遵循作者的行文思路,抓住中心,通過梳理關係來把握全文脉絡。

太陽病,脉浮緊,無汗,發熱,身疼痛,八九日不解,表證仍在,此當發其汗。//服藥已微除,其人發煩,目瞑,劇者必衄,衄乃解。所以然者,陽氣重故也。/麻黃湯主之。(《傷寒論·辨太陽病脉證并治中》)

文中所述證治分爲兩類:一類是太陽病表證仍在的證治,一類是陽氣重者服藥後的反應及預後(文中用"//"區分)。麻黃湯是解表發汗劑,因此末尾的"麻黃湯主之"一句,不是針對全段所有症狀,而是獨承"此當發其汗"而言,主治"太陽病,脉浮緊,無汗,發熱,身疼痛,八九日不解,表證仍在"之證。

夫天布五行,以運萬類;//人稟五常,以有五藏。//經絡府俞,陰陽會通,/玄冥幽微,變化難極。/自非才高識妙,豈能探其理致哉?(《傷寒雜病論·序》)

上文前六個分句,分別闡述了三個方面的事理:自然界整體的聯繫,人與自然界的聯繫,人體內部的聯繫(文中用"//"區分)。貫通這三者的是陰陽五行之道。"玄冥幽微,變化難極"正是贊嘆人體生命活動中陰陽五行之理的高深莫測,并不獨承"經絡府俞,陰陽會通"而言,所以説必須"才高識妙",纔能"探其理致"。

且將升岱嶽,非遒奚爲? 欲詣扶桑,無舟莫適。/乃精勤博訪,而并有其人。/歷十二年,方臻理要,詢謀得失,深遂夙心。/時於先生郭子齋堂,受得先師張公秘本,文字昭晰,義理環周,/一以參詳,群疑冰釋。/恐散於末學,絕彼師資,因而撰註,用傳不朽。/兼舊藏之卷,合八十一篇二十四卷,勒成一部。/冀乎究尾明首,尋註會經,開發童蒙,宣揚至理而已。(《黃帝内經素問注·序》)

據上文世本《素問》錯誤百出,因此尋求好的《素問》版本成爲當務之急。本段的"岱嶽""扶桑"即暗指領會《内經》的目標,而"遒"與"舟"則代表了好的《内經》版本。下文言"歷十二年,方臻理要,詢謀得失,深遂夙心",王冰在十二年期間,做了哪些工作,實現了他的什麽心願? 按照文章的邏輯關係來分析,其工作清晰可見(文中用"/"區分):首先"精勤博訪",尋找藏有《内經》好版本的人;在"郭子齋堂"發現了"張公秘本";之後以"張公秘本"爲底本,與手中的"世本"對校,整理出《素問》的新版本;之後撰寫注釋;對於缺失的第七卷,補入"舊藏之卷"七篇大論;最後將《素問》體例調整爲八十一篇二十四卷,匯總成一部,成爲後世的通行本。

四、提要撮旨

劉勰在《文心雕龍·章句》中説:"篇之彪炳,章無疵也;章之明靡,句無玷也;句之清英,字不妄也。振本而末從,知一而萬畢矣。"這句話清楚地説明了把握要點宗旨的重要性。句、段、篇章的要旨,可以通過找出共性、依據意圖、抓住要點來提取。

(一)找出共性,撮取旨意

古人行文常常排比鋪陳,旁徵博引,對此,要運用聚合性思維,找出共性,歸攏文句的旨意。

迨其甚也,雙目運眩,耳中作秋蟬鳴,神思恍惚,若子子然離羣而獨立,若御驚飆而遊行太空,若乘不繫之舟以簸蕩於三峽四溪之閒,殊不能自禁。(《宋文憲公全集·贈賈思誠序》)

“若孑孑然離羣而獨立”，“若御驚飇而遊行太空”，“若乘不繫之舟以簸蕩於三峽四溟之間”，三個比喻營造了一個共同的意境：身心虛浮無靠之狀。形容思慮傷神，血少精虧，虛風內動所致的虛浮暈動感，也是文中“神思恍惚”“殊不能自禁”的形象描述。

不謀而遐邇自同，勿約而幽明斯契。稽其言有徵，驗之事不忒。（《黃帝内經素問注·序》）

遠近幽明不謀而合，言論實踐相互印證，以上四句用不同的説法，表達了共同的旨意：《素問》理論是放之四海而皆準的真理。

（二）依據意圖，提取旨意

古人行文常常夾敘夾議，閱讀時要根據寫作意圖，有選擇地對部分關鍵語句進行信息處理，從中提取旨意。

《續名醫類案》六十卷，國朝魏之琇撰。之琇既校刊江瓘《名醫類案》，病其尚有未備，因續撰此編，雜取近代醫書及史傳、地志、文集、説部之類，分門排纂。大抵明以來事爲多，而古事爲瓘所遺者，亦間爲補苴，故網羅繁富，細大不捐。如疫門載神人教用香酥散一條，猶曰存其方也。至脚門載張文定患脚疾，道人與緑豆兩粒而愈一條，是斷非常食之緑豆，豈可録以爲案？又如金瘡門載薛衣道人接已斷之首，使人回生一條，無藥無方，徒以語怪，更與醫學無關。如斯之類，往往而是，殊不免蕪雜。又蟲獸傷門於薛立齋蟲入耳中一條，注曰此案耳門亦收之，非重出也，恐患此者不知是蟲，便檢閲耳云云。而腹疾門中載金臺男子誤服乾薑理中丸發狂入井一條，隔五六頁而重出，又是何義例乎？編次尤未免潦草。然采摭既博，變證咸備，實足與江瓘之書互資參考。又所附案語，尤多所發明辨駁，較諸空談醫理，固有實徵虛揣之别焉。（《四庫全書總目提要·續名醫類案》）

提要的目的是讓讀者對書籍有個總的瞭解。若把文中對《續名醫類案》的評介語摘取出來，再加以分類歸納，本提要的旨意便一目瞭然：魏之琇《續名醫類案》是爲補《名醫類案》之未備而編；《續名醫類案》的資料來源於醫書及文史類古籍，主要收載明以來醫案；全書采用分類編排的方法。該書優點是“網羅繁富，細大不捐”“變證咸備”“足與江瓘之書互資參考”“所附案語，尤多所發明辨駁”，有“實徵”，缺點是“語怪”“蕪雜”，編次潦草。

素來擾虧根本，不特病者自嫌，即操醫師之術者，亦跋前疐後之時也。值風木適旺之候，病目且黃，已而遺精淋濁，少間則又膝脛腫痛不能行。及來診時，脈象左弦數，右搏而長，面沉紫，而時時作嘔。静思其故，從前紛紛之病，同一邪也，均爲三病，次第纏綿耳，由上而下，由下而至極下，因根本久撥之體，復蒸而上爲胃病，是腎胃相關之故也。倘不稍爲戡除一二，但取回陽返本，竊恐劍關苦拒，而陰平非復漢有也。謹擬一法，略效丹溪，未識如何。（《薛生白醫案·遺精》）

古代醫案大都不是流水賬般記録診治過程的各個方面，而是有選擇地强調與其撰寫意圖有關的事，抓住作者行文的側重點，就能領會其宗旨。本案有三處議論：一是感慨腎精虧虛，虛實夾雜證辨證施治之難，二是分析此案各個見症的關係，三是指出不能一味治本。究竟本案的主旨是强調此類病證複雜，必須“審諦覃思”，還是着重介紹此類病證的辨證經驗呢？抑或强調此類病證必須“急則治其標”，并介紹方治經驗？從上述三段議論看：文首的議論衹是引子；文中記録病程、症狀的篇幅雖然較多，但作者衹側重於分析各症的主次先後和相互關係，目的是辨明標本緩急，爲下文强調不能一味治本打基礎；文末“倘不稍爲戡除一二，但取回陽返本，竊恐劍關苦拒，而陰平非復漢有也”一句，語氣頗重，意在警醒讀者，正是全案旨意所在。本案的醫理分析如下：平素腎精虧虛是爲本虛。水不涵木，木旺生火，犯胃時時作嘔,克土致脾虛濕盛,加之自然界風木正旺之時,濕熱上壅,病目黃,濕熱下注而遺精淋濁。治法去濕熱,後補虛,不可一味治本。

（三）抓住要點,歸納旨意

對于行文層次清楚的篇章,可以抓住各層次的要點,從中歸納或提煉全文的旨意。對于"曲碎論之"者,可以先采用縮略的方法,排除蕪雜,突出要點,然後梳理分類,歸納宗旨。

今之學醫者,皆無聊之甚,習此業以爲衣食之計耳。/孰知醫之爲道,乃古聖人所以泄天地之秘,奪造化之權,以救人之死。其理精妙入神,非聰明敏哲之人不可學也;///黃帝、神農、越人、仲景之書,文詞古奧,披羅廣遠,非淵博通達之人不可學也;///凡病之情傳變,在于頃刻,真偽一時難辨,一或執滯,生死立判,非虛懷靈變之人不可學也;///病名以千計,病症以萬計,臟腑經絡,内服外治,方藥之書,數年不能竟其說,非勤讀善記之人不可學也;///又《内經》以後,支分派别,人自爲師,不無偏駁,更有怪僻之論,鄙俚之説,紛陳錯立,淆惑百端,一或誤信,終身不返,非精鑒確識之人不可學也。//故爲此道者,必具過人之資,通人之識,又能屏去俗事,專心數年,更得師之傳授,方能與古聖人之心潛通默契。/若今之學醫者,與前數端事事相反,以通儒畢世不能工之事,乃以全無文理之人欲頃刻而能之,宜道之所以日喪而枉死者遍天下也。(《醫學源流論·醫非人人可學論》)

這篇論文由引言、論述、結束語組成(文中以"/"區分)。論述包含論證與結論兩個部分(文中以"//"區分)。論證部分明顯地分爲五個層次(文中以"///"區分),各層的中心觀點:一是非聰明敏哲之人不可學,二是非淵博通達之人不可學,三是非虛懷靈變之人不可學,四是非勤讀善記之人不可學,五是非精鑒確識之人不可學。結論部分歸結爲四個方面:資質,學識,心志,師傳。全文的旨意就是:學醫者必須有聰明靈變善記的資質、勤奮專注的心志、淵博通達精鑒確識的學識,還要有所師承。

五、探本窮末

中國傳統哲理以直覺、頓悟和啓示性見長,具有極強的可塑性、拓展性和豐富的聯想餘地。在以陰陽五行學說爲理論框架的中醫理論和臨床著作中,同樣有着很強的可塑性、拓展性和豐富的聯想餘地,它主要表現在讀者對文句所表達内容的審視、思考、聯想和發現上,表現在對前代醫家診斷治療的依據、思維方法和處方用藥意圖的理解和領悟上。古往今來,不少新理論、新觀點、新療法、新方劑,就是來自對原有理論、方法的創造性理解。因此,讀古醫籍要在明瞭原作者語意的基礎上,聯繫相關知識、綜合多方信息詳加思考,從深度和廣度上理解原文的意義,發掘、演繹、延伸、深化原作者的思想,使所獲得的資訊增值,在理解中讀出新意。這是更深入、更廣泛意義上的文意理解,也就是莊子所說的"意合"、朱熹所說的"涵泳"、《易經》所說的"見仁見智"、劉勰所説的"探本窮末"。

（一）讀取信息,領悟意義

疏通文句是手段,讀出信息纔是目的。中醫著作以生活經驗和臨床醫療實踐爲基礎,吸取了大量古代科學文化知識,閱讀時要注意聯繫相關的中醫藥知識和現代科學知識,去發掘領悟其中的學術見解、學術特色和科學内核。祇有瞭解表面上淺白的文句所蘊涵的學術信息和科學意義,纔算真正讀懂古醫書。

帝曰:"人生有形,不離陰陽。天地合氣,别爲九野,分爲四時,月有小大,日有短長,萬物并至,不可勝量。虛實呿吟,敢問其方?"(《素問·寶命全形論》)

文中"天地合氣,别爲九野,分爲四時,月有小大,日有短長"幾句,表面上看似乎迂闊不着邊際,實際上是舉出"天地合氣"和陰陽消長最明顯的徵象,有着豐富的文化内涵和醫學内涵。例如其中"月有小大,日有短長"一句,如果簡單理解爲"月相有圓缺,日照有短長",那就沒有懂得這句話的真正含義,從而也就不能明白黃帝究竟在問什麽。日照、月相的消長標示陰陽二氣在月周期和年周期中的消長虛實。古人很早就認識到日月的盈虧消長與生物的生長發育及人體病理生理有密切關係,并把這些認識應用于醫療保健。如《素問·八正神明論》説:"法天則地,合以天光。""天溫日明,則人血淖液而衛氣浮,故血易瀉,氣易行;天寒日陰,則人血凝泣而衛氣沉。月始生,則血氣始精,衛氣始行;月郭滿,則血氣實,肌肉堅;月郭空,則肌肉減,經絡虛,衛氣去,形獨居。是以因天時而調血氣也。"《素問·四氣調神大論》也論述四時養生之法等。理解了天地、九野、四時、日月、陰陽、虛實、萬物、人體的關係,便知黃帝的意思是説:人與宇宙萬物都是天地陰陽二氣交合的產物,我已經知道這種交合的大體表現,例如天地九野之相應、四時氣候與生命規律之相應;也知道一月一年中陰陽二氣有規律地消長,這種虛實消長可以根據月相的圓缺、日照的短長來得知。但是對于紛繁之萬物,就不易逐一揣測其陰陽虛實了,所以想請教一下揣度疾病陰陽虛實的基本方法。

　　浦江鄭義士病滯下,一夕忽昏仆,目上視,溲注而汗泄。翁診之,脈大無倫,即告曰:"此陰虛而陽暴絕也,蓋得之病後酒且內,然吾能愈之。"急命治人參膏,而且促灸其氣海。頃之手動,又頃而唇動。及參膏成,三飲之甦矣。其後服參膏盡數斤,病已。(《九靈山房集·丹溪翁傳》)

　　上述醫案爲亡陽證。朱丹溪與衆不同之處,是不循常規方法用人參湯治療,而是用人參膏回陽救逆和作善後調理。推敲其用意:本案屬于久病滯下後飲酒行房,引起相火妄動,以致陰虛而陽暴絕,宜用人參回陽,但又不宜人參之溫燥,爲免傷陰助邪,故用膏劑以克制人參的燥性,以達到救陽扶陽、益氣養陰的目的。同時,膏劑較湯劑傳化慢,宜用于泄瀉患者。從本案可以看到,丹溪翁"陽常有餘"之説并非偏執的成見,而是首重辨證施治;更可以體會丹溪翁時時處處注意護陰的學術特點和製方施治的巧思。

　　東陽陳叔山小男二歲得疾,下利常先啼,日以羸困。問佗,佗曰:"其母懷軀,陽氣內養,乳中虛冷,兒得母寒,故令不時愈。"佗與四物女宛丸,十日即除。(《三國志·魏書·華佗傳》)

　　本案很可能是現存最早的哺乳期妊娠而導致乳兒營養性腹瀉醫案。文中以"陽氣內養"表達母體營養精微的再分配,以"虛冷"表達營養成分的不足,説明中醫"陽氣""虛寒"等概念內涵之豐富。因此,讀古醫書要善于透過古人原始古樸模糊的表述,窺見其蘊含的科學信息。

(二) 深入理解,觸類旁通

　　讀古醫籍要善于把原文和已知的知識聯繫起來思考,發掘、深化原作者的思想,并使之明晰化;還要舉一反三,觸類旁通,古人稱之爲"發揚旨意"。

　　心寂則痛微,心躁則痛甚,百端之起,皆自心生,痛癢瘡瘍,生於心也。(《素問·至真要大論》"諸痛癢瘡,皆屬於心"王冰注)

　　熱甚則瘡痛,熱微則瘡癢。心屬火,其化熱,故瘡瘍皆屬於心也。(《類經·疾病類》)

　　對于《素問》病機十九條中的"諸痛癢瘡,皆屬于心",王冰注從精神活動與疼痛程度的關係來解釋,這是一種創造性理解。張介賓注從熱邪微甚與疼痛程度的關係來解釋,這是另一個角度的創造性理解。今人認識到王冰注蘊藏的科學意義,并據此進一步領悟到痛感與血脉均爲心所主,兩者理應相關,而且臨床上疼痛亦確能引起血管舒縮反應,因此選用指端血管容積脉搏波作爲測量針麻鎮痛過程中經絡氣血活動狀態的指標。這是現代化的創造性

筆記欄

理解。

是以診有大方,坐起有常,出入有行,以轉神明。必清必净,上觀下觀,司八正邪,別五中部。按脉動静,循尺滑濇寒温之意,視其大小,合之病能。逆從以得,復知病名,診可十全,不失人情。故診之或視息視意,故不失條理;道甚明察,故能長久。不知此道,失經絕理,亡言妄期。此謂失道。(《素問·方盛衰論》)

《素問》文中"不失人情"的原意,顯然是指若能恪守診斷之大法,就不會錯失病情。張介賓在注釋上文時,觸類旁通,由此推論到"病人之情""旁人之情""同道人之情"。病人之情有禀賦、體質、性情、好惡、交際、調攝、得失、心境、習俗、成見、隱私等種種情況,旁人之情有因利害所關、自負無知等而干擾診斷治療、使醫家掣肘的情況,同道人之情有阿諛便佞、欺詐孟浪、讒妒貪婪、僥幸貪功、懷私避嫌、平庸低劣等種種直接關係診治結果的情況,洋洋兩千餘言(見張介賓《類經·脉色類》)。張氏這段議論經李中梓加工潤色爲《不失人情論》,成爲中醫醫學社會心理學方面的名篇。

本教材《汗下吐三法該盡治病詮》之"課外閱讀"所收《儒門事親·攻裏發表寒熱殊途箋》係張從正對《漢書·藝文志》所載"五苦六辛"深入理解、觸類旁通的文字。《內經》中未見"五苦六辛"的總名,但《至真要大論》中有"六氣分治"理論,認爲辛凉、辛温、辛熱、辛甘、辛酸、辛苦,苦辛、苦甘、苦熱、苦温、苦冷(寒)、苦酸等性味,隨天之六氣變化所致疾病而各司其用,并有"辛甘發散爲陽,酸苦涌泄爲陰"的論述。張從正把"五苦六辛"理解爲五臟屬裏宜苦泄,六腑爲表宜辛散,正是借前賢之文字,發自己之新見,巧妙地把前人"五苦六辛"之說納入其"發表攻裏"以驅邪外出的汗吐下理論之中。接着又觸類旁通地推論"五積六聚"亦復如此,并强調發散解表不拘于辛,涌泄攻裏不泥于苦,暗示"辛""苦"不過是"發表攻裏"的代稱罷了。雖然張氏的訓釋未必切合《漢書·藝文志》所稱"五苦六辛"的原意,但其見解是對《內經》理論的發揮。

中醫理論和臨床的發展得益于閱讀前人著作時的創造性理解,也常常表現爲對前人理論和經驗的創造性理解。梁啓超在《治國學雜話》中説:"發明的最初動機在注意。"王夫之《四書訓義》亦説:"學愈博則思愈遠。"平日裏積累學識和經驗,養成思考習慣,閱讀時留心體察和縱横聯想,纔能讀出信息,讀以致用,甚至有所發現,有所發明。這是閱讀理解的最終目的。

第二節　文意理解實例分析

本節采用按語或圖解方式,分析文意理解實例,演示閱讀過程中歸納提煉文句旨意,發掘領悟文句義理和內涵的思維過程。

醫至,曰:"疾不可爲也(預後判斷)。在肓之上,膏之下(病位);攻之不可,達之不及,藥不至焉(各種方法無法治療),不可爲也(病入膏肓,不可救藥)。"

秦伯使醫和視之,曰:"疾不可爲也(預後判斷),是謂近女室(病因),疾如蠱(病名)。非鬼非食(排除因素),惑以喪志(病機與症狀)。(《秦醫緩和》)

上段包含很多醫學信息。如古人命名了"膏"與"肓"兩個解剖部位。晋候之病,病位在"肓之上,膏之下",此處"攻之不可,達之不及,藥不至焉"即當時的三種治病方法——艾灸、針刺和藥物療法,都無法到達膏肓之部位,故言"病入膏肓"的預後是"不可爲也"。下段蘊藏了完整的蠱病信息。本病病名爲"蠱",病因爲"近女室",病機爲"惑",症狀爲"喪志"。

言接近女色過度而沉迷其中,喪失了治國之意志。其中"非鬼"言非鬼神致病,"非食"言非飲食致病。從另外的角度考慮,就是當時人們對于病因的認識有女色致病、鬼神致病和飲食致病三種,下文還提到六淫致病。比照稍後的《內經》原文,發現兩者對致病因素的認識多有相同。如《素問·調經論》:"夫邪之生也,或生於陰,或生於陽。其生於陽者,得之風雨寒暑;其生於陰者,得之飲食居處,陰陽喜怒。"這裏將病因分爲陰、陽兩類,屬陽的病因爲"風雨寒暑"外感致病,屬陰的病因爲飲食致病、生活起居不當致病、"陰陽"男女致病及喜怒情志致病。《靈樞·賊風》也言及鬼神致病:"黃帝曰:……其毋所遇邪氣,又毋怵惕之所志,卒然而病者,其故何也? 唯有因鬼神之事乎?"言無外感致病,又無情志所傷,突然生病,是不是鬼神致病? 言外之意,當時的人們認爲有些病是鬼神所致。

余宗族素多,向餘二百。建安紀年以來,猶未十稔(成書時間),其死亡者,三分有二,傷寒十居其七(背景)。感往昔之淪喪,傷橫夭之莫救(寫書原因),乃勤求古訓,博采衆方(寫作方法),撰用《素問》《九卷》《八十一難》《陰陽大論》《胎臚藥録》(用書例釋),并平脉辨證(結合臨床),爲《傷寒雜病論》,合十六卷。雖未能盡愈諸病,庶可以見病知源(目的)。若能尋余所集,思過半矣(價值)。(《傷寒雜病論·序》)

本段文字不多,蘊含的內容却相當豐富,介紹了仲景編寫《傷寒雜病論》的時間、背景、寫書的原因、方法和目的、價值。從"建安紀年以來,猶未十稔"一句,推斷《傷寒雜病論》成書的時間約爲建安六年至九年(201—204),由于家族中一百六十多人因患傷寒病而逝去,促使仲景研究治病之方。仲景編寫《傷寒雜病論》的方法有三種:一是勤求古訓。選用《素問》《九卷》《八十一難》《陰陽大論》等醫經,爲理論基礎。二是博采衆方。選用《胎臚藥録》等衆多經方,其中也包括《湯液經法》。《針灸甲乙經》序:"仲景論廣伊尹《湯液》爲數十卷,用之多驗。"三是辨脉辨證。結合自己的臨床實際,將經典理論與臨床方書有機結合起來,創立了辨證論治的理論體系。本書的編撰目的是使其他醫者依據本書"見病知源",從而救治更多的民衆,而"思過半(收益大)"即爲本書的價值所在。

帝曰:"余念其痛,心爲之亂惑,反甚其病,不可更代,百姓聞之,以爲殘賊,爲之奈何(問:如何救治百姓之病患)?"岐伯曰:"夫人生於地,懸命於天,天地合氣,命之曰人(答:人禀天地陰陽之氣而生)。人能應四時者,天地爲之父母;知萬物者,謂之天子(懂得萬物生存生長之理,生活起居順應四時陰陽,便能得到天地之氣的供養而健康無恙)。天有陰陽,人有十二節;天有寒暑,人有虛實(天人相應,正常人體的陰陽二氣隨天地陰陽的消長虛實而有規律地循環變化)。能經天地陰陽之化者,不失四時;知十二節之理者,聖智不能欺也(懂得順天時養生、明白陰陽消長之理的人是最明智的)。能存八動之變,五勝更立,能達虛實之數者,獨出獨入,呿吟至微,秋毫在目(因爲能通曉四時氣候常與變的規律及其對人體的影響,就能洞察病患并靈活處治。按:《內經》中五運六氣太過不及與流行病常見病關係的理論,用熱遠熱、用寒遠寒等用藥原則,以及後世張元素的四時陰陽用藥理論,都是這一認識的體現)。"(《素問·寶命全形論》)

黃帝問如何救治百姓之病患,岐伯的回答却似乎迂闊不着邊際。但留意體會岐伯話語的言下之意和邏輯聯繫,就會發現岐伯是由遠至近、層層深入地回答了黃帝的問題。理解了岐伯的語意,就不難明白岐伯實際上告訴黃帝三個基本方法:一是順應四時養生,使自己成爲自然之子,亦即未病先防。二是在"呿吟至微"之時便察知病兆,亦即有病早治。三是把四時陰陽與人體陰陽互參,知常達變,從中推求患者的陰陽虛實,靈活處理,亦即整體考察,辨證施治。

黃帝問曰:"天覆地載,萬物悉備,莫貴於人。人以天地之氣生,四時之法成,君王衆庶,盡欲全形。形之疾病,莫知其情,留淫日深,著於骨髓,心私慮之。余欲鍼除其疾病,爲之奈何?"岐伯對曰:"夫鹽之味鹹者,其氣令器津泄;絃絕者,其音嘶敗;木敷者,其葉發;病深者,其聲噦。人有此三者,是謂壞府,毒藥無治,短鍼無取。此皆絕皮傷肉,血氣争黑。"(《素問•寶命全形論》)

黃帝問針刺治病之法,岐伯却連用幾個譬喻,闡述"有諸内必形諸外"之理,似乎答非所問,不合邏輯。實際上,岐伯這幾句話是承"形之疾病,莫知其情"而言,通過説明疾病可以據表測裏、見微知著,暗示醫者不應使疾病"留淫日深,著於骨髓",即便到了"著於骨髓"的階段,也應該能診察出來。"人有此三者"以下四句,纔是正面回答"余欲鍼除其疾病,爲之奈何"的問題,指出"著於骨髓"已屬"毒藥無治,短鍼無取"的不治之證。最後兩句,補充説明不治之證的診斷要點。通過梳理文句之間的邏輯聯繫,可以看到岐伯的回答是很有針對性的,他着重闡述針刺之法的首要問題是"視死别生",是判斷疾病可治還是不可治。黃帝與岐伯問答的邏輯關係如圖下 8-1 所示:

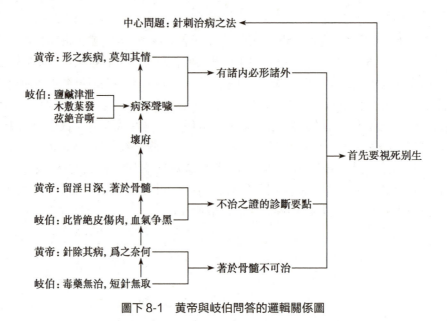

圖下 8-1　黃帝與岐伯問答的邏輯關係圖

《生氣通天論》:"**汗出偏沮,使人偏枯。**"王注曰:"夫人之身常偏汗出而潤澤者宋本作潤澤,此從熊本、藏本,久久偏枯,半身不隨。"林校曰:"按'沮',《千金》作'祖',全元起本作'恆'。"澍案:王本并注是也。《一切經音義》卷十引《倉頡篇》曰:"沮,漸也。"《廣雅》曰:"沮、潤、漸、洳,溼也。"《魏風》:"彼汾沮洳。"毛傳曰:"沮洳,其漸洳者。"《王制》:"山川沮澤。"何氏《隱義》曰:"沮澤,下濕地也。"是"沮"爲潤澤之象。曩澍在西安縣署,見侯官林某,每動作飲食,左體汗泄,濡潤透衣,雖冬月猶爾,正如經注所云。則經文本作"沮"字無疑。且"沮"與"枯"爲韻也。孫本作"祖",乃偏旁之譌。《説文》古文"示"作"ⅢⅢ",與篆書Ⅲ字相似,故"沮"誤爲"祖"。全本作"恆",則全體俱誤矣。"沮"之左畔譌從心,《小雅•采薇》正義引鄭氏《易》注,所謂古書篆作立心,與水相近者也。其右畔譌作"亘","亘"與"且"今字亦相近,故合譌而爲"恆"。(《黃帝内經素問校義》)

這是一則校文。讀校文應注意論據與論據之間的邏輯聯繫,把握作者的論證思路,纔能理解和判斷其是非得失。本文的論證思路如圖下 8-2 所示:

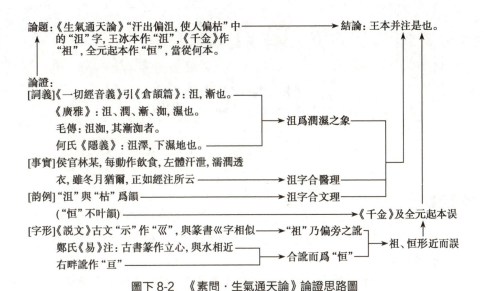

圖下 8-2　《素問·生氣通天論》論證思路圖

　　文意理解是知識、技能和悟性的綜合運用,需要大量閱讀積累和反復練習,真積力久方能游刃自如。《禮記·中庸》:"博學之,審問之,慎思之,明辨之,篤行之。"這句話是治學的基本方法,同樣也是文意理解的基本方法。隨着知識的增長、閱歷的豐富,理解能力亦會提高,對同一句段、同一篇章也就有新的理解和領悟,所以俗話説:"舊書不厭百回讀,熟讀深思旨自知。"

● (傅海燕)

◇◇◇ **第九章** ◇◇◇

古代文化知識

📝 **學習目標**

1. 知識目標　熟悉反映于古醫書中的記時方法、年齡稱謂、避諱方法、度量衡制度及中醫藥事務命名。
2. 能力目標　學會選擇合適的古代文化中的方法、制度來解决閱讀古醫籍中的實際問題,培養自學能力、動手能力和綜合知識的運用能力。
3. 情感目標　通過學習古代文化知識,增强學習的主動性,提高文化自信。

中醫藥學是在古代文化的沃土上孕育成長起來的。没有一定的古代文化知識素養,研讀古代醫書就會倍感困難。古代文化的内容非常廣泛,其中記時方法、年齡稱謂、避諱、度量衡制度及事物命名等知識,尤多反映于古醫書中。

ER-43-1

古代文化
知識(一)
(二)PPT

第 一 節　記 時 方 法

閱讀古醫籍,有必要瞭解古人記錄時間的方法。下面就古代的紀日法、紀時法、紀月法、紀年法及節氣、節日分别加以叙述。

一、紀日法

日是最早出現的計時單位,故首先介紹紀日法。

古人用干支紀日。干支就是幹枝,天爲幹,地爲枝。共用十天干,十二地支。十天干是甲乙丙丁戊己庚辛壬癸;十二地支是子丑寅卯辰巳午未申酉戌亥。十天干和十二地支依次組合爲六十個單位,組合的方法是以天干的單數配地支的單數,天干的雙數配地支的雙數,從甲子始,至癸亥終,稱爲六十甲子。排列如下:

甲子	乙丑	丙寅	丁卯	戊辰	己巳	庚午	辛未	壬申	癸酉
甲戌	乙亥	丙子	丁丑	戊寅	己卯	庚辰	辛巳	壬午	癸未
甲申	乙酉	丙戌	丁亥	戊子	己丑	庚寅	辛卯	壬辰	癸巳
甲午	乙未	丙申	丁酉	戊戌	己亥	庚子	辛丑	壬寅	癸卯
甲辰	乙巳	丙午	丁未	戊申	己酉	庚戌	辛亥	壬子	癸丑
甲寅	乙卯	丙辰	丁巳	戊午	己未	庚申	辛酉	壬戌	癸亥

每組代表一天。假設某日爲甲子日,那麽甲子以後的日子依次順推爲乙丑、丙寅、丁卯等;甲子以前的日子依次逆推爲癸亥、壬戌、辛酉等。六十甲子周而復始,循環不斷。

干支紀日法產生于殷商時代,甲骨文中就出現了干支表(《甲骨文合集》第 37986 號)。

從春秋戰國開始,干支紀日便成爲歷代史官紀日的傳統方法。據文獻資料,春秋時魯隱公三年二月己巳日(前720年2月22日)起的干支紀日,一直到清代宣統三年(1911)止,計2600多年,從未間斷。這是世界上迄今所知應用時間最長的紀日法。古人亦有單用天干紀日的,早在夏代可能已産生這種方法,即用甲、乙、丙、丁等十個字來紀日。夏代後期,有幾個帝王使用"孔甲""履癸"等名號,可以爲證。後來干支紀日通行,天干紀日便逐漸不用。然而需要注意的是,《黃帝內經》中多數衹用天干紀日,如《素問·藏氣法時論》:"肝病者,愈在丙丁,丙丁不愈,加於庚辛,庚辛不死,持於壬癸,起於甲乙。"句中四組天干都是指日而言。至于單用地支紀日則屬于後起,且大多限于特定日子,如"三月上巳"(古代的一個節日)之類。

從一個月來説,有些日子在古代有特定的名稱,即根據每月月相(月球明亮部分的各種不同形象)來紀日。每月的第一天叫作"朔",最後一天叫作"晦"。在先秦古籍裏,朔晦兩天,一般既稱干支又稱朔晦,如《左傳·僖公五年》:"冬十二月丙子朔,晋滅虢。"《左傳·襄公十八年》:"十月……丙寅晦,齊師夜遁。"其他日子一般衹記干支,但是可以根據當月朔日的干支推知它是這個月的第幾天。初三叫作"朏"(音 fěi)。月半稱"望",小月十五,大月十六。《釋名·釋天》:"望,月滿之名也。月大十六日,小十五日,日在東,月在西,遥相望也。"望日前幾天,可泛稱"幾望"。望日後、下弦前,稱"既望"。每月初七八,稱爲"上弦",每月二十二三,稱爲"下弦",又統稱爲"弦"。

二、紀時法

此爲一天之內的紀時法。古人主要根據天色把一晝夜分爲若干時段,然後各加以名稱。日出時叫作朝、旦、晨、早,日入時叫作夕、暮、昏、晚。所以古書常見朝夕、旦暮、晨昏、早晚并舉。太陽正中時稱日中,將近日中時稱隅中,太陽西斜稱日昃,太陽落山稱日入。日入以後是黃昏,接着是人定、夜半,隨後繼之以雞鳴、昧旦、日出,這時天就亮了。《內經》中常見這種紀時法。如《素問·生氣通天論》:"故陽氣者,一日而主外,平旦人氣生,日中而陽氣隆,日西而陽氣已虛,氣門乃閉。"《靈樞·順氣一日分爲四時》:"以一日分爲四時,朝則爲春,日中爲夏,日入爲秋,夜半爲冬。"

此外,古人一日兩餐,朝食在日出之後、隅中之前,這段時間叫食時;夕食在日昃之後、日入之前,這段時間稱晡時。《傷寒雜病論》中多次出現"日晡"時段名,就是指晡時。這種劃分時段的方法通用于周代。隨着紀時方法的詳密,古人對于一晝夜有了等分的時辰概念。漢太初以後,開始用十二地支作爲十二時辰的名稱,每個時辰恰好等于現代的兩小時(小時,即小時辰之意)。近代又把每個時辰細分爲初、正,這就等于把一晝夜分爲二十四等份了。表9-1示古今紀時法:

表9-1　十二時辰表

時段名	夜半		雞鳴		昧旦		日出		食時		隅中		日中		日昃		晡時		日入		黃昏		人定	
	子		丑		寅		卯		辰		巳		午		未		申		酉		戌		亥	
時辰	子初	子正	丑初	丑正	寅初	寅正	卯初	卯正	辰初	辰正	巳初	巳正	午初	午正	未初	未正	申初	申正	酉初	酉正	戌初	戌正	亥初	亥正
鐘點	23	24	1	2	3	4	5	6	7	8	9	10	11	12	13	14	15	16	17	18	19	20	21	22

需要特別指出的是,一些時段往往有不同的稱謂,而同一時段所指時辰也可能各不相同。例如時段异名"平旦"(或"平明"),各書所指略有分歧。一般認爲"平旦"即"日出",如林億《素問》"新校正"云"日出與平旦時等",而王充《論衡·譋(lán)時篇》則説"平旦寅,日出卯",這樣"平旦"與"昧旦"時等。此外,古人還有專門的夜間紀時法,即把一夜(自戌時至

筆記欄

寅時)等分爲五段,以天干中的甲、乙、丙、丁、戊命名,或以鼓時、更時來區分。即戌時可稱爲甲夜、一鼓、一更,亥時可稱爲乙夜、二鼓、二更,子時可稱爲丙夜、三鼓、三更,丑時可稱爲丁夜、四鼓、四更,寅時可稱爲戊夜、五鼓、五更。另外,《内經》中還有一些特定稱謂:大晨,指天大明之時;早晡,指將近晡時的一段時間;下晡、晏晡,均爲晡時之後,但下晡在前,晏晡在後;合陰,指夜半之後的一段時間;合夜,指鷄鳴之前的一段時間。後世醫書一般都按十二地支紀時。還有一點要注意的是,"小時"(表中寫"鐘點")的概念是到20世紀初纔慢慢通行起來的,因此,古代醫書裏所説"隔二時服",是指間隔兩個時辰,即4小時。

三、紀月法

一年有四時,四時就是四季,即春、夏、秋、冬。但在商代和西周前期,一年祇分爲春秋二時,所以後世常以春秋作爲一年的代稱。後來曆法日趨詳密,由春秋二時再分出冬夏二時,一年由二季之稱分爲四時。祇是開始時的四時順序不是"春夏秋冬",而是"春秋冬夏"。反映在當時和後來的著述中,如《禮記·孔子閒居》:"天有四時,春秋冬夏。"《内經》記載四時,也常用這種表示法。如《素問·八正神明論》:"四時者,所以分春秋冬夏之氣所在,以時調之也。"西周中期之後,四時之稱就規範爲春夏秋冬了。

在中醫古籍裏,除春夏秋冬四時外,還有一個"長夏"的名稱。這是因爲四時與五行相配缺少一時,故加上一個"長夏"以配土。《素問·六節藏象論》王冰注:"四時之中,加之長夏,故謂得五行時之勝也。"就是此意。爲什麼叫長夏? 王冰又解釋説:"所謂長夏者,六月也,土生于火,長在夏中,既長而王,故云長夏也。"

關于紀月法(注:下文所言之"月"均爲陰曆),古代有很多種,通常用序數紀月,如一月、二月、三月等,作爲歲首的月份叫作"正月",也有許多特殊稱謂,介紹如下:

(一)月名紀月

先秦每個月都有特定的名稱。《爾雅·釋天》載:"正月爲陬(zōu),二月爲如,三月爲寎(bǐng),四月爲余,五月爲皋(gāo),六月爲且,七月爲相,八月爲壯,九月爲玄,十月爲陽,十一月爲辜,十二月爲塗。"這樣的説法,在先秦典籍中常常可見,如《詩經》以"余"指四月、《國語》以"玄"指九月等。後世醫家也常仿之,如清代汪廷珍《温病條辨·叙》"嘉慶十有七年壯月既望"的"壯月"即指八月。

(二)四季紀月

古人把四季的每一季節都分成孟、仲、季三個階段,然後再依次分別代稱月份,如孟春即正月,仲春是二月,季春爲三月。這種紀月法常見于序跋。如明代吴崑《醫方考·自序》"皇明萬曆十二年歲次甲申孟冬月"的"孟冬月"即爲十月。

(三)月建紀月

月建紀月也稱地支紀月,即用十二地支與十二個月份相配紀月。這種紀月法早在春秋時代就開始了。月建的"建"指"斗建",即北斗七星斗柄所指的時辰,由子至亥,每月遷移一辰,故稱月建。人們通常把冬至所在的月份配子,稱爲建子之月,由此順推,依次爲建丑之月、建寅之月……直到建亥之月,如此周而復始。春秋戰國時代有過三種不同的曆法制度,即所謂夏曆、殷曆、周曆。三者主要的區別在于歲首的不同,即正月的月建不同,所以叫作"三正"。夏曆以建寅之月(即冬至後二月,相當于現今陰曆正月)爲正,殷曆以建丑之月(即冬至後一月,相當于現今陰曆十二月)爲正,周曆以建子之月(即冬至所在的月份,相當于現今陰曆十一月)爲正。由于三正歲首的月建有别,四季的劃分也就隨之而异。

春秋戰國時期不同地區使用不同的曆法制度,因此,閱讀先秦古籍時有必要瞭解三正的差异。舉例來説,《春秋》和《孟子》多用周曆,《楚辭》和《吕氏春秋》用夏曆,《詩經》中有些

筆記欄

詩篇是夏曆和周曆并用,《黃帝內經》則是三正兼用,甚至有用秦曆(秦始皇時以建亥之月即夏曆十月爲歲首)的。漢武帝太初元年(前104)起使用太初曆,以建寅之月爲歲首,這是我國歷史上第一部比較完整的曆法。此後大約兩千年間,除王莽和魏明帝時一度改用殷正,唐武后和蕭宗時一度改用周正外,其餘都是用的夏正。所以辛亥革命後,對于舊用的曆法稱爲"夏曆",俗稱"陰曆""舊曆",又因爲傳統上夏曆與農業勞動生産有比較密切的關係,故也稱爲"農曆"。

（四）律呂紀月

律呂是六律、六呂的合稱,即十二律。律本來是古代用竹管製成的校正樂律的器具,以管的長短(各管的管徑相等)來確定音的不同高度。從低音管算起,奇數的六個管叫作"律",偶數的六個管叫作"呂"。後來就用律呂作爲音律的統稱。所以,十二律就是十二個標準音,從低到高依次排列,共有十二個名稱,後來被借用爲十二月的代稱。六律用以指單月,六呂用以指雙月。如《類經·序》"歲次甲子黃鐘之吉"的"黃鐘"即指陰曆十一月。

古人用來紀月的方法還有很多,如以花木名紀月,即用各個月的代表性花木紀月。清代厲荃《事物異名錄·歲時》:"九月爲菊月。"其他有以楊月稱正月、杏月稱二月、桃月稱三月等。又如時令紀月,古人根據時令天氣的特點來指稱各月。東晉謝靈運《游赤石進帆海》詩:"首夏猶清和,芳草亦未歇。""清和"謂天氣清明而和暖,後來成爲四月的別稱。古人有時還用一些特殊的名稱紀月。如"大壯"爲六十四卦之一,主陽剛盛長之象,後來就作爲二月的异名。"臘"本來是祭名,古代在十二月間行之,秦時以十二月爲臘月,後世就因襲了下來。在中醫古籍中,較少用序數紀月,而多用別稱异名。如宋代楊士瀛(yíng)《仁齋直指方·自序》題作"景定甲子良月朔",良月即指陰曆十月。《左傳·莊公十六年》:"使以十月入,曰:'良月也,就盈數焉。'"古人以盈數爲吉,數至十則小吉,故以十月爲良月。清代張志聰《侶山堂類辯·自序》題作"康熙歲次庚戌正陽月",正陽月即指陰曆四月。漢代董仲舒《雨雹對》:"陽德用事,則和氣皆陽,建巳之月是也,故謂之正陽之月。"建巳之月即夏曆四月。

爲便于核對,現將上述"月名紀月""四季紀月""月建紀月""律呂紀月"與序數紀月對照排列,見表9-2。

表9-2　中國古代紀月法

序數紀月	正月	二月	三月	四月	五月	六月	七月	八月	九月	十月	十一月	十二月
月名紀月	陬月	如月	病月	余月	皋月	且月	相月	壯月	玄月	陽月	辜月	塗月
四季紀月	孟春	仲春	季春	孟夏	仲夏	季夏	孟秋	仲秋	季秋	孟冬	仲冬	季冬
月建紀月	寅月	卯月	辰月	巳月	午月	未月	申月	酉月	戌月	亥月	子月	丑月
律呂紀月	太簇	夾鐘	姑洗	仲呂	蕤賓	林鐘	夷則	南呂	無射	應鐘	黃鐘	大呂

四、紀年法

我國古代的紀年法比較複雜,現擇其要,依次介紹年號紀年、干支紀年、星歲紀年和生肖紀年。

（一）年號紀年

我國古代最初是按照君王即位的年次紀年,如周宣王元年(前827)、秦穆公三十年(前630)等。這種紀年法以元、二、三的序數遞記,直到舊君去位、新君即位爲止。漢武帝劉徹開始用年號紀年,即位次年稱建元元年(前140年),順次爲建元二年、建元三年等,也是以元、二、三的序數遞記。更換年號就重新紀元,如劉徹在位54年,共計改元10次。從此以後,不僅各代所謂正統的皇帝使用年號,而且農民起義的政權、少數民族建立的政權、列國鼎立或偏安、權貴割據或僭偽都建有年號。據統計,歷史上使用過的年號有 800 多個。年號紀年法是過去史家所用的傳統紀年法,延續了將近 2800 年。不少古醫書是用這種方法來紀年的,如宋代劉昉《幼幼新書》李庚序題作"紹興二十年九月幾望"。紹興是南宋高宗趙構的年號,紹興二十年即 1150 年。這種方法的好處在于紀年明確,可以直接表明具體的年份,祇要查核《中國歷史紀年表》就可立即轉爲公元紀年。

(二)干支紀年

干支紀年是我國古代最基本的紀年方式之一。最早的記載見于《淮南子·天文訓》,但西漢時這種方式還不通行。自東漢光武帝建武三十年(54)開始,干支正式用于紀年,章帝元和二年(85)以朝廷命令的形式在全國範圍內實行,六十甲子周而復始,至今沒有中斷。由此可以向上逆推,知道上古某年是什麼干支。一般歷史年表所記東漢以前的逐年干支,便是這樣逆推出來的。

干支紀年在中醫古籍中廣泛應用。如清代柯琴《傷寒論注·自序》題作"時己酉初夏也",據柯琴的生活年代,可查得"己酉"當爲 1729 年。當然,更常見的是皇帝年號加上當年干支的合記方法,如明代陳實功《外科正宗·自序》題作"萬曆丁巳之秋七月既望"、金朝段成己《肘後備急方·序》題作"至元丙子季秋"等,都是年號與干支并用。還有再加上年次的,如唐代王冰《黃帝內經素問注·序》題作"時大唐寶應元年歲次壬寅"、元代危亦林《世醫得效方·自序》題作"至元三年歲丁丑七月既望"等即是。兩法并用紀年的長處是不易錯亂。

(三)星歲紀年

戰國時代,天文占星家根據天象紀年,即所謂星歲紀年法。星指歲星,歲指太歲。

先說歲星紀年法。歲星即"木星",木星在黃道帶由西向東,每年行經一個星次,約 12 年運行一周天。假如某年歲星運行到星紀範圍,這一年就記爲"歲在星紀",第二年歲星運行到玄枵(xiāo)範圍,就記爲"歲在玄枵",其餘由此類推,12 年周而復始。按地支排列,歲星十二星次名稱依次爲玄枵、星紀、析木、大火、壽星、鶉尾、鶉火、鶉首、實沈、大梁、降婁、娵訾(jū zī)。宋代夏竦(sǒng)《銅人腧穴針灸圖經·序》題作"時天聖四年歲次析木秋八月丙申",其中"析木"就是用歲星紀年的例子。

再說太歲紀年法。古人有所謂十二辰的概念,就是把黃道附近一周天的十二等分由東向西配以子丑寅卯等十二支。而歲星由西向東運行,和人們所熟悉的十二辰的方向和順序正好相反,所以歲星紀年法在實際生活中應用起來并不方便。爲此,古代天文占星家便設想出一個假歲星,起名太歲,又叫歲陰、太陰,讓它和真歲星"背道而馳",這樣就和十二辰的方向順序相一致,并用它來紀年。其方法是:某年歲星在星紀,太歲便在析木(寅),這一年就是"太歲在寅";第二年歲星運行到玄枵,太歲便到大火(卯),這一年就是"太歲在卯",其餘由此類推。此外《爾雅·釋天》還記載用攝提格、單閼(chán yān)等十二個太歲年名作爲"太歲在寅""太歲在卯"等十二個年份的名稱。太歲年名和太歲所在、歲星所在以及十二支的對應關係如表 9-3 所示:

表 9-3　星歲紀年表

太歲年名	攝提格	單閼	執徐	大荒落	敦牂	協洽	涒灘	作噩	閹茂	大淵獻	困敦	赤奮若
太歲所在十二辰	寅	卯	辰	巳	午	未	申	酉	戌	亥	子	丑
	析木	大火	壽星	鶉尾	鶉火	鶉首	實沈	大梁	降婁	娵訾	玄枵	星紀
歲星所在十二次	丑	子	亥	戌	酉	申	未	午	巳	辰	卯	寅
	星紀	玄枵	娵訾	降婁	大梁	實沈	鶉首	鶉火	鶉尾	壽星	大火	析木

這種紀年法的使用在春秋戰國時比較流行，如《呂氏春秋·序意》："維秦八年，歲在涒（tūn）灘。"涒灘指"太歲在申"之年。秦漢以後使用較少，但在中醫古籍中也有仿古用太歲紀年的，如金朝張從正《儒門事親》"頤齋引曰"題作"歲在單閼陽月晦日"即是一例。

（四）生肖紀年

古代曆學家制訂曆法，需要仰觀天象，以探索天體運行情況；俯察地理，以瞭解草木鳥獸蟲的生長情況及氣候的變化。所以古人根據十二種動物的屬性，附會以五行學說，再配上十二地支，形成所謂十二生肖，也叫十二相屬，十二年爲一紀，延續不斷，沿用至今。凡當年干支中的地支與某一動物的地支相合，即稱該年爲某生肖年。如子與鼠合，則甲子、丙子等均稱鼠年，凡鼠年生的皆肖鼠。丑與牛合，故乙丑、丁丑等都稱牛年，凡牛年生的皆肖牛。其餘由此類推。十二生肖之說起于東漢，漢代前未見記載。這種相屬關係可以用來推算一個人的年齡、出生的年份。歷史上也使用過生肖紀年法，如元代有"泰定鼠兒年"（泰定是元代泰定帝的年號，鼠兒年即甲子，爲 1324 年）的記載。生肖、地支及其五行屬性的關係見表 9-4。

表 9-4　生肖紀年表

生肖	鼠	牛	虎	兔	龍	蛇	馬	羊	猴	鷄	狗	猪
地支	子	丑	寅	卯	辰	巳	午	未	申	酉	戌	亥
五行	水	土	木	木	水	火	火	土	金	金	土	水

五、節氣

二十四節氣是我國古代曆法的重要組成部分。古人把黄道附近的一周天二十四等分，根據地球在圍繞太陽公轉的軌道上的二十四個不同位置，將全年劃分爲二十四個段落，包括立春、驚蟄等十二個"節"氣，雨水、春分等十二個"中"氣，統稱"二十四節氣"，以此來反映四季、氣温、降雨、物候等方面的變化。二十四節氣的名稱、順序及日期見表 9-5。

表 9-5　二十四節氣表

春季	節氣名	立 春（正月節）	雨 水（正月中）	驚 蟄（二月節）	春 分（二月中）	清 明（三月節）	穀 雨（三月中）
	節氣日期	2月4日或5日	2月19日或20日	3月5日或6日	3月20日或21日	4月4日或5日	4月20日或21日
夏季	節氣名	立 夏（四月節）	小 滿（四月中）	芒 種（五月節）	夏 至（五月中）	小 暑（六月節）	大 暑（六月中）
	節氣日期	5月5日或6日	5月21日或22日	6月5日或6日	6月21日或22日	7月7日或8日	7月22日或24日
秋季	節氣名	立 秋（七月節）	處 暑（七月中）	白 露（八月節）	秋 分（八月中）	寒 露（九月節）	霜 降（九月中）
	節氣日期	8月7日或8日	8月23日或24日	9月7日或8日	9月23日或24日	10月8日或9日	10月23日或24日
冬季	節氣名	立 冬（十月節）	小 雪（十月中）	大 雪（十一月節）	冬 至（十一月中）	小 寒（十二月節）	大 寒（十二月中）
	節氣日期	11月7日或8日	11月22日或23日	12月7日或8日	12月21日或22日	1月5日或6日	1月20日或21日

注：①節氣名下括弧内係夏曆。　②節氣日期係較爲常見的陽曆日期。

爲了便于記憶,人們編出歌謠:"春雨驚春清穀天,夏滿芒夏暑相連,秋處露秋寒霜降,冬雪雪冬小大寒。"

二十四節氣是逐步完善起來的。二十四節氣的劃分,起源于我國黃河流域。古人首先發現的是二分和二至。遠在春秋時代,古人使用圭表(測日影器)測量日影的長度,就能相當準確地確定這四氣,祇是名稱與現在不同。《尚書·堯典》:"日中星鳥,以殷仲春;日永星火,以正仲夏;宵中星虚,以殷仲秋;日短星昴,以正仲冬。""日中""日永""宵中""日短"分別表示春分、夏至、秋分、冬至四大節氣。戰國時期,《左傳·僖公五年》又有"分至啓閉"的記載。"分"指春分、秋分,"至"指夏至、冬至,"啓"指立春、立夏,"閉"指立秋、立冬。到了西漢初年,《淮南子·天文訓》中出現了與後世完全相同的二十四節氣的名稱,而且順序也毫無二致,祇是"驚蟄"原名"啟蟄",漢代避景帝劉啓名諱,改稱"驚蟄",并沿用至今。2016 年11 月 30 日,二十四節氣被正式列入聯合國教科文組織人類非物質文化遺産代表名録。在國際氣象界,二十四節氣被譽爲"中國的第五大發明"。

六、節日

由于風俗習慣的關係,我國古代的節日很多,有許多一直流傳到今天。下面把一些主要的節日按夏曆順序加以介紹。

(一)春節

春節是我國人民最重視的一個傳統節日。春節在不同的歷史時期有着不同的含義。在殷商時代,春節叫"元旦",指正月初一。在漢代,人們把二十四節氣中的立春這一天定爲春節。南北朝時,人們則把整個春季都稱爲春節,意爲春天的節序。把夏曆正月初一定爲春節,是從辛亥革命後實行的。圍繞春節,千百年來形成了許多風俗習慣,主要有掃塵、守歲、放爆竹、貼春聯、拜年等,此外還盛行舞獅子、耍龍燈、逛花市、踩高蹺、賞冰燈等喜慶活動。

(二)人日

正月初七日。據漢代東方朔《占書》載,正月一日爲鷄,二日爲狗,三日爲猪,四日爲羊,五日爲牛,六日爲馬,七日爲人,八日爲穀。古人常以此紀日。

(三)上元

正月十五日。這天晚上叫元宵,也叫元夜。唐代以來有觀燈的風俗,所以又叫燈節。元宵節實際上是春節喜慶活動的又一個高潮。在這一天裏,人們要張燈結彩,進行猜謎活動,還要吃湯圓、包餃子。

(四)中和

唐德宗貞元五年以二月一日爲中和節。這一天民間以青囊盛百穀瓜果種互相贈送,稱爲獻生子,同時釀宜春酒祭神,祈求豐年。

(五)花朝(zhāo)

舊俗以二月十五日爲百花生日,所以稱此日爲花朝節。一説爲十二日(別名撲蝶會),又説爲初二日(別名挑菜節)。

(六)春社

一般在立春後第五個戊日,即春分前後。古代在春、秋季有兩次祭祀土神的日子,叫作社日。這一天,先是祭神,然後飲酒慶祝。

(七)上巳

古時以三月上旬巳日爲上巳,舊俗以此日臨水洗濯,消除不祥,叫作禊日。魏晉以後固定爲三月三日。後來成爲水邊飲宴、郊外踏青的節日。

(八)寒食

清明前兩天(一説清明前一天)。相傳起于晉文公悼念介之推事,因介之推抱木焚死,于是定此日禁火寒食。

（九）清明

清明是二十四節氣中唯一一個被演變爲正式節日的。由于舊時往往把寒食延續到清明，所以兩者很難分辨。古人在清明這一天有踏青掃墓的習俗。

（十）浴佛節

相傳四月初八日爲釋迦牟尼生日，佛寺在此日舉行誦經，并設香湯浴佛，共作龍華會，後來就演變成爲民間的節日。

（十一）浣花日

相傳四月十九日，蜀人傾城宴游于成都西浣花溪旁，浣花日由此得名。

（十二）女兒節

五月初一日。明清時京城女子習俗之一。五月一日至五日，家家妍飾小閨女，簪以榴花，曰女兒節。

（十三）端午

五月初五日。本名端五，也稱端陽、重午、午日。關于端午節的傳說很多，最流行的是爲了紀念詩人屈原。這一天，民間除舉行龍舟競賽外，還要吃粽子，喝雄黃酒，懸艾驅邪。從唐代起，端午節被正式規定爲大節日。

（十四）天貺（kuàng）節

宋代節日。宋真宗大中祥符四年（1011）正月詔以六月六日天書再降日爲天貺節。貺，賜與。

（十五）伏日

夏至後第三個庚日爲初伏（頭伏），第四個庚日爲中伏（二伏），立秋後第一個庚日爲末伏（三伏），總稱爲三伏或伏天。據說伏是隱伏避盛暑的意思。一般所謂伏日，多指初伏。這一天要舉行祭祀，所以也成爲一個節日。

（十六）火節

六月二十八日。雲南習俗，每年至此時，各家束葦爲蒿，高七八尺，遇夜炳燎，其光燭天，稱火節。

（十七）七夕

七月初七日。相傳這天晚上是牛郎織女在天河相會之夜，家家婦女結彩縷，穿七孔針，陳設酒脯瓜果于庭中，向織女乞求智巧。所以，七夕又稱爲少女節或乞巧節。

（十八）中元

七月十五日。舊時道觀于此日作齋醮，僧寺作盂蘭盆會，民俗也有祭祀亡故親友等活動。盂蘭盆會是每逢七月十五日，佛教徒爲追薦祖先舉行的儀式。盂蘭盆是梵文的音譯，意爲救倒懸，起于《盂蘭盆經》目連救母之說。我國梁代開始仿行，後世除設齋供僧外，還加拜懺、放焰火等，相沿成習。

（十九）天醫日

八月初一日。《協紀辨方書·義例·成》："天醫者，天之巫醫，其日宜請藥避病，尋巫禱祀。"

（二十）中秋

八月十五日。人們覺得這時的月亮最亮最圓，所以是賞月的佳節。吃月餅的習俗在傳說中與元代張士誠起義有關，其實它祇是以月餅之圓象徵合家團圓歡慶之意罷了。

（二十一）秋社

一般在立秋後第五個戊日，即秋分前後。同春社一樣，也是古代祭祀土神的日子。

（二十二）重陽

九月初九日。古人以九爲陽數，日月都逢九，所以稱爲重陽，又叫重九。在這一天，古人“必以糕酒登高眺遠，爲時宴之游賞，以暢秋志。酒必采茱萸甘菊以泛之，既醉而還”（《齊人月令》）。

（二十三）下元

十月十五日。京城于是日張燈結彩如上元之夕。

（二十四）冬至

常被人當作節日來過。冬至前一日稱爲小至。古人把冬至看作節氣的起點，從冬至起，白晝一天天長起來，叫作“冬至一陽生”。

（二十五）臘日

舊時臘祭的日子。古人在這一天獵禽獸，用以歲終祭先祖。漢代以冬至後第三個戌日爲臘日，後來改爲十二月初八日。《荆楚歲時記》：“十二月八日爲臘日。”

（二十六）臘八

臘八節最早與佛教有關。相傳十二月初八日是釋迦牟尼的成道日，佛寺常在這一日誦經，并效法佛成道前牧女獻乳糜的傳說故事，設五味粥供佛，名曰臘八粥，又名七寶粥。後來演變爲民間習俗，吃臘八粥有慶豐收之意。

（二十七）祀灶日

這是祭祀灶神的日子。舊時風俗多在十二月二十三日或二十四日舉行。又，舊俗以十二月二十四日爲小年。

（二十八）小除夕

十二月二十九日。

（二十九）除夕

十二月三十日。除是除舊布新的意思。一年的最後一天叫歲除，所以那天晚上叫除夕，俗稱大年夜。舊俗除夕終夜不睡，以待天明，謂之守歲。

上述節日，不是一個時代，而是許多時代積累下來的，而且都是漢族地區的習俗。我國是多民族的大家庭，少數民族的傳統節日也很多，如蒙古族每年七八月舉行的那達慕大會、藏族的望果節、雪頓節，彝族的火把節，傣族的潑水節等，反映了各族人民的生活習慣、文化特點和宗教信仰，具有濃厚的民族特色和地方風采，也值得瞭解和研究。

中醫古籍中常用節日名稱作爲某日的代稱，如宋代嚴用和《嚴氏濟生方·自序》題作“寶祐癸丑上巳”、《本草綱目·序》題作“萬曆歲庚寅春上元日”、明代陶華《傷寒瑣言·自序》題作“正統十年乙丑中元日”、清代唐宗海《血證論·自序》題作“光緒十年歲在甲申重九後一日”等，都是用節日名稱紀日的例子。

第二節　年齡稱謂

古代表示年齡的方法豐富生動，常根據求學、成家、立業、爲官、告退等經歷特點，對各種年齡階段冠以不同的名稱。

《論語·爲政》：“子曰：‘吾十有五而志于學，三十而立，四十而不惑，五十而知天命，六十而耳順，七十而從心所欲，不逾矩。’”後人便以“志學”“而立”“不惑”“知命”“耳順”“從心”分別表示十五歲、三十歲、四十歲、五十歲、六十歲、七十歲。

《禮記·曲禮上》：“人生十年曰幼，學；二十曰弱，冠；三十曰壯，有室；四十曰強，而仕；

五十曰艾,服官政;六十曰耆,指使;七十曰老,而傳;八十、九十曰耄;七年曰悼,悼與耄,雖有罪,不加刑焉;百年曰期,頤。"後人便以"幼"或"幼學""弱"或"弱冠""壯"或"有室""强"或"强仕""艾"或"艾服"等分別表示十歲、二十歲、三十歲、四十歲、五十歲之類。

《禮記‧王制》:"五十杖于家,六十杖于鄉,七十杖于國,八十杖于朝;九十者,天子欲有問焉,則就其室,以珍從。"後人便以"杖家""杖鄉""杖國""杖朝"分別表示五十歲、六十歲、七十歲、八十歲。

以上都是以十歲爲一階段,而有不同的年齡稱謂。在一些詩詞文章中,則從男女、婚否、裝束、習俗、體態、學識等不同角度,給年齡以代稱。現按古代通常劃分時期,擇其常見者叙述如下:

一、出生時期

(一) 初度

指出生之時。屈原《離騷》:"皇覽揆余初度兮,肇錫余以嘉名。"東漢王逸注:"言父伯庸觀我始生年時。"後稱人的生日爲"初度"。

(二) 湯餅之期

指嬰兒出生三日。湯餅猶今之切麵。舊俗嬰兒出生第三天時要舉行慶賀宴會,因備有象徵長壽的湯麵,故名。明代彭大翼《山堂肆考》:"生子三朝會曰湯餅會。"又稱湯餅筵、湯餅局。

(三) 百晬 (zuì)

指嬰兒出生百日。百晬爲嬰兒出生滿百日舉行的賀宴。宋代孟元老《東京夢華録‧育子》:"生子百日,置會,謂之百晬。"又稱"百禄(lù)"。

二、幼年時期

(一) 周晬

指小兒周歲。周晬爲舊俗小兒一歲時舉行的禮儀。宋代吳自牧《夢粱録‧育子》:"(生子)至來歲得周,名曰周晬。"又稱晬日、晬盤日。是日以盤盛放紙筆、刀箭、錢幣、針綫等物,任小兒抓取,由此占其日後的志向和興趣,謂之試兒,也叫抓周、試晬。

(二) 孩提

謂二三歲的幼兒。《孟子‧盡心上》:"孩提之童,無不知愛其親者。"東漢趙岐注:"孩提,二三歲之間,在褓褓知孩笑,可提抱者也。"又作"提孩""孩抱"。

(三) 免懷

謂三歲。《論語‧陽貨》:"子生三年,然後免于父母之懷。"又稱免懷之歲。

(四) 幼弱

指七歲以下的幼兒。《周禮‧司刺》:"壹赦曰幼弱,再赦曰老旄,三赦曰蠢愚。"東漢鄭玄注:"幼弱、老旄,若今律令年未滿八歲、八十以上,非手殺人,他皆不坐。"唐代賈公彦疏:"云未滿八歲,則未齔(chèn),是七年者,若八歲已齔,則不免也。"

三、童年時期

(一) 齠 (tiáo) 齔

指兒童七八歲時。齠與齔,均謂兒童換齒,即脫去乳齒,長出恒齒。《韓詩外傳》卷一:"男八月生齒,八歲而齠齒,十六而精化小通。女七月生齒,七歲而齔齒,十四而精化小通。"又稱齔齠、齠齒、齠齡、冲齔、童齔、笄(jī)齔、毁齒等。

筆記欄

（二）幼學

指十歲。《禮記·曲禮上》鄭玄注：“名曰幼，時始可學也。”《禮記·内則》：“十年，出就外傅，居宿于外，學書計。”外傅，管學業的師傅，相對管教養的“内傅”而言。後因稱十歲爲“幼學之年”。

（三）總角

借指童年。古代男女未成年前束髮爲兩結，形狀如角，故稱總角。《詩經·齊風·甫田》：“婉兮孌兮，總角丱（guàn）兮。”角，小髻；丱，兒童的髮髻向上分開的樣子。《禮記·内則》：“拂髦，總角。”鄭玄注：“總角，收髮結之。”後因稱童年時代爲“總角”。又稱總髮、總丱、總髻、丱角、丱日、丱齒、丱羈、羈角、羈貫之年等。

（四）垂髫（tiáo）

借指童年。古時兒童不束髮，頭髮下垂，因以“垂髫”指童年或兒童。西晉潘岳《藉田賦》：“被褐振裾，垂髫總髮。”東晉陶潛《桃花源記》：“黃髮垂髫，并怡然自樂。”又稱垂齠、垂髮、髫年、髫歲、髫齒、髫齡、髫齔、髫羈、髫丱、髫辮、髫髻、髫稚、髫髯（duǒ）等。

（五）黃口

指幼童。《淮南子·氾論訓》：“古之伐國，不殺黃口，不獲二毛。”東漢高誘注：“黃口，幼也。”又稱黃吻、黃童等。

（六）觿（xī）年

指童年。《詩經·衛風·芄（wán）蘭》：“芄蘭之支，童子佩觿。”因稱童年爲觿年。觿，古代解結的用具，也用爲佩飾。

四、少年時期

（一）豆蔻

喻處女，言其少而美。豆，也作“荳”。唐代杜牧《贈别》詩：“娉娉裊裊十三餘，豆蔻梢頭二月初。”後因以“豆蔻年華”稱十三四歲的少女。

（二）志學

指十五歲。《論語·爲政》北宋邢昺疏：“吾十有五而志于學者，言成童之歲識慮方明，于是乃志于學也。”又稱志學之年。

（三）成童

指長到一定年齡的兒童，通常指十五歲。《禮記·内則》：“成童，舞象，學射御。”鄭玄注：“成童，十五以上。”《後漢書·李固傳》：“固弟子汝南郭亮，年始成童，游學洛陽。”唐代李賢注：“成童，年十五也。”一説，指八歲以上。《穀梁傳·昭公十九年》：“羈貫成童，不就師傅，父之罪也。”東晉范寧注：“成童，八歲以上。”

（四）束髮

一般指十五歲前後的少年。古代男孩成童時將頭髮束成一髻，因用以代稱成童。《大戴禮記·保傅》：“束髮而就大學，學大藝焉，履大節焉。”又稱結髮、結童、結僮。

（五）及笄

指女子年滿十五。《禮記·内則》謂女子“十有五年而笄”。鄭玄注：“謂應年許嫁者。女子許嫁，笄而字之，其未許嫁，二十則笄。”笄，即髮簪。盤髮而用簪插之，稱加笄，爲女子成年之禮，相當于男子的冠禮。古代女子已許婚者十五而笄，二十而嫁；未許婚者，二十則笄。因稱女子年至十五歲爲“及笄”，也指女子已到可以出嫁的年齡。又稱笄年、笄歲、笄齡、笄總、笄丱、初笄等。

（六）破瓜

指女子十六歲。“瓜”字拆開爲兩個八字，即二八之年，故稱。説見清代翟灝（hào）《通俗篇·婦女·破瓜》。又稱瓜字、瓜字初分。

五、青年時期

（一）弱冠

指男子二十歲。《禮記·曲禮上》:"男子二十冠而字。"鄭玄注:"成人矣,敬其名。"唐代孔穎達疏:"二十成人,初加冠,體猶未壯,故曰弱也。"古代男子二十歲行冠禮,爲成人的標志,因以稱男子二十歲或二十幾歲的年齡。又稱冠年、及冠、初冠、加冠、弱齡、弱年、弱歲等。

（二）花信

借指女子二十四歲。花信,即花信風的簡稱,猶言花期。風應花期,其來有信,故稱。江南自小寒至穀雨,共八氣,計一百二十日,每五日爲一番風候。梅花風最早,楝花風最後,凡二十四番。明代楊慎《詠梅九言》:"錯恨高樓三弄叫雲笛,無奈二十四番花信催。"

六、壯年時期

有室:指男子三十歲。《禮記·曲禮上》鄭玄注:"有室,有妻也。妻稱室。"上古習俗男子三十而娶,授以室,故稱。男子三十歲亦稱"壯"。東漢劉熙《釋名·釋長幼》:"三十曰壯,言丁壯也。"又稱壯室。

七、中年時期

強仕:指男子四十歲。《禮記·曲禮上》孔穎達疏:"強有二義:一則四十不惑,是智慮強;二則氣力強也。"《釋名·釋長幼》:"四十曰強,言堅強也。"

八、老年時期

（一）艾

指男子五十歲。"艾"有三義:《禮記·曲禮上》孔穎達疏:"年至五十,氣力已衰,髮蒼白,色如艾也。"謂蒼白如艾。西漢揚雄《方言》卷六:"艾,長老也。東齊、魯、衛之間,凡尊老謂之叟,或謂之艾。"謂老人敬稱。《釋名·釋長幼》:"五十曰艾。艾,治也。治事能斷割,芟刈(shān yì)無所疑也。"謂治事果斷。又稱艾服、艾服之年。謂年五十,可以做官從政。後因以爲五十歲的代稱。

（二）知非

指五十歲。《淮南子·原道訓》:"蘧(qú)伯玉年五十,而知四十九年非。"又稱知非之年。

（三）杖家

指五十歲。《禮記·王制》:"五十杖于家。"謂柱杖行于家,與杖鄉、杖國、杖朝等均爲古代的一種尊老禮制。

（四）艾耆（qí）

泛指五六十歲。又稱耆艾。《荀子·致士》:"耆艾而信,可以爲師。"

（五）艾老

泛指五十歲以上。西漢桓寬《鹽鐵論·未通》:"五十已上曰艾老,杖于家,不從力役,所以扶不足而息高年也。"

（六）耆

指六十歲。《釋名·釋長幼》:"六十曰耆。耆,指也,不從力役,指事使人也。"又稱耆年、年耆。

（七）杖鄉

指六十歲。謂六十歲可柱杖行于鄉里。

（八）花甲

指六十歲。花甲本指六十甲子,以天干地支名號錯綜參互,故稱花甲。又稱花甲子、花甲周、周甲、花甲之年。

（九）元命

指六十一歲。時重逢生年干支,故稱。

（十）耆老

泛指六七十歲。《國語·吳語》:"有父母耆老而無昆弟者以告。"三國韋昭注:"六十曰耆,七十曰老。"又稱老耆。

（十一）耆耄（mào）

泛指六十歲以上的老人。又稱耆眊、耆壽、耆耈、耆齒、耆耋(dié)、耄耆、眊耆等。

（十二）從心

指七十歲。《論語·爲政》邢昺疏:"七十而從心所欲不逾矩者,矩,法也,言雖從心所欲而不逾越法度也。"

（十三）老

指七十歲。《禮記·曲禮上》孔穎達疏:"七十曰老而傳者,六十至老境,而未全老,七十其老已至,故言老也。既年已老則傳徙家事付委子孫,不復指使也。"

（十四）杖國

指七十歲。謂七十歲可柱杖行于都邑、國都。

（十五）古稀

指七十歲。唐代杜甫《曲江》詩:"酒債尋常行處有,人生七十古來稀。"後因以"古稀"爲七十歲的代稱。又稱古希、稀年、希年、古稀年、古希年。

（十六）杖朝

指八十歲。謂八十歲可柱杖出入朝廷。

（十七）耋

指八十歲。《詩經·秦風·車鄰》:"今者不樂。逝者其耋。"毛傳:"耋,老也。八十曰耋。"

（十八）耄

泛指八九十歲的年壽。《禮記·曲禮上》孔穎達疏:"'八十、九十曰耄',耄者,僻謬也。人或八十而耄,或九十而耄,故并言二時也。"

（十九）黃髮、齯（ní）齒、鮐（tái）背、耈（gǒu）老、黃耈、胡耈、凍梨

泛指高壽老人。《爾雅·釋詁》:"黃髮、齯齒、鮐背、耈老,壽也。"晉代郭璞注:"黃髮,髮落更生黃者;齯齒,齒墮更生細者;鮐背,背皮如鮐魚;耈猶耆也。皆壽考之通稱。"一說指九十歲。《釋名·釋長幼》:"九十曰鮐背,背有鮐文也。或曰黃耈,黃,鬢髮變黃也;耈,垢也,皮色驪悴,恒如有垢者也。或曰胡耈,咽皮如雞胡也。或曰凍梨,皮有斑黑如凍梨色也。或曰齯齒,大齒落盡,更生細者,如小兒齒者。"黃髮或省稱黃,齯齒亦作兒齒,鮐背亦作臺背、駘背,或省稱鮐,耈老等或省稱耈。其他用以泛指高齡的稱謂尚有皓首、白首、埋年、埋暮、桑榆、垂榆、垂年、垂暮、老壽、耄期等。

（二十）期頤

指百歲。《禮記·曲禮上》孔穎達疏:"百年曰期頤者,期,要也,頤,養也。人年百歲,不復知衣服飲食寒暖氣味,故人子用心要求親之意而盡養道也。"一說百歲曰期。《書·大禹謨》:"朕宅帝位,三十有三載,耄期倦于勤。"南宋蔡沈《書集傳》:"九十曰耄,百年曰期。"故

《禮記·曲禮上》原句應點作"百年曰期,頤"。因百歲爲人生年數之極,故曰期;此時飲食、起居、動作需人養護,故曰頤。

ER-43-2

古代文化知識(三)(四)(五)PPT

第三節　避　諱

所謂避諱,就是中國封建時代人們爲尊敬君主、聖人、賢者和長輩,在講話時不直呼其名,在寫文章時不照字直書,而用其他的字、詞代替的一種習俗。避諱大約起源于周代,據《周禮·春官·小史》記載:"則詔王之忌諱。"東漢鄭玄注:"先王死日爲忌,名爲諱。"故"詔王之忌諱"這句話的意思是説,曉諭臣民知道忌日,不能作樂;知道名諱,不能稱説。避諱流行于秦漢,盛行于隋唐,而兩宋時期最爲嚴格。直至民國廢除帝制,這一舊習纔基本廢止。可以説,避諱作爲我國特有的一種語文現象,是同中國兩千多年漫長的封建社會共始終的。歷代醫書受此影響,頗多用諱。因而熟悉避諱,不僅方便閱讀古醫籍,亦有助于判定古籍版本和醫學人物的年代。

一、避諱的方法

避諱的方法通常有三種,即改字法、空字法和缺筆法。

(一) 改字法

凡遇到需要避諱的字,就改用與之意義相同或相近的字,叫作改字法。所避之字稱爲諱字,改用的字稱爲避諱字。

改字之例,秦漢典籍常見。司馬遷撰《史記》,爲了避秦莊襄王子楚之名諱,遂改"楚"爲"荆"。漢高祖劉邦,《漢書》爲避其諱,遂改"邦"爲"國"。

至隋唐,改字之風日盛。如唐高祖名淵,故楊上善《黃帝内經太素》改"太淵"(針灸穴位名)爲"太泉"。唐高宗名治,故劉禹錫《劉賓客文集》卷六《鑒藥》改"治身"爲"理身"。不但字須改,甚至連偏旁也要避諱。唐太宗名世民,除了"世"改爲"代",從"世"之字亦改爲從"曳",故《黃帝内經太素》注文"飧(sūn)泄"改作"飱洩"。

到了宋代,避諱的範圍更加擴大。不僅當代君主要避諱,而且中華民族始祖軒轅氏也在避諱之列。以後,又連及孔子、老子,其名字也要避諱。到了重和元年(1118),宋徽宗更把與皇帝相關的稱號都當作避諱字來禁用。先是禁用"君""皇""聖"三字作爲名字,而後又擴充到"不許以龍、天、君、玉、帝、上、聖、皇等字爲名字"(見清代錢大昕《十駕齋養新録》卷七)。

避諱風氣的變本加厲,又累及音同或音近的字。秦漢之前,避諱制度較爲粗疏,禮制明文規定不諱嫌名。所謂不諱嫌名,指可以不回避與君主或尊長的名字音同或音近的字。而六朝以後,避諱制度逐漸嚴格,連嫌名也須兼諱。如東晉簡文帝名昱,故改"育陽縣"爲"雲陽縣"。唐高祖祖父名虎,唐修《晉書》稱南朝梁沈約先人沈澘爲沈仲高。又據陸游《老學庵筆記》載,宋代田登做州官,自諱其名,州中皆謂"燈"爲"火"。上元節放燈,州吏貼出榜文云:"本州依例放火三日。"民諺"祇許州官放火,不許百姓點燈",即本乎此。這些都是避嫌名的實例。

(二) 空字法

凡遇到需要避諱的字,則空其字而不寫,或用空圍"□""某""諱"來代替,叫作空字法。

如許慎著《説文解字》時把禾部的"秀"字、艸部的"莊"字、火部的"炟(dá)"字都空其字而不列,祇注上"上諱"二字,這是爲了避漢光武帝劉秀、明帝劉莊、章帝劉炟的名諱。今本《説文解字》中這幾個字是後人補上的。《新修本草》的參修者有徐世勣,但其書扉署名則作李勣,這是賜姓李又避太宗李世民名諱而删去"世"字。同書卷十七《葡萄》:"陶景言用藤汁爲酒,謬矣。"這是避唐高宗太子李弘名諱而删去"弘"字。

又如沈約修《宋書》,把劉裕寫作劉諱,或寫作劉囗,這是爲了避宋武帝之名。今本《宋書》已回改。《史記·孝文本紀》:"子某最長,純厚慈仁,請建以爲太子。"其中"某"指"啟",諱以景帝劉啓之名。《醫説·太素之妙》:"予伯祖諱,字子充,歙人也。"句中"諱"指"擴",避宋寧宗趙擴之名。

（三）缺筆法

凡遇到需要避諱的字,就在原字基礎上缺漏筆劃,多爲最後的一二筆,叫作缺筆法。這是産生于唐代的一種方式。如:

爲避孔子諱,將"丘"字寫作"𠀉"。爲避唐太宗諱,將"世"字寫作"𠀍"或"卅"。爲避宋太祖諱,將"胤"字寫作"𦙍"或"𦚢"。爲避清聖祖康熙皇帝玄燁諱,將"玄"字寫作"𤣥"。這幾種方法,在同一朝代也可以同時使用。例如清代醫籍中,有把"玄參""玄明粉"等改稱"元參""元明粉"的,也有把"玄"字寫成缺筆的,并不一律對待。

二、避諱的範圍

由于君主與尊長在取名時具有一定的任意性,不可能特意考慮選用易于回避的字,因此避諱牽涉的範圍也極爲廣泛。由于避諱,不僅對于當時事物的名稱要有所改變,甚至對于歷史上事物的名稱也要有所改變。因此,歷代因避諱而改變他人姓名、地名、官名、物名、書名等情況屢見不鮮。

（一）避君諱

各個朝代在位的君主必須避諱;已故的君主七世之内也須避諱,叫作避"廟諱"。其類别大致有以下幾種:

1. **改姓氏** 據《通志·氏族略》載:莊氏因避漢明帝諱(名莊),改爲嚴氏;慶氏因避漢安帝父諱(清河孝王,名慶),改爲賀氏;師氏因避晉景帝諱(名師),改爲帥氏;姬氏因避唐玄宗諱(名隆基,姬屬嫌名),改爲周氏。更有歷經數代屢遭改易的,如北宋大臣文彦博本姓敬,其曾祖父因避後晉高祖石敬瑭名諱,更姓爲文,至後漢復回改姓敬。入宋以後,其祖父又因避太祖祖父趙敬名諱,再更姓文。在古代醫家中,也有改姓氏的例子,如《隋書·經籍志》記載南北朝殷仲堪著《殷荆州要方》,宋本《外臺秘要》却寫作商仲堪,這是宋人避太宗趙炅之父趙弘殷之諱而改"殷"爲"商"。

2. **改名字** 其方法有三種:一是改名。如《南齊書·蕭景先傳》:"景先本名道先,(建元元年)乃改避上諱。"其"上"指南齊高帝蕭道成。二是稱字。如《新唐書·劉知幾傳》:"劉子玄名知幾,以玄宗諱嫌,故以字行。"唐玄宗名隆基,"幾"與"基"音同,是爲嫌名,故避。三是去掉名中的一個字。如《新五代史·前蜀世家》:"黔南節度使王肇。"王肇本名建肇,因避蜀主王建諱,祇稱肇。改名字在古醫籍中亦不乏其例。如唐代《新修本草》的作者名蘇敬,其名傳至宋代却改爲蘇恭,原是宋人爲避宋太祖趙匡胤祖父趙敬之諱而改。這在《證類本草》《本草綱目》中均有所見。後人不知此係宋諱所致,竟云蘇敬名敬字恭,遂爲史學一誤。

3. **改地名** 三國吳大帝孫權的太子名和,故改禾興縣爲嘉興(今屬浙江)。晉愍帝名鄴,故改建業爲建康(今江蘇南京)。唐代宗名豫,故改豫州爲蔡州(今河南汝南)。宋太宗名光義,故改義興縣爲宜興(今屬江蘇)。

4. **改官名** 《晉書·職官志》:"太宰、太傅、太保,周之三公官。晉初以景帝諱故,又采周官官名,置太宰,以代太師之任。"晉景帝即司馬師。再如隋文帝父名忠,故改官名中書爲内史,改侍中爲納言、侍内。又《舊唐書·高宗紀》:"貞觀二十三年六月,改民部尚書爲户部尚書;七月,改治書侍御史爲御史中丞、諸州治中爲司馬、治禮郎爲奉禮郎。"貞觀二十三年太宗李世民卒,高宗李治繼位。

5. 改物名　據《史記·封禪書》記載,呂后名雉,因改呼雉爲野鷄。《隋書·劉臻傳》稱,有劉臻者性好啖蜆(xiǎn),以音同父諱,因呼爲扁螺。宋代王楙《野客叢書》云:"楊行密據揚州,揚人呼蜜爲蜂糖。"

6. 改書名　晉簡文帝鄭太后名阿春,《晉書》引《春秋》,改稱《陽秋》。隋煬帝名廣,曹憲注《廣雅》,改稱《博雅》。醫書改名者,其例亦多。如《新唐書·藝文志》著錄有"王超《仙人水鏡圖訣》一卷",《崇文總目輯釋》卷三作《仙人水鑒圖訣》,此係宋人避太祖趙匡胤祖敬嫌名而改。又如宋代寇宗奭的《本草衍義》原名係《本草廣義》,以南宋時避寧宗趙擴名諱,始改今名。另如清代刻本中,舊題華佗的《玄門脉訣内照圖》改名爲《元門脉訣内照圖》,明代戴原禮的《金匱鈎玄》改名爲《金匱鈎元》,李中梓的《本草通玄》改名爲《本草通元》,清初汪昂的《勿藥玄詮》改名爲《勿藥元詮》等,都是避康熙玄燁名諱。

7. 改干支名　唐高祖之父名昞,故唐代兼諱"丙",凡遇"丙"字多改爲"景"。唐修《晉書》《梁書》《陳書》《北齊書》《北周書》《隋書》《南史》《北史》等八史,書中"丙"皆作"景",今本多已回改。楊上善撰注《黃帝内經太素》,凡注文中"甲乙丙丁"皆作"甲乙景丁"。

8. 改方藥名　南宋寇宗奭《本草衍義·序》:"諱避而易名者,原之以存其名。如山藥避本朝諱及唐避代宗諱。"李時珍《本草綱目·薯蕷》引"宗奭曰"進一步指出:"薯蕷因唐代宗名預,避諱改爲薯藥,又因宋英宗諱署,改爲山藥。"截瘧良藥恒山,因歷史上漢文帝、唐穆宗、宋真宗三個皇帝皆名"恒",而屢次改名常山。健胃藥羅勒,因犯十六國時後趙高祖石勒之名諱,遂改名爲蘭香草。又如宋本《傷寒論》有"真武湯"一方,而《備急千金要方》《千金翼方》均作"玄武湯",這顯然是宋人爲避宋始祖趙玄朗之諱,改"玄"爲"真"之故。他如《普濟本事方》改"蘇合香丸"爲"蘇合香圓"等,是避宋欽宗趙桓諱,屬改劑型名。

9. 改常語　晉人避景帝司馬師諱,改稱"京師"爲"京都";南朝時避梁武帝父順之諱,改稱"天應民順"爲"天應民從";唐人避太宗李世民諱,改稱"厭世"爲"厭代""世官"爲"代官""除名爲民"爲"除名爲百姓"。

(二) 避家諱

除避君諱之外,古人還要避家諱。如南朝宋范曄的父親名泰,其作《後漢書》改稱郭泰爲郭太,鄭泰爲鄭太。又如蘇軾的祖父名序,其弟蘇轍文章改"序"作"引",蘇軾爲人作序則改用"叙"字,有時又寫作"題首"。

六朝之時甚重禮學,甚至有聞諱而哭的習俗。朋友之間晤談,若觸犯對方家諱,聞之者即依禮而哭。《世說新語·任誕》載:東晉桓玄初任洗馬時,有客祝賀,客嫌酒冷,乃頻呼溫酒來,而玄父名溫,玄因客犯其家諱,當席而哭,客掃興而去。

三、避諱的應用

避諱所用改字、空字、缺筆等方法,造成了古籍文字上的混亂,給後人閱讀帶來諸多不便。尤其是人姓、人名、官名、地名、書名、年號之類,因避諱而改字,常常攪混了歷史事實。如唐代醫藥學家許胤宗,在宋代因避太祖趙匡胤名諱,被改爲許嗣宗,至明代又被改稱許允宗,到了清代,因避雍正皇帝胤禛諱,則被寫成許引宗、許裔宗。一個人名如此多變,引起閱讀時的諸多不便。

避諱制度也從文化上暴露了封建專制的殘暴。在封建時代,不避諱是要判刑的:"諸上書若奏事,誤犯宗廟諱者,杖八十;口誤及餘文書誤犯者,笞五十。即爲名字觸犯者,徒三年。"(《唐律疏議》卷十《職制篇》)金朝醫學家張元素二十七歲時參加經義進士考試,就是因爲試卷中用字"犯廟諱"而落第的。明清時期,因犯君諱而引起文字之禍,甚至無辜遭戮的,也不少見。

但是，避諱也是可以利用的。避諱給我們提供了鮮明的時代標志，因而有助于判斷史料的時代，確定古籍的真偽，辨別作品作者的年代，揭示文字的訛誤，故具有一定的實用價值。

如《黃帝内經太素》一書，撰注人爲楊上善，但正史没有記載其生平。宋代林億、明代李濂、徐春甫等都認爲楊上善爲隋人。但據該書中袛避唐諱而不避隋諱的情况來看，可判定《黃帝内經太素》爲唐書，楊爲唐人或由隋入唐之人。書中對隋文帝堅、隋煬帝廣的名諱，無論經文、注文，一律不避，而對唐高祖、唐太宗、唐高宗三個皇帝的名諱，則咸悉避之，連高祖父親的名諱也避，與其他唐書并無二致。例如"淵"作"泉"，"丙"作"景"，"世"作"代"，"民"作"人"，"治"作"理"或"療"，等等，皆爲唐諱。甚至在《黃帝内經太素·四時脉診》"脱血而脉不實不堅，難療也"這樣一條包含隋唐兩諱的注文中，不避隋諱"堅"，而避唐諱"治"，可謂佐證確鑿。

自宋代以來，研究避諱的著作很多，其中尤以清人錢大昕《十駕齋養新録》及《廿二史考異》、近人陳垣《史諱舉例》創獲最多。《史諱舉例》列舉了八十多條例，分析説明了歷代避諱的種類、所用的方法，并涉及諸多有關避諱的情况，是一部關于避諱學的集大成著作，在閱讀古籍時可資參閱。另外，近年王彦坤《歷代避諱字匯典》、周廣業《經史避名匯考》、王新華《避諱研究》、卜仁海《漢字與避諱》、向熹《漢語避諱研究》，皆可參閱。

第四節　度量衡制度

我國度量衡制度具有悠久的歷史。對于它的起源和標準，記載不一。據史書稱，黃帝設立了度、量、衡、里、畝五個量；舜召集四方君長把各部族的年月四季時辰、音律和度量衡協同起來；夏禹治水使用規矩準繩爲測量工具，并以自己的身長和體重作爲長度和重量的標準。這些傳說，在一定程度上反映了古代度量衡的萌芽情况。真正有信物可作佐證的是西周的青銅器銘文，記有"金十爭""絲三爭""金十勺"的文字。金即銅，"爭"和"勺"是計量的單位名稱。説明在金屬貨幣出現以前或同時，已經有了計量重量的手段。度量衡的産生，是和人類交换行爲的發展分不開的，并且隨着生産力的進步，度量衡也在不斷變化。《禮記》《周禮》都記載，早在周朝時期就開始推行嚴格的度量衡管理制度，并設置了主管的官職。前221年，秦始皇統一中國，頒發了統一度量衡的詔令，由官府監製成套計量標準器，發到全國各地。秦王朝統一的度量衡制爲兩千多年封建社會所沿用，形成了我國計量科學獨特的體系。

歷代度量衡都經歷了不斷演變的過程，即逐漸地由粗糙變成精細，由簡單變成複雜，特別是在器量上經歷了由小變大的過程。這一特點可從唐代李淳風所撰《隋書·律曆志》中得到有力的證明。《隋書·律曆志》列舉了從周到隋的十五種尺，經用晉前尺來作比較後發現，十五種尺的長短雖不相同，但都有由短而長的傾向，從周代到東魏，尺的長度共增長了五寸零八毫。近人王國維在《論現存歷代尺度》中也指出："尺度之制由短而長，殆成定例。"其實，這個結論對度量衡各個單位都是適用的，即尺度的演變由短而長，容量的演變由小到大，權衡（重量）的演變由輕而重。反映在中醫藥處方中，古方的用藥分量，由于歷代度量衡的不斷迭變，以致實際分量與所用度量衡名稱很不一致，同現代相差尤甚。因此，有必要知道古代度量衡的一些基本知識，并對其變易情况有所瞭解，以避免混淆古今計量概念。

一、古代度量衡命名

"度量衡"名稱源自《書·舜典》："同律度量衡。"《漢書·律曆志》闡明其意，隨後歷代都沿用這個名稱。如果把度量衡這個名詞分開，就有度、量、衡三個量。這種分開來的各個單一量的名稱，係由漢代劉歆的條奏所言"審度""嘉量""衡權"而確定。"審"的意思就是

"定"，所謂審度，指用"度"來確定物體的長短。"嘉"的本義是"善"，所謂嘉量，指以量器來量物體的多少時，必須像水平那樣作爲標準。"嘉量"又出自《周禮·考工記·桌氏》："嘉量既成，以觀四國。""權"的意思是"重"，"衡"的作用是用"權"來平衡物體的輕重，"衡權"即指權和物形成平衡。以下分別叙述度、量、衡的單位命名。

（一）度

度是測量物體長度的器具和標準。上古時期均以人身體的某個部分進行測量。《説文》"尺"下言"周制：寸、尺、咫、尋、常、仞諸度量，皆以人之體爲法"，説的就是此事。寸，篆書作"ヨ"，指事字，指示人手腕部的寸口脉。《説文·寸部》："寸，十分也。人手却一寸，動脈，謂之寸口。"段注："距手十分動脈之處謂之寸口。""寸"是十分的長度，距離人手一寸之處可以觸摸到動脉的搏動，一寸即是寸口脉的長度。前臂内側從手腕到肘橫紋之間的部位爲尺膚，其長度即爲一尺。《靈樞·論疾診尺》有"尺膚滑而澤脂者，風也。尺膚麤如枯魚之鱗者，水洗飲也"等記載，丹波元簡注："尺即謂臂内一尺之部分。"《孔子家語》所言"布手知尺"，即以成年男子一個前臂的長度來統一規定尺的量值。另外，《説文》中有"中婦人手長八寸，謂之咫""度人之兩臂爲尋，八尺也""仞，伸臂一尋，八尺"等説法，"仞"與"尋"的長度完全相同，度廣曰尋，度深曰仞。兩尋的長度又叫作"常"。

兩漢時期完善了度的器具，其標準和單位也得到了明確規定。《漢書·律曆志》曰："度者，分、寸、尺、丈、引也，所以度長短也。"十尺爲丈，十丈爲引。這就是所謂五度。

長度的古代計量單位，除常用的寸、尺、丈外，還有毫、厘、分等。長度的小單位一般是算數學者使用的。所謂"度長短者，不失毫厘"，祇是表示測量時應該具有微小數的精度之意。《孫子算經》卷上有"蠶所吐絲爲忽，十忽爲一秒，十秒爲一毫，十毫爲一厘，十厘爲一分"的説法。這些十退位的分、厘、毫、秒、忽成爲算術上專用的小數名稱和長度小單位名稱。到了宋代，把秒改爲絲。清末時把長度小單位定到毫位爲止。

（二）量

量是測定物體容積的器具和標準。其專用名稱有溢、掬、升、斗、斛、豆、區（ōu）、釜、鍾等。同長度一樣，周代以前容量單位也是用人的身體計量，以一手所能盛的叫作溢，兩手合盛的叫作掬。《小爾雅·廣量》："一手之盛謂之溢，兩手謂之掬。"掬是最初的基本容量單位。《小爾雅·廣量》"掬四謂之豆"，《左傳·昭公三年》"四升爲豆"，這兩種説法是相通的，也就是説掬就是升。升，甲骨文作"ヨ"，金文作"ヨ"，象形字，上像斗形，下像其柄，加一劃與"斗"（金文ヨ）區别，本義是有柄的容器，那些小點或指容器中散落的東西，或表示能够容納東西的意思。升還有"登""進"的意思，兩手所盛是基本的容量數，然後從這個數登進，按四進有豆、區、釜，按十進有斗、斛。所以升（亦即掬）是容量的基本單位。後來《漢書·律曆志》對容量單位做了系統的整理，命名爲龠（yuè）、合（gě）、升、斗、斛五量，一合等于二龠，合以上都是十進（宋以後一斛爲五斗）。升是容量的基本單位，斗和斛則爲實用單位。至于《説苑·辨物》"十龠爲一合"，説法有所不同，可資參考。附帶提一下石，石本來是重量單位，爲一百二十斤，但自秦漢開始，石也作爲容量單位，與斛相等。關于容量的小單位，《孫子算經》卷上説："六粟爲一圭，十圭爲抄，十抄爲撮，十撮爲勺，十勺爲合。"這樣，六粟爲一圭（一説，十粟爲一圭），其餘圭、抄、撮、勺、合、升、斗、斛八個單位，都是十進。這種計算方法，自漢代以後一直都在采用。

（三）衡

很早以來，銖、兩、斤、鈞、石五者都用作重量的單位。但古時對重量單位的説法複雜不一。例如《孫子算經》卷上："稱之所起，起于黍，十黍爲一絫（"累"的古字），十絫爲一銖，二十四銖爲一兩。"《説苑·辨物》："十粟重一圭，十圭重一銖。"《説文·金部》："錙（zī），六銖也。"《淮南子·銓言》高誘注："六兩曰錙。"《玉篇·金部》："鎰（yì），二十兩。"《集韵·質韻》："二十四兩爲鎰。""黍""粟""絫""圭"等,都是借用粟黍和圭璧的名稱,實際上早已不用。"錙""鎦""鍰(huán)""鈞(jīn)"等都是借用錢幣的名稱,也早就不用了。所以各家説法有種種不同。自《漢書·律曆志》把銖、兩、斤、鈞、石這五個單位命名爲五權之後,名稱就比較一致起來,直至唐代都沒有改變。其進位方法頗值一提:二十四銖爲兩,十六兩爲斤,三十斤爲鈞,四鈞爲石。關于使用兩以下的錢、分、厘、毫、絲、忽等小單位,南朝梁代陶弘景《名醫別録》曾説:"分劑之名,古與今異,古無分之名,今則以十黍爲一銖,六銖爲一分,四分成一兩。"唐代蘇敬注:"六銖爲一分,即二錢半也。"可見自唐代起已把本作爲貨幣的"錢"當作重量單位,並且"積十錢爲一兩",但那時分的進位還沒有確定爲錢的十分之一。再説分、厘、毫、絲、忽等,原是小數名稱,後從長度借用爲重量單位名稱,自宋代開始定爲錢的十退小單位。宋代權衡的改制廢弃了銖、絫、黍等名稱,其重量單位名稱自大到小依次爲石、鈞、斤、兩、錢、分、厘、毫、絲、忽,其進位方法前文已述。宋制衡量一直沿用至元明清,很少改易。但有一點須指出,宋元明清之醫方,凡言"分"者,是分厘之"分",而晋唐時一分則爲兩錢半,兩者不同。

二、歷代度量衡比較

如前所述,歷代度量衡屢經變遷,古方今用,計量方法差异甚大,因此有必要將歷代度量衡與現代標準做一比較。爲方便叙述,列表如下(表9-6):

表9-6　歷代度量衡表

時代		度制統一換算 1尺/厘米	量制統一換算 1升/毫升	衡制統一換算 1斤/克	衡制統一換算 1兩/克
戰國		15.8	205.8	250	15.6
秦		23.1	200	253	15.8
西漢		23.1	200	248	15.5
東漢		23.8	200	220	13.8
三國		24.2	204.5	220	13.8
西晋		24.2	204.5	220	13.8
東晋		24.5	204.5	220	13.8
南北朝 南朝		24.5	梁、陳　200 南齊　300	梁、陳　220 南齊　330	梁、陳　13.8 南齊　20.6
北朝		29.6	北周　600	北魏　440 北齊　440 北周　660	北魏　27.5 北齊　27.5 北周　41.3
隋		29.6	(開皇)大　600 (大業)小　200	(開皇)大　661 (大業)小　220	(開皇)大　41.3 (大業)小　13.8
唐	大尺　36 小尺　30		大升　600 小升　200	661	41.3
宋		31.2	670	633	40
元		31.2	950	633	40
明	裁衣尺　34 量地尺　32.7 營造尺　32		1 000	590	36.9
清	裁衣尺　35.5 量地尺　34.5 營造尺　32		1 000	590.8	37.3

注:表中數據資料節取自《漢語大詞典》附録"中國歷代度量衡制演變測算簡表"。

三、中醫藥特殊計量

古代醫藥著作中還使用一些特殊或模糊的"量"名,現擇要列舉如下:

(一) 方寸匕

古代盛藥量器,猶今之藥匙。《證類本草·序例上》:"方寸匕者,作匕正方一寸,抄散取不落者爲度。"一方寸匕約等于現代的 2.74ml,盛金石藥末約爲 2g,草木藥末約爲 1g。

(二) 錢匕

古代量取藥末的器具。用漢代的五銖錢幣盛取藥末至不散落者爲一錢匕;用五銖錢幣盛取藥末至半邊者爲半錢匕;錢五匕者,指藥末蓋滿五銖錢邊的"五"字至不散落爲度。一錢匕約今五分六厘,合 2g 強;半錢匕約今二分八厘,合 1g 強;錢五匕約爲一錢匕的四分之一,約今一分四厘,合 0.6g。

(三) 刀圭

古代量取藥末的器具。《證類本草》引陶弘景《名醫別錄》:"凡散藥有云刀圭者,十分方寸匕之一,準如梧桐子大也。"明代董穀《碧里雜存·刀圭》:"其錢形正似今之剃刀,其上一圈正似圭璧之形,中一孔即貫索之處。蓋服食家舉刀取藥,僅滿其上之圭,故謂之刀圭,言其少耳。"

(四) 一字

古以唐"開元通寶"錢幣抄取藥末,將藥末填滿錢面四字中一字之量,即稱一字,約合今之 0.4g。

(五) 鷄子黃大

這是對某些藥物采用取類比象的方法而作爲用藥分量的。如《傷寒論》大青龍湯中的石膏,"如鷄子黃大"。一鷄子黃大略等于 40 顆梧桐子大,約合 9g。

(六) 枚

果實記數的單位。品種不同,亦各有標準,如大棗十二枚,則可選較大者爲一枚之標準。

(七) 握、把

部分草本類藥物的一種約略計量單位。

(八) 束

部分蔓莖類藥物的約略計量單位。以拳盡量握之,切去其兩端超出部分,稱爲一束。

(九) 片

亦爲一種約略計量單位。如生薑一片,約計一錢(3g)爲準。

(十) 盞、杯、碗、盅

藥液(或水、酒)的約略計量單位。通常的容量約合今之 150~300ml。

另外,在古代方書中,或在民間用藥時,還有一些模糊的計量名稱,如一捻、一撮、一指撮等,無非是言其少,約爲幾克的分量。三指撮,言用三指撮取的藥量。

另外,古代中醫藥處方的劑量常用草書體,需要熟悉瞭解。現將分、錢、兩、斤的草書體列表(表9-7):

表9-7 古代處方劑量草書體

量值	1	1.5	2	3	4	5	6	7	8	9	10
分											
錢											
兩											
斤											

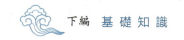

第五節　中醫藥事物命名

探討事物命名的根源,古人稱之爲"名物訓詁"。中醫藥事物的命名有其獨特的思維方法及規律,其中不少名稱傳遞着古代文化的信息,反映出古人的智慧。

一、中藥命名

中藥的種類數以千計,若加上紛繁的異名別稱,藥名則有數萬之衆。爲了便于辨識和運用,古人往往從其形態、色澤、氣味、特性、功用、産地及文化影響等角度予以命名。

(一) 據形、色、氣、味命名

據形而命名者,如牛膝,南朝梁陶弘景《本草經集注》云:"其莖有節,似牛膝,故以爲名也。"又如貫衆,明代李時珍《本草綱目》云:"此草莖葉如鳳尾,其根一本,而衆枝貫之,故草名鳳尾,根名貫衆。"

據色而命名者,如漏盧,《本草綱目》云:"屋之西北黑處謂之漏,凡物黑色謂之盧。此草秋後即黑,异于衆草,故有漏盧之稱。"

據形、色而命名者,如狗脊,唐代《新修本草》云:"根長多歧,狀如狗脊。"因其根皮上有一層金黃色柔毛,故又稱金毛狗脊。

據氣而命名者,如木香,原名蜜香,《本草綱目》云:"因其香氣如蜜也。"而臭梧桐、魚腥草則因其特殊之氣而得名。

據味而命名者,如甜味的甘草、苦味的苦參、酸味的酸棗仁、辛味的細辛等。又有五味子,《新修本草》云:"皮肉甘酸,核中辛苦,都有鹹味,此則五味具也。"

據氣、味而命名者,如豨薟(xī xiān),《本草綱目》云:"楚人呼猪爲豨,呼草氣味辛毒爲薟。此草氣臭如猪而味薟螫,故謂之豨薟。"

草藥金牛膽,色金黃,形似牛膽,味甚苦,是兼以形、色、味三者命名。

(二) 按特性功用命名

按特性命名者,如鳳仙花子,又名急性子,因其結莢成熟後,稍加觸碰即果莢迸裂,褐色細子蹦出,狀似急不可耐,故而得名。又如羊躑躅(zhí zhú),是有毒的麻醉止痛藥,《本草經集注》釋其名云:"羊誤食其葉,躑躅而死。"

按功用命名者,如骨碎補,唐代陳藏器《本草拾遺》云:"骨碎補本名猴薑,開元皇帝以其主傷折、補骨碎,故命此名。或作骨碎布,訛矣。"他如尋骨風祛風邪、伸筋草舒筋絡、益母草療婦疾、決明子明眼目、合歡安神志、防風禦風寒,皆以功用得名。

按特性、功用命名者,莫如王不留行。此藥通經下乳之力特强,李時珍釋曰:"性走而不住,雖王命不能留其行,故名。"但王不留行還有斂、守之性,《神農本草經》言其有"止心煩、鼻衄"之功,《名醫別録》稱其有"主金創、止血"之效。可見其兼有活血、止血的雙向功能。故明代盧之頤《本草乘雅半偈》云:"命名之義亦奇,吾身有王,所以主吾身之氣血及主氣血之留行者。氣血之留,王不留,則留者行矣;氣血之行,王不行,則行者留矣。顧血出不止與難産無乳者,兩可用此,其義自見。"如此,藥名涵義當爲"王不留""王不行",分別針對經閉、乳少、難産與鼻衄、金創出血,則藥之雙向"主治功力,其可迎刃而解"。此説較爲確切地詮釋了寓于藥名中的特性及雙向治療作用,反映了古人對藥物認識的進步。

(三) 依方域産地命名

此類命名法又可分爲兩種:其一是在藥名前標識産地、生長環境等字樣。如高良薑,陶弘景云:"此薑始出高良郡,故得此名。"李時珍進一步考證:"高良即今高州也,漢爲高凉縣……則高良當作高涼也。"再如代赭石,《名醫別録》曰:"出代郡者,名代赭。"李時珍云:"赭,赤色也。代,即雁門也。"他如巴豆生巴郡川谷,黨参出山西上黨,象貝産浙江象山,以及常用藥物川芎、杭菊、廣木香、懷山藥等,都具有産地的標記。又如水蘇、水蛭、水浮萍均生于水,海藻、海馬、海螵蛸皆産自海,石韋、石斛、石菖蒲生長于石,地栗、地榆、地膚子産出于地,這些藥名都具有生長環境的標記。

其二是不少傳入中國的外域藥物,往往冠以外域的標記。從其"胡""海""番""洋"等特別標記中,可以瞭解外域藥物傳入的時代及方域。冠以"胡"字的藥物,多爲兩漢、西晉時由西北絲綢之路傳入,如胡豆、胡麻(即今之芝麻)、胡瓜(即今之黄瓜)、胡荽(即今之芫荽)、胡蘆巴等。冠以"海"字(除指明産于海洋外)的藥物,多爲南北朝後由海路引進,如海棠、海棗、海風藤、海桐皮等。冠以"番"字的藥物,多爲南宋至元明時由番舶(外國來華貿易的商船)自南域引入,如番茄、番薯、番椒、番木鱉、番瀉葉等;有時冠以"舶"字,如舶硫黄、舶乳香等。冠以"洋"字的藥物,多爲清代從海外引入,如洋参、洋薑、洋葱、洋芋等。更有一些藥物直接冠以國名,如石榴,是"安石榴"的省稱。《本草綱目》卷三十云:"漢張騫出使西域,得涂林安石國榴種以歸,故名安石榴。"安石,乃古波斯國"安息"的誤譯。常用的芳香開竅藥安息香,亦從彼國傳來。再如活血良藥紅花,原名番紅花,番同"蕃",音"bō"。《本草綱目》卷十五"番紅花":"出西番回回地面及天方國,即彼地紅藍花也。"西番即吐蕃,是7—9世紀建立于青藏高原的藏族政權。其崩潰後,宋、元、明初史籍仍稱青藏高原的部落爲吐蕃或西番。他如"波斯白石蜜""倭硫黄""高麗参""花旗参"等,皆標有外來的印記。

(四)取故事傳説命名

中國古代流傳着大量與醫藥有關的神話故事、民間傳説,這些故事傳説作爲中國傳統民俗文化的一部分,經文人學者加工後,以書面形式載録于史書、筆記、稗傳,醫藥學家又將其采入醫藥著作,使之成爲公認的藥名來源。

如活血通經藥劉寄奴,相傳南朝宋高祖劉裕,小字寄奴,早年微賤之時于山中砍伐荻草,遇一大蛇而射之,蛇遁去。明日往尋之,聞榛樹林中有杵臼聲,見青衣童子數人正在搗草藥,且云其主被劉寄奴射傷,搗藥爲之敷傷。劉上前叱散之,收取草藥而返。後遇金瘡敷之即愈。後人因稱此草爲劉寄奴。事見《南史·宋武帝本紀》,《本草綱目》卷十五"劉寄奴草"亦收録。

再如收澀止血藥禹餘糧,相傳與大禹有關。《本草綱目》卷十引宋代陳承《本草別説》:"禹餘糧,會稽山中出者甚多。彼人云:'昔大禹會稽于此,餘糧者,本爲此爾。'"又引《博物志》:"世傳禹治水,棄其所餘食于江中而爲藥。"又如使君子,《本草綱目》卷十八引宋代馬志《開寶本草》:"俗傳潘州郭使君療小兒,多是獨用此物,後醫家因號爲使君子也。"又如蛇銜,《本草綱目》卷十六引南朝宋劉敬叔《異苑》:"有田父見一蛇被傷,一蛇銜一草着瘡上。經日,傷蛇乃去。田父因取草治蛇瘡皆驗,遂名曰蛇銜草也。"

類似以最先發現或使用者的姓名作爲藥名的中藥還有不少,如徐長卿、何首烏、杜仲等。這些故事傳説的真實與虛妄姑且不論,至少我們可以從中看到民俗文化對藥物命名的影響和作用。

(五)因避俗雅化而命名

古代諱飾文化對藥物命名亦有一定的影響,不少藥物因避俗語穢詞而雅化其名。中藥多爲天然物品,取材範圍甚廣,一些日常視作廢穢之物亦常取之入藥。唐代韓愈在《進學解》一文中曾説:"牛溲馬勃,敗鼓之皮,俱收并蓄,待用無遺者,醫師之良也。"然而此類藥名若以書面形式載入書中未免有俗、穢之嫌,故古代醫家每每隱去俗稱,雅化其名。如鴿糞,因其屎皆向左盤曲,而稱作左盤龍;人乳,因道經稱久服可以成仙,故名爲仙人酒、蟠桃酒;人糞,經加工後是救治温病高熱神昏的要藥,便據其色、依其形,而美其名曰金汁;他如灶心土稱伏龍肝,鼯鼠屎唤五靈脂,鷄蛋膜謂鳳凰衣,人尿曰輪回酒、還元湯等,皆屬此類。

二、方劑命名

方名在一定程度上反映方劑的組成、功效及特徵。瞭解古人命名方劑的緣由,對于正確認識和運用方劑具有一定的意義。

(一)以主藥命名

方劑是根據不同的疾病證候,將多種藥物按君、臣、佐、使的配伍原則有機組合而成的。爲了突出主藥的作用,不少方劑便用方中主藥(大多是君藥或君藥加臣藥)命名。如《傷寒論》之麻黄湯、桂枝湯、麻子仁丸(一君),《金匱要略》之半夏厚朴湯、橘皮竹茹湯(二君)。有時用主藥的簡稱命名,如《景岳全書》之何人飲(何首烏、人參,二君)、《太平惠民和劑局方》之參蘇飲及《温病條辨》之銀翹散、桑菊飲等皆是。又有以三味主藥爲方名者,如《太平惠民和劑局方》之參苓白术散、《先醒齋醫學廣筆記》之竹葉柳蒡湯等。

另有以主藥加功效命名者,如枇杷清肺飲、龍膽瀉肝湯、荆防敗毒散、朱砂安神丸等。

有些方劑,創製者雖以主藥命名,但因音變字訛或含義隱晦,使人難以曉喻。如《傷寒論》之抵當湯、抵當丸,歷來認爲方義爲非大毒猛劑不足以抵擋熱結蓄血之證,或謂本方有攻逐蓄血之功,可直抵當攻之處。此皆望文生訓。抵當實爲方中主藥水蛭的别名,又作"蛭蝚(róu)""至掌"。《爾雅·蟲部》:"蛭蝚,至掌。"《説文·蟲部》"蝚"段注:"《本草經》:'水蛭,味鹹,一名至掌。'是《名醫》謂即水蛭也。"至掌之爲抵當,是由于古韵通轉所致。因古今音變及字面差異,遂使此方以主藥命名的事實隱而不顯。又如越鞠丸(《丹溪心法》方),明代吳崑《醫方考·鬱門》據其功效望文釋義:"越鞠者,發越鞠鬱也。"李時珍在《本草綱目》卷十四"芎藭(qióng)"條中對此有個確解,認爲該方主用越桃、鞠窮,故以命名。越桃爲栀子之别稱,源自《名醫别録》卷二;鞠窮即山鞠窮,乃川芎之别名,始出《左傳·宣公十二年》。

另有一些以藥物命名的方劑,其藥雖非主藥,但在配伍中具有特殊的意義。如《傷寒論》名方十棗湯,方中甘遂、芫花、大戟峻下逐水,須賴大棗十枚以益氣護胃,緩和節制三藥之毒性,以達峻下而不傷正的目的。故清代費伯雄《醫方論·攻裏之劑》云:"仲景以十棗名方,全賴大棗直甘緩以救脾胃,方成節制之師也。"

(二)以主治功效命名

方劑是臨床治則的具體表現,故方名中提示主治、功效者甚多。根據提示方法的不同,可大致分爲明示、暗喻兩類。

如定喘湯、止嗽散有治療喘、嗽之功,補肺湯、滋腎丸具滋補肺、腎之效,清胃散可清胃凉血,暖肝煎可暖肝行氣。他如蠲痹湯、活血效靈丹、鎮肝熄風湯等皆屬明示。

另有一些方名,以委婉含蓄的方式暗喻功效。如縮泉丸是主治下元虛冷的名方,以"縮泉"喻治療尿頻尿多之效。駐景丸主治肝腎經血不足所致如沙遮睛等症,可使人眼目明亮,外界美景常駐。鐵笛丸主治失聲音啞,故以鐵笛喻治療失音的功效。失笑散爲婦科活血通經的要方,主治瘀血停滯所致的痛經、少腹急痛,方中僅五靈脂、蒲黄二味平易之藥,竟能使患者疼痛霍然而止,不禁啞然失笑。補陽還五湯主治半身不遂,該方創製者王清任認爲,人身共有十成陽氣分布周身,左右各得其半,若陽氣虧五成,則并于一側而發爲半身不遂,本方黄芪、當歸等補氣活血之品能使氣旺血行,瘀破絡通,所虧之五成陽氣得以還復,故名"補陽還五"(《醫林改錯·癱痿論》)。他如更衣丸喻潤腸通便之功,逍遥丸寓疏肝解鬱之效,秋毫散隱含明目之意,枕中丹暗示主治失眠,玉屏風散因禦風固表而得名,金鎖固精丸以固腎斂精效如金鎖而獲稱,此皆屬暗喻類。

（三）以用法、特徵命名

一些方劑具有特殊的用量、服法和配伍比例，方中藥物或需要特殊的采摘時間、加工方法等，這些在方名中往往也有所體現。

以用量命名者，如傷科要方七厘散，方中多爲辛散香竄、活血通經之品，内服不宜量多，否則耗氣動血，一般每次服七厘（約合 2.1g）。一捻金主治小兒風痰積滯，名"一捻"者，謂用手指捻取藥末，以示用量之少。

以煎煮方法命名者，如三拗（ào）湯，所謂三拗，乃謂方中三味藥物煎煮時違拗常法：麻黄不去根節，杏仁不去皮尖，甘草不用蜜炙而生用。再如布袋丸，主治小兒蟲疳，每服一丸，以生絹袋盛裹，用生猪肉二兩同煮，肉煮爛後去袋，使病兒食肉及汁。

以配伍比例命名者，如六一散用滑石六兩、甘草一兩，九一丹用煅石膏九錢、升丹一錢，故分别以"六一""九一"名之。

以時間命名者，如二至丸得名于方中兩藥的采集時節：墨旱蓮采于夏至，女貞子摘于冬至（說見費伯雄《醫方論·補養之劑》）。午時茶，說明該方加工時間須在端午午時（説見陳修園《經驗百病内外方》）。鷄鳴散，提示該方服用時間當在陰消陽長的鷄鳴時分（説見王晋三《絳雪園古方選注·内科》）。

（四）以五行、卦象等命名

五行、卦象與中醫藥學關係密切，方名也常借用其術語來説明治則和功用。

借用五行命名者，如宋代錢乙創製的四首兒科方，皆以色喻臟：導赤散導心火下行（心屬火，其色赤）；瀉白散清肺金伏熱（肺屬金，其色白）；瀉青丸疏肝木鬱火（肝屬木，其色青）；瀉黄散瀉脾胃伏火（脾屬土，其色黄）。又如《景岳全書》之金水六君煎，功能滋養肺腎、祛濕化痰，金喻指肺，水喻指腎。

借用卦象命名者，如清代沈金鰲之坎離既濟丸（《沈氏尊生書》方），坎、離皆爲八卦卦象，坎象水喻腎，離象火喻心，"既濟"爲六十四復卦之一，卦形爲坎上離下——䷾。《周易·既濟卦》："象曰：水在火上，既濟，君子以思患預防之。"該方滋腎水降心火，使心腎之水火上下交通互濟，故名。

其他還有以道家名稱命名者，如《傷寒論》大小青龍湯、白虎湯等。青龍、白虎本爲古代神話中的東方、西方之神，後爲道教所信奉，同南方朱雀（即朱鳥）、北方玄武合稱四方四神。《禮記·曲禮上》："行，前朱鳥而後玄武，左青龍而右白虎。"又有出自陰陽理論者，如《景岳全書》的左歸丸、右歸丸等。

（五）以成語、典故命名

製方者爲追求含蓄典雅，往往以成語、典故或傳説名方。

以成語名方者，如建瓴湯取自成語"高屋建瓴"。建通"湔"（jiàn），義爲傾水；瓴爲盛水之瓦瓶。此方專爲肝陽上亢之證而設，以"建瓴"命名，喻其導血下行之效，如從高屋傾倒瓶水，其勢不可阻擋。創製者張錫純在《醫學衷中參西録·醫論》中言："服後能使腦中之血如建瓴之水下行，腦充血之證自愈。"又如抽薪飲（《景岳全書》方），源于成語"釜底抽薪"，喻其通便瀉火之功。

以典故命名者，如張從正名方禹功散，以大禹疏導洪水之典，喻方具逐水通便之功。另一逐水方疏鑿飲子（《濟生方》方）亦取義于此。

以傳説命名者，如《太平惠民和劑局方》之青娥丸，功能補肝腎、壯筋骨，主治腎虚腰痛。此方得名于傳説：唐代廣州太尉張壽明，得本方于南番，服後鬚髮由白轉黑，精力充沛，遂作詩以贊此方之神妙："三年時節向邊隅，人見方知藥力殊。奪得春光來在手，青娥休笑白髭須。"青娥原指古代女子以青黛畫的娥眉，後指代青年女子。用以名方，意欲此方服後能恢復青春,堪與青年女子相匹配。《濟生方》之觀音應夢散,功能益氣生津、温補肺腎,主治腎不納氣之虛喘證。此方亦得名于故事。清代王晋三引《日華子本草》:"溧陽洪輯幼子病痰喘將危,凡五晝夜不乳食,夢觀音授以此方,煎湯一蜆殼,灌之,喘即定。"(《絳雪園古方選注·內科》)

三、腧穴命名

《素問·陰陽應象大論》:"氣穴所發,各有處名。"腧穴的定位定名,是古代醫家觀察宇宙萬物,結合人體生理、病理現象及針刺效果,逐步歸納總結而成的。穴名往往寓有特定的涵義,體現古代醫家對腧穴的部位、作用、主病的認識。誠如孫思邈在《千金翼方·雜法》所云:"凡諸孔穴,名不徒設,皆有深意。"

(一)以天文地理命名

以天文命名者,如天樞穴在夾臍兩旁各二寸凹陷處。《素問·六微旨大論》:"天樞之上,天氣主之;天樞之下,地氣主之;氣交之分,人氣從之。"明代馬蒔注:"氣交者,天地二氣之交接,以人之身半天樞爲界。"此穴居人身上下之中綫,名天樞者,意爲天地二氣升降出入的樞紐。紫宫原爲中垣紫微垣的異名,位于三垣之中,爲天帝所居。紫宫穴在胸骨中綫上平第二肋間隙處,正當心位。心者,君主之官。以紫宫名之,意爲君主(心)之居。中極,《雲笈七籤》:"中極一名爲天中,上極星也。是居天之中,最高,最尊,爲衆星之主也,"中極穴位于腹部正中綫上,臍下四寸,居人體上下左右之中央,又名"天原",義爲人體生氣之原,與中極星名義相應,故以名之。其他取義于天文星象的穴名,還有上星、璇璣、華蓋、日月等。

以地理命名者,如昆侖穴在足外踝後跟骨上凹陷處,因其穴上有踝骨,旁有跟骨,下有軟骨,高起如山,故依其狀以名山昆侖命之。承山穴在小腿腓腸肌兩側肌腹交界處下端,腓腸肌的豐肉猶如山丘,穴在其下,有承上之意,故得承山之名。合谷穴在大指、次指之歧骨間凹陷處,兩骨相合勢如山谷,因有其名。在穴名中,很大一部分取義于地形地貌的山、谷、陵、丘、墟、泉、池、澤、海、溪、溝、渠等,除上述之承山、合谷外,他如大陵、商丘、丘墟、極泉、曲池、少澤、小海、太溪、支溝、經渠等皆是。

(二)按取穴方法命名

取穴定位準確與否,直接關係到治療效果,因而穴名中常有取穴方法的提示。如俠白穴,在上臂前肘窩橫紋上五寸處,爲手太陰肺經之腧穴。俠通"夾",白爲肺色。垂臂時左右兩穴正夾肺臟,故《黄帝内經明堂》云:"白,肺色也。此穴在臂,候肺兩箱,故名夾(俠)白。"僕參穴在足跟外側跟骨下凹陷處,屬足太陽膀胱經。古時僕人參見主人,屈膝下跪時足跟顯露,而手指垂處正當其穴,故名僕參。扶突,《禮記·投壺》鄭玄注:"鋪四指曰扶。"扶又作"夫",即四橫指的寬度,古人用于測度,稱爲"一夫法"。《備急千金要方》卷七第一云:"凡量一夫之法,覆手并舒四指,對度四指上中節上橫過爲一夫。"一扶相當于同身寸之三寸。此穴位于喉結突起之旁三寸,故名扶突。譩譆(yī xī)穴在肩髆內廉夾第六椎下兩旁各三寸。《素問·骨空論》:"大風汗出,灸譩譆。譩譆在背下俠脊傍三寸所,厭之,令病者呼譩譆,譩譆應手。"王冰注:"令病人呼譩譆之聲,則指下動矣。"以發譩譆之聲必然應手而名其穴爲譩譆。

此外,一些穴名取義于古代解剖學術語,如大椎、缺盆、橫骨、腕骨等。帶"髎"(liáo)字的一些穴名,亦源于古代解剖名詞。"髎"意爲骨縫處,如瞳子髎、顴髎、肩髎、肘髎等皆是。

(三)據功能療效命名

有的穴名直接明示功效,如迎香穴,在鼻翼外緣中點旁開,當鼻唇溝中,屬手陽明大腸經,與肺互爲表裏,肺竅爲鼻,此穴主治鼻塞不聞香臭,能使鼻竅宣通,迎香而入,故名。水分穴在臍上一寸,能分利腹部水分之清濁,主治水病,故名。他如承泣、聽會、睛明、啞門等穴名亦屬此類。

有些穴名以含蓄、婉轉的方式透露功效信息,如志室穴,在第十四椎下兩旁各三寸陷骨中,有壯腎添髓之效,而腎爲藏志之室,故名志室。陰市,"市"音fú,爲"韍"的本字,是古代祭服的蔽膝,用熟牛皮製成,功用類似今之護膝。陰市穴在大腿前髁底外側端上三寸處,可逐陰散寒、護禦脚膝,功同蔽膝,故名陰市(逐陰之市)。風市穴在陰市外側旁開三寸處,爲祛風要穴,主治風痹,如兩膝攣痛、脛麻腰重諸症,其禦風護膝之功同"市",故名風市(禦風之市)。他如神堂穴主心疾(心臟神)、魂門穴主肝疾(肝藏魂)、意舍穴主脾疾(脾藏意)、魄户穴主肺疾(肺藏魄)等,皆以功效名穴。

(四)取五行、卦象命名

取五行命名者,如少商,爲手太陰肺經之井穴。肺在五行屬金,在五音與商相配。又《素問·六元正紀大論》據五音的强弱以"太""少"來標志五音的陰陽。肺經屬太陰,爲陰金,故曰少商。商陽爲手陽明大腸經之始穴。大腸經與肺爲表裏,肺音商,又因其屬手陽明,屬五音之陽,故稱商陽。金門爲足太陽膀胱經之穴,上一寸是申脉穴。申爲十二地支之一,五行屬金,足太陽膀胱經氣血于申時注此門户,故名金門。

取卦象命名者,如勞宮穴,在手掌中央第二、三掌骨之間。《針灸大成》卷十繪有"陽掌圖",掌面四周布列八卦,勞宮位居卦之中央。手掌勤于把握,爲勞動之器官,故名勞宮。厲兑爲足陽明胃經之井(金)穴。兑爲八卦之一,五行屬金,故以兑名。厲通"離",亦爲八卦名。《周易》謂"離下兑上"爲革卦,"革"有"急"義。《銅人腧穴針灸圖經》卷五言此穴可"治尸厥口噤氣絶"之危急重症,故取離下兑上之革卦名穴。

(五)用類比形喻命名

腧穴所處部位往往有一些特殊的形態或特徵,故古代醫家又以豐富的想象力,采用類比形喻之法命名穴位。如口禾髎穴,在鼻孔下夾水溝旁各五分,正當唇上。名口禾者,"言其間髭出如禾"(清代程扶生《醫經理解·穴名解》),又近口處,故名口禾髎。髎同"窌(liáo)",義爲空穴。攢(cuán)竹穴在眉頭凹陷處。攢,聚也。喻此處眉毛聚集,宛如竹叢之茂。伏兔穴在膝上六寸股直肌中,其上大腿肌肉隆起,狀若一兔伏卧,因得伏兔之名。犢(dú)鼻穴在脛骨外側凹陷處。犢爲牛子。因其部位形似小牛之鼻,故有犢鼻之稱。

四、醫書命名

流傳至今的中醫古籍數量可觀,書名令人目不暇接。其中絶大部分書名皆有義可循。

(一)以姓氏、字號、謚號、爵號命名

以作者的姓氏名書者,如《褚氏遺書》的作者是南北朝南齊醫家褚澄。《裴子言醫》的作者爲明末醫家裴一中。《沈氏尊生書》是清代乾隆年間無錫名醫沈金鰲的個人醫學叢書。《柳選四家醫案》是清末醫家柳寶詒所編的四位醫家醫案合集。《蘇沈良方》是宋代沈括《良方》與蘇軾論醫雜説的合編。

以作者的字號名書者,如《潔古家珍》《潔古珍珠囊》是金朝名醫張元素所著,潔古乃其字。《士材三書》係明代醫家李中梓所撰,李氏字士材。又如明代龔廷賢著《雲林神彀(gòu)》,因龔自號雲林山人。明代李時珍撰《瀕湖脉學》,緣李氏晚年號瀕湖山人。他如明代程玠《松崖醫經》、清代徐大椿《洄溪醫案》,松崖、洄溪分別是程、徐二氏之號。

以作者的謚號、爵號名書者,如《竇文貞公六十六穴流注秘訣》的作者乃金元間針灸學家竇默,字子聲,元世祖時官至昭文館大學士,卒贈太師,封魏國公,謚文貞。《新修本草》又名《英公本草》,此書先由太尉長孫無忌受命統領蘇敬等二十餘人編寫,後因長孫氏觸犯武則天,被黜賜死,改由司空英國公李勣領銜編撰,故有《英公本草》之名。

（二）以官職、地望、書室命名

以作者官職名書者，如《羊中散藥方》的作者爲南朝劉宋時羊欣之，晚年任中散大夫。《寶太師標幽賦》的作者爲元代追封太師的寶默。

以作者地望名書者，如《隋書·經籍志》載録《河南藥方》及《荆州要方》。前書作者是晋代阮炳，曾任河南尹；後書作者乃晋代殷仲堪，曾任荆州刺史。兩書皆以作者任官地得名。以作者貫里名書者，如清初浙江名醫高鼓峰，著有《四明醫案》《四明心法》，因高氏爲四明（今寧波）人，故以名書。清代外科名醫陳莘田，曾撰《楓江瘍案》《楓江合藥方》，因陳氏乃楓江（蘇州之別稱）人，故以名書。以作者行醫所在地名書者，如宋代張鋭著《鷄峰普濟方》。鷄峰爲陝西寶鷄陳倉山之別名，而張氏雖爲河南人，但長期在陝西寶鷄一帶行醫，故以名書。又有以前人地望名書者，相傳東漢名醫張仲景曾任長沙太守，故後世出現一大批以"長沙"命名的醫著，如清代醫家陳修園《長沙方歌括》、黃元御《長沙藥解》、費密《長沙發揮》、鄧德敏《長沙串注方》等，皆屬闡釋《傷寒論》《金匱要略》的著作。

明清兩代多有以書齋、堂室名書者，如明代繆希雍《先醒齋醫學廣筆記》，清代王旭高《西溪書屋夜話録》，清代尤怡《静香樓醫案》，清代張志聰《侶山堂類辯》。"先醒齋""西溪書屋""静香樓"分別是繆、王、尤三氏的書房名，"侶山堂"則是張氏聚徒講習之所。此風一直沿續至近代，如近人周小農《惜分陰軒醫案》、張山雷《體仁堂醫學叢書》等皆是。

（三）以編撰刊行時的年號命名

以編撰時的年號命名者，如《開元廣濟方》爲唐玄宗李隆基于開元十一年（723）主持撰成。《太平聖惠方》是北宋翰林醫官王懷隱等人奉詔于宋太宗太平興國八年開始編撰的一部大型官修方書。

以刊行時的年號命名者，如《太平惠民和劑局方》編成刊行于宋徽宗大觀年間（1107—1110），故又稱《大觀方》。北宋唐慎微的《經史證類備急本草》問世之後，曾經數次校訂重刊。第一次于宋徽宗大觀二年（1108）重刊，故稱《大觀本草》；第二次重訂刊行在 9 年之後，即徽宗政和六年（1117），世稱《政和本草》；至南宋高宗紹興二十九年（1159），第三次重印刊行，世稱《紹興本草》。這是《經史證類備急本草》三個不同年代的刊本，故分別名書。

（四）化裁于成語典故而命名

此類書名，含蓄而典雅地傳遞着作品的主旨或作者的用意，但往往也因此而隱晦艱澀，使人難以領悟。

如清代柯琴名著《傷寒來蘇集》，其中"來蘇"語本《尚書·仲虺之誥》："徯予后，后來其蘇。"（后，係上古帝王之通稱，此指商湯。）"蘇"的異體作"甦"，有再生之義。"來蘇"意爲商湯一來，百姓就能擺脱夏桀的殘暴統治而重獲新生。柯氏撫"來蘇"二字名書，寓有傷寒患者期盼此書解除疾苦、恢復健康之意。清代巫齋居士的産科專著《達生編》，"達生"語見《詩經·大雅·生民》："誕彌厥月，先生如達。"達是"羍"的借字。"羍"的本義爲初生的羊羔。母羊産子極爲順暢快疾，因以"達生"名編。又如明代醫家黃承昊一生多病，自稱"予平生凡方書所載之症，十患四五；本草所載之藥，十嘗四五"，于六十歲時將醫學閱歷整理成篇，名《折肱漫録》。"折肱"語出《左傳·定公十三年》："三折肱知爲良醫。"黃氏引之以喻經歷久病而成良醫。以後清代邵炳揚《三折肱醫案》、吳士瑛《折肱心悟痢疾明辨》，其名書用意皆仿此。

他如明代王章祖《橘井元珠》、明代張潔《仁術便覽》、明代馮時可《上池雜説》、清代張啓倬《杏林碎錦》、清代趙濂《青囊秘效方》、清代全子久《和緩醫風》等，無不化用醫學典故而命名醫書。

（五）來源于儒、釋、道家而命名

儒、釋、道三家歷來與中醫藥學有密切的關係，三家的思想、學說、術語大量滲透到中醫古籍中,書籍的命名往往因此而帶有其印記。

來源于儒家的書名,如張從正的《儒門事親》。儒門即儒學之門,亦即古代知識分子階層。儒家提倡忠君孝親的道德觀,而以醫藥侍奉雙親,正是這種道德觀的直接體現,《四庫全書提要》云:"其云《儒門事親》者,以爲惟儒者能明其理,而事親者當知醫也。"又如明代沈綬《山林相業》,即取古代儒者"不爲良相,便爲良醫"之義,意爲以在野之身從事于功同相業的醫學。

來源于釋家的書名,如南朝梁陶弘景的《肘後百一方》,"百一"二字義含雙關,既實指書中載有一百零一類藥方,又暗寓佛經涵義。陶氏自序曰:"佛經云:人用四大成身,一大輒有一百一病。"佛教認爲,人與世間萬物皆由地、水、火、風四大要素構成,若有一大不和,便會産生一百零一種疾病。再如明代李藥師的眼科專著《金鎞秘論》。"金鎞"是古代眼科用以刮翳點藥的器械,相傳從釋教發源地古印度傳入。佛典《涅槃經》中談到:盲人就醫要求復明,良醫便用金鎞決其眼目。作者即以金鎞提示該書爲眼科專著。

來源于道家的書名,如托名孫思邈的《銀海精微》、清代顧錫的《銀海指南》,兩書中"銀海"一詞實爲道家術語。明代方回《瀛奎律髓》引北宋王安石之説,謂道家以肩爲玉樓,目爲銀海。宋代蘇軾《雪後書北臺壁》詩有"凍合玉樓寒起栗,光摇銀海眩生花"之句,亦借用其義。作者以之名書,提示其爲眼科要籍。再如元代倪維德所著《原機啓微》,亦爲眼科專著。其名取自道家《陰符經》"心生于物,死于物,機在目"之語,意謂眼目的功能是爲思維提供客觀材料的關鍵。作者因此把"機"作爲"目"的代稱,并以之名書。

● (王興伊)

第十章

中醫藥詞語選釋

第一節　中醫人體詞語選釋

一、頭頸部

（一）庭、顏

額頭。表示額頭之義,除用"額"外,還用"庭"和"顏"。庭,本爲堂前之地,院子。院子處于古住宅建築中最前面開闊之處,正可比人頭面最上部寬闊的額頭,故額頭稱作"庭"。顏,《説文·頁部》:"顏,眉目之間也。"段玉裁注:"顏,眉間也"。各本爲"顏",析言之"庭"爲"首面",爲額頭最上面部分,"顏"爲"庭"下、眉上的部位。《靈樞·五色》:"庭者,顏也……庭者,首面也。"

（二）闕

兩眉間。《説文·門部》:"闕,門觀也。"徐鍇系傳:"蓋爲二臺于門外,人君作樓觀于上,上員下方。以其闕然爲道謂之闕,以其上可遠觀謂之觀。"人的兩眉相對,中央闕然,故稱眉間爲闕,類比十分形象。《靈樞·五色》:"闕者,眉間也。"

（三）顴、䪼（qíu）骨、頄（zhuō）

顴骨。沈彤《釋骨》:"目之下起骨曰頄,其下旁高而大者,曰面䪼骨,曰顴骨,亦曰大顴,亦曰頄。""䪼骨"即顴骨之別稱。"頄"則指目眶下顴骨內側部分。《素問·氣府論》:"手少陽脈氣所發者三十二穴:顴骨下各一,眉後各一。"《靈樞·經脈》:"小腸手太陽之脈……其支者,別頰上頄抵鼻,至目內眥,斜絡于顴。"

（四）頄（qiú）

面頰間骨骼的總稱。《廣韻·尤韻》:"頄,頰間骨。"《靈樞·寒熱病》:"足太陽有入頄遍齒者,名曰角孫,上齒齲取之,在鼻與頄前。"

（五）蕃（fān）

同"藩",藩籬。借指面頰兩側。《靈樞·五色》:"蕃者,頰側也。"

（六）頤（yí）、頷（hàn）

下頷部。"牙車"亦指下頷部。《急就篇》卷三"頰頤頸項肩臂肘"顏師古注:"下頷曰頤。"《素問·骨空論》:"任脈者……至咽喉,上頤,循面,入目。"《靈樞·寒熱病》:"振寒洒洒,鼓頷,不得汗出,腹脹煩悗,取手太陰。"《靈樞·五色》:"循牙車以下者,股也。"頷也指下頷兩側的部位。《素問·刺熱》:"脾熱病者,先頭重頰痛,煩心顏青,欲嘔身熱,熱爭則腰痛不可用俛仰,腹滿泄,兩頷痛。"

（七）眼

本義爲眼珠,也泛指眼睛。《説文·目部》:"眼,目也。"即泛指眼睛。徐灝注箋:"戴氏侗曰:'眼,目中黑白也……合黑白與匡謂之目。'王筠《説文句讀》言:'作目者,有匡,有黑睛,有童子。'則"目"包括黑眼(黑眼珠)、白眼與眼眶,"眼"指眼珠,"目"爲眼睛的全稱。

《靈樞·大惑論》:"五藏六府之精氣,皆上注於目而爲之精。精之窠爲眼,骨之精爲瞳子,筋之精爲黑眼,血之精爲絡,其窠氣之精爲白眼,肌肉之精爲約束。"《素問·風論》:"風入繫頭,則爲目風,眼寒。"

(八) 目窠

眼窩。《靈樞·水脹》:"水始起也,目窠上微腫,如新臥起之狀,其頸脉動,時欬,陰股間寒,足脛瘤,腹乃大,其水已成矣。"

(九) 明堂

鼻。明堂本指古代帝王宣明政教之所,爲宮廷建築之中心。《内經》中黄帝常坐于明堂,如《素問·五運行大論》:"黄帝坐明堂,始正天綱,臨觀八極,考建五常。"張介賓注:"天子布政之所。對人向明而治,故曰明堂。"人的面部器官與古代宮廷建築的位置是相對應的,鼻位于面部正中,位置明顯,故稱其爲明堂。《靈樞·五色》:"黄帝曰:明堂者,鼻也。"

(十) 頞 (è)

鼻梁,也指鼻根。《説文·頁部》:"頞,鼻莖也。從頁,安聲。"段玉裁注:"鼻直莖爲之頞。""頞"在《内經》中既指鼻梁,也引申指鼻根。《素問·氣厥論》:"膽移熱於腦,則辛頞鼻淵。"《靈樞·經脉》:"胃足陽明之脉,起於鼻之交頞中,旁納太陽之脉,下循鼻外。"另外,"下極"亦指鼻根。《靈樞·五色》:"首面上于闕庭,王宫在于下極。"

(十一) 面王、鼻准

鼻尖。《靈樞·五色》:"男子色在于面王,爲小腹痛。"《厘正按摩要術·辨證·察鼻准》:"年壽在鼻梁,爲氣之門户。"

(十二) 畜門

外鼻孔。《靈樞·營氣》:"從肝上注肺,上循喉嚨,入頏顙之竅,究于畜門。"本句言營氣的運行從肺上行,循喉嚨(呼吸之氣道),上至頏顙(後鼻道開口處),終于"畜門","氣衝于畜門而出于鼻"(王冰語),此"畜門"爲"鼻之外竅",鼻孔外端。

(十三) 飛門

口唇。飛,通"扉"。《難經·四十四難》:"唇爲飛門,齒爲户門,會厭爲吸門,胃爲賁門,太倉下口爲幽門,大腸小腸會爲闌門,下極爲魄門,故曰七衝門也。"

(十四) 齒本

齒根。《難經·五十八難》:"骨寒熱者,病無所安,汗注不休,齒本槁痛。"

(十五) 咽

水穀入胃的通道,相當于今之食道,亦指咽部。《説文·口部》:"咽,嗌也。"《素問·太陰陽明論》:"喉主天氣,咽主地氣。"《靈樞·營衞生會》:"上焦出于胃上口,並咽以上,貫膈而布胸中。"《靈枢·經脉》:"是主腎所生病者,口熱舌乾,咽腫上氣,嗌乾及痛。"

(十六) 嗌 (yì)

咽部。《釋名·釋形體》:"咽,又謂之嗌,氣所流通阨要之處也。"《素問·診要經終論》:"厥陰終者,中熱嗌乾,善溺心煩,其則舌卷卵上縮而終矣。"

(十七) 喉、喉嚨

爲呼吸的氣道。亦指喉頭。《素問·太陰陽明論》:"喉主天氣,咽主地氣。"《靈樞·經脉》:"胃足陽明之脉……其支者,從大迎前下人迎,循喉嚨,入缺盆。"《靈樞·雜病》:"喉痹不能言,取足陽明;能言,取手陽明。"

(十八) 頏顙 (háng sǎng)

咽上部與鼻相通之處。相當于鼻咽部。《靈樞·憂恚無言》:"頏顙者,分氣之所泄也……人之鼻洞涕出不收者,頏顙不開,分氣失也。"

（十九）完骨

耳後高骨。《素問·氣府論》："下完骨後各一。"

（二十）嬰筋

頸側之筋。《靈樞·寒熱病》："人迎，足陽明也，在嬰筋之前。"

二、軀幹部

（一）膺

胸部兩旁高起處，也泛指胸部。《素問·刺熱》："熱爭則喘欬，痛走胸膺背，不得大息頭痛不堪，汗出而寒。"

（二）膻（dàn）中

胸中。《靈樞·海論》："膻中者，爲氣之海。"

（三）脅、胠（qū）

泛指人體從腋下到肋骨盡處的部分。胠，也指脅上。脅，也指胠下，也指肋骨。《素問·咳論》："肝欬之狀，欬則兩脅下痛，甚則不可以轉，轉則兩胠下滿。"《素問·氣府論》："足少陽脉氣所發者六十二穴……掖下三寸，脅下至胠，八閒各一。"《靈樞·本藏》："背膺厚者，肺端正；脅偏疎者，肺偏傾也。"

（四）䏚（miǎo）

脅肋下虛軟處。《素問·玉機真藏論》："其不及則令人心懸如病飢，䏚中清，脊中痛，少腹滿，小便變。"

（五）少腹、小腹

臍以下的腹部。《靈樞·四時氣》："小腹控睾，引腰脊，上衝心，邪在小腸者，連睾系，屬于脊，貫肝肺，絡心系。"《素問·至真要大論》："民病少腹控睾，引腰脊，上衝心痛，血見，嗌痛頷腫。""少腹"也指小腹兩旁的部位。《醫學真傳·部位》："小腹兩旁，名爲少腹。小腹者，少陰水臟、膀胱水腑之所屬也。"

（六）髆（bó）

肩胛骨。《説文·骨部》："髆，肩甲也。"古同"膊"。《素問·骨空論》："督脉者……還出別下項，循肩髆內，俠脊抵腰中……"

（七）膂（lǚ）、中䏎（lǚ）、䯏（chuí）

脊椎。《説文·吕部》："吕，脊骨也。象形。膂，篆文吕，從肉從旅。""吕""膂"均指脊椎骨，而"䏎"爲"吕"的今字。沈彤《釋骨》："項大椎之下二十一節，通曰脊骨，曰脊椎，曰膂骨，曰中䏎。"《字彙·頁部》："䯏，脊骨。"《素問·瘧論》："邪氣客於風府，循膂而下。"《靈樞·經別》："足少陰之正，至膕中，別走太陽而合，上至腎，當十四䯏，出屬帶脉。"《素問·氣穴論》："中䏎兩傍各五，凡十穴。"

（八）脊、胂（shèn）、䏢（yǐn）

脊椎兩旁的肌肉。《急就篇》："尻髖脊膂腰背吕"。顔師古注："膂，夾脊內肉也。"胂，《説文·肉部》："夾脊肉也。從肉，申聲。"《玉篇·肉部》："䏢，脊肉也。"《靈樞·經脉》："膀胱足太陽之脉……挾脊抵腰中，入循膂，絡腎屬膀胱。"《素問·繆刺論》："刺腰尻之解，兩胂之上。"《靈樞·陰陽二十五人》："其爲人赤色，廣䏢。"

（九）脽（shuí）

臀部。《説文·肉部》："脽，尻也。"《廣雅·釋親》："脽，臀也。"《素問·脉解》："太陽所謂腫腰脽痛者，正月太陽寅，寅，太陽也。"

（十）髖（kuān）、䯏（qià）、髁（kē）

髖骨。《説文·骨部》："髖，髀上也。"言大腿上面的骨爲"髖"。段玉裁注："髖者，其骨最寬大也。"因骨最寬大而得名。髂,《玉篇·骨部》:"髂,腰骨也。"《説文·骨部》"髁,髀骨也。"段玉裁注:"髀之上曰髂,即俗所謂髂也。"是"髂"爲"髖"的别稱。唐慧林《一切經音義》卷五十八引《字林》曰:"髁,䯏也,謂腰骨也。"《素問·骨空論》:"輔骨上横骨下爲楗,俠髖爲機。"《素問·長刺節論》:"刺兩髂髎季脅肋間,導腹中氣熱下已。"《素問·刺腰痛》:"腰痛引少腹控䏚,不可以仰,刺腰尻交者,兩髁腫上。"

(十一) 骶(dǐ)、尻(kāo)、橛(jué)骨

尾骶骨。沈彤《釋骨》:"(脊椎)末節曰尻骨,曰骶骨,曰脊骶,曰尾骶,曰尾屈,曰橛骨,曰窮骨。"橛,通"𩪿"。《説文·骨部》:"𩪿,臀骨也。"《素問·刺熱》:"七椎下間主腎熱,榮在骶也。"《靈樞·經筋》:"足少陽之筋……前者結于伏兔之上,後者結于尻。"《素問·骨空論》:"灸寒熱之法,先灸項大椎,以年爲壯數。次灸橛骨,以年爲壯數。"

(十二) 髎(liáo)

骨縫處。《素問·長刺節論》:"刺兩髂髎季脅肋間,導腹中氣熱下已。"

(十三) 宗筋

泛指男女外生殖器。特指陰莖。也指衆筋。《靈樞·五音五味》:"宦者去其宗筋,傷其衝脉,血寫不復,皮膚内結,唇口不營,故鬚不生。"《素問·痿論》:"思想無窮,所願不得,意淫於外,入房太甚,宗筋弛縱,發爲筋痿,及爲白淫。"《素問·痿論》:"陽明者,五藏六府之海,主潤宗筋,宗筋主束骨而利機關也。"

(十四) 廷孔

女子尿道口。《素問·骨空論》:"督脉者,起於少腹,以下骨中央,女子入繫廷孔。其孔,溺孔之端也。"

(十五) 胞門、龍門、玉門

女子陰道口。《脉經·平帶下絶産無子亡血居經證》:"帶下有三門:一曰胞門,二曰龍門,三曰玉門。已産屬胞門,未産屬龍門,未嫁女屬玉門。"

(十六) 魄門、篡(cuàn)

肛門。《素問·五藏别論》:"魄門亦爲五藏使,水穀不得久藏。"《素問·骨空論》:"其絡循陰器,合篡間,繞篡後,别繞臀,至少陰,與巨陽中絡者合。"王冰注:"督脉别絡,自溺孔之端,分而各行,下循陰器,乃合篡間。所謂間者,謂在前陰後陰之兩間也。"從王注可見,原文"陰器"指前陰,"篡"指後陰。"篡"或作"纂",舊釋"兩陰之間",不妥。

三、四肢部

(一) 四維、四極、四末

四肢。《素問·生氣通天論》:"因於氣,爲腫,四維相代,陽氣乃竭。"《素問·湯液醪醴論》:"此四極急而動中,是氣拒於内而形施於外。"《靈樞·終始》:"陰者主藏,陽者主府,陽受氣于四末,陰受氣于五藏。"

(二) 肩髃

肩頭。《説文》:"髃,肩前也。從骨禺聲。""髃"爲骨名,指上肢與軀幹連接處的肩端高骨。《靈樞·經脉》:"手太陽之别,名曰支正,上腕五寸,内注少陰;其别者,上走肘,絡肩髃。"

(三) 臂、肱

泛指上肢。臂也指從肘到腕的前臂,還指從肩到肘的上臂,依上下文意來辨析。《素問·太陰陽明論》:"故陰氣從足上行至頭,而下行循臂至指端。"《靈樞·淫邪發夢》:"客于股肱,則夢禮節拜起。"《靈樞·經脉》:"大腸手陽明之脉,起于大指次指之端,循指上廉,出

合谷兩骨之間,上入兩筋之中,循臂上廉,入肘外廉,上臑外前廉。"《靈樞·經筋》:"手心主之筋,起于中指,與太陰之筋並行,結于肘內廉,上臂陰,結腋下,下散前後挾脇。"

(四)臑(nào)

從肩至肘的上臂。《説文·肉部》:"臂羊矢也。從肉,需聲。"徐鍇系傳:"臑,蓋骨形象羊矢,因名之也。"《説文通訓定聲》:"臑,臂上也。羊豕曰臑,在人曰肱。"《集韻·虞韻》:"臑,肱骨也。"從上可見"臑"主要指動物的前腿,在人則指從肘到肩的上臂,也指肱骨。《靈樞·經脉》:"肺手太陰之脉……從肺系橫出腋下,下循臑內,行少陰心主之前,下肘中,循臂內上骨下廉,入寸口,上魚,循魚際,出大指之端。"

(五)手魚、魚、手魚腹

手掌內大指後肌肉隆起處。《靈樞·經脉》:"肺手太陰之脉……入寸口,上魚,循魚際,出大指之端。"張介賓注:"手腕之前,大指本節之間,其肥肉隆起形如魚者,統謂之魚。"《靈樞·本輸》:"魚際者,手魚也,爲滎。"《素問·刺禁論》:"刺手魚腹,內陷,爲腫。"

(六)魚際、白肉際

手魚外側手掌與手背皮膚赤白色相交處。《靈樞·經脉》:"肺手太陰之脉……入寸口,上魚,循魚際,出大指之端。"《靈樞·邪客》:"手太陰之脉,出於大指之端,內屈,循白肉際,至本節之後大淵。留以澹,外屈,上於本節下。內屈,與陰諸絡會於魚際。"

(七)手大指次指、大指次指

食指。一般來説,"次指"指與某個手指相挨近的下一個手指。如"大指次指"指示指,"中指次指"指環指,"小指次指"亦指環指。《素問·繆刺論》:"邪客於手陽明之絡……刺手大指次指爪甲上,去端如韭葉各一痏。"《靈樞·本輸》:"大腸上合手陽明,出于商陽。商陽,大指次指之端也,爲井金。"

(八)手中指次指、手小指次指

手環指。《素問·繆刺論》:"邪客於手陽明之絡……刺手大指次指爪甲上,去端如韭葉各一痏。"《靈樞·本輸》:"三焦者,上合手少陽,出于關衝。關衝者,手小指次指之端也,爲井金。"

(九)髀(bì)

大腿骨,大腿。也偏指大腿外側。"髀"的本義爲大腿骨。《説文·骨部》:"髀,股也。從骨,卑聲。"《禮記·祭統》:"凡爲俎者,以骨爲主。骨有貴賤,殷人貴髀,周人貴肩。"《漢書·賈誼傳》:"屠牛坦一朝解十二牛,而芒刃不頓者,所排擊剝割,皆眾理解也。至于髖髀之所,非斤則斧。"顏師古注:"髀,股骨也。"引申指大腿。《禮記·深衣》:"帶,下毋厭髀,上毋厭脅,當無骨者。"《素問·脉要精微論》:"胃脉搏堅而長,其色赤,當病折髀。"《素問·繆刺論》:"邪客於足少陽之絡,令人留於樞中痛,髀不可舉。"《素問·腹中論》:"人有身體髀、股、䯒皆腫,環齊而痛,是爲何病?"

(十)髀樞、髀厭

股骨上方的關節部位。《靈樞·經筋》:"足陽明之筋……上結于膝外廉,直上結于髀樞。"楊上善注:"髖骨爲臼,髀骨如樞,髀轉于中,故曰髀樞也。"丹波元簡言:"沈氏《經絡全書》云:'所謂樞者,以樞骨轉動,如户之樞也。'""髀樞"指股骨上方的關節部位,爲髀骨嵌入之處,因其有轉樞髀骨的作用,故名"髀樞"。《素問·氣穴論》:"藏俞五十穴,府俞七十二穴……兩髀厭分中二穴。""髀厭"即"髀樞"。厭,《説文·厂部》:"厭(猒),笮也。"段玉裁注:"《竹部》曰:'笮者,迫也。此義今人字作壓(壓),乃古今字之殊。'""厭"爲"壓"的古字,本義爲覆壓,一物壓在另一物上。"髀厭"言髀骨壓入髖骨之凹陷處也。《醫宗金鑒·刺灸心法要訣·周身名位骨度》:"髀者,膝上之大骨也。上端如杵,接于髀樞,下端如錘,接于䯒骨也。”

（十一）膝髕、膝臏

膝蓋骨。髕，《説文》：“䚡崏也。從骨，賓聲。”段玉裁注：“䚡，脛頭節也。《釋骨》云：‘蓋膝之骨曰膝髕。’”“髕”的本義是膝蓋骨。《周禮·秋官·司刑》：“刖罪五百。”鄭玄注：“周改臏作刖。”孫詒讓《正義》：“臏，即髕之俗。”可見“臏”是“髕”的俗體字。《集韻·准韵》：“髕，或從肉。”《靈樞·經脉》：“胃足陽明之脉……抵伏兔，下膝臏中。”《素問·刺禁論》：“刺膝髕出液，爲跛。”

（十二）膕

膝關節後面彎曲成窩處。《素問·骨空論》：“膝痛，痛及拇指，治其膕。”

（十三）骱（héng）、䯒

小腿，也指脛骨。“䯒”同“骱”。《説文·肉部》：“骱，脛崏也。”本義指脛骨上端。“骱”亦泛指小腿。《史記·龜策列傳》：“聖人剖其心，壯士斬其骱。”裴駰《集解》：“骱，脚脛也。”《廣雅·釋親》：“骱，脛也。”《靈樞·邪氣藏府病形》：“中于陰者，常從臂骱始。”《素問·骨空論》：“連䯒若折，治陽明中俞髎。”

（十四）脚

小腿，後指足。“脚”《説文》作“腳”。《説文·肉部》：“腳，脛也。”朱駿聲《説文通訓定聲》言：“腳，俗字作脚。”“腳”的本義是小腿。《釋名·釋形體》：“腳，卻也，以其坐時卻在後也。”古人席地跪坐，小腿後折，于是把退却在後的小腿稱爲“腳”。《素問·水熱穴論》：“三陰之所交，結於脚也。”馬蒔注：“足三陰之所交者，必結于脚。内踝上三寸有穴，名三陰交，以腎、肝、脾三陰之所交也。”三陰交的位置位于踝上三寸，自然在小腿上，這裏“脚”指小腿。另外，中醫學中也用“脚”指“足”，如《靈樞·經筋》：“足陽明之筋……其病足中指支，脛轉筋，脚跳堅。”

（十五）腨（shuàn）、腨腸、腓（féi）、踹（chuǎn）

小腿肚。《説文·肉部》：“腨，腓腸也。”《説文·肉部》：“腓，脛腨也。”段注：“謂脛骨後之肉也。腓之言肥，似中有腸者然，故曰腓腸。”《廣雅·釋親》：“腓，腨也。”王念孫疏證：“《素問·氣交變大論》云：其病外在溪穀踹膝。《急就篇》云：蹻踝跟踵相近聚。蹻、踹并與腨同。”《玉篇·足部》：“踹，腓腸也。”是“踹”與“腨”同，均指腿肚。《素問·刺腰痛篇》：“刺厥陰之脉，在腨踵魚腹之外，循之累累然，乃刺之。”《素問·刺禁論》：“刺腨腸内陷，爲腫。”張志聰注：“腨腸，一名魚腹，俗名腿肚。如魚之腹，故以爲名。”《靈樞·寒熱病》：“腓者，腨也。”《靈樞·經脉》：“脾足太陰之脉……上内踝前廉，上腨内，循脛骨後，交出厥陰之前。”楊上善注：“脛後腓腸名爲腨。”張介賓注：“腨，足肚也，亦名腓腸。”亦可爲證。

（十六）跗（fū）、趺

脚背。《儀禮·士喪禮》：“乃屨，綦結于跗。”鄭玄注：“跗，足上也。”賈公彦疏：“謂足背也。”《醫宗金鑒·正骨心法要旨·跗骨》：“跗者，足背也。一名足趺，俗稱脚面。”《靈樞·邪氣藏府病形》：“兩跗之上脉竪陷者，足陽明病，此胃脉也。”《脉經·膽足少陽經病證》：“足少陽之脉……下出外踝之前，循足趺上，出小指次指之端。”

四、臟腑部

（一）心主

心，也指心包絡。主，篆書作“𐊃”，上部像火焰，中間像燈碗，下部像燈架，是“炷”的本字。《説文·丶部》：“主，燈中火主也。”主指燈頭火焰。火頭是燈的主體中心，體現出君王的地位，因此“主”轉指君王。《吕氏春秋·召類》：“其主賢。”高誘注：“主，君也。”《孫子兵法·地形》："主曰無戰。"杜牧注："主者,君也。"《廣雅·釋詁一》："主,君也。"《玉篇·丶部》："主,君也。"中醫學認爲,心臟在人體像君主一樣地位最高,它統率五臟六腑,主管人的意識與思維活動,故稱爲"心主"。《靈樞·脹論》："膻中者,心主之宫城也。"《靈樞·邪客》："故諸邪之在於心者,皆在於心之包絡。包絡者,心主之脉也,故獨無腧焉。"

（二）太倉

指胃。胃,甲骨文作🔲,像穀物在胃中之形。金文在🔲的基礎上增加"肉"作🔲,强調此字爲人體内儲藏穀物的地方。《説文·肉部》："胃,穀府也。從肉,🔲,象形。"胃像人體内儲藏穀物的倉庫,又名爲"太倉"。《靈樞·脹論》："胃者,太倉也。"

（三）胞、净府

指膀胱。《靈樞·淫邪發夢》："客于胞膶,則夢溲便。"《素問·湯液醪醴論》："開鬼門,潔淨府,精以時服。"

（四）小腸

指腸管較細的腸道,上接胃,下連回腸。《靈樞·腸胃》："小腸後附脊,左環迴周疊積,其注于迴腸者,外附于臍上,迴運環十六曲,大二寸半,徑八分分之少半,長三丈二尺。"

（五）迴腸

大腸的一部分,上接小腸,下連廣腸。迴,也作"廻",是"回"的後起字,旋轉、迴旋之義,現作"回"。回腸之名由于迴行環繞而得。回腸相當于西醫學的空腸。《靈樞·腸胃》："迴腸當臍,左環迴周葉積而下,迴運環反十六曲,大四寸,徑一寸寸之少半,長二丈一尺。"

（六）廣腸

大腸的一部分,上接迴腸,下連肛門,因其腸管粗大而得名。廣腸相當于西醫學的結腸與直腸。《靈樞·腸胃》："廣腸傳脊,以受迴腸,左環葉脊上下辟,大八寸,徑二寸寸之大半,長二尺八寸。"

（七）膶

直腸。表示直腸之義,最早用"直"表示。《五十二病方·牝痔》："巢塞直者,殺狗,取其脬,以穿籥,入直中,炊之,引出,徐以刀劙去其巢。"言内痔腫脹堵塞直腸時,取狗的膀胱,在下口用一根兩頭通氣的竹管插進去固定好,再把主管道前端插進直腸,向膀胱吹氣,然後把竹管的前端連同直腸的一部分輕輕拉出來,然後手術切除内痔。古人經過直觀的解剖觀察,發現接近肛門的部分腸子是直的,所以稱該部分爲"直腸"。《内經》中首次用"膶"指直腸,"膶"是"直"的今字,加"肉"以强化"膶"是人體部位的名稱。字書直到宋代《廣韵·職韵》纔記載此義："膶,肥腸也。""膶"相當于西醫學的直腸。《靈樞·淫邪發夢》："客于胞膶,則夢溲便。"

（八）大腸

指腸管較粗的腸道。包括迴腸、廣腸。古今"大腸"含義不同,現代醫學屬于小腸範疇的回腸在中醫學中歸入大腸。《素問·五藏別論》："夫胃、大腸、小腸、三焦、膀胱,此五者,天氣之所生也,其氣象天,故寫而不藏,此受五藏濁氣,名曰傳化之府。"

（九）子處、胞、子藏

子宫。《素問·奇病論》："人有重身,九月而瘖,此爲何也? 岐伯對曰:胞之絡脉絶也。"《靈樞·五色》："面王以下者,膀胱子處也。"《金匱要略·婦人妊娠病脉證并治》："婦人懷娠六七月,脉弦發熱,其胎愈脹,腹痛惡寒者,少腹如扇,所以然者,子藏開故也,當以附子湯温其藏。"

（傅海燕）

第二節　藥物炮製詞語選釋

（一）擘（bò）

將藥物破開，使其容易煎出有效成分。亦作"擗（bò）"。《傷寒論·辨太陽病脉證并治上》："桂枝湯方：桂枝三兩（去皮），芍藥三兩，甘草二兩（炙），生薑三兩（切），大棗十二枚（擘）。"

（二）鎊（pàng）

用特製的鎊刀將軟化好的動物角質類藥材刮成薄屑的方法。《備急千金要方·補腎》："麋角丸方：取當年新角連腦頂者爲上……先去尖一大寸，即各長七八寸，取勢截斷，量把鎊得，即于長流水中以竹器盛懸，浸可十宿。"

（三）㕮咀（fǔ jǔ）

切飲片。原指把藥物用臼搗成粗粒，後用刀切藥物仍沿用其名。《靈樞·壽夭剛柔》："用淳酒二十升，蜀椒一升，乾薑一斤，桂心一斤，凡四種，皆㕮咀，漬酒中。"

（四）切

將藥物製成切片，即用手工刀或切藥機械截割藥物，製備成不同片形的配方原料的方法。《傷寒論·辨太陽病脉證并治下》："附子瀉心湯方：大黃二兩，黃連一兩，黃芩一兩，附子一枚（炮，去皮，破，別煮取汁）。右四味，切三味。"

（五）剉、挫

用鍘刀把藥物切碎。《靈樞·癰疽》："剉蔆翹草根各一升，以水一斗六升煮之。"《雷公炮炙論·雲母》："凡修事一斤，先用小地膽草、紫背天葵、生甘草、地黃汁各一鎰，乾者細剉，濕者取汁。""剉"亦俗寫作"挫"。《醫心方·治瘤方》："河邊水所注楊樹根卅斤，熟洗細挫，以水一石，煮取五斗。"今異體字整理表將"剉"歸并爲"銼"，但中醫藥書籍中宜保留作"剉"。

（六）錯

用銼刀在質地堅硬的藥材上反復摩擦，使其成細粉的方法。古用同"銼"。《雷公炮炙論·羚羊角》："以繩縛之，將錯子錯之，旋旋取用，勿令犯風。"

（七）搗、舂

把藥物放在石臼或乳鉢裏搗碎。《傷寒論·辨太陽病脉證并治中》："五苓散方：豬苓十八銖（去皮），澤瀉一兩六銖，白术十八銖，茯苓十八銖，桂枝半兩（去皮），右五味，搗爲散。"《雷公炮炙論·草金零》："凡用曬乾，却入水中淘，浮者去之，取沉者曬乾，拌酒蒸，從巳至未，曬乾。臨用，舂去黑皮用。"

（八）杵

把藥物放在石臼或乳鉢裏搗碎。《雷公炮炙論·飛廉》："用苦酒拌之一夜，至明漉出，日乾，細杵用之。"

（九）槌

古同"捶"。用棒槌等器具將藥物敲碎。《備急千金要方·瘰疽》："豬牙車骨年久者，槌破燒令脂出，熱塗之。"

（十）研

把藥物放在乳鉢裏磨碎。《傷寒論·辨太陽病脉證并治下》："内杏仁、芒硝合研如脂，和散，取如彈丸一枚。"

（十一）碾

用藥碾將藥物滾壓成碎末。《肘後備急方·治卒發癲狂病方》："瓜蒂不限多少，細碾爲末。"

（十二）淘、汰

用水洗滌藥物并除去雜質。《醫心方·合藥料理法》："凡菟絲子，暖湯洮（按同淘）汰去沙土。"

（十三）水飛

將礦物藥在濕潤條件下研磨，再借粗細粉在水裏不同的懸浮性取得極細粉末的方法。《雷公炮炙論·芒消》："凡使，先以水飛過，用五重紙滴過，去脚於銚中乾之。"（脚，指渣滓。）

（十四）浸、泡

將藥材洗净後，在清水中放置較長時間，使之吸水軟化的基本方法。《傷寒論·辨太陽病脉證并治上》："桂枝麻黃各半湯方：桂枝一兩十六銖（去皮），芍藥、生薑（切）、甘草（炙）、麻黃（去節）各一兩，大棗四枚（擘），杏仁二十四枚（湯浸，去皮尖及兩仁者）。"

（十五）漬

用液體或鹽等浸醃藥物。《肘後備急方·治目赤痛暗昧刺諸病方》："又方，古方明目黑髮。槐子于牛膽中漬，陰乾百日，食後吞一枚。"

（十六）沃

以液體浸泡或澆淋藥物。《備急千金要方·中風》："大豆紫湯方：大豆五升，清酒一斗。右二味，以鐵鐺猛火熬豆，令極熱，焦烟出，以酒沃之，去滓。"

（十七）漉

使藥渣與藥液分離、乾涸。《雷公炮炙論·鐘乳》："以五香水煮過一伏時，然後漉出。"

（十八）濾

使藥液經過紗、布、紙等，除去其中所含的泥沙、雜質、渣滓、毒素而變純净。《備急千金要方·耳疾》："右六味㕮咀，以魚腦合煎三沸，三上三下之，膏香爲成，濾去滓，冷，以一棗核灌耳中，以綿塞之。"

（十九）澄

讓液體裏的雜質沉下去以取清液。《醫心方·治中風身體如蟲行方》："《千金方》治風身體如蟲行方：鹽一升，水一石，煎減半，澄清，温洗三四遍。亦治一切風。"

（二十）溲、搜

以水液拌和散末狀物。《備急千金要方·養胎》："丹參膏方……右四味㕮咀，以清酒溲濕，停一宿，以成煎豬膏四升微火煎。"亦作"搜"。《備急千金要方·求子》："承澤丸……惡甘者，和藥先以苦酒搜散，乃内少蜜和爲丸。"

（二十一）炮

將藥物包裹後燒熟或直接置高溫下短時間急劇加熱至發泡鼓起，藥物表面變焦黑或焦黃色的一種火製方法。《傷寒論·辨少陰病脉證并治》："真武湯方：茯苓、芍藥、生薑（切）各三兩，白术二兩，附子一枚（炮，去皮，破八片）。"

（二十二）炙

1. 烘烤藥物至乾燥脱水，以便搗研。《備急千金要方·論合和》："諸蟲有毛、翅、皮、甲、頭、足、尾、骨之屬，有須燒煉炮炙，生熟有定，一如後法。"又："凡用甘草、厚朴、枳實、石南、茵芋、藜蘆、皂莢之類，皆炙之。"

2. 又指膠、飴類燒至起沸。《備急千金要方·論合和》："凡丸散用膠，先炙使通體沸起，燥乃可搗，有不沸處更炙之斷。下湯直爾用之，勿炙。"

3. 在植物類藥材外塗蜜、酥等輔料再烘烤，使輔料滲入藥材之内。《雷公炮炙論·甘草》："使一斤，用酥七兩塗上，炙酥盡爲度。"

（二十三）炒

將藥物置受熱容器中翻動并連續加熱至一定程度的炮製方法。《孫真人千金方·用藥第六》："凡用麥蘖（薛）、麵米、大豆黃卷、澤蘭、蕪荑、僵蠶、乾漆、蜂房，皆微炒。"

（二十四）焙

將藥物放在净瓦片上或鍋内加熱,下以微火烘,上以長物攪,使藥物乾燥但不令焦黑。《雷公炮炙論·五味子》:"凡用,以銅刀劈作兩片,用蜜浸蒸,從巳至申,却以漿水浸一宿,焙乾用。"

（二十五）燒存性

把藥燒至外部焦黑、裏面焦黄爲度,使藥物表面部分炭化,裏層部分還能嘗出原有的氣味,即存性。《本草綱目·桑》:"湯火傷瘡:經霜桑葉燒存性,爲末,油和傅之。三日愈。"

（二十六）煎

1. 特指將煮好的湯液去滓後,再將剩餘的汁液繼續加熱使之濃縮。《備急千金要方·癰疽》:"枸杞煎……以水一石,煮取五斗,去滓淀,將滓更入釜,與水依前,煮取五斗,并前爲一斛,澄之去淀,釜中煎之,取二斗許,更入小銅鍋子煎,令連連如錫去。"

2. 將藥物加水煎煮。《太平聖惠方·枸杞煎》:"枸杞煎……右先將枸杞根,以水五斗,煎取一斗,去滓澄清。"

（二十七）熬

在古籍中,"熬"與"炒""焙"相似,如《金匱要略方論》:"葶藶,熬令黄色。""牡蠣,熬。"等。元代《湯液本草》中明確指出:"方言熬者,即今之炒也。"即漢代的"熬"與現今的"炒"同義。而現今的"熬"已衍變爲類似"煎煮"的一種方法,該法火力較小,加熱時間較長,凡動物的皮、骨、甲、角或某些植物類鮮乾藥材,需提取膠質或濃縮成膏劑的藥物,多用熬的方法處理。

（二十八）煏（bì）、逼

用火烘乾。《醫心方·五果部》"芰實"引陶弘景注:"火煏以爲米,充糧、斷穀、長生。"通作"逼"。《雷公炮炙論·白礬》:"置研了白礬于瓶内,用五方草、紫背天葵二味自然汁各一鎰,旋旋添白礬于中,下火逼令藥汁乾。"

（二十九）蒸

將藥物净選後加輔料（酒、醋、藥汁等）或不加輔料,裝入蒸製容器内用水蒸氣加熱或隔水加熱至一定程度的炮製方法。蒸後的藥物便于製劑,如茯苓、厚朴蒸後易于切片。大黄、地黄加酒拌蒸後,熟大黄的瀉下功效減弱,熟地黄便成温性而滋腎補血。《雷公炮炙論·乾地黄》:"凡使,采生地黄,去白皮,瓷堝上柳木甑蒸之。"

（三十）煉、鍊

將藥物置一定容器中,長時間用火緩緩加熱至一定程度,以純化或改變藥性的炮製方法。適用于通過加熱改變藥性、提高療效的藥物或製劑,如煉蜜、煉丹等。《雷公炮炙論·石蜜》:"雷公云:凡煉蜜一斤,祇得十二兩半或一分是數。若火少、火過,并用不得。"《備急千金要方·論合和》:"凡礬石、赤泥團之,入火半日,乃熟可用,仍不得過之。不鍊,生入藥,使人破心肝。"

（三十一）煅（duàn）

將藥物直接或間接置于火中燒煉,以減少藥石烈性的炮製方法。此字當是"鍛"的後起字。此字歷來相承讀"duàn",但古籍中字形常作"煆（xiā）",當爲"煅"之誤。《雷公炮炙論·白礬》:"雷公云:凡使,須以瓷瓶盛,于火中煅,令内外通赤,用鉗揭起蓋,旋安石蜂窠于赤瓶子中,燒蜂窠盡爲度。"

（三十二）淬

將藥物用火燒紅後,趁熱立即浸入特定的液體中（醋、酒或水等）,驟然冷却,反復多次,使之酥脆的炮製方法。此法又稱"煅（煆）淬"。《肘後備急方·治卒胃反嘔哕方》:"用附子一個最大者坐于塼上,四面着火,漸逼碎;入生薑自然汁中,又依前火逼乾,復淬之。"

（三十三）烊、洋

對某些膠質或黏性較大且易溶的藥物,先加温使其融化,再加入已去渣的藥液中微煮,或趁熱攪拌使之溶解。《傷寒論·辨太陽病脉證并治下》:"炙甘草湯方:右九味,以清酒七

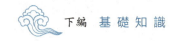

筆記欄

升,水八升,先煮八味取三升,去滓,内膠烊消盡,温服一升,日三服。"俗作"洋"。《本草經集注·序録上》:"芒硝、飴糖、阿膠,皆須絞湯竟,内汁中,更上火兩三沸,洋盡乃服之。"

（段鳴鳴）

第三節　藥物劑型與計量詞語選釋

一、藥物劑型

（一）湯

用藥物煎湯,去渣取藥汁而成。如《傷寒論》的麻黄湯。

（二）煎

1. 煎膏。如《金匱要略》的烏頭煎。

2. 煎丸。如《雞峰普濟方》的大阿膠煎。

3. 湯劑的别稱。如《景岳全書》的大補元煎。

（三）飲

湯劑名之一,多指需要冷服的藥液,如五皮飲、桑菊飲。不規定時間隨意飲服的湯劑叫作"飲子",如《宣明論方》的地黄飲子。

（四）露

藥物加水蒸餾收集所得的澄明、具芳香性的液體。如金銀花露（單味成藥）。

（五）茶

由藥物粗粉或配少量茶葉與黏合劑混合而成,製成小方塊或長方塊餅狀劑型。用時將藥塊打碎,置于有蓋茶杯中,衝入沸水泡汁代茶服用。如午時茶、感冒茶、甘和茶等。

（六）醴、酒

藥酒。藥物浸入酒内,經過一定時間,或隔湯煎煮,濾渣取液。如《素問·腹中論》的雞矢醴,現代的枸杞酒等。

（七）丸、圓

將藥物研成細末,用蜜或水或糊或藥汁等拌和,製成圓球形大小不等的藥丸。丸劑服用便利,吸收較慢,藥力較持久。如安宫牛黄丸等。南宋時爲避宋欽宗趙桓嫌名諱,"丸"改稱"圓",可見于部分南宋後印行的中醫古籍中。

（八）散

分爲内服和外用兩種。内服散劑是將藥物研成粗末或細末,粗末可加水煮服,細末用白湯、茶、米湯或酒調服。如《傷寒論》的五苓散、瓜蒂散等。外用散劑是將藥物研成極細末,或撒布（摻）于局部,或用酒、醋、蜜等調敷于患處。

（九）煮散

把藥物製成粗末的散劑,加水煎煮,去渣服用。如銀翹散的煮服等。

（十）膏

分内服和外用兩種。内服膏劑是將藥物加水再三煎熬,濾渣後加入冰糖、蜜等,熬成稠厚的膏,可長期服用。外用油膏,一稱藥膏,把蜂蠟加入棉子油或花生油中,加熱融化,乘熱加入藥物細粉,不斷攪拌,待冷凝而成。如有飲片,須先把油燒開,將飲片炸枯去渣再加入藥物細粉,以及冰片、樟腦等易揮發藥物,可在油膏冷後加入攪匀。

（十一）膠

用動物的皮、骨、甲、角等加水反復煎煮,濃縮後製成乾燥的固體塊狀物質。多用于補養。如驢皮膠、鱉甲膠、龜甲膠、鹿角膠等。

（十二）丹

分內服和外用兩種。外用者含有汞、硫等礦物藥，經加熱升華或熔化提煉而成，爲粉末狀製劑。如白降丹、紅升丹等。內服者或爲散劑，如紫雪丹；或爲丸劑，如至寶丹、五粒回春丹；或爲錠劑，如辟瘟丹。另有同時供內服及外用者，如玉樞丹（一名紫金錠），爲丸劑或錠劑。

（十三）錠

將藥物研成極細粉末，加適當黏合劑製成紡錘、圓錐、長方等不同形狀的固體製劑，可供內服外用。如紫金錠等。

（十四）麯

將藥粉與麵粉混合揉和，令發酵後切爲塊狀即成。一般用水煎服。多入脾胃而助消化。如六神麯、半夏麯等。

二、藥物計量

（一）累

古代重量單位。

1. 十黍（黍即黃米，古代用作建立度量衡的依據）爲累，一累又等于一銖的 1/10。《雷公炮炙論·白礬》：“若經大火一煅，色如銀，自然伏火，銖累不失。”或作“絫”。

2. 生薑等塊根藥物同根相連者爲一累。《備急千金要方·論合和》：“云乾薑一累者，以半兩爲正（《本草》云一兩爲正）。”

（二）銖

古代重量單位，一銖等于十累。《傷寒論·辨太陽病脉證并治上》：“桂枝麻黃各半湯方：桂枝一兩十六銖（去皮），芍藥、生薑（切）、甘草（炙）、麻黃（去節）各一兩，大棗四枚（擘），杏仁二十四枚（湯浸，去皮尖及兩仁者）。”

（三）兩

古代重量單位，一兩等于二十四銖。《傷寒論·辨太陽病脉證并治上》：“桂枝湯方：桂枝三兩（去皮），芍藥三兩，甘草二兩（炙），生薑三兩（切），大棗十二枚（擘）。”

（四）斤

古代重量單位，一斤等于十六兩。《備急千金要方·論合和》：“古秤惟有銖兩而無分名，今則以拾黍爲壹銖，陸銖爲壹分，肆分爲壹兩，拾陸兩爲壹斤。此則神農之稱也。吳人以貳兩爲壹兩，隋人以叁兩爲壹兩，今依肆分爲壹兩稱爲定。”

（五）鎰、溢

古代重量單位。通常二十兩爲一鎰（溢）。但《雷公炮炙論》中一鎰（溢）等于十二兩。《雷公炮炙論·雷敦論合藥分劑料理法則》：“凡云水一溢、二溢至十溢者，每溢秤之重十二兩爲度。”《雷公炮炙論·朱砂》：“有妙硫砂，如拳許大，或重一鎰。”

（六）合（gě）

古代容量單位。一合等于一升的 1/10。《傷寒論·辨太陽病脉證并治中》：“梔子豉湯方：梔子十四個（擘），香豉四合（綿裹）。”

（七）升

古代容量單位。一升等于十合。《傷寒論·辨陽明病脉證并治》：“吳茱萸湯方：右四味，以水七升，煮取二升，去滓，温服七合，日三服。”

（八）斗

古代容量單位。一斗等于十升。《傷寒論·辨太陽病脉證并治下》：“柴胡桂枝乾薑湯方：右七味，以水一斗二升，煮取六升。"

（九）字

中藥量名。舊制以五銖錢抄末藥掩蓋爲一字的量。一字等于二分半。《本草綱目·主治》："薇蘅，小兒破傷風口噤，同白附子末、薄荷，酒服一字。"

（十）捻

量詞。以三指一次抓取的量。《備急千金要方·齒病》："每旦以一捻鹽內口中，以溫水含，揩齒及叩齒百遍，爲之不絕。"

（十一）撮

量詞。以三指一次抓取的量，亦稱三指撮，相當于四刀圭。《備急千金要方·論合和》："一撮者，四刀圭也，十撮爲一勺，兩勺爲一合。"

（十二）握

一把，指一手所能握持的分量和大小。多用于草類藥物。《備急千金要方·喉病》："又水三升煮荆一握，取一升，分三服。"

（十三）笆（jǔ）

四握爲一笆。《醫心方·治任婦胎動不安方》引《集驗方》："已冶艾葉一笆，以好酒五升，煮取四升，去滓更煎，取一升一服，口閉者開口灌之，藥下即安。"

（十四）刀圭

古代量取藥末的器具，形狀如刀圭的圭角，一端尖形，中部略凹陷。一刀圭約等于一方寸匕的1/10。《抱樸子·內篇·金丹》："倂毛羽搗服一刀圭，百日得壽五百歲。"

（十五）方寸匕

古代量取藥末的器具，其形狀如刀匕，大小爲古代一寸正方，故名。一方寸匕約等于2.74ml，盛金石藥末約爲2g，草木藥末約爲1g。《備急千金要方·論合和》："方寸匕者，作匕正方一寸抄散，取不落爲度。"

（十六）錢匕、錢

古代量取藥末的器具名。用漢代的五銖錢幣量取藥末至不散落者爲一錢匕；用五銖錢幣量取藥末至半邊者爲半錢匕；錢五匕者，指藥末蓋滿五銖錢邊的"五"字至不落爲度。一錢匕約今五分六厘，合2g强；錢五匕約爲一錢匕的1/4，約今一分四厘，合0.6g。《備急千金要方·論合和》："錢匕者，以大錢上全抄之；若云半錢匕者，則是一錢抄取一邊爾，倂用五銖錢也；錢五匕者，今五銖錢邊五字者以抄之，亦令不落爲度。"《傷寒論·辨太陽病脉證并治下》："十棗湯方：强人服一錢匕，羸人服半錢。"

（十七）服（fù）

即一劑或一貼。《傷寒論·辨太陽病脉證并治上》："桂枝湯方：若一服汗出病差，停後服，不必盡劑。"

●（楊東方）

第四節　藥物服用方法詞語選釋

一、內服

（一）服

飲用或吞服藥物。《三國志·魏書·華佗傳》："即作湯二升，先服一升。"

（二）下

以液體送服丸劑。《備急千金要方·婦人方下·補益》："右二十味,爲末,蜜和丸如梧子,空腹酒下十五丸至二十丸。"

（三）進

内服藥物。《傷寒論·辨太陽病脉證并治中》："梔子厚朴湯方:右三味,以水三升半,煮取一升半,去滓,分二服,温進一服。"

（四）飲

喝,用于内服藥液。《傷寒論·辨太陽病脉證并治上》："厥逆,咽中乾,煩躁,陽明内結,讝語煩亂,更飲甘草乾薑湯。"

（五）歠（chuò）、啜

飲,吃。"歠"同"啜"。《傷寒論·辨太陽病脉證并治上》："服已須臾,歠熱稀粥一升餘,以助藥力。"

（六）呷（xiā）

小口喝。《聖濟總録·消渴》："右三味,粗搗篩,每服二錢匕,水一盞,于石器中煎至七分,去滓稍熱細呷。"

（七）吞

不嚼或不細嚼而咽入,多用于吞咽固體有形藥物。《肘後備急方·救卒中惡死方》："大豆二七枚,以雞子白并酒和,盡以吞之。"

（八）咽

吞入,多用于吞咽液體及其他無固定形狀的藥物。《備急千金要方·口病》："治口中瘡久不瘥,入胸中并生瘡,三年以上不瘥者方:濃煎薔薇根汁,含之,又稍稍咽之,日三夜一。"

二、外治

（一）敷、傅、付、拊、附、薄、鋪、勃

塗搽藥物。古作"傅"。俗作"付",亦作"拊",又通作"附""薄""鋪""勃"。《外臺秘要·集驗療蝎蟲螫人方》："若不值天雨,泥可用新汲水從屋上淋下,于下取泥傅之。"《千金翼方·雜療》："草蒿,生挼付金瘡,大止血,生肉止疼痛,良。"《醫心方·治反花瘡方》："《救急單驗方》療反花瘡方:燒鹽,末,拊驗。"敦煌卷子醫書《五臟論》P.2115:"白癩須附越桃。"《肘後備急方·治卒風瘖不得語方》："以苦酒煮芑子薄頸一周,以衣苞,一日一夕乃解,即差。"《醫心方·脚氣腫痛方》："《蘇》療脚氣初發,從足起至膝、脛腫、骨疼者方:草麻切,擣,一斗許。右,蒸熱,鋪脚腫處,厚裹。日一二度易,二三日即消。《醫門方》同之。"《醫心方·治陰蝕瘡欲盡方》："《葛氏方》治陰蝕瘡欲盡方:取蝦蟆矢、菟矢分等,搗,勃瘡上。"

（二）塗

塗抹。《備急千金要方·逆生》："治逆生又方:以鹽和粉塗兒足下即順。"

（三）拭

擦。《備急千金要方·妊娠諸病》："右三味,以水五升煮取一升,去滓,冷,以拭身體。"

（四）粉

以藥物粉末塗敷。《備急千金要方·口病》："治口傍惡瘡方……右四味,等分,合和爲散。以粉瘡上,不過三遍。"

（五）糝（sǎn）

布灑藥末。《備急千金要方·癭疽》："搗桃葉和鯉魚鮓糝封之。"《焦氏筆乘·醫方》："又傳壽星散,專治惡瘡,痛不可當者,糝之不痛;不痛者,糝之即知痛。"

（六）封

用外敷藥密實厚敷。《備急千金要方·丹毒》："治諸丹神驗方：以芸薹菜熟擣，厚封之，隨手即消。"

（七）帖

同"貼"。《備急千金要方·癰疽》："治癰腫痛煩悶方：生楸葉十重帖之，以帛包令緩急得所，日二易。"

（八）著

黏附。《備急千金要方·目病》："治目赤及瞖方……右二味，合研細，和白蜜如泥，蒸之半食久，冷，著眼四眥。"

（九）揭、擒、揩、搭

以藥巾或其他熱軟之物撲打和敷貼體表。《備急千金要方·癰疽》："揭腫方……故帛四重內汁中，以揭腫上，乾即易之，無度數，晝夜爲之。"其中"揭"或作"擒"。《備急千金要方·妊娠諸病》："又以故布擒頭額胸心，燥則易之。"其中"擒"又與"揩"同，或作"搭"。《備急千金要方·頭面風》："白禿方：羊肉濕脯炙令香，及熱速搭上。不過三四度，癢勿搔之。牛肉亦得。"其中"搭"，在《孫真人千金方》中的本條作"揩"。

（十）摩

摩擦。《備急千金要方·逆生》："治逆生方：以鹽塗兒足底，又可急搔之，并以鹽摩產婦腹上即愈。"

（十一）掩

以藥物敷蓋患處。《醫心方·治金瘡血出不止方》："《拯要方》又方：以乾馬屎掩之。"

（十二）壅

以藥物遮蔽患處或灌注其中。《醫心方·治猘犬噛人方》："《經心方》治猘犬噛人又方：驗醋以壅瘡上即瘥。"

（十三）滴

令藥液一點一點地下落至患處。《備急千金要方·目病》："治風眼爛眥方……右三味，㕮咀，以水二升，煮取五合。稍用滴目兩眥，日三四度。"

（十四）點

將少量藥液、散、膏等滴或粘附于患處。《醫心方·治目赤痛方》："《博濟安衆方》治赤眼腫痛，熱淚下，立驗方：黃連爲末，綿裹，以甘蔗汁浸良久，點之。"

（十五）瀝

令藥液一點一點持續地下落至患處。《肘後備急方·治卒中諸藥毒救解方》："治食野葛已死方……又方取生鴨，就口斷鴨頭，以血瀝口中，入咽則活。"

（十六）灑

使藥物分散地落在體表。《醫心方·治月蝕瘡方》："《集驗方》治月蝕瘡又方：煮枯鮑魚，以灑之。"

（十七）噀（xùn）、潠（xùn）

用口噴水。《傷寒論·辨太陽病脉證并治下》："病在陽，應以汗解之，反以冷水潠之若灌之，其熱被劫，不得去，彌更益煩。"《備急千金要方·產難》："治產乳運絕方：含釀醋潠面即愈。凡悶即潠之，愈。"

（十八）灌

將藥液灌輸入患處。《備急千金要方·鼻病》："治鼻塞多年，不聞香臭，清水出不止方：……先仰臥，使人滿口含取一合汁，灌鼻中使入。"

（十九）注

將藥液、藥末灌入或塗抹于患處。《備急千金要方·目病》："治目爛赤方：取三指撮鹽，置古文錢上，重重火燒赤，投少醋中，足淹錢，以綿沾汁注目眦中。"《備急千金要方·目病》："治目中生息肉，膚臀稍長欲滿目，閉瞳子，及生珠管方：……右二味，合治如粉，以注臀肉上，日三度，甚良，亦治目中眯不出。"

（二十）洗

以藥液洗患處。《備急千金要方·雜治》："治合陰陽輒痛不可忍方……右三味，㕮咀，以水四升，煮取二升，洗之，日四度。"

（二十一）沐

洗頭。《醫心方·治頭風方》："又方：葶藶子煮沐，不過三四度，愈。"

（二十二）浴

洗身。《醫心方·治王爛瘡方》："《小品方》有洪燭瘡……治之法：急宜服漏蘆湯下之，外宜以升麻湯浴，但倍分兩多煮之，以浴漯之，其間敷升麻膏佳。"

（二十三）漬

以藥液浸泡患處。《醫心方·治馬毛血汗垢屎尿入人瘡方》："《小品方》治馬骨所刺……研豉作湯，令小沸，以漬瘡。"

（二十四）熨

用藥物熱敷。《傷寒論·辨太陽病脉證并治中》："太陽病二日，反躁，凡（當作'反'）熨其背而大汗出，火熱入胃，胃中水竭，躁煩，必發讝語。"

（二十五）熏

以藥氣或藥烟熏蒸患處。《備急千金要方·齒病》："治疳蟲蝕齒根方：黑羖羊脂、莨菪子各等分，先燒鐵鋤斧錣令赤，内其中，烟出，以布單覆頭，令烟氣入口熏之。"

（二十六）炙

以火烘烤。《醫心方·治惡露瘡方》："《千金方》云：取韭搗之，以薄瘡口上，以火炙之，令熱徹瘡中便愈。"

（二十七）烙

將器具燒至高熱後灼燙患處。《備急千金要方·舌病》："治舌腫起如豬胞方：……但看其舌下自有噤蟲形狀，或如螻蛄，或如臥蠶子，細看之有頭尾，其頭少白，燒鐵釘烙頭上使熟，即自消。"

（二十八）爍

烤灼。《備急千金要方·舌病》："治舌上出血如泉方：燒鐵箆熟爍孔中，良。"

● （楊東方）

第五節　病候描述詞語選釋

（一）悒悒

不舒貌。《素問·刺瘧》："數便，意恐懼，氣不足，腹中悒悒，刺足厥陰。"

（二）温温（愠愠）

泛惡欲吐貌。《傷寒論·辨少陰病脉證并治》："少陰病，飲食入口則吐，心中温温欲吐，復不能吐。始得之，手足寒，脉弦遲者，此胸中實，不可下也，當吐之。"

筆記欄

（二）几（jìn）几

頭項拘緊不舒貌。《素問·刺腰痛》：“腰痛俠脊而痛至頭几几然。”《傷寒論·辨太陽病脉證并治中》：“太陽病，項背强几几，無汗惡風，葛根湯主之。”

（三）憒憒

心中煩亂不安貌。《傷寒論·辨陽明病脉證并治》：“陽明病，脉浮而緊，咽燥口苦，腹滿而喘，發熱汗出，不惡寒，反惡熱，身重。若發汗則躁，心憒憒反讝語。”

（四）澹澹、憺憺、淡淡

心中悸動不寧貌。《素問·至真要大論》：“胸腹滿，手熱，肘攣腋腫，心澹澹大動，胸脅胃脘不安。”亦作“憺憺”。《靈樞·經脉》：“甚則胸脅支滿，心中憺憺大動。面赤目黃，喜笑不休。”通作“淡淡”。敦煌卷子醫書 P. 2565：“搗篩，密（蜜）和丸，飲服七丸，丸如梧子大，日再服，漸加二七丸，當心中淡淡，數欲唾，吐淡涕爲佳。”

（五）洒（xiǎn）洒、洗（xiǎn）洗、洒淅（xiǎn xī）、淅淅、索索、泝（sù）泝、嗇嗇、溜溜、策策

寒栗貌。《素問·診要經終論》：“秋刺冬分，病不已，令人洒洒時寒。”《脉經·肝足厥陰經病證》：“肝中寒者，其人洗洗惡寒，翕翕發熱，面翕然赤。”《傷寒論·辨脉法》：“假令寸口脉微，名曰陽不足，陰氣上入陽中，則洒淅惡寒也。”《靈樞·雜病》：“淅淅身時寒熱。”《甲乙》作“索索”。《素問·刺要論》：“是故刺毫毛腠理無傷皮，皮傷則内動肺，肺動則秋病溫瘧，泝泝然寒慄。”“泝泝”或疑爲“淅淅”之誤。《傷寒論·辨太陽病脉證并治上》：“太陽中風，陽浮而陰弱，陽浮者熱自發，陰弱者汗自出，嗇嗇惡寒，淅淅惡風，翕翕發熱，鼻鳴乾嘔者，桂枝湯主之。”《備急千金要方·虛損》：“治產後虛羸，盜汗，溜溜惡寒，吳茱萸湯方。”《諸病源候論·寒食散發候》：“策策惡風，四候也。”

（六）滄（cāng）滄

寒冷貌。《靈樞·師傳》：“熱無灼灼，寒無滄滄，寒溫中適。”

（七）策策

痛貌。《諸病源候論·風痙候》：“風痙者，口噤不開，背强而直，如發癇之狀。其重者，耳中策策痛，卒然身體痙直者，死也。”

（八）濈（jí）濈、集集

汗或水出貌。《傷寒論·辨陽明病脉證并治》：“傷寒發熱無汗，嘔不能食，而反汗出濈濈然者，是轉屬陽明也。”《醫心方·治蠼螋瘡方》：“《拯要方》療蠼螋尿瘡，集集然黃水出方：甘草湯洗之。”

（九）漉漉

汗大出貌。《素問·瘧論》：“經言無刺熇熇之熱，無刺渾渾之脉，無刺漉漉之汗。”

（十）漯（tà）漯

1. 虛乏無力貌。《靈樞·癲狂》：“少氣，身漯漯也，言吸吸也。”

2. 汗出貌。《素問·刺腰痛》：“會陰之脉，令人腰痛，痛上漯漯然汗出。”

（十一）熇（hè）熇

1. 熱勢熾盛貌。《素問·瘧論》：“經言無刺熇熇之熱。”

2. 陽氣旺盛貌。《靈樞·行針》：“重陽之人，熇熇高高，言語善疾，舉足善高，心肺之藏氣有餘，陽氣滑盛而揚，故神動而氣先行。”

（十二）暍（yē）暍

熱盛貌。《素問·刺瘧》：“先寒後熱，熇熇暍暍然。”

（十三）翕（xī）翕

發熱貌。《傷寒論·辨太陽病脉證并治上》：“太陽中風，陽浮而陰弱，陽浮者熱自發，陰弱者汗自出,嗇嗇惡寒,淅淅惡風,翕翕發熱,鼻鳴乾嘔者,桂枝湯主之。"

（十四）介介、吤吤

梗塞不順貌。《素問·咳論》:"心欬之狀,欬則心痛,喉中介介如梗狀。"《醫心方·孔穴主治法》:(陽陵泉二穴)主太息,口苦,嗌中吤吤,數唾,脅下楷滿,歐吐,膝股不仁。"

（十五）愊（bì）愊、伏伏、覆覆

脹滿貌。通作"伏伏",亦作"覆覆"。《諸病源候論·心痹候》:"心裏愊愊如滿,蘊蘊而痛,是謂之心痹。"《脉經·平三關陰陽二十四氣脉》:"右手關上陰實者,脾實也。苦腸中伏伏如堅狀,大便難。"《醫心方·治積聚方》:"脾之積,名曰痞氣,在胃管,覆覆大如盤,令人四支不收……肺之積名曰息賁,在右脅下,覆覆大如杯,令人洒淅寒熱。"

（十六）彭彭（膨膨）、滂滂

彭彭,鼓聲,引申指脹滿貌。後作"膨膨"。音轉爲"滂滂"。《黃帝内經明堂》:"肺出少商……(主)飲食不下,彭彭,熱病象瘧。"《黃帝内經明堂》:"尺澤……主心膨膨痛。"《馬王堆醫書·陰陽十一脉灸經》:"(臂巨陰脉)是動則病:心滂滂如痛,缺盆痛,甚則交兩手而戰,此爲臂厥。"

（十七）亭亭

水停而不流通貌。"亭"通"淳"。《醫心方·風病證候》:"若唇或青或白或黃或黑,此是心壞爲水,面目亭亭,時悚動者,皆不可復治,五六日而死。"

（十八）淫淫、習習、聶聶、葉葉、集集

如蟲爬般游走樣痛癢貌。《神農本草經·蕪黃》:"蕪黃……散皮膚骨節中淫淫温行毒,去三蟲。"《金匱要略·胸痹心痛短氣病脉證治》:"《肘後》《千金》云:治胸痹,胸中愊愊如滿,噎塞習習如癢。"《金匱要略·水氣病脉證并治》:"皮水爲病,四肢腫,水氣在皮膚中,四肢聶聶動者,防己茯苓湯主之。"《千金翼方·肝病》:"口喎目瞤,面動葉葉然,眼赤痛。"《外臺秘要·皮水方三首》:"《深師》療皮水如腫,水氣在皮膚中,四肢集集動者,木防己湯方。"

（十九）招招、苕苕

軟弱貌。《素問·平人氣象論》:"平肝脉來,耎弱招招。"《醫心方·孔穴主治法》:"(梁丘二穴)主大驚,乳痛,脛苕苕痹。"

（二十）築築

心下悸動不安貌。《醫心方·治心痛方》:"治人心痛懊憹悁悶,築築引兩乳,亦或如刺,困極。"

（二十一）不了了

1. 不愈。《傷寒論·辨太陽病脉證并治上》:"風家表解,而不了了者,十二日愈。"

2. 視物不清晰,精神不清爽。《傷寒論·辨陽明病脉證并治》:"傷寒六七日,目中不了了。"

（二十二）怢栗

神志恍惚不定貌。《素問·風論》:"其寒也則衰食飲,其熱也則消肌肉,故使人怢慄而不能食,名曰寒熱。"

（二十三）膹（fèn）鬱

積滿,鬱結。《素問·至真要大論》:"諸氣膹鬱,皆屬於肺。"

（二十四）懊憹（náo）

煩亂。亦作懊儂。《素問·六元正紀大論》:"目赤心熱,甚則瞀悶懊憹,善暴死。"《傷寒論·辨太陽病脉證并治中》:"發汗吐下後,虛煩不得眠,若劇者,必反覆顛倒,心中懊憹,梔子豉湯主之。"

筆記欄

（二十五）悁（yuān）悶

煩悶。《醫心方·治心痛方》："治人心痛懊憹悁悶，築築引兩乳，亦或如刺，困極。"

（二十六）煩悶、煩滿、煩懣（mèn）、妨滿、妨悶、煩冤（mèn）、煩悗（mèn）

鬱悶不暢。以上諸形并音近義同。《靈樞·經脉》："其病氣逆則煩悶，實則閉癃；虛則腰痛。"《素問·逆調論》："黃帝問曰：人身非常溫也，非常熱也，爲之熱而煩滿者何也？"《備急千金要方·解食毒》："治飲食中毒煩懣方。"《外臺秘要·天行病發汗等方》："《近效》療天行三日外，若忽覺心上妨滿堅硬，脚手心熱。"《肘後備急方·治卒心痛方》："治九種心痛妨悶：用桂心一分爲末，以酒一大盞煎至半盞，去滓，稍熱服。"《素問·瘧論》："其但熱而不寒者，陰氣先絕，陽氣獨發，則少氣煩冤，手足熱而欲嘔，名曰癉瘧。"《靈樞·脹論》："脾脹者，善噦，四肢煩悗，體重不能勝衣，臥不安。""冤"同"悶"，與"冤（冤）"音義皆異。

（二十七）燠（yù）熱

鬱熱，悶熱。《素問·至真要大論》："燠熱内作。"

（二十八）怵惕

恐懼不安貌。《傷寒論·辨陽明病脉證并治》："若加溫針，必怵惕，煩躁不得眠。"

附：病愈詞

（一）差、瘥

病愈。"差"是"瘥"的古字。《傷寒論·辨太陽病脉證并治上》："桂枝湯方：若一服汗出病差，停後服，不必盡劑。"《金匱要略·血痹虛勞病脉證并治》："勞之爲病，其脉浮大，手足煩，春夏劇，秋冬瘥，陰寒精自出，酸削不能行。"

（二）間

病愈。《史記·扁鵲倉公列傳》："今主君之病與之同，不出三日必間。"

（三）起

病愈。《三國志·魏書·華佗傳》："即各與藥，明旦並起。"

（四）已

病愈。《素問·腹中論》："治之以雞矢醴，一劑知，二劑已。"

（五）校

病愈。敦煌卷子醫書 S.5435："右四味杵，羅，以棗藝漰溲丸如梧大，每日空心酒下三十丸……空心更服，如校，每三日一服。"

（六）覺

病愈。《備急千金要方·風痹》："右二味治下篩，酒服半刀圭，日三。不知，增至一刀圭，身中熱行爲候，十日便覺。"

（七）瘳（chōu）

病愈。《三國志·魏書·華佗傳》："而阿針背入一二寸，巨闕胸藏針下五六寸，而病輒皆瘳。"

（八）知

起效，漸愈。《素問·腹中論》："治之以雞矢醴，一劑知，二劑已。"《金匱要略·消渴小便不利淋病脉證并治》："（栝蔞瞿麥丸方）飲服三丸，日三服。不知，增至七八丸，以小便利，腹中溫爲知。"

（九）定

猶止。消除。《傅青主女科·產後·產後氣喘》："一貼而喘輕，二貼而喘減，三貼而喘定，四貼而痊愈矣。"

（張　繼）

附　录

附録一　繁簡字對照表

本表收録 1986 年公布的新版《簡化字總表》中常用繁體字(略去了其中較易類推、又不常見的繁體字)。爲了方便使用者查檢繁體字,本表按繁体字筆畫(原則上按中國大陸新字形)筆序(一、丨、丿、丶、乙)重新編排,括號内爲其簡化字。有些繁體字與簡化字都見于古代,而在意義上或用法上有所不同(即俗稱"非一對一繁簡字",共有近 200 組),本表後附有擇要説明,以供查閲。

七　畫

車[车]
夾[夹]
貝[贝]
見[见]
壯[壮]
妝[妆]

八　畫

長[长]
亞[亚]
來[来]
東[东]
兩[两]
協[协]
戔[戋]
門[门]
岡[冈]
兒[儿]
侖[仑]
狀[状]
糾[纠]

九　畫

尅[克]
軌[轨]
厙[厍]

頁[页]
勁[劲]
貞[贞]
則[则]
門[闩]
迴[回]
俠[侠]
係[系]
帥[帅]
後[后]
負[负]
風[风]
計[计]
訂[订]
軍[军]
祇[只]
陣[阵]
韋[韦]
陝[陕]
飛[飞]
紅[红]
約[约]
級[级]
紀[纪]

十　畫

馬[马]
挾[挟]

華[华]
莖[茎]
莊[庄]
連[连]
鬥[斗]
時[时]
畢[毕]
閃[闪]
員[员]
豈[岂]
剛[刚]
剗[刬]
氣[气]
郵[邮]
倆[俩]
條[条]
們[们]
個[个]
倫[伦]
隻[只]
島[岛]
烏[乌]
師[师]
徑[径]
針[针]
釘[钉]
殺[杀]
倉[仓]

飢[饥]
狹[狭]
芻[刍]
這[这]
凍[冻]
畝[亩]
庫[库]
涇[泾]
書[书]
陸[陆]
陳[陈]
孫[孙]
陰[阴]
脅[胁]
務[务]
紙[纸]

十一畫

責[责]
現[现]
頂[顶]
捨[舍]
執[执]
捲[卷]
殼[壳]
掃[扫]
堊[垩]
乾[干]

麥[麦]
專[专]
區[区]
堅[坚]
帶[带]
硃[朱]
頃[顷]
鹵[卤]
處[处]
啞[哑]
閉[闭]
問[问]
婁[娄]
國[国]
崗[岗]
過[过]
氫[氢]
動[动]
偵[侦]
貨[货]
進[进]
鳥[鸟]
偉[伟]
術[术]
從[从]
覓[觅]
貪[贪]
貧[贫]

288

脛[胫]	棗[枣]	湯[汤]	號[号]	蕭[萧]
魚[鱼]	殘[残]	淵[渊]	園[园]	裝[装]
産[产]	雲[云]	愜[惬]	農[农]	遜[逊]
牽[牵]	睏[困]	惱[恼]	圓[圆]	際[际]
淺[浅]	貯[贮]	運[运]	航[航]	媽[妈]
渦[涡]	閏[闰]	補[补]	節[节]	預[预]
淪[沦]	開[开]	尋[寻]	與[与]	彙[汇]
啓[启]	閑[闲]	畫[画]	債[债]	經[经]
視[视]	間[间]	違[违]	僅[仅]	
晝[昼]	悶[闷]	韌[韧]	傳[传]	**十四畫**
張[张]	貴[贵]	發[发]	傴[伛]	
將[将]	單[单]	綺[绮]	僂[偻]	瑣[琐]
階[阶]	凱[凯]	絶[绝]	傷[伤]	搏[抟]
陽[阳]	買[买]	絲[丝]	傭[佣]	摳[抠]
隊[队]	幀[帧]	幾[几]	遞[递]	趙[赵]
婦[妇]	嵐[岚]		斂[敛]	趕[赶]
習[习]	幗[帼]	**十三畫**	會[会]	搜[搂]
參[参]	圍[围]		愛[爱]	臺[台]
貫[贯]	無[无]	載[载]	亂[乱]	摣[挝]
鄉[乡]	喬[乔]	遠[远]	飾[饰]	墊[垫]
	筆[笔]	搗[捣]	飽[饱]	壽[寿]
十二畫	備[备]	勢[势]	頌[颂]	摺[折]
	貸[贷]	搶[抢]	腸[肠]	蔔[卜]
貳[贰]	順[顺]	聖[圣]	腫[肿]	蓯[苁]
堯[尧]	傢[家]	蓋[盖]	腦[脑]	構[构]
揀[拣]	衆[众]	葷[荤]	誇[夸]	槍[枪]
賁[贲]	復[复]	夢[梦]	詫[诧]	輒[辄]
場[场]	須[须]	幹[干]	裏[里]	輕[轻]
揚[扬]	爺[爷]	楊[杨]	資[资]	塹[堑]
塊[块]	傘[伞]	嗇[啬]	羥[羟]	監[监]
達[达]	爲[为]	較[较]	義[义]	緊[紧]
報[报]	創[创]	竪[竖]	煉[炼]	厲[厉]
壺[壶]	鈍[钝]	匯[汇]	熒[荧]	厭[厌]
惡[恶]	飯[饭]	電[电]	溝[沟]	碩[硕]
葉[叶]	脹[胀]	盞[盏]	滅[灭]	爾[尔]
萬[万]	勝[胜]	歲[岁]	滌[涤]	奪[夺]
葷[荤]	猶[犹]	虜[虏]	準[准]	對[对]
喪[丧]	貿[贸]	業[业]	塗[涂]	嘗[尝]
葦[苇]	鄒[邹]	當[当]	愷[恺]	曄[晔]
棟[栋]	詞[词]	賊[贼]	愾[忾]	夥[伙]
棧[栈]	痙[痉]	嗎[吗]	愴[怆]	嘆[叹]
極[极]	勞[劳]	黽[黾]	愷[怆]	暢[畅]
腎[肾]		暈[晕]	窩[窝]	聞[闻]

閤[合]　　慳[悭]　　邁[迈]　　價[价]　　遲[迟]

嘔[呕]　　慟[恸]　　蕪[芜]　　儉[俭]　　層[层]

團[团]　　慘[惨]　　蕎[荞]　　億[亿]　　彈[弹]

圖[图]　　寬[宽]　　蕕[莸]　　儀[仪]　　選[选]

製[制]　　賓[宾]　　蕩[荡]　　皚[皑]　　槳[桨]

種[种]　　窪[洼]　　蕁[荨]　　樂[乐]　　漿[浆]

稱[称]　　寧[宁]　　樁[桩]　　質[质]　　險[险]

箋[笺]　　寢[寝]　　樞[枢]　　徵[征]　　嫻[娴]

僥[侥]　　實[实]　　標[标]　　衝[冲]　　嬌[娇]

僕[仆]　　皸[皲]　　樓[楼]　　徹[彻]　　駕[驾]

僑[侨]　　複[复]　　樅[枞]　　衛[卫]　　練[练]

僞[伪]　　劃[划]　　賚[赉]　　盤[盘]　　緼[缊]

蝕[蚀]　　盡[尽]　　麩[麸]　　鋇[钡]　　緣[缘]

餉[饷]　　屢[屡]　　樣[样]　　劍[剑]

餃[饺]　　墮[堕]　　橢[椭]　　餘[余]　　**十六畫**

餅[饼]　　隨[随]　　輛[辆]　　膕[腘]　　璣[玑]

鳳[凤]　　獎[奖]　　暫[暂]　　膠[胶]　　墻[墙]

颱[台]　　墜[坠]　　歐[欧]　　魯[鲁]　　據[据]

獄[狱]　　嫗[妪]　　賢[贤]　　颳[刮]　　擋[挡]

認[认]　　態[态]　　遷[迁]　　劉[刘]　　擇[择]

廣[广]　　鄧[邓]　　憂[忧]　　皺[皱]　　撿[捡]

麼[么]　　綫[线]　　確[确]　　諸[诸]　　擔[担]

瘧[疟]　　綱[纲]　　遼[辽]　　諏[诹]　　壇[坛]

瘍[疡]　　網[网]　　殤[殇]　　論[论]　　擁[拥]

塵[尘]　　綸[纶]　　輩[辈]　　諂[谄]　　薔[蔷]

適[适]　　綠[绿]　　鬧[闹]　　廟[庙]　　薑[姜]

齊[齐]　　　　　　齒[齿]　　廠[厂]　　薦[荐]

養[养]　　**十五畫**　劇[剧]　　瘡[疮]　　蕭[萧]

鄰[邻]　　輦[辇]　　膚[肤]　　慶[庆]　　薩[萨]

鄭[郑]　　髮[发]　　慮[虑]　　廢[废]　　蕢[蒉]

幣[币]　　撓[挠]　　鄲[郸]　　敵[敌]　　樹[树]

彆[别]　　墳[坟]　　賞[赏]　　導[导]　　樸[朴]

燁[烨]　　撲[扑]　　賬[账]　　瑩[莹]　　橋[桥]

榮[荣]　　賣[卖]　　噴[喷]　　潔[洁]　　機[机]

熒[荥]　　撫[抚]　　噁[恶]　　澆[浇]　　輯[辑]

漢[汉]　　熱[热]　　數[数]　　潑[泼]　　輸[输]

滿[满]　　鞏[巩]　　蝦[虾]　　慣[惯]　　頭[头]

滯[滞]　　摯[挚]　　嘰[叽]　　憐[怜]　　醞[酝]

滷[卤]　　穀[谷]　　罷[罢]　　寫[写]　　醜[丑]

漁[渔]　　慼[戚]　　幟[帜]　　審[审]　　勵[励]

滬[沪]　　撥[拨]　　簣[篑]　　窮[穷]　　磚[砖]

滲[渗]　　雲[芸]　　範[范]　　褲[裤]　　歷[历]

曆[历]	獫[猃]	擬[拟]	償[偿]	總[总]
奮[奋]	獪[狯]	擴[扩]	龜[龟]	縱[纵]
頰[颊]	譃[谎]	擠[挤]	禦[御]	**十八畫**
頸[颈]	謁[谒]	蟄[蛰]	聳[耸]	
盧[卢]	諱[讳]	縶[絷]	鍾[钟]	瓊[琼]
瞞[瞒]	憑[凭]	擲[掷]	斂[敛]	鬆[松]
縣[县]	瘢[疷]	擰[拧]	懇[恳]	翹[翘]
瞘[眍]	瘮[瘆]	轂[毂]	錫[饧]	擾[扰]
曇[昙]	親[亲]	聲[声]	餿[馊]	攄[摅]
噸[吨]	辦[办]	藉[借]	膿[脓]	鼕[冬]
噦[哕]	龍[龙]	聰[聪]	臉[脸]	擺[摆]
踴[踊]	劑[剂]	聯[联]	膾[脍]	贅[赘]
噹[当]	燒[烧]	艱[艰]	膽[胆]	燾[焘]
戰[战]	熾[炽]	藍[蓝]	獷[犷]	聶[聂]
噯[嗳]	螢[萤]	舊[旧]	講[讲]	職[职]
嘯[啸]	營[营]	薺[荠]	謅[诌]	藝[艺]
還[还]	縈[萦]	隸[隶]	褻[亵]	鞦[秋]
嶧[峄]	燈[灯]	檉[柽]	氈[毡]	藪[薮]
嶼[屿]	濛[蒙]	檔[档]	應[应]	薑[姜]
積[积]	燙[烫]	櫛[栉]	癘[疠]	繭[茧]
頹[颓]	澠[渑]	檢[检]	療[疗]	藥[药]
築[筑]	濃[浓]	麯[曲]	癇[痫]	薺[劳]
篳[筚]	澤[泽]	擊[击]	癉[瘅]	檯[台]
篩[筛]	濁[浊]	臨[临]	癆[痨]	櫃[柜]
舉[举]	澱[淀]	壓[压]	齋[斋]	檻[槛]
興[兴]	懞[蒙]	邇[迩]	糞[粪]	檳[槟]
學[学]	憶[忆]	戲[戏]	斃[毙]	轉[转]
儔[俦]	憲[宪]	虧[亏]	燦[灿]	醫[医]
憊[惫]	寰[娈]	瞭[了]	燭[烛]	礎[础]
儕[侪]	禪[禅]	購[购]	濤[涛]	霧[雾]
儘[尽]	隱[隐]	嬰[婴]	濫[滥]	豐[丰]
錶[表]	縝[缜]	嚇[吓]	濕[湿]	懟[怼]
鍊[铼]	緻[致]	闌[阑]	濟[济]	叢[丛]
錢[钱]	縧[绦]	闆[板]	濇[涩]	矇[蒙]
鋼[钢]	縐[绉]	闋[阕]	濰[潍]	瞼[睑]
鍋[锅]	**十七畫**	雖[虽]	懨[恹]	闖[闯]
録[录]		嶺[岭]	襖[袄]	闔[阖]
墾[垦]	環[环]	點[点]	禮[礼]	闕[阙]
餞[饯]	贅[赘]	矯[矫]	屨[屦]	嚙[啮]
獲[获]	黿[鼋]	輿[舆]	彌[弥]	壘[垒]
穎[颖]	幫[帮]	歟[欤]	嬪[嫔]	蟲[虫]
獨[独]	趨[趋]	優[优]	嚮[向]	穫[获]

穢[秽]　雙[双]　軀[躯]　邊[边]　歸[归]　鎖[锁]　鍛[锻]　餼[饩]　饈[馐]　臍[脐]　臏[膑]　颼[飕]　觴[觞]　獵[猎]　雛[雏]　謹[谨]　癤[疖]　雜[杂]　離[离]　糧[粮]　燼[烬]　瀆[渎]　瀠[潆]　濾[滤]　濼[泺]　瀏[浏]　瀉[泻]　瀋[沈]　竄[窜]　竅[窍]　韞[韫]　醬[酱]　隴[陇]　嬸[婶]　繞[绕]　織[织]　斷[断]

十九畫

鬍[胡]　壚[垆]　壞[坏]

攏[拢]　難[难]　蘋[苹]　蘆[芦]　勸[劝]　蘇[苏]　顛[颠]　轎[轿]　繫[系]　麗[丽]　礙[碍]　礦[矿]　願[愿]　璽[玺]　蹺[跷]　蠅[蝇]　嚴[严]　獸[兽]　羆[罴]　羅[罗]　贊[赞]　穩[稳]　簽[签]　簾[帘]　懲[惩]　鏟[铲]　鏇[旋]　辭[辞]　臘[腊]　識[识]　證[证]　譏[讥]　廬[庐]　癟[瘪]　癢[痒]　龐[庞]　壟[垄]　類[类]　爍[烁]　瀝[沥]　瀘[泸]

瀧[泷]　懷[怀]　寵[宠]　襪[袜]　韜[韬]　騖[骛]　額[额]　繩[绳]　繪[绘]

二十畫

騮[骝]　攔[拦]　攙[搀]　聹[聍]　蘭[兰]　礬[矾]　麵[面]　齡[龄]　齣[出]　韶[韶]　鹹[咸]　獻[献]　黨[党]　懸[悬]　罌[罂]　闡[阐]　犧[牺]　籌[筹]　譽[誉]　覺[觉]　嚳[喾]　巇[蒇]　艦[舰]　鐘[钟]　釋[释]　饒[饶]　饋[馈]　饌[馔]　饑[饥]　臚[胪]　騰[腾]

觸[触]　護[护]　譯[译]　議[议]　癥[症]　辮[辫]　競[竞]　糰[团]　爐[炉]　瀰[弥]　懺[忏]　寶[宝]　竇[窦]　襬[摆]　饗[飨]　響[响]　繼[继]

二十一畫

攝[摄]　驅[驱]　擼[撸]　歡[欢]　權[权]　欄[栏]　轟[轰]　覽[览]　殲[歼]　齦[龈]　贐[赆]　囈[呓]　闢[辟]　躊[踌]　躍[跃]　纍[累]　蠟[蜡]　囂[嚣]　巋[岿]　儼[俨]　鐵[铁]　鐸[铎]

鷄[鸡]　臟[脏]　癮[瘾]　辯[辩]　爛[烂]　懾[慑]　懼[惧]　竈[灶]　顧[顾]　襯[衬]　屬[属]　續[续]　纏[缠]

二十二畫

鬚[须]　攤[摊]　驍[骁]　驕[骄]　鷙[鸷]　聽[听]　蘿[萝]　驚[惊]　鑒[鉴]　贖[赎]　囌[苏]　躚[跹]　躓[踬]　邐[逦]　體[体]　罎[坛]　籜[箨]　籠[笼]　儻[傥]　鑄[铸]　龕[龛]　糴[籴]　讀[读]　巒[峦]　彎[弯]　孿[孪]　聾[聋]

龔[龚]　襲[袭]　灘[滩]　灑[洒]　竊[窃]

二十三畫

驗[验]　轤[轳]　厴[厣]　魘[魇]　饜[餍]　曬[晒]　顯[显]　蠱[蛊]　髖[髋]　籤[签]　儺[傩]　黴[霉]　鑠[铄]　攣[挛]　變[变]　戀[恋]　癰[痈]　齏[齑]　纖[纤]　纔[才]

二十四畫

韆[千]　觀[观]　鹽[盐]　釀[酿]　靈[灵]　蠶[蚕]　艶[艳]　顰[颦]　矚[瞩]　囑[嘱]　讖[谶]　讒[谗]　讓[让]　癱[瘫]

二十五畫

顱[颅]　躡[蹑]　籮[箩]　鑰[钥]　饞[馋]　蠻[蛮]　欞[棂]　廳[厅]　灣[湾]　糶[粜]

二十六畫

驢[驴]　顴[颧]　釅[酽]　矚[瞩]　钁[镢]

二十七畫

顳[颞]　闡[阐]　鑼[锣]　鑽[钻]　讜[谠]　讞[谳]

二十八畫

欟[榉]　鑿[凿]

二十九畫以上

鬱[郁]　籲[吁]

説　明

C

【才纔】 才:始,僅;又才能。纔:僅。兩字本通用;但才能的"才"絕不與"纔"通用。

【冲衝】 "冲"的意義是幼小、空虛,用作動詞時表示一直嚮上(冲天)。"衝"的意義是突擊、衝撞,用作名詞時表示交叉路口。這兩個字在古書裏一般是區別得很清楚的。

【丑醜】 兩字古不通用。"丑"是地支名。"醜"是醜惡、醜陋。

【出齣】 "齣"是近代産生的字,來歷不明。"齣"祇用于表示戲劇,一個獨立的戲劇段子謂一齣。

D

【淀澱】 淀:淺水泊。澱:沉澱,滓泥。

【斗鬥】 斗:升斗。鬥:鬥爭。

F

【發髮】 發:發射,出發。髮:頭髮。兩字均簡化爲"发"。

【范範】 范:姓。範:模範、規範。

【丰豐】 丰:丰滿,丰采(風采,風度)。豐:豐富。兩字在古書裏一般不通用。丰字比較罕用。

【复復複覆】 反復的"復"本作"复",但是"復"和"複""覆"并不是同義詞。"複"祇用于重複和複雜的意義;"復"字等于現代的"再",不表示複雜,一般也不用作形容詞來表示重複。"覆"用于覆蓋、顛覆的意義,而這些意義絕不能用"復"或"複"。三字均簡化爲"复"。

G

【干幹乾】 干是干戈的"干",讀 gān,與讀 gàn 的"幹"没有什麽關係。乾枯的"乾"和干戈的

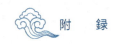

"干"也絕不相通。乾枯的"乾",近時有人寫作"乾",但古書中没有"乾"字。特别應該注意的是乾坤的"乾(qián)",讀音完全不同,規定不能簡化爲"干"。

【谷穀】谷:山谷。穀:百穀(稻、麥等)。兩字不通用。

H

【后後】后:君王,皇后。後:先後。君王、皇后的"后"絕不寫作"後"。

【畫划劃】古代計畫的"畫"不寫作"劃"。"劃"是後起字,并且衹表示錐刀劃開。划船的"划"(也是後起字)與計畫的"畫"更是没有關係。

【匯彙】匯:匯合。彙:種類。兩字均簡化爲"汇"。

【伙夥】伙:伙伴,傢伙。夥:作"多"時不能簡化爲"伙"。

【獲穫】獲:獲得。穫:收穫。兩字不通用,均簡化爲"获"。

J

【几幾】几:几案;姓氏。幾:幾乎;疑問代詞;表示約數。兩字絕不相通。

【飢饑】飢:飢餓。饑:饑饉。上古一般不相通,後代漸混。兩字均簡化爲"饥"。

【价價】价:善。價:價格。兩字不通用。

【荐薦】《説文》:"荐,薦席也。""薦,獸之所食草。"兩字古通用,都有重複、陳獻、推薦等義。

【借藉】借:借貸。藉:憑藉。兩字一般不通用。需要注意的是,"藉"讀 jí 或用于慰藉、襯墊義時不能簡化作"借",如"狼藉"。

【盡儘】盡:完全,竭盡。儘:達到極限。"儘"是後起字,本寫作"盡"。兩字均簡化爲"尽"。

【卷捲】卷:捲曲;又書卷。捲:收捲。上古"捲"多寫作"卷"。

K

【克剋】克:能,勝。剋:剋制。

【夸誇】夸:奢侈,夸大,自大。誇:大言,自大。在自大、誇大的意義上,兩字古通用。

【困睏】困:勞倦,窮困。"睏"是"困"的後起字,專用于疲乏想睡的意義。

L

【腊臘】腊(xī):乾肉。臘:陰曆十二月。

【蜡蠟】蜡:即"蛆";又音 zhà,古祭名。蠟:油脂中的一種,蠟燭。

【累纍】累:積累,牽累,纏縛。纍:連綴,纏縛。在"纏縛"這個意義上,兩字古通用。

【里裏】里:鄉里。裏:衣内。兩字古不通用。

【歷曆】歷:經歷。曆:曆數。"歷"與"曆"一般是有分别的。在古書中,曆數的"曆"可以用"歷",但經歷的"歷"絕不用"曆"。兩字均簡化爲"历"。

【帘簾】帘:酒家幟(後起字)。簾:門簾。

【了瞭】了:瞭解。瞭:眼睛明亮;讀 liào 時不簡化作"了",如"瞭望"。

M

【么麽】么(yāo),幺的俗體,細小,與"麽"没有關係。

【蒙濛懞矇】蒙:披蓋,遭受。濛:微雨的樣子。懞:懞懂,不明白。矇:矇矓,眼力不好。後三字均簡化爲"蒙"。

【彌瀰】彌:滿,更。瀰:瀰漫,水大的樣子。兩字均簡化爲"弥"。

【面麵】面:臉部。麵("麪"的後起字):糧食磨成的粉。兩字不通用。

【蔑衊】蔑:蔑視。衊:誣衊。

N

【宁寧】"宁"是"貯"的本字,與"寧"没有關係。

P

【仆僕】仆:仆倒。僕:奴僕。

【朴樸】朴(pò):《説文》:"木皮也。"中藥厚朴;朴(piáo),姓。樸(pǔ):樸素。樸義偶然通作朴,而朴義不作樸。

【辟闢】辟:法,刑,君。闢:開闢。上古辟曾經通用作"闢",後代不通用。

【凭憑】憑依的"憑"本作"凭",又作"馮""憑"。

【苹蘋】苹:草名,蒿的一種;又同萍。蘋:草名,一名田字草。蘋果的"蘋"是後起字,舊寫作"蘋"。

Q

【气氣】"氣"本作"气",但是現在簡化爲"气"的字一般古書都寫作"氣"。

【启啓】開啓的"啓"本作"启"。

【千韆】千:數目。韆:鞦韆。

【簽籤】"簽"與"籤"意義相近,但簽押不能作"籤押",竹籤、牙籤不能作"竹簽""牙簽"。兩字均簡化爲"签"。

【秋鞦】秋:四季中的第三季。鞦:鞦韆。

S

【舍捨】舍:客館,居室;又放弃。捨:放弃。"捨"本作"舍",後簡化爲"舍"。

【沈瀋】沈:"沉"的本字;又沈(shěn),姓。瀋:汁;又作地名(瀋陽)。

【适適】适:讀kuò,《論語》有南宫适,人名。適:到……去,正巧。

【术術】术(zhú),原寫作"朮",植物名,有白术、蒼术,與"術"不相通。

【松鬆】"松""鬆"古代不同音。松:松樹。鬆:鬆緊。

T

【台臺檯颱】這四個字的意義各不相同。台(yí):我;又三台(tái),星名。臺:樓臺。檯(後起字):桌子。颱:颱風。後三字均簡化爲"台"。

W

【网網】"网"是"網"的本字。

【无無】兩字古代通用,但一般祇寫作"無"。

X

【系係繫】這三個字意義相近,上古往往通用。後代逐漸分工,"世系""系統""體系"作系,"關係"和"是"的意義作"係","縛"的意義作"繫",如聯繫、繫(jì)鞋帶。

【咸鹹】咸:皆。鹹:鹹淡。兩字不通用。

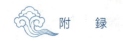

【向嚮】"嚮"與"向"意義相近,但嚮導不作"向導"。在上古,"嚮"可通"響","向"不通"響"。
【峋巆】兩字古代通用。

Y

【痒癢】痒:病,《詩經·小雅·正月》:"癙憂以痒。"古又同"瘍"。此二義讀陽平音。在這個音項上,不寫作"癢"。
【叶葉】叶(xié),同"協",叶音,叶韵。"叶"與"葉"音義皆不同。
【踊踴】兩字古代通用。
【余餘】余:我。餘:剩餘。兩字不通用。
【御禦】御:駕馭車馬。禦:阻當,防禦。
【郁鬱】兩字古不同音。郁:姓。郁郁:有文采的樣子。馥郁:香氣濃。鬱:草木叢生;又憂鬱。"郁"與"鬱"有相通之處,但憂鬱的"鬱"絕不作"郁"。
【与與】賜與的"與"本作"与"。
【云雲】"云"是"雲"的本字。但是在古書中,稱謂的"云"和雲雨的"雲"已經有了明確的分工,絕不相混。

Z

【折摺】兩字古不同音,亦不通用。折:折斷,屈折。摺:摺叠。
【征徵】兩字古不同音。征:行,征伐,徵稅。徵:徵召,徵求,徵信。徵稅的意義古書偶然用"徵",其餘意義都不相通。特別要注意的是,宮商角徵羽(五音)的徵,讀音是 zhǐ,不能簡化爲"征"。
【症癥】症(zhèng):病症。癥(zhēng):癥結。
【只衹隻】只:語氣詞,這個意義不能作"衹"或"隻"。"只"在中古以後與"衹"通,用作副詞。副詞"只"與量詞"隻"在古書中絕不通用。
【致緻】"緻"是密的意思,如"細緻",古與"致"通。但"致"的其他意義不可以用"緻"。
【制製】制:制裁,法度,君命。製:製造。製造的意義在古代也可以用"制"。
【鐘鍾】鐘:樂器。鍾:酒器;又聚。《國語·周語》:"澤,水之所鍾也。"上古"鐘"多作"鍾",但酒器的"鍾"、鍾聚的"鍾"及姓鍾的"鍾"不作"鐘"。兩字均簡化爲"钟"。
【筑築】筑:樂器名。築:建築。兩字不通用。
【准準】"准"是"準"的俗體,但近代有了分工:"准"字衹用于允許、決定等近代意義,而水準、準繩等古代意義則寫作"準"。一般古書衹有"準"字,沒有"准"字。

●（傅海燕）

附錄二　异體字整理表

本表據中華人民共和國文化部、國家語言文字工作委員會于 1956 年發布的第一批異體字整理表與 2013 年研製的《通用規範漢字表》重作整理。爲方便使用,改按異體字筆畫順序(按新字形新筆畫)重新編排,括號内爲通行的簡體字。

三　畫
几[凡]
亾[亡]

四　畫
帀[匝]
冄[冉]
弔[吊]

五　畫
再[再]
再[再]
㠯[以]
目[以]
冊[册]
囙[因]
仝[同]
尒[尔]
匃[丐]
匄[丐]
夘[卯]
氷[冰]
氾[泛]
宂[冗]
戹[厄]
疋[匹]
巡[巡]

六　畫
扞[捍]
亙[亘]
匟[炕]
邨[村]
攷[考]
吒[咤]
帆[帆]
兇[凶]
汙[污]
汚[污]
汎[泛]
肎[肯]
陁[厄]
阯[址]
艸[草]
阬[坑]
朶[朵]

七　畫
刦[劫]
刧[劫]
坳[坳]
抝[拗]
芲[花]
矼[碰]
叫[叫]

咿[咿]
刪[删]
岅[坂]
牠[它]
佈[布]
佔[占]
佇[仁]
皁[皂]
廹[迫]
兎[兔]
卮[厄]
侖[命]
肶[脇]
帋[纸]
泯[泯]
次[涎]
決[决]
戼[卯]
姉[姊]
糺[纠]
災[灾]

八　畫
坵[丘]
坿[附]
拕[拖]
刧[劫]
枒[丫]

栭[楠]
枾[柿]
廼[乃]
殀[夭]
旾[春]
冐[冒]
昇[升]
畂[畝]
蚪[虹]
呪[咒]
咊[和]
岍[岸]
廻[迴]
囻[閩]
秈[籼]
秊[年]
併[并]
郎[恤]
衂[恤]
徃[往]
彿[佛]
郤[却]
肧[胚]
疘[肛]
効[效]
卆[卒]
羗[羌]
劵[券]

並[并]
泆[法]
況[况]
泝[溯]
悅[恍]
屆[届]
牀[床]
旹[时]
妬[妒]
姍[姗]
姪[侄]
妳[奶]
妳[你]
兔[兔]
亝[斋]

九　畫
珊[珊]
珎[珍]
桒[桑]
塓[垛]
乹[干]
荍[荞]
荔[荔]
查[查]
枴[拐]
柟[楠]
柵[栅]

柳[柳]
勅[敕]
迺[乃]
盃[杯]
奔[奔]
盇[盍]
昚[慎]
昰[是]
盰[瞅]
畊[耕]
毗[毗]
虵[蛇]
咲[笑]
耑[专]
峒[峒]
恩[恩]
乗[乘]
牴[抵]
祇[只]
秔[粳]
俛[俯]
侷[局]
屻[衄]
迵[迵]
剉[锉]
卻[却]
敂[叩]
忽[匆]
狗[徇]
斺[斤]
迻[移]
腕[碗]
畇[亩]
畒[亩]
亯[享]
亱[夜]
纱[妙]
羗[羌]
刱[创]
烁[秋]
炤[照]
洩[泄]

洶[汹]
恆[恒]
恠[怪]
恡[吝]
穾[阱]
祕[秘]
冥[冥]
叚[假]
屍[尸]
昬[昏]
陗[峭]
陞[升]
姪[侄]
姙[妊]
姦[奸]
拏[拿]
畱[留]

十　畫

栞[刊]
挵[弄]
捄[救]
捇[括]
烖[灾]
挲[挲]
紮[扎]
耹[眇]
恥[耻]
荳[豆]
尅[克]
栢[柏]
栈[筏]
靭[韧]
砲[炮]
啟[启]
盌[钵]
晉[晋]
逕[径]
际[视]
眎[视]
蚘[蛔]

啍[唝]
逈[回]
峩[峨]
峯[峰]
罣[挂]
毭[绒]
倖[幸]
脩[修]
條[條]
倸[睬]
偺[咱]
俻[备]
倣[仿]
舩[船]
舒[拿]
飤[饲]
脈[脉]
脆[脆]
脇[胁]
猂[悍]
胷[胸]
盌[碗]
託[托]
裒[邪]
疿[痱]
竝[并]
竚[伫]
旂[旗]
欬[咳]
剏[创]
勌[倦]
粃[秕]
粍[糠]
浥[苁]
寃[冤]
寇[寇]
冣[最]
袟[帙]
帬[裙]
婴[婀]
挐[拿]
皰[疱]

十一畫

瓈[璃]
掛[挂]
採[采]
埳[坎]
掽[碰]
捵[操]
菴[庵]
菓[果]
剳[札]
菸[烟]
菉[绿]
菑[灾]
埜[野]
梛[柳]
桮[杯]
桿[杆]
梔[栀]
紮[扎]
酖[鸩]
脣[唇]
覔[觅]
逩[奔]
砦[寨]
眥[眦]
虖[呼]
勖[勖]
婕[喋]
異[异]
畧[略]
畄[留]
唫[吟]
唸[念]
啗[啖]
喒[咱]
眾[众]
崐[昆]
崑[昆]
帽[帽]

崘[仑]
崙[仑]
唔[忏]
缽[钵]
毬[球]
觕[粗]
偪[逼]
倜[侃]
偺[咱]
躭[耽]
皐[皋]
脈[脉]
恖[匆]
敍[叙]
敘[叙]
釬[焊]
釦[扣]
脗[吻]
彫[雕]
週[周]
欵[款]
夠[够]
訢[欣]
袲[袄]
庮[庶]
痼[蛔]
堃[坤]
粘[糊]
焜[炯]
淒[凄]
淛[浙]
淨[净]
涼[凉]
淚[泪]
惏[婪]
悽[凄]
寇[寇]
寁[最]
寅[冥]
宿[宿]
寀[采]
窓[窗]

冤[冤]　塟[葬]　籛[笺]　寔[实]　厀[膝]

啟[启]　葖[葬]　絛[绦]　寑[寝]　楥[楦]

袴[裤]　畱[留]　傛[俊]　窻[窗]　椶[棕]

衼[衹]　韮[韭]　傑[杰]　甯[宁]　楺[笺]

袷[夹]　蒐[搜]　雋[隽]　袷[夹]　熙[熙]

強[强]　葠[参]　傚[效]　裡[里]　酔[酬]

陿[狭]　菱[萱]　躲[射]　尋[寻]　殠[飧]

陲[埋]　乾[干]　皐[皋]　罰[词]　貲[资]

隄[堤]　惪[德]　兠[兜]　疎[疏]　虜[虏]

陰[阴]　椏[丫]　岷[脉]　靭[韧]　嘗[尝]

娃[淫]　棲[栖]　衕[弄]　隖[坞]　尟[鲜]

枀[参]　晢[晰]　術[同]　媌[姻]　暎[暖]

紬[绸]　椗[碇]　徧[遍]　媿[愧]　賉[恤]

絃[弦]　椀[碗]　鉅[巨]　媮[偷]　敭[扬]

　　　甦[苏]　鈆[铅]　媍[妇]　睠[眷]

十二畫　戞[戛]　殽[淆]　綝[继]　閙[闹]

　　　厤[历]　傘[伞]　　　跐[踩]

絜[洁]　雰[氛]　猨[猿]　**十三畫**　跡[迹]

琹[琴]　遉[侦]　舐[抵]　　　踈[踩]

琖[盏]　喫[吃]　詠[咏]　耡[锄]　蛔[蛔]

琱[雕]　暎[映]　厢[厢]　惷[蠢]　蜋[螂]

琺[珐]　晻[暗]　廁[厕]　瑇[玳]　嚸[啼]

瑯[琅]　閒[闲]　寓[寓]　勣[绩]　幙[幕]

幇[帮]　晦[亩]　痾[疴]　悭[悭]　榘[矩]

城[碱]　蛕[蛔]　庽[厩]　竟[魂]　稜[棱]

堦[阶]　喦[岩]　廐[厩]　搆[构]　擎[揪]

揹[背]　唧[衔]　椉[乘]　損[扛]　筴[策]

趂[趁]　咱[咱]　竢[俟]　撹[晃]　筋[箸]

捷[捷]　嘅[慨]　遊[游]　搨[拓]　筦[管]

喆[哲]　崴[岁]　棄[弃]　搯[掏]　策[策]

揷[插]　淼[渺]　羢[绒]　搮[揪]　筩[筒]

揑[捏]　旤[祸]　舜[磷]　搤[扼]　牐[闸]

煑[煮]　犇[奔]　粧[妆]　榨[榨]　熄[窗]

搥[捶]　絣[瓶]　湊[凑]　塚[冢]　働[动]

塲[塍]　梗[粳]　減[减]　摧[权]　偲[偲]

壻[婿]　稈[秆]　涅[涅]　碁[棋]　躬[躬]

椇[棋]　棃[梨]　溍[淳]　勘[鲜]　皋[罪]

朞[期]　犂[犁]　湧[涌]　蓆[席]　衖[衖]

靭[韧]　笋[笋]　惇[惇]　范[茌]　鉏[锄]

靱[韧]　偶[骂]　寍[宁]　蔓[参]　鉤[钩]

散[散]　惡[惠]　　　楳[梅]　鉋[刨]

斳[斫]　　　　　　械[缄]

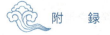
覸[眺]	髣[仿]	稭[秸]	槼[规]	罸[罚]
腳[脚]	塼[砖]	熈[熙]	髴[佛]	磹[碴]
詧[察]	駄[驮]	箇[个]	遶[绕]	憇[憩]
詶[酬]	撦[扯]	箠[棰]	馳[驼]	稺[稚]
敦[敦]	攄[据]	劄[札]	駈[驱]	牕[窗]
稟[禀]	皷[鼓]	箒[帚]	撐[撑]	誉[愆]
廈[厦]	塲[场]	緐[繁]	攜[携]	傲[佻]
麻[淋]	墖[塔]	僊[仙]	覩[睹]	躶[裸]
痹[痹]	捺[操]	牓[榜]	歎[叹]	緜[绵]
廕[荫]	蒪[纯]	儁[俊]	蕋[蕊]	皜[皓]
剷[铲]	蔕[蒂]	傕[雇]	蕚[萼]	衚[胡]
廉[廉]	蒽[葱]	嶋[岛]	蔡[蔡]	舖[铺]
籽[麸]	蔴[麻]	微[徽]	蕽[农]	銲[焊]
遡[溯]	薐[菱]	慇[殷]	櫺[橹]	頫[俯]
煙[烟]	幹[干]	貍[狸]	麪[面]	慾[欲]
煖[暖]	槓[杠]	餁[饪]	樑[梁]	辝[辞]
煖[暖]	楺[桌]	遯[遁]	榷[榷]	貓[猫]
煇[辉]	梆[桿]	颮[飑]	壄[野]	歆[饮]
渺[渺]	輓[挽]	誌[志]	輆[辄]	隸[隶]
滙[汇]	莘[辣]	誖[悖]	慙[惭]	膓[肠]
溼[湿]	墅[望]	話[话]	甎[砖]	猙[啤]
滛[淫]	廚[厨]	凴[凭]	敺[驱]	頟[额]
滐[深]	歴[历]	槀[槁]	緊[紧]	槀[稿]
愽[博]	磜[砧]	瘉[愈]	豎[竖]	墪[墩]
慄[栗]	閗[斗]	瘖[暗]	醃[腌]	廚[厨]
寘[置]	暚[晄]	稗[稗]	醆[盏]	廝[厮]
裠[裙]	睞[睐]	愬[诉]	慼[戚]	廉[廉]
羣[群]	鬨[哄]	獘[弊]	厤[历]	粢[糍]
槩[概]	閣[阁]	潄[漱]	鴈[雁]	蟲[虫]
嬝[袅]	嗽[嗽]	憓[惠]	匲[奁]	糭[粽]
劉[戮]	暠[皓]	慽[戚]	豬[猪]	獘[毙]
綑[捆]	踁[胫]	憫[慢]	戯[戏]	潛[潜]
勦[剿]	踘[局]	隣[邻]	嘎[嘎]	澁[涩]
勦[剿]	蜨[蝶]	嫰[嫩]	嚮[向]	澂[澄]
十四畫	蜺[霓]	斱[斫]	踫[踫]	窔[窑]
	嘑[呼]	綵[彩]	踫[碰]	窰[窑]
幚[帮]	槑[梅]		顐[蠕]	鞌[鞍]
瑠[琉]	噉[啖]	**十五畫**	蝟[猬]	幎[幂]
瑣[琐]	嶃[崭]		蝯[猿]	褉[祀]
匲[奁]	獃[呆]	犚[牦]	嘿[嘿]	蝨[虱]
髩[鬓]	稬[糯]	氂[牦]	駡[骂]	獎[奖]
		賛[赞]		

嫻[娴]
翫[玩]
緥[褓]
線[线]

十六畫

瑠[琉]
隸[隶]
駮[驳]
攜[携]
螶[蟆]
薙[剃]
蕿[萱]
縈[紧]
橢[楣]
頸[脖]
頓[软]
賴[赖]
醋[醇]
瞖[翳]
磝[碌]
糜[橛]
霑[沾]
鬨[哄]
叡[睿]
踰[逾]
螎[融]
骾[鲠]
骸[腿]
糠[糠]
勳[勋]
筲[筲]
篹[纂]
襄[襄]
篛[箬]
儗[拟]
舘[馆]
劒[剑]
餧[喂]
餚[肴]
臈[腊]

穎[颖]
燄[焰]
獧[狷]
蜂[蜂]
諡[谥]
誼[喧]
裛[袅]
蝨[蚁]
褒[褒]
燐[磷]
澣[浣]
澀[涩]
窻[窗]
橤[蕊]
彊[强]
孃[袅]
綯[绦]

十七畫

擣[捣]
鬠[剃]
擣[捣]
壔[坝]
懃[勤]
瞀[谟]
賷[赍]
橀[橹]
鑒[鉴]
殭[僵]
闇[暗]
蹢[蹄]
嚐[尝]
嶽[岳]
氊[毡]
鍫[锹]
稺[稚]
簒[篡]
擧[举]
鍊[炼]
鍼[针]
鎚[锤]

欽[敛]
谿[溪]
餬[糊]
餵[喂]
餽[馈]
餱[糇]
賸[剩]
斳[斫]
譁[哗]
謌[歌]
謟[谄]
癅[瘤]
瘩[瘩]
癄[憔]
癈[废]
癏[悴]
甖[瓮]
燬[毁]
濬[浚]
盪[荡]
潤[阔]
襍[杂]
蝨[蚊]
牆[墙]
嬭[奶]
繃[绷]

十八畫

璿[璇]
釐[厘]
駼[验]
騌[鬃]
攜[携]
藷[薯]
麮[麸]
櫂[棹]
櫈[凳]
蹔[暂]
矊[瞅]
囂[嚣]
蹟[迹]

蹧[糟]
蹤[踪]
蹠[跖]
顋[腮]
罈[坛]
罇[樽]
鵞[鹅]
簪[簪]
儵[倏]
魱[鲖]
翺[翱]
䳘[鹅]
鎗[枪]
鎌[镰]
鎖[锁]
雞[鸡]
餹[糖]
餻[糕]
颺[扬]
謼[呼]
癒[愈]
麐[麟]
羴[膻]
爆[烨]
燻[熏]
燿[耀]
禩[祀]
繖[伞]
繙[翻]
繈[褓]
雝[雍]

十九畫

璃[璃]
鬌[鬃]
鼃[蛙]
鬂[鬃]
颿[帆]
壛[坛]
鵶[鸦]
鞾[靴]

鞵[鞋]
蘓[苏]
蘐[萱]
蕙[萱]
蘂[蕊]
麯[曲]
櫥[橱]
覇[霸]
覈[核]
嚥[咽]
闚[窥]
疊[叠]
蹺[跷]
蠍[蝎]
蠏[蟹]
髈[膀]
穤[糯]
積[颓]
簷[檐]
艡[樯]
艪[橹]
臕[膘]
鵰[雕]
譆[嘻]
譌[讹]
燮[燮]
譔[撰]
蹵[蹴]
癡[痴]
韻[韵]
罋[瓮]
羶[膻]
寶[宝]
臗[臀]
擘[孽]
嬾[懒]
繡[绣]

二十畫

瓖[瑰]
蘤[花]

蠒[茧]
鬭[斗]
蠔[蚝]
饍[膳]
臙[胭]
鰌[鳅]
飃[飘]
譟[噪]
譭[毁]
鷔[鹬]
懽[欢]
孃[娘]

二十一畫

齧[啮]
攜[携]
醻[酬]
礮[炮]
齩[咬]
鹻[碱]
饌[馔]

籐[藤]
顮[憔]
艪[橹]
鎌[镰]
鏽[锈]
飜[翻]
讁[谪]
贑[赣]
齎[赍]
臝[裸]
灋[法]

二十二畫

韁[缰]
贕[赎]
躕[蹰]
疊[叠]
巆[岩]
巖[岩]
饇[饇]
鑑[鉴]

鑛[矿]
龢[和]
蠭[蜂]
麞[獐]

二十三畫

鼇[鳌]
攩[挡]
韤[袜]
鷰[燕]
醼[宴]
籢[奁]
讐[仇]
讎[仇]
鑚[钻]
鑤[刨]
鱓[鳝]
讌[宴]
臝[骡]
韈[袜]

二十四畫

玃[玃]
鬦[斗]
齶[腭]
鹼[碱]
囖[啰]
矙[瞰]
鑪[炉]
玃[玃]
饡[馍]
讙[欢]
鼈[鳖]

二十五畫

爵[郁]
羈[羁]
鸎[莺]
罐[罐]
讓[饷]

二十六畫

穮[秋]
讚[赞]

二十七畫

驩[欢]
鬱[郁]
豔[艳]
鱷[鳄]
癩[瘰]
灨[赣]

二十八畫

豓[艳]

二十九畫以上

鱻[鲜]
麤[粗]

（傅海燕）

◇◇◇ 主要參考書目 ◇◇◇

［1］ 許慎.説文解字［M］.影印本.北京:中華書局,1963.
［2］ 段玉裁.説文解字注［M］.上海:上海古籍出版社,1981.
［3］ 阮元.十三經注疏(附校勘記)［M］.影印本.北京:中華書局,1980.
［4］ 徐中舒.甲骨文字典［M］.成都:四川辭書出版社,1988.
［5］ 徐中舒.漢語大字典(縮印本)［M］.成都:四川辭書出版社,1993.
［6］ 羅竹風.漢語大詞典［M］.北京:漢語大詞典出版社,1990.
［7］ 宗福邦,陳世鐃,蕭海波.故訓匯纂［M］.北京:商務印書館,2003.
［8］ 王寧.通用規範漢字字典［M］.北京:商務印書館,2013.
［9］ 王力.古代漢語(校訂重排本)［M］.北京:中華書局,2018.
［10］ 段逸山.醫古文［M］.上海:上海科學技術出版社,1984.
［11］ 段逸山.醫古文［M］.北京:人民衛生出版社,2001.
［12］ 段逸山.醫古文［M］.2 版.北京:中國中醫藥出版社,2007.
［13］ 賴文.醫古文閱讀訓練［M］.廣州:廣東高等教育出版社,2004.
［14］ 錢超塵.中醫古籍訓詁研究［M］.貴陽:貴州人民出版社,1988.
［15］ 王育林.中醫古籍閱讀學［M］.北京:高等教育出版社,2008.
［16］ 段逸山.中醫古籍校讀法［M］.北京:人民衛生出版社,2009.

複習思考題
答案要點

模擬試卷